国家卫生和计划生育委员会"十二五"规划教材
全国高等医药教材建设研究会"十二五"规划教材
全国高等学校临床药学专业第二轮规划教材
供临床药学专业用

临床药物代谢动力学
第 2 版

主　　编　刘克辛
副 主 编　孙　进　范　琦
编　　者　(以姓氏笔画为序)

田　鑫 (郑州大学第一附属医院)

刘　云 (南京医科大学第一附属医院)

刘克辛 (大连医科大学)

刘晓东 (中国药科大学)

孙　进 (沈阳药科大学)

孙慧君 (大连医科大学)

李　芹 (天津医科大学)

何　新 (天津中医药大学)

范　琦 (重庆医科大学)

周　权 (浙江大学医学院附属第二医院)

欧阳冬生 (中南大学湘雅医院)

鲁澄宇 (广东医学院)

编写秘书　孟　强 (大连医科大学)

人民卫生出版社

图书在版编目（CIP）数据

临床药物代谢动力学／刘克辛主编. —2版. —北京：
人民卫生出版社，2014

ISBN 978-7-117-19082-4

Ⅰ．①临… Ⅱ．①刘… Ⅲ．①药物代谢动力学–高等
学校–教材 Ⅳ．①R969.1

中国版本图书馆 CIP 数据核字（2014）第 140284 号

人卫社官网 www.pmph.com	出版物查询，在线购书
人卫医学网 www.ipmph.com	医学考试辅导，医学数
	据库服务，医学教育资
	源，大众健康资讯

临床药物代谢动力学

第 2 版

主　　编：刘克辛

出版发行：人民卫生出版社（中继线 010-59780011）

地　　址：北京市朝阳区潘家园南里 19 号

邮　　编：100021

E - mail: pmph @ pmph.com

购书热线：010-59787592　010-59787584　010-65264830

印　　刷：保定市中画美凯印刷有限公司

经　　销：新华书店

开　　本：787×1092　1/16　印张：30

字　　数：730 千字

版　　次：2007 年 8 月第 1 版　2014 年 8 月第 2 版
　　　　　2024 年 1 月第 2 版第 7 次印刷（总第 8 次印刷）

标准书号：ISBN 978-7-117-19082-4/R·19083

定　　价：48.00 元

打击盗版举报电话：010-59787491　E-mail：WQ @ pmph.com

（凡属印装质量问题请与本社市场营销中心联系退换）

出 版 说 明

随着医药卫生体制改革不断深化，临床药学快速发展，教育教学理念、人才培养模式等正在发生着深刻的变化。为使教材建设跟上教学改革发展步伐，更好地满足当前临床药学专业的教学需求，在广泛调研的基础上，全国高等医药教材建设研究会、人民卫生出版社于2013年5月全面启动了全国高等学校临床药学专业第二轮规划教材的论证、修订与出版工作。

全国高等学校临床药学专业第二轮规划教材充分借鉴国际临床药学教育教学的发展模式，积极吸取近年来全国高等学校临床药学专业取得的教学成果，进一步完善临床药学专业教材体系和教材内容，紧密结合临床药学实践经验，形成了本轮教材的编写特色，具体如下：

（一）切合培养目标需求，突出临床药学专业特色

本套教材作为普通高等学校临床药学专业规划教材，既要确保学生掌握基本理论、基本知识和基本技能，满足本科教学的基本要求，同时又要突出专业特色，紧紧围绕临床药学专业培养目标，以药学、医学及相关社会科学知识为基础，充分整合医药学知识，实现临床知识与药学知识的有机融合，创建具有鲜明临床药学专业特色的教材体系，更好地服务于我国临床药学课程体系，以培养能够正确开展合理用药及药物治疗评估、从事临床药学及相关工作、融药学与医学为一体的综合性和应用型临床药学人才。

（二）注重理论联系实践，实现学校教育与药学临床实践有机衔接

本套教材强调理论联系实践，基础联系临床，特别注重对学生临床药学实践技能的培养。尤其是专业核心课程的编写，如本轮新编的教材《临床药物治疗学各论》，由内、外、妇、儿等临床课程与药物治疗学课程内容整合而成，将临床知识与药物治疗学知识有机融合，同时与国家卫生和计划生育委员会临床药师培训基地的专科要求紧密对接，充分吸收临床药师继续教育工作的宝贵经验，实现学校教育与药学临床实践的有机衔接，为学生在毕业后接受继续教育和规范化培训奠定良好基础。

（三）引入案例与问题的编写形式，强化理论知识与药学临床实践的联系

本套教材特别强调对药学临床实践案例的运用，使教材编写更贴近药学临床实践，将理论知识与岗位实践有机结合。在编写形式上，既有实际案例或问题导入相关知识点的介绍，使得理论知识的介绍不再是空泛的、抽象的阐述，更具针对性、实践性；也有在介绍理论知识后用典型案例进行实证，使学生对于理论内容的理解不再停留在凭空想象，而是源于实践。案例或问题的引入不仅仅是从编写形式上丰富教材的内容，更重要的是进一步加强临床药学教材理论与实践的有机融合。

（四）优化编写团队，搭建院校师资携手临床专家的编写平台

临床药学专业本科教育课程，尤其是专业核心课程的讲授，多采用学校教师与临床一线专家联合授课的形式。因此，本套教材在编写队伍的组建上，不但从全国各高等学校遴选了具有丰富教学经验的一线优秀教师作为编写的骨干力量，同时还吸纳了一大批来自医院的具有丰富实践经验的临床药师和医师参与教材的编写和审定，保障了一线工作岗位上实践技能和实际案例作为教材的内容，确保教材内容贴近临床药学实践。

（五）探索教材数字化转型，适应教学改革与发展需求

本套教材为更好地满足广大师生对教学内容数字化的需求，积极探索教材数字化转型，部分教材配套有网络在线增值服务。网络在线增值服务采用文本、演示文稿、图片、视频等多种形式，收录了无法在教材中体现的授课讲解、拓展知识、实际案例、自测习题、实验实训、操作视频等内容，为广大师生更加便捷、高效的教学提供更加丰富的资源。

本轮规划教材主要涵盖了临床药学专业的核心课程，修订和新编主干教材共计15种（详见全国高等学校临床药学专业第二轮规划教材目录）。其中，《临床药物化学》更名为《药物化学》，内科学基础、外科学总论等临床课程不再单独编写教材，而是将相应内容整合到临床药物治疗学中，按照《临床药物治疗学总论》、《临床药物治疗学各论》进行编写。全套教材将于2014年7月起，由人民卫生出版社陆续出版发行。临床药学专业其他教材与医学、药学类专业教材共用。

本套教材的编写，得到了第二届全国高等学校临床药学专业教材评审委员会专家的热心指导和全国各有关院校与企事业单位骨干教师和一线专家的大力支持和积极参与，在此对有关单位和个人表示衷心的感谢！更期待通过各校的教学使用获得更多的宝贵意见，以便及时更正和修订完善。

全国高等医药教材建设研究会

人民卫生出版社

2014年6月

目　录

　　说明：本轮规划教材除表中所列修订、新编教材外，还包括了与临床医学、药学专业共用的教材，其中与临床医学专业共用的教材有《病理学》、《病理生理学》、《医学遗传学》、《医学伦理学》；与药学专业共用的教材有《高等数学》、《物理学》、《有机化学》、《分析化学》、《生物化学》、《药学分子生物学》、《微生物与免疫学》、《人体解剖生理学》、《药理学》、《药事管理学》、《药物毒理学》、《药物分析》。

★为教材有网络增值服务。

成 员 名 单

主 任 委 员　杨宝峰　哈尔滨医科大学

　　　　　　　吴永佩　中国医院协会药事管理专业委员会

副主任委员　颜　青　中国医院协会药事管理专业委员会

　　　　　　　蔡映云　复旦大学附属中山医院

　　　　　　　李　俊　安徽医科大学

　　　　　　　蒋学华　四川大学华西药学院

　　　　　　　朱　珠　北京协和医院

委　　　员（以姓氏笔画为序）

　　　　　　　丁建平　首都医科大学宣武医院

　　　　　　　于世英　华中科技大学同济医学院附属同济医院

　　　　　　　于　锋　中国药科大学

　　　　　　　万朝敏　四川大学华西第二医院

　　　　　　　王长连　福建医科大学附属第一医院

　　　　　　　王建六　北京大学人民医院

　　　　　　　王建华　新疆医科大学第一附属医院

　　　　　　　卢晓阳　浙江大学医学院附属第一医院

　　　　　　　田成功　南京医科大学附属鼓楼医院

　　　　　　　史录文　北京大学药学院

　　　　　　　印晓星　徐州医学院

　　　　　　　吕迁洲　复旦大学附属中山医院

　　　　　　　刘克辛　大连医科大学

　　　　　　　许建华　福建医科大学

　　　　　　　孙建平　哈尔滨医科大学

　　　　　　　劳海燕　广东省人民医院

　　　　　　　李勤耕　重庆医科大学

　　　　　　　杨　帆　广东药学院

　　　　　　　杨静玉　沈阳药科大学

　　　　　　　张毕奎　中南大学湘雅二医院

　　　　　　　郑　波　北京大学第一医院

胡　欣　北京医院
徐群为　南京医科大学
高　申　第二军医大学
梅　丹　北京协和医院
崔一民　北京大学第一医院
韩　英　第四军医大学附属西京医院
甄健存　北京积水潭医院
蔡卫民　复旦大学药学院
魏敏杰　中国医科大学

前　言

　　临床药物代谢动力学是临床药学专业的专业课程,也是药学专业与临床医学专业的选修课程。本教材的重点是介绍药物代谢动力学在临床用药中的基本原理和基本方法。

　　《临床药物代谢动力学》第 1 版自 2007 年出版以来,受到了读者的一致好评。坚实的基础理论与临床合理用药的有机结合为第 1 版教材的特点之一。

　　随着科学技术的迅猛发展,与之相对应的教学改革也不断深入。第 2 版在继承第 1 版的基础上,做了以下修改:

　　1. 全书分为总论和各论两大部分,共 25 章。总论 18 章,系统论述了临床药物代谢动力学的有关理论与方法,着重阐述指导临床合理用药的主要理论、公式的临床意义及其临床应用。

　　2. 在总论中,为强化当今临床药物代谢动力学研究重点,将药物转运及转运体、药物代谢及代谢酶以及药物分布及血浆蛋白结合分为单独章介绍。

　　3. 在总论中增加了蛋白多肽类药物、手性药物、天然药物的药物代谢动力学。

　　4. 将第 1 版的体内药物分析方法一章融入新增的 19~25 章各论,详细介绍了目前国内外临床常用药物、治疗指数低的药物和已开展治疗药物监测的药物的药代动力学知识,包括药物的体内过程、药代动力学特点、体液药物浓度测定及药物相互作用等。

　　5. 删去了第 1 版的临床药物代谢动力学实验室质量管理一章。

　　6. 总论和各论中均有临床案例和案例分析,使学生能够根据临床案例理解药物代谢动力学的基础知识并学会临床应用。

　　本教材自始至终坚持贯彻教材的"三基"(基本理论、基本知识、基本技能)、"五性"(思想性、科学性、先进性、启发性、适用性)原则。在每章前面增加了"学习要求",力求使学生对教学大纲的要求一目了然;在每章后附有思考题,除总结该章节的重点内容外,更有助于拓展学生的科研思维。

　　本教材末的附录包括常用药物的临床药物代谢动力学参数;常用药物的治疗浓度、中毒浓度及致死浓度;临床药物代谢动力学相关的数据库和网站;药物代谢动力学软件简介;并附有中英文对照索引,以供读者查阅。

　　本教材的编写分工如下:第一、二章由刘克辛编写;第三、九章由李芹编写;第四、六章由孙进编写;第五、十八章由刘晓东编写;第七、二十章由刘云编写;第八、十章由范琦编写;第十一、十六章由周权编写;第十二章由欧阳冬生编写;第十三章及附录由孟强编写;第十四、十五章由鲁澄宇编写;第十七、十九章由何新编写;第二十一、二十三、二十五章由孙慧君编写;第二十二、二十四章由田鑫编写。

　　本教材可作为医药院校临床药学本科生教材,也可作为医药学相关专业本科生、研究生、临床医师、药师、护师、从事药学研究以及药厂技术人员的参考书。

　　由于编写时间紧迫,也限于我们的学识和能力,在编写中难免会出现不足之处,恳请广大读者给予批评和指正,以便及时纠正。

刘克辛

2014年6月

目 录

第一篇 总 论

第二篇　各　　论

第一篇 总 论

第一章 绪 论

 学习要求

1. 掌握临床药物代谢动力学的概念、研究对象。
2. 熟悉临床药物代谢动力学的研究内容。
3. 了解临床药物代谢动力学发展史。

第一节 临床药物代谢动力学的研究对象、任务和研究内容

一、临床药物代谢动力学的概念、研究对象和任务

临床药物代谢动力学（clinical pharmacokinetics）是应用药物代谢动力学（pharmacokinetics）（简称药代动力学或药动学）的基本原理，研究人体对药物作用的一门应用科学。具体来说，临床药物代谢动力学研究药物在机体的影响下所发生的变化及其规律，即应用动力学原理和数学公式阐明药物的吸收（absorption）、分布（distribution）、代谢（metabolism），又称生物转化（biotransformation）和排泄（excretion）的体内过程（简称 ADME）变化以及体内药物浓度随时间变化的规律。根据这些变化规律和特点，在临床上为个体患者制订出安全、合理的给药方案。

与临床前药物代谢动力学的研究对象（动物）不同，临床药物代谢动力学的研究对象是人体，包括群体和个体。

临床药物代谢动力学的主要任务包括以下几点：

1. 通过临床药物代谢动力学的研究，对药物的安全性和有效性作出科学评价。

2. 根据群体和个体的药物代谢动力学特性和数学模型，计算出药物代谢动力学参数。根据药物代谢动力学特征和重要参数，结合患者生理、生化、病理、遗传等内因和药物的理化性质、环境变化等外因对临床 ADME 的影响，必要时通过治疗药物监测（therapeutic drug monitoring，TDM），制订与调整给药方案，从而安全、有效、合理地使用药物。

3. 通过对药物不良反应的定量研究，修正给药方案，保障用药安全。

4. 通过临床药物代谢动力学有关知识的咨询与医疗会诊，合理使用药物，提高药物治疗水平。

临床药物代谢动力学建立在基础药理学与临床药理学的基本理论之上,成为临床药理学、临床药物治疗学、临床遗传药理学等分支学科的重要组成部分。在新药的研究与开发、改进药物剂型、生物利用度与生物等效性研究、加强药品管理、提高医疗质量和医药研究水平方面起着关键性作用。

二、临床药物代谢动力学的研究内容

由于临床药物代谢动力学是药物代谢动力学与医学相结合的边缘学科,其研究内容可分为两方面:一是药理学方面的药物代谢动力学,二是临床方面的药物代谢动力学。以下是临床药物代谢动力学的主要研究内容。

(一) TDM

TDM 是 20 世纪 70 年代以来在临床药理学和临床药物代谢动力学领域兴起的一门新的边缘学科。TDM 是在药物代谢动力学、药效动力学原理的指导下,应用现代化检测、分析技术,测定患者血液中或其他体液中药物浓度,根据血药浓度与药效的相关模式,阐明血药浓度与药效的关系,从而通过指导临床合理用药、拟订合理的给药方案、诊断药物过量中毒、判断患者的用药依从性等,以达到提高疗效、避免或减少不良反应的目的。房室模型、药物代谢动力学参数、药物代谢动力学速率过程等临床药物代谢动力学的基本原理,是临床进行 TDM 的基础。TDM 的理念自提出以来,已成为指导临床个体化给药的重要依据和安全措施之一,是近代临床药物代谢动力学划时代的重大进展之一。TDM 已成为临床药物代谢动力学、临床药理学不可缺少的重要内容。

(二) 药物相互作用研究

药物相互作用(drug-drug interaction,DDI)是指几种药物同时或前后序贯应用时,药物原有的理化性质以及药物代谢动力学或药效动力学发生改变。针对药物相互作用的临床结果,可分为对临床疗效有益的 DDI 和不良的 DDI。有益的 DDI 可因提高临床疗效、减少不良反应、节约药物、降低药物治疗费用等而被临床积极利用;不良的 DDI 则可导致疗效降低、无效,发生药物不良反应甚至导致药物毒性增加。当一种药物影响另一种药物的吸收、分布、代谢或排泄时,可改变血药浓度,并进一步影响作用靶点的药物浓度,此时则可发生药物代谢动力学的 DDI。临床上发生药物代谢动力学的 DDI 最为多见,它直接关系到患者的健康甚至生命,DDI 的研究在临床药物代谢动力学研究领域的地位是绝不可以忽视的。

(三) 生物利用度与生物等效性研究

生物利用度(bioavailability,BA)是指药物活性成分从制剂释放、吸收进入全身循环的速度和程度。一般分为绝对生物利用度和相对生物利用度,是评价药物质量的一个重要指标,也是重要的药物代谢动力学参数之一。生物等效性(bioequivalence,BE)是指药学等效制剂或可替换药物在相同试验条件下,服用相同剂量,其活性成分吸收的程度和速度差异无统计学意义。通常意义上的 BE 研究是指用 BA 研究方法,以药物代谢动力学参数为终点指标,根据预先确定的等效标准和限度进行的比较研究。BA 和 BE 研究,对预测药物制剂的临床疗效和验证制剂的质量,对新药开发、新剂型开发、仿制药一致性评价以及对临床安全合理用药有着非常重要的指导意义,是临床药物代谢动力学的重要研究内容之一。

(四) 特殊人群的临床药物代谢动力学研究

特殊人群是指特殊的生理或病理人群,常包括新生儿、儿童、老年人、妊娠妇女以及患者。特殊人群的药物代谢动力学因其特殊的生理、病理等个体因素的影响,使药物的吸收、分布、代谢和排泄过程与健康成人有显著差别,是导致药物反应个体差异性的重要原因之一。研究特殊人群的药物代谢动力学变化的特殊性、掌握其变化规律、总结出特殊人群药物代谢动力学特点等,制订个体化给药方案,从而达到提高疗效、避免或减少不良反应的目的,是临床药物代谢动力学的重要内容。

(五) 药物转运体与临床药物代谢动力学研究

药物转运体(drug transporter)对药物 ADME 过程的影响近年来备受关注。药物转运体几乎存在于机体的所有器官,特别是与药物的体内过程密切相关的胃肠道、肝脏、肾脏、脑等机体重要器官中药物转运体的作用,直接关系到药物的安全性和疗效。药物经转运体转运是主动转运过程,需要能量、可以逆浓度梯度转运、有饱和现象和竞争性抑制现象。很多药物联合用药时,DDI 的靶点就在于药物的转运体。药物转运体对 ADME 过程的影响与药物疗效、DDI、药物不良反应以及药物解毒等休戚相关。目前,药物转运体对临床药物代谢动力学影响的研究已成为临床药物代谢动力学研究的一个重要领域。

(六) 遗传药物代谢动力学研究

遗传多态性(polymorphism)对血药浓度的影响日益引人关注,它涉及药物体内过程的各个环节,包括与药物转运有关的转运体、药物作用的受体以及药物代谢酶系等。实验表明,不同种族与同种族不同个体之间的体内药物代谢酶活性存在着先天差异,从而影响代谢药物的能力,使药物代谢呈现多态性。研究药物遗传多态性、遗传药物代谢动力学的目的是针对不同患者"因人用药,量体裁衣",如针对患者基因型选择合适的药物、针对患者基因型选择个体化剂量,早期发现疾病的遗传性易感因子,及早预防发病和采取有效治疗等。遗传药物代谢动力学研究使新药临床试验能够对受试者进行基因型识别。事先基因分型是 Ⅰ 期临床试验的重要组成部分,因可获得药物代谢酶多态性对药物代谢动力学影响的信息,可早期发现低代谢者可能出现的安全性和耐受性个体变异。目前,遗传药物代谢动力学研究已成为临床药物代谢动力学研究的重要分支。

(七) 群体药物代谢动力学研究

群体(population)就是根据观察目的所确定的研究对象或患者的总体。群体药物代谢动力学(population pharmacokinetics,PPK)即药物代谢动力学的群体分析法,它是应用药物代谢动力学基本原理,结合统计学方法研究某一 PPK 参数的分布特征,即群体典型患者的药物代谢动力学参数和群体中存在的变异性。PPK 就是要依据被称为固定效应(fixed effect)和随机效应(random effects)的许多因素对群体患者固有的动力学差异进行描述。固定效应又称确定性变异,是指药物代谢动力学参数的平均值,包括年龄、体重、身高、性别、种族、肝肾等主要脏器功能、疾病状况及用药史、合并用药、吸烟和饮酒等对药物体内过程的影响;随机效应又称随机性变异,包括个体间和个体自身变异,指不同患者间、不同实验者、实验方法和患者自身随时间的变异。根据临床药物代谢动力学的基本理论,PPK 的应用已遍及TDM、优化个体给药方案、特殊患者群体分析、生物利用度研究、合并用药的定量化研究以及新药的临床评价等方面。

(八) 新药开发与临床评价

临床药物代谢动力学研究已成为新药开发与评价的重要组成部分。新药临床前药物代谢动力学研究包括动物药物代谢动力学的研究,而临床药物代谢动力学研究主要包括:①健康人群临床药物代谢动力学研究;②患者临床药物代谢动力学研究;③特殊人群临床药物代谢动力学研究,如肝、肾功能损害患者,老年患者,儿童患者,妊娠妇女等;④不同个体、种族的临床药物代谢动力学研究,如遗传因素对临床药物代谢动力学的影响;⑤临床药物代谢动力学与药效动力学相关性研究。研究发现,临床阶段被淘汰的药物中约有40%是由于药物代谢动力学的原因所致。因此,新药的药物代谢动力学特性直接关系着药物在临床试验阶段是否被终止或在上市后被撤回。为了更好地控制新药研发过程中的临床风险,美国FDA在2006年提出了0期临床试验。0期临床试验是指在新药研究完成临床前试验但还未正式进入临床试验之前,容许新药研制者使用微剂量(一般不大于100μg,或小于标准剂量的1%)对少量人群(6人左右,健康志愿者或者患者)进行药物试验,以收集必要的有关药物安全及药物代谢动力学的试验数据。综上所述,在新药临床前筛选以及临床评价中,药物代谢动力学的作用是不可低估的。

第二节 临床药物代谢动力学发展史

临床药物代谢动力学是在药物代谢动力学的基础之上发生、发展和壮大起来的,是药物代谢动力学的分支。从19世纪中期追溯药物代谢动力学研究的起源,到科学技术飞速发展的今天,药物代谢动力学和临床药物代谢动力学的发展从萌芽状态走到日趋成熟。百余年的发展史使药物代谢动力学和临床药物代谢动力学的发展经历了巨大的变化。

(一) 启蒙发展阶段(1800—1960年)

该阶段是药物代谢动力学的一些基本概念与理论相继提出并不断证实的阶段。1841年,苏格兰学者 Alexander Ure 进行了第一个人体药物代谢试验,证实了口服苯甲酸后在人体内转化为马尿酸经尿排出,并推测这个过程是利用了尿素,解释了该药可以缓解痛风症状的原因。1909—1910年,Battelli 和 Stern 在研究乙醇氧化时表征了现在称为乙醇脱氢酶的代谢酶。很多药物代谢途径都在19世纪被发现,如氧化、还原、水解,与甘氨酸、硫酸、乙酸和葡醛酸结合等。1911年,为查明不同种属量-效关系的差异性,Hatcher 在不同动物身上研究了洋地黄的消除速率,发现洋地黄在兔体内消除最快,大鼠次之,猫最慢,从而揭示了药物消除的种属差异性。1913年,德国学者 Michaelis 及 Menten 提出了以米氏方程式描述酶动力学,为非线性药物代谢动力学奠定了理论基础。1919年,Pardee 以出现轻度毒性症状为指标,研究了洋地黄酊剂在患者体内的消除速率,发现不同患者洋地黄酊剂的消除速率差别很大,揭示了药物代谢动力学的个体差异。1924年,瑞典学者 Widmark 及 Tandberg 提出了描述药物从体内消除的第一个数学方程式,提出了开放性一室模型药物的分布与消除特点,为今天的房室模型奠定了基础。1929年,Gold 以减慢心房颤动患者心室率为指标,研究并绘制了洋地黄的消除曲线,发现洋地黄在患者体内不是按固定量消除,而是按恒定比值消除,该发现为零级动力学奠定了实验基础。1932年,Widmark 等发现了乙醇从体内以零级动力学特征消除。因此,一级动力学和零级动力学消除的基本概念可追溯到20世纪30年代初。而后,Moiler(1929年)提出的肾清除率和 Dominguez(1934年)提出的表观分布容积等基本概念也相继问世。1937年,瑞典学者 Teorell 提出以二室模型分析血浆与组织中的药物浓度。由于他为药物代谢动力学多室模型的发展作出了重要贡献,因此被公认为是现代药物代谢动力学理论的奠基人。1945年,Oser 等提出了生物利用度的重要概念。

1946 年 Shannon 报道,奎宁的抗疟作用与人血药浓度关系密切,比用药剂量更具相关性。此发现为 TDM 提供了理论基础。"pharmacokinetics"一词首先出现在 Dost 博士撰写的一本专著中(Dost,Der BliitspiegeI-Kinetic der Konzentrationsablaiife in der Frieslauffliissigkeit 1953)。"pharmacokinetics"中"pharmakon"和"kinetikos"来源于希腊语,分别为"药物"和"动力学"的含义。该书在 1968 年改版,定名为 *Grundlagen der Pharmakokinetik*(*Foundations of Pharmacokinetics*),是一本经典的药物代谢动力学专著。20 世纪 50~60 年代,许多药物代谢动力学的重要概念及理论相继提出,如清除率(Hoenig,1956 年)、药物消除半衰期(Swintosky,1957 年)、药物解离度与药物吸收(Nelson,1959 年)、药物理化性质与其体内的分布(Brodie 等,1960 年)以及化疗药物的给药方案与药物代谢动力学(Krüger-Thiemer,1960 年)等。特别是 Brodie 教授在药物代谢动力学方面进行了卓有成效的研究,阐明了药物通过细胞膜的转运机制及药物在体内的分布规律,提出了药物与血浆蛋白结合、药物代谢的诱导与抑制等许多重要概念,并建立了药物代谢动力学模型及其参数的计算方法。

启蒙发展阶段为下一阶段药物代谢动力学和临床药物代谢动力学的发展奠定了坚实的基础。

(二)活跃发展阶段(1960—1980 年)

该阶段是药物代谢动力学和临床药物代谢动力学发展最活跃的阶段。众所周知,在此期间有两项技术革命,大大推动了药物代谢动力学的活跃发展。一是计算机对药物代谢动力学数据的处理。1969 年,Metzler 编制了第一个药物代谢动力学计算机程序(NONLIN),延续使用至今;二是高效、灵敏的分析测定技术迅猛发展。如气相色谱与液相色谱的问世,使生物样品中药物浓度的测定在准确性、灵敏性、迅速性方面迈上了更高的台阶。1965 年,Beckett 及 Rowlan 发现,苯丙胺的肾清除率取决于尿 pH,因此在临床上采用改变尿 pH 的方法而加速或减慢药物经尿的排出。从此,医学界开始认识到药物代谢动力学在制订合理给药方案及个体化用药的重大意义,临床药物代谢动力学应运而生。1967 年,瑞士医师 Dettli 提出了一种对肾功能不全患者调整剂量的计算方法。1968 年,Jeliffe 应用药物代谢动力学概念对临床使用的地高辛剂量进行了调整。1975 年,著名药物代谢动力学家 Gibaldi 及 Perrier 出版了他们的著作 *Pharmacokinetics*,推动了药物代谢动力学和临床药物代谢动力学的发展。

从 20 世纪 60 年代末出现临床药物代谢动力学至 70 年代末期,药物代谢动力学在临床应用的研究迅速增加。临床药物代谢动力学已成为高等医药院校开设的课程,TDM 也已在许多医院开展研究。疾病、年龄对药物代谢动力学的影响也受到了学者、医师的关注。有关药物代谢动力学与药效动力学相关性研究、药物代谢动力学生理模型研究、药物代谢动力学的药物相互作用研究以及血药浓度与药物效应关系的研究也有了长足的进步。群体药物代谢动力学始于 20 世纪 70 年代,它是应用药物代谢动力学基本原理,结合统计学理论研究患者群体药物代谢动力学参数的分布特征。Sheiner 等对此研究领域贡献最大,由他们编制的非线性混合效应模型(nonlinear mixed effect model,NONMEM)计算机软件于 1980 年投入使用。群体药物代谢动力学已成为优化给药方案、TDM 以及新药临床评价中一个非常有用的方法。

药物代谢动力学和临床药物代谢动力学的活跃发展阶段为下一阶段的发展插上了翅膀。

(三)飞速发展阶段(1980—现在)及展望

此期间的发展特点主要表现在两方面,一是分析检测手段有了突飞猛进的发展,二是分子生物学技术的应用,使药物代谢动力学和临床药物代谢动力学的发展日新月异。更灵敏、更迅速的气相色谱-质谱联用法(GC-MS)、液相色谱-质谱联用法(LC-MS)等检测手段在微量药物浓度分析和代谢物鉴定中显示出强大的优势,已经成为现阶段药物代谢动力学研究常规和普遍应用的方法。高效毛细管电泳技术(high performance capillary electrophoresis, HPCE)在药物和代谢物分离、微透析技术在体内药物分布试验、磁共振(nuclear magnetic resonance, NMR)技术的快速测定和高分辨率、飞行时间质谱(time of flight mass spectrometer, TOF-MS)对生物大分子和代谢产物的分析优势、正电子发射断层显像(positron emission tomography, PET)技术用于痕量药物代谢动力学筛选等,均使药物代谢动力学及药物安全性的研究登上了更高台阶。此外,分子生物学技术的发展,使重组 *CYP* 酶广泛运用于药物代谢动力学、临床药物代谢动力学及遗传药物代谢动力学研究。蛋白质克隆技术、细胞转染技术及转基因和基因敲除动物等基因工程技术已经渗入到药物转运体与药物代谢动力学的深入研究中,使药物的吸收、分布、代谢和排泄体内过程的解析向分子水平、基因水平迈进。遗传药理学、遗传药物代谢动力学研究的迅猛发展,使得药物"因异给药"的临床应用指日可待。近年来,中药药物代谢动力学领域取得重大进展,目前国外对中草药药物代谢动力学的研究主要是研究其单一成分的药物代谢动力学,而我国在这一方面的研究除了单一成分外,还体现了中药的整体观思想。采用指纹图谱技术研究其多组分的药物代谢动力学,并结合血清药理学研究药动(PK)-药效(PD)关系,重点研究中草药的活性成分或组分,体现了中医药的特点,为中医药走出国门作出了贡献。

药物代谢动力学百余年的发展和进步,促使临床药物代谢动力学研究向更深、更广领域进军。临床药物代谢动力学这门学问与临床药物治疗休戚相关,与患者的健康甚至生命休戚相关。因此,掌握临床药物代谢动力学这门课程,是临床药学学生、医学生及医药相关工作者义不容辞的责任。

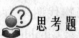 **思考题**

1. 临床药物代谢动力学的理论基础和研究对象是什么?
2. 临床药物代谢动力学的研究内容有哪些?
3. 临床药学学生为什么必须要掌握临床药物代谢动力学这门课程?

（刘克辛）

第二章 药物转运及转运体

学习要求

1. 掌握主动转运、被动转运的分类和机制。
2. 熟悉药物转运体在药物体内过程中的临床意义。
3. 了解常见的药物转运体及其与临床用药的关系。

游离型药物必须通过生物膜后才能经过药物的体内过程,此过程称为药物的跨膜转运(transmembrane transport)。药物的跨膜转运能力与其理化性质如脂溶性、极性、解离度及分子量大小有关。其转运方式主要分为被动转运、主动转运和膜动转运(图 2-1)。经主动转运的一些药物与细胞膜上的药物转运体(transporter)结合,经转运体转运,完成药物的吸收、分布、代谢和排泄过程。掌握药物转运体介导的体内过程对了解药物相互作用、制订合理的给药方案、提高药物疗效及降低药物毒性反应有着十分重要的临床意义。

各种方式的转运及其机制见图 2-1。

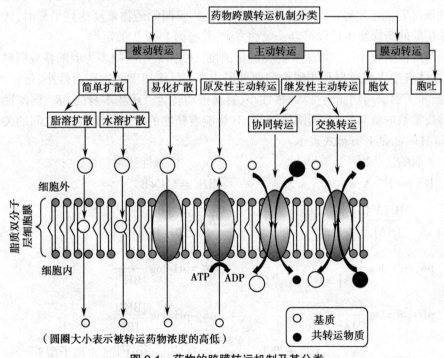

图 2-1 药物的跨膜转运机制及其分类

第一节 药 物 转 运

一、被 动 转 运

被动转运（passive transport）又称为顺流转运或下山运动，是指药物依赖于生物膜两侧的浓度梯度或电位差，从高浓度侧向低浓度侧的扩散过程。大多数药物是通过被动转运方式转运的。被动转运又可分为简单扩散和易化扩散两种方式。

1. 简单扩散（simple diffusion） 包括：①脂溶扩散（lipid diffusion），即药物通过溶于脂质膜而被动扩散。这种方式是药物转运最常见、最重要的形式，绝大多数药物以此种方式跨膜转运。生物膜具有类脂质特性，脂溶性药物可通过溶于其脂质而转运，扩散速度取决于药物的脂溶性及膜两侧的药物浓度差，药物的脂溶性越高，即油/水分配系数越大，其在脂质膜的溶入量越多，扩散越快；膜两侧浓度梯度越大，药物由高浓度一侧向低浓度一侧扩散越快。当膜两侧药物浓度相同时，浓度差为零，扩散即停止。②水溶扩散（aqueous diffusion），又称膜孔扩散（membranes pore diffusion）、滤过（filtration），指分子量小、分子直径小于膜孔的水溶性极性或非极性的物质（如水、乙醇、尿素等），借助膜两侧的流体静压和渗透压差被水从高压一侧带到低压一侧的过程。其扩散速率与药物在膜两侧的浓度差成正比。各种细胞膜的孔径大小不同，分子量大于 100 的物质通常不能通过，只有某些离子、水及水溶性小分子可通过。由于对通过细胞膜孔径物质的分子量大小和电荷有限制，故又称为限制扩散（restricted diffusion）。

简单扩散具有不消耗能量、不需要载体、无饱和现象、无竞争性抑制现象和转运速度与膜两侧的浓度差成正比等被动转运的特点。当生物膜两侧药物浓度达到平衡时，转运即停止。简单扩散的跨膜转运过程符合一级动力学，并遵循 Fick 扩散定律。

药物脂溶性的大小往往取决于药物的解离度。临床常用药物多为弱酸性或弱碱性有机化合物，在体液中以解离型和非解离型两种形式存在。解离型药物脂溶性小、极性大，不易被动扩散；非解离型药物脂溶性大、极性小，容易被动转运。药物本身的 pK_a（弱酸性或弱碱性药物解离常数的负对数）及周围体液的 pH 影响着药物的解离程度，它们之间的关系可用 Handerson-Hasselbalch 方程式表示：

弱酸性药物

$$HA \rightleftharpoons H^+ + A^-$$

$$K_a = \frac{[H^+][A^-]}{[HA]}$$

$$pK_a = pH - \log\frac{[A^-]}{[HA]}$$

$$pH - pK_a = \log\frac{[A^-]}{[HA]}$$

$$\therefore 10^{pH-pK_a} = \frac{[A^-]}{[HA]} \text{即} \frac{[离子型]}{[非离子型]}$$

当 $[HA]=[A^-]$ 时，$pH=pK_a$

弱碱性药物

$$BH^+ \rightleftharpoons H^+ + B$$

$$K_a = \frac{[H^+][B]}{[BH^+]}$$

$$pK_a = pH - \log\frac{[B]}{[BH^+]}$$

$$pK_a - pH = \log\frac{[BH^+]}{[B]}$$

$$\therefore 10^{pK_a-pH} = \frac{[BH^+]}{[B]} \text{即} \frac{[离子型]}{[非离子型]}$$

当 $[B]=[BH^+]$ 时，$pH=pK_a$

由上式可见，当 pH=pK_a 时，则 [HA]=[A$^-$]、[B]=[BH$^+$]，即 pK_a 等于弱酸性或弱碱性药物在 50% 解离时溶液的 pH。每个药物都有其固定的 pK_a 值。当 pK_a 与 pH 的差值以数学值增减时，药物的解离型与非解离型的比值以指数值相应变化。因此，药物所在体液 pH 的微小变化便能显著改变药物的解离度，影响药物在体内的转运。非解离型药物可以自由透过生物膜，而解离型药物则被限制在膜的一侧，这种现象被称为离子障（ion trapping）。例如，弱酸性药物在胃液中非解离型多，在胃中即可被吸收；相反，弱碱性药物在酸性胃液中解离型多，不易被吸收，在碱性肠液中非解离型多，因此易在小肠被吸收。

2. 易化扩散（facilitated diffusion）　是载体转运的一种，此种转运的特点是顺浓度差、不消耗能量，但是需要载体或通道介导，因此存在饱和现象和竞争性抑制现象。氨基酸、葡萄糖、D- 木糖、季铵盐类药物和体内一些离子如 Na$^+$、K$^+$、Ca^{2+} 等都采用此种转运方式。易化扩散可加快药物的转运速率，其扩散速度比简单扩散要快。

不耗能的载体转运属于被动转运，而耗能的转运体转运属于主动转运。

二、主动转运

主动转运（active transport）即药物从低浓度一侧跨膜向高浓度一侧的转运，又称逆流转运或上山运动。这种转运方式的特点是：①消耗能量；②需转运体参与；③有饱和现象；④有竞争性抑制现象。膜一侧的药物转运完毕后转运即终止。如丙磺舒和青霉素在肾小管经同一分泌型转运体（有机阴离子转运体，OATs）转运，两者合用时，前者通过竞争性抑制后者在肾小管的分泌，使青霉素排泄减慢，血中浓度升高，从而增强了青霉素的疗效。生物膜的双脂质分子中镶嵌的蛋白质具有载体或转运体的作用，当其被催化激活、产生构型改变时，便能运载药物通过生物膜，随后与药物解离，返回原位置而恢复原来状态。逆药物浓度梯度的转运因消耗能量，是主动转运，如药物转运体介导的转运。顺药物浓度梯度的载体转运因不消耗能量，属于被动转运，如易化扩散。载体或转运体转运的速率大大超过被动扩散，其特点是对转运药物具有选择性。常见的主动转运又可分为原发性主动转运和继发性主动转运。

1. 原发性主动转运（primary active transport）　又称一次性主动转运，即直接利用 ATP 分解成 ADP 释放出的游离自由能来转运物质的方式。其特点是：①转运体为非对称性，并具有与 ATP 结合的专属性结构区域；②将酶反应（ATP 分解为 ADP+Pi）与离子转运相结合，通过转运体的构象改变来单向转运离子，如小肠上皮细胞和肾小管上皮细胞基底侧膜所存在的 Na$^+$-K$^+$-ATPase（钠 - 钾 ATP 酶）介导的离子转运、P-gp 及 MRP2 等转运体所介导的药物转运均为原发性主动转运（图 2-1）。

2. 继发性主动转运（secondary active transport）　又称二次性主动转运，即不直接利用分解 ATP 产生的能量，而是与原发性主动转运中的转运离子相耦合，间接利用细胞内代谢产生的能量来进行转运。在主动转运中，继发性主动转运是物质跨膜转运的最普遍方式。在继发性主动转运中，作为驱动力的离子和被转运物质按同一方向转运者称为协同转运（cotransport 或 symport），如小肠 H$^+$ 与寡肽转运体（oligopeptide transporter 1，PEPT1）的协同转运促进二肽、三肽类物质以及 β - 内酰胺抗生素等的胃肠道吸收；按相反方向转运者称为交换转运（exchange transport）或逆转运（antiport）、对向转运（counter transport），如 Na$^+$/H$^+$ 交换泵、二羧酸 / 有机阴离子对向转运体的转运为交换转运（图 2-1）。

三、膜 动 转 运

大分子物质的转运常伴有膜的运动,称为膜动转运(cytosis)。膜动转运又分为两种情况:①胞饮(pinocytosis),又名入胞,指某些液态蛋白质或大分子物质可通过生物膜内陷形成的小细胞吞噬而进入细胞内的过程,如垂体后叶素粉剂,可从鼻黏膜给药吸收;②胞吐(exocytosis),又名出胞,指将某些液态大分子通过胞裂外排或出胞,从胞内转运到胞外的过程,如腺体分泌物及递质的释放等。

第二节 药物转运体

一、药物转运体的分类

药物转运体(drug transporter)属于跨膜转运蛋白。机体的肠道、肝脏、肾脏、大脑等重要器官均存在多种与转运药物及内源性物质相关的转运体。药物经转运体转运是耗能的主动转运过程。人类基因组织术语委员会(human gene nomenclature committee,HGNC)根据转运特点将药物转运体分为两大类:一类称为易化扩散型或继发性主动转运型的可溶性载体(solute carrier,SLC),这类转运体由300~800个氨基酸组成,分子量40~90kD;另一类称为原发性主动转运型的ATP结合盒式转运体(ATP-binding cassette,ABC),特点为分子量较大,由1200~1500个氨基酸组成,分子量140~180kD。根据转运机制和方向的不同分类,上述两类转运体还可分为摄取性转运体(uptake transporter)和外排性转运体(efflux transporter)两种(图2-2):摄取性转运体的主要功能是促进药物向细胞内转运,促进吸收,增加细胞内底物浓度。如肝细胞血管侧膜上的有机阴离子转运多肽(organic anion transporting polypeptide,OATP)是摄取性转运体,负责摄取他汀类等药物进入肝细胞;外排性转运体则依赖ATP分解释放的能量,将底物泵出细胞,降低底物在细胞内的浓度,其功能类似外排泵,利于药物的解毒。主要包括ABC转运体家族成员。此外,外排性转运体将抗肿瘤药物排出肿瘤细胞是肿瘤细胞产生多药耐药的原因之一。肝细胞胆管侧膜上的P-糖蛋白(P-glycoprotein,简称P-gp)是代表性的外排性转运体。

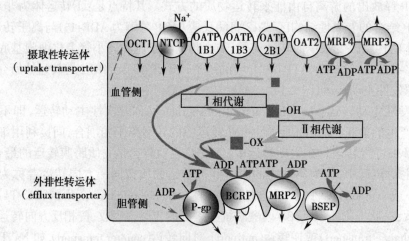

图 2-2 肝细胞上的主要转运体

(箭头表示转运体转运药物的方向,缩写代表各种转运体)

很多药物联合用药时发生相互作用的靶点就在于药物的转运体。药物转运体对 ADME 过程的影响与药物疗效、相互作用、不良反应以及药物解毒等密切相关。目前，药物转运体对药物代谢动力学影响的研究越来越多被临床所重视，是临床安全合理用药的重要内容。

二、常见的药物转运体

临床上常见的转运体有很多，表 2-1 列举了人类主要的药物转运体及相应的底物及抑制剂。了解转运体的底物或抑制剂，对掌握药物相互作用有非常重要的临床意义（表 2-1）。

表 2-1　人类主要的药物转运体及相应的底物和抑制剂

基因名	蛋白名	组织分布	底物	抑制剂
ABCB1	P-gp, MDR1	肠道, 肝, 肾, 脑, 胎盘, 肾上腺, 睾丸, 肿瘤	地高辛, 非索非那定, 茚地那韦, 紫杉醇, 长春新碱, 拓扑替康, 秋水仙碱	维拉帕米, 环孢素, 红霉素, 利托那韦, 酮康唑, 伊曲康唑, 奎尼丁, LY335979, 伐司扑达, 依克利达
ABCB4	MDR3	肝	地高辛, 紫杉醇, 长春新碱	(诱导剂:利福平)
ABCC1	MRP1	肠, 肝, 肾, 脑	茚地那韦, 阿德福韦	
ABCC2	MRP2, CMOAT	肠, 肝, 肾, 脑	茚地那韦, 顺铂	环孢素
ABCC3	MRP3, CMOAT2	肠, 肝, 肾, 胎盘, 肾上腺	依托泊苷, 甲氨蝶呤, 替尼泊苷	
ABCC6	MRP6	肝, 肾	顺铂, 柔红霉素	
ABCG2	BCRP	肠, 肝, 乳腺, 胎盘	柔红霉素, 多柔比星, 拓扑替康, 罗苏伐他汀, 柳氮磺吡啶	依克立达, 吉非替尼
SLCO1B1	OATP1B1, OATP2, OATP-C	肝	利福平, 普伐他汀, 罗苏伐他汀, 甲氨蝶呤, 甲状腺素	环孢素, 利福平
SLCO1B3	OATP1B3, OATPS	肝	地高辛, 甲氨蝶呤, 利福平	
SLCO2B1	SLC21A9, OATP-B	肠, 肝, 肾, 脑	普伐他汀	
SLC10A1	NTCP	肝, 胰腺	罗苏伐他汀	
SLC15A1	PEPT1	肠, 肾	伐昔洛韦, 氨苄西林, 阿莫西林, 卡托普利	
SLC15A2	PEPT2	肾	卡托普利, 氨苄西林, 阿莫西林, 伐昔洛韦	
SLC22A1	OCT-1	肝	二甲双胍, 阿昔洛韦, 金刚烷胺, 地昔帕明, 更昔洛韦	丙吡胺, 咪达唑仑, 苯乙双胍, 奎尼丁, 奎宁, 利托那韦, 维拉帕米

续表

基因名	蛋白名	组织分布	底物	抑制剂
SLC22A2	OCT2	肾,脑	西咪替丁,金刚烷胺,美金刚	地昔帕明,奎宁,酚苄明
SLC22A3	OCT3	骨骼肌,肝,胎盘,肾,心	西咪替丁	地昔帕明,哌唑嗪,酚苄明
SLC22A4	OCTN1	肾,骨骼肌,胎盘,前列腺,心	维拉帕米,奎尼丁	
SLC22A6	OAT1	肾,脑	甲氨蝶呤,阿昔洛韦,阿德那韦,齐多夫定	丙磺舒,头孢唑林,头孢羟氨苄,头孢孟多
SLC22A8	OAT3	肾,脑	甲氨蝶呤,西咪替丁,齐多夫定	丙磺舒,头孢唑林,头孢羟氨苄,头孢孟多
SLC47A1	MATE1	肝,肾	二甲双胍,西咪替丁,普鲁卡因胺,四乙胺,拉米夫定	法莫替丁,茚地那韦,利托那韦,伊马替尼,乙胺嘧啶
SLC47A2	MATE2 MATE2-K	肾 肾	二甲双胍,西咪替丁,普鲁卡因胺,四乙胺,拉米夫定	乙胺嘧啶(MATE2-抑制剂)

1. 摄取性转运体

(1) 有机阴离子转运体(organic anion transporter,OAT):位于近端肾小管上皮细胞基底侧膜的 OAT1 和 OAT3 是参与排泄有机阴离子的主要转运体,参与肾脏摄取和分泌有机阴离子。OATs 底物的关键结构是电荷和有机物结构部分,底物药物依赖这些结构与 OATs 形成氢键和疏水作用。与临床常用药物关系较密切的主要有 OAT1 和 OAT3。OAT1 的底物药物有很多,如甾体类抗炎药(水杨酸盐、乙酰水杨酸盐、吲哚美辛)、抗生素(青霉素、头孢霉素、四环素)、抗病毒药物(阿昔洛韦、西多福韦、齐多夫定)、利尿药(乙酰唑胺、布美他尼、依他尼酸、呋塞米)、抗肿瘤药物、ACEI、cAMP、cGMP、叶酸盐、硫酸吲哚酚、PGE$_2$、甲氨蝶呤等。OAT1 的标准底物是对氨基马尿酸(PAH)和荧光素。OAT3 底物也包括许多药物和内源性物质如 cAMP、戊二酸盐、甲氨蝶呤、水杨酸盐、牛磺胆酸盐、尿酸盐、齐多夫定、伐昔洛韦,以及 ACEI、β-内酰胺类抗生素和多种神经递质的代谢产物等,OAT3 的标准底物是硫酸盐类固醇、葡萄糖醛酸类固醇等。

(2) 有机阳离子转运体(organic cation transporter,OCT):OCT 是肾脏中另一种重要的摄取性转运体,主要负责阳离子和(或)两性离子化合物的转运。约有 40% 的常用药物在体内会转化为有机阳离子。因此说 OCT 在临床药物治疗中非常重要。OCT 的主要功能是将细胞外液中水溶性的阳离子化合物转运到细胞内。OCT 家族包括 OCT1、OCT2、OCT3 和其亚族新型有机阳离子转运体(novel organic cation transporter,OCTN)OCTN1 和 OCTN2。有机阳离子转运体在人体内的分布各有特点。OCT1 和 OCT2 主要分布于肝脏,在小分子有机阳离子物质在肝细胞膜两侧的转运和胆汁流的形成中起着重要作用。OCT2 还分布在肾小管上皮细胞的外侧基底膜,是肾脏主动分泌有机阳离子的一个主要转运体。OCT2 的底物药物有二甲双胍、西咪替丁、金刚烷胺、美金刚等;OCT3 较前两者分布更为广泛,在人体的骨骼肌、肝脏、胎盘、肾脏的组织均可检测到它的表达。OCTN1 的底物药物有四乙胺、维拉帕米等,

OCTN2 的底物药物有奎尼丁、卡尼汀、维拉帕米等。

(3) 有机阴离子转运多肽(organic anion-transporting polypeptide,OATP):OATP 是转运内源性和外源性化合物的膜蛋白。OATP 分布很广泛,在肝脏、脑、肾脏和小肠都有分布。肝脏中 OATP 转运体包括 OATP1B1(SLCO1B1,也称 OATP2,OATP-C 或 LST-1)、OATP2B1(SLCO2B1,也称 OATP-B)以及 OATP1B3(SLCO1B3,也称 OATP8 和 LST-2)3 种。这 3 种转运体均表达于肝细胞的血窦面,其底物覆盖范围广泛,介导内源性及外源性物质从血液向肝细胞的转运。内源性底物包括胆汁酸、前列腺素(PGE_1、PGE_2、LT_4、TXA_2)、结合型类固醇(脱氧表雄甾酮硫酸盐、雌二醇 -17-β - 葡萄糖醛酸、雌酮 -3- 硫酸盐)等,外源性底物包括药物如强心苷(地高辛)、HMG-CoA 还原酶抑制剂、抗肿瘤药(甲氨蝶呤)、血管紧张素转化酶抑制剂(依那普利、替莫普利)、血管紧张素 II 受体拮抗剂(缬沙坦)、抗生素(苯唑西林)、某些非甾体类抗炎药及茶多酚等。

抗组胺药非索非那定(fexofenadine)是人 OATP、大鼠 Oatp1 和 Oatp2 的底物,通过 OATP 介导的主动转运和被动扩散进入肠上皮细胞。一些果汁(如葡萄柚汁、柑橘汁、苹果汁等)中的某些成分可明显抑制 OATP,从而降低非索非那定的小肠吸收和生物利用度。

(4) 寡肽转运体(oligopeptide transporter 1,PEPT):小肠上皮细胞的寡肽药物转运体 PEPT1 是介导药物吸收的摄取性转运体。PEPT1 为 708~710 个氨基酸(分子量为 75kD)组成的药物转运体,表达于小肠上皮细胞顶侧膜上,为低亲和力、高容量药物转运体。质子偶联是 PEPT1 转运的主要特征,即转运底物的能量依赖于胞外较高的 H^+。H^+ 为 PEPT1 转运其底物药物的驱动力,亦即酸性环境利于 PEPT1 底物药物的吸收。PEPT1 典型的底物为二肽、三肽类药物,如抗肿瘤药乌苯美司(二肽)。由于 β - 内酰胺类抗生素、血管紧张素转化酶抑制剂(ACEI)、伐昔洛韦等药物有类似于二肽的化学结构,因此也为 PEPT1 的典型底物。头孢氨苄的化学结构类似苯丙氨酸 - 半胱氨酸 - 缬氨酸组成的三肽,为 PEPT1 的底物。一般来说,低分子水溶性药物不易从小肠吸收,但是低分子水溶性的头孢类抗生素不仅口服吸收迅速,而且生物利用度还比较高,这就说明了转运体介导的药物吸收在临床药物治疗中起到了重要作用。

PEPT2 在肾小管上皮细胞刷状缘膜侧高表达,属于高亲和力、低容量的转运载体。以 H^+ 为驱动力,参与蛋白质消化产物小分子肽类药物(二肽和三肽)以及拟肽类药物(ACEI、某些抗病毒药物如恩替卡韦)等药物的肾小管重吸收。

2. 外排性转运体

(1) P- 糖蛋白(P-gp):P-gp 是在 20 世纪 70 年代研究癌症患者化疗耐药时被发现,为分子量 170~180kD 的完整跨膜糖蛋白,是第一个已知的 ATP 结合盒式转运体,广泛分布于全身各组织器官(图 2-3),如肠道黏膜上皮细胞刷状缘、肝细胞膜胆管面、肾脏近曲小管上皮细胞、睾丸、卵巢、血液 - 组织屏障、外周的淋巴细胞和人的肿瘤细胞等。目前发现在人类中有 2 种 P-gp 基因家族(由 MDR1 和 MDR3 编码),在啮齿类动物中有 3 种 P-gp 基因家族(由 mdr1a、mdr1b、mdr2 编码),其中 MDR1、mdr1a、mdr1b 基因与 P-gp 的外排作用有关。目前认为 P-gp 转运的大部分底物为碱性或不带电荷的物质(有例外),多数为疏水性,这说明底物首先要在脂质膜中分布才能与 P-gp 的结合位点发生作用。一些研究表明,化合物的亲脂性和氢键的数量可能决定着底物与 P-gp 的亲和力,即底物亲脂性越强或氢键数量越多,成为 P-gp 底物的可能性越大。在目前已知的药物或化合物中,与 P-gp 有亲和力的几乎占了 50%(表 2-2)。

表 2-2 与部分转运体转运有关药物的比例

转运体	与转运体有亲和力药物占总药物量的比例（%）
P-gp	43
OAT	22
MRP1-3	15
OCT	10
PEPT1/PEPT2	7
BCRP	3

（引自：药物吸收、分布、代谢、排泄及毒性的研究方法．北京：科学出版社，2007：266）

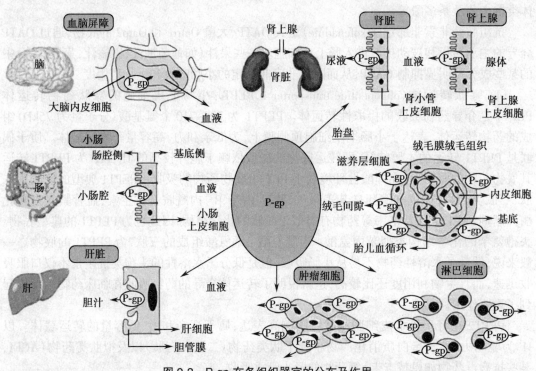

图 2-3 P-gp 在各组织器官的分布及作用

  P-gp 的作用底物非常广泛，包括外来物如药物、毒物和内源性物质。其功能是将药物（包括其他化学物质）从细胞内转运到细胞外，降低细胞内的药物浓度。胃肠道 P-gp 的功能是减少其底物的吸收、降低其生物利用度；肠道和肝脏中的 P-gp 还可增加药物的非肾清除，增加药物随粪排泄量；肾小管上皮细胞上的 P-gp 能增加底物药物的肾清除；血脑屏障的 P-gp 可防止外来物进入脑；而肿瘤细胞上的 P-gp 则可外排抗肿瘤药物，使细胞内抗肿瘤药物浓度减低而产生抗肿瘤药物的多药耐药现象。P-gp 转运药物是高耗能过程，且与常见的药物代谢酶一样具有底物饱和性。有些 P-gp 底物超过一定剂量后，生物利用度突然增大，清除率降低。这种底物饱和性是非线性动力学产生的原因，因此在临床上一定要重视由外排性转运体底物的饱和而产生的血药浓度突然升高。某些底物联用会对 P-gp 的转运作用产生竞争性抑制，如维拉帕米和地高辛；底物与 P-gp 抑制剂联用时，底物的 AUC 值增大，清除率下降。如 P-gp 的底物地高辛与 P-gp 抑制剂奎尼丁联用时可使地高辛 *AUC* 值增大；底物与 P-gp 诱导剂联用时情况则相反，如 P-gp 底物地高辛和 P-gp 诱导剂利福平口服联用时可使地高辛血药浓度降低。由于 P-gp 的底物、抑制剂、诱导剂在常用药物中普遍存在，所以由 P-gp 介导的药物相互作用也十分普遍，因此在临床用药时，一定要重视 P-gp 介导的药物相互作用。

(2) 多药耐药相关蛋白（multidrug resistance related protein，MRP）：MRP 转运体是 ABC 转运体超家族中成员最多的重要一族，其蛋白在一级结构上虽与 P-gp 有 15% 的同源性，但是属于不同的 ABC 亚族，且两者导致肿瘤细胞产生相似但不同的耐药谱。MRP 有 2 个 ATP 结合位点。目前最常见的 9 个成员包括 MRP1~9，统称为 MRPs。MRP 广泛分布于机体各部位，其中 MRP1 在人的胃、十二指肠、结肠都有分布；而 MRP2 则主要位于肝、肾和肠道中。MRP2 可以将很多有机阴离子化合物和共轭代谢产物排泄入胆汁。值得提出的是，MRP2 仅转运硫酸化的胆酸盐，而不转运未硫酸化的胆酸盐和单价阴离子胆酸盐。MRP2 功能缺陷可导致人患 Dubin-Johnson 综合征，临床表现为高胆红素血症，这是由于 MRP2 功能缺陷，不能将胆红素葡萄糖醛酸排泄入胆汁，使血中胆红素增高所致；MRP3 存在于小肠、肝等细胞的基底侧，其显著的特点是转运 MRP1 和 MRP2 不能转运的单价胆酸盐如胆酸、牛磺胆酸和甘胆酸。

MRPs 主要转运有机阴离子（包括双亲性有机阴离子）、药物体内二相代谢产物如谷胱甘肽氧化物、硫酸盐、葡萄糖醛酸结合物等，与药物代谢关系密切。此外，MRPs 还转运某些有机阳离子抗肿瘤药物如多柔比星、长春新碱等。

(3) 乳腺癌耐药蛋白（breast cancer resistance protein，BCRP）：BCRP 为 ABC 转运体超家族中唯一的半转运体。全转运体一般定位于细胞膜，半转运体一般定位于细胞内，而 BCRP 虽然属于半转运体，却定位于细胞膜。BCRP 必须首先形成二聚体结构才有转运功能。BCRP 有一个 ATP 结合位点和 6 个跨膜螺旋，可编码 655 个氨基酸，相对分子质量约为 726，由于该转运体首先在乳腺癌细胞中获得，因而被命名为乳腺癌耐药蛋白。与 P-gp 和 MRP 一样，BCRP 在人体的正常组织内广泛表达，都定位于细胞膜的顶侧，包括胎盘屏障中的胎盘滋养层细胞、小肠及结肠的上皮细胞、乳房小叶、静脉毛细血管内皮等都有表达，但在动脉内皮细胞没有表达。BCRP 的功能与 P-gp 和 MRP 相似，发挥分泌、排泄和避免毒性物质进入机体的重要生理功能。BCRP 的底物专属性与 P-gp 和 MRP 有部分重叠，BCRP 的底物有很多抗癌药物，如甲氨蝶呤、多柔比星、米托蒽醌、柔红霉素等。BCRP 的非特异性抑制剂有很多，如依克立达（GF120918）、酪氨酸激酶抑制剂伊马替尼，还有姜黄素等。BCRP 的特异性抑制剂有烟曲霉素 C（fumitremorgin C，FTC），其有效抑制浓度为微摩尔级别，是一种高效的 BCRP 抑制剂，但由于其可产生严重的神经毒性而被禁用于临床。新生霉素（novobiocin）也是 BCRP 的特异性抑制剂。Ko143 对 BCRP 的抑制作用比 FTC 高出 10 倍以上，是目前已知最高效的 BCRP 抑制剂。

(4) 多药及毒性化合物外排转运蛋白（mammal multidrug and toxin extrusion proteins，MATEs）：主要表达在肝脏和肾脏，参与介导有机阳离子转运的最终排泄过程。MATE 介导转运的驱动力来自反向的质子梯度，通过 H^+ 交换外排有机阳离子，为质子和钠离子梯度依赖型，MATEs 属于 SLC，其功能被认为是继发性主动转运。MATEs 可分为 MATE1 和 MATE2、MATE2K 三个亚型。人类 MATE1 主要表达于肾脏和肝脏，MATE2 和 MATE2-K 主要表达于肾脏。MATE1 和 MATE2-K 的底物为典型的有机阳离子，如二甲双胍、西咪替丁和四乙胺等。MATEs 的主要功能是外排以有机阳离子为主的内源性毒物、外源性药物和毒物等，起到了排毒的重要作用。MATE1 转运体抑制剂可减少抗肿瘤药物从肾和胆汁的排泄,从而加大其肝、肾毒性,如 MATE 抑制剂乙胺嘧啶能够增强铂类物质导致的肾毒性。

第三节　药物转运体在药物体内过程中的临床意义

药物转运体在药物吸收、分布、代谢及排泄过程中起到重要作用。

一、药物转运体与药物吸收

(一)促进小肠吸收的转运体及其临床意义

药物转运体是影响一些药物自消化道吸收的一个重要因素。一些药物通过小肠摄取性转运体的主动转运而被吸收入血。如氨基酸、寡肽、多肽、寡糖、胆汁酸、核苷酸、单羧化物以及一些水溶性的维生素等经相应的转运体摄取,使之从肠腔进入血管,增加药物的吸收(图 2-4)。

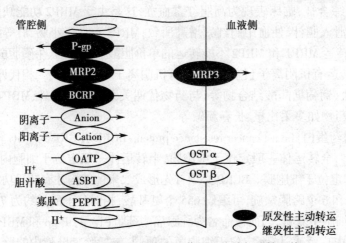

图 2-4　小肠上皮细胞介导药物吸收的部分转运体

ASBT:顶侧膜钠依赖性胆汁酸转运体(Apical Sodium-dependent Bile acid Transporter);OST: 有机溶质转运体(Organic Solute Transporter)。箭头表示转运方向。

以药物转运体介导的小肠吸收方面的药物相互作用最能说明药物转运体在临床口服用药时的重要性。头孢氨苄与具有抗肝炎活性的二肽 JBP485(羟脯氨酸 - 丝氨酸)同时口服时,可使头孢氨苄的 AUC 和血药峰浓度(C_{max})显著下降(图 2-5A),而相同剂量的两者同时静脉注射时则头孢氨苄的血药浓度几乎不发生变化(图 2-5B)。进一步的在体小肠灌流、离体翻转肠实验均证明头孢氨苄与二肽 JBP485 相互作用的靶点在小肠。而用 PEPT1 的基因转染细胞,用高表达 *PEPT1* 基因的细胞进行摄取实验,证明头孢氨苄与 JBP485 竞争性抑制小肠的靶点基因 *PEPT1*,从而使头孢氨苄的吸收明显减少。这提示在临床上 β - 内酰胺类抗生素与二肽类药物不能联合口服。同理,两种 PEPT1 底物的 β - 内酰胺类抗生素、ACEI、二肽类药物等也不宜联合口服给药。

(二)抑制小肠吸收的转运体及其临床意义

在小肠上皮细胞上还存在着外排性转运体 P-gp。P-gp 的作用是将其底物药物外排至肠腔,防止其吸收入血。地高辛是 P-gp 底物,奎尼丁、维拉帕米、硝苯地平、胺碘酮、克拉霉素、罗红霉素和伊曲康唑等均为 P-gp 的抑制剂。当地高辛与这些 P-gp 抑制剂合用时，由于地高辛的外排被 P-gp 抑制剂所抑制，可导致地高辛吸收增加，血药浓度增加50%~300%，极易导致地高辛中毒。而地高辛与 P-gp 诱导剂利福平同时口服时，可导致地高辛血药浓度降低。

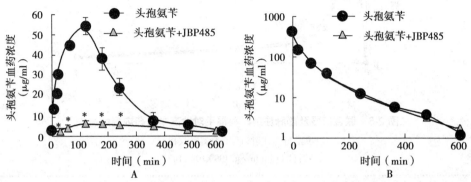

图 2-5　头孢氨苄与 JBP485 在大鼠胃肠道的相互作用

[引自 Drug Metab Dispos, 2010, 38(6):930–938, 有修改]

【临床案例 2-1】

图 2-6A 为地高辛与 P-gp 诱导剂利福平同时口服时，地高辛血药浓度降低。但当地高辛与利福平同时静脉注射时，则不影响地高辛的血药浓度（图 2-6B）。

【案例分析】

利福平是 P-gp 诱导剂，由于利福平促进了 P-gp 在胃肠道对地高辛的外排，因此地高辛胃肠道吸收减少而导致其血药浓度下降。但是地高辛与利福平同时静脉注射时，则不影响地高辛的血药浓度，这说明地高辛与利福平相互作用的靶点在胃肠道的 P-gp，两者联合口服时发生的药物相互作用导致地高辛血药浓度降低而达不到疗效（图 2-6）。临床上，地高辛是治疗指数低的药物之一，用药时容易出现地高辛中毒。特别是和 P-gp 的底物药物合用时，更容易发生药物中毒反应。因此临床上若发现地高辛与 P-gp 抑制剂合并用药的处方时，一定要对处方进行严格审查。不得已联合应用时，一定要进行血药浓度监测，以防地高辛过量中毒。

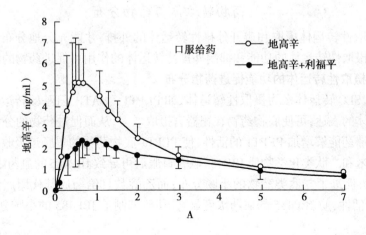

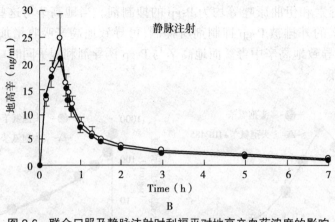

图 2-6 联合口服及静脉注射时利福平对地高辛血药浓度的影响

问题:静脉注射为什么会有吸收相?

(引自 J Clin Invest, 1999,104 :147)

值得强调的是,并不是在小肠经 P-gp 转运的药物,其在小肠的吸收均低。如奎尼丁、地塞米松、西洛他唑等在小肠也经 P-gp 外排,但是吸收却良好。这可用多因素影响外排性转运体的功能来解释。

1. 药物和 P-gp 的亲和力、给药量、消化道药物浓度的影响 如临床给药量可导致消化道药物浓度较高,P-gp 被饱和,因此其外排药物的作用不能发挥。

2. 吸收部位及吸收方向膜透过性的影响 P-gp 在小肠的表达量不是均一的。P-gp 在小肠上部表达量比小肠下部低,因此主要在小肠上部吸收的药物受 P-gp 的外排影响较小,药物容易被吸收。此外,药物向细胞内流入方向的膜透过性也影响 P-gp 的外排。

3. 被动扩散的速度及脂溶性的影响 脂溶性好、被动扩散的速度远大于 P-gp 的外排速度时,也可使 P-gp 的外排作用不易显现。

综上所述,影响小肠外排性转运体功能的因素有很多,因此临床上考虑外排性转运体对药物吸收的影响时不能一概而论,要具体情况具体分析。

除了 P-gp 以外,小肠还有 BCRP、MRP 等外排性转运体,这些转运体的功能与 P-gp 相似,也可以影响药物在小肠的吸收。因此在临床用药时要综合考虑。

二、药物转运体与药物分布

药物经摄取性转运体摄取和避开外排性转运体的外排,才能充分地分布到靶器官而发挥疗效。增强摄取性转运体的功能和抑制外排性转运体的作用可促进药物的组织分布。

(一) 增强摄取性转运体的功能促进药物分布

前所述及,SLC 转运体多为摄取性转运体,如 PEPT1、OATP、氨基酸转运体等。促进这些摄取性转运体的表达,可使底物药物在靶器官摄取增多,从而促进药物的分布。

钙通道阻滞药能够增加 PEPT1 的活性,使 PEPT1 底物药物的胃肠道吸收增加。钙通道阻滞药维拉帕米和二肽类化学物质JBP485联合口服后可导致JBP485的血药浓度明显增加,AUC 明显增大,促进了二肽类药物的小肠分布;而乙醇数日给药后其代谢产物乙醛可明显抑制 PEPT1 的活性,使 JBP485 的血药浓度显著下降,抑制了 JBP485 的小肠分布(图 2-7)。

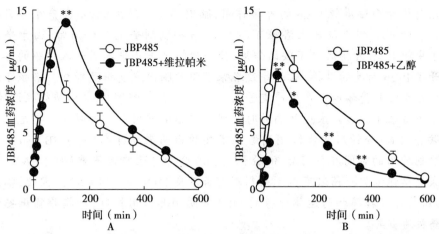

图 2-7　维拉帕米和乙醇给药后对 PEPT1 底物 JBP485 血药浓度的影响

（引自 Peptides,2011, 32（4）:747–754）

（二）抑制外排性转运体的功能促进药物分布

在机体的许多器官中都存在着药物转运体 P-gp,除了小肠上皮细胞外,胆管上皮细胞、肾小管近端内皮细胞、血脑屏障、血睾屏障、胎盘屏障等也有 P-gp 分布。P-gp 为药物外排泵,可将肝脏的 P-gp 底物转运到胆汁中,也可将 P-gp 底物从血脑屏障或胎盘屏障排出,并可限制其进入血脑屏障或胎盘屏障。一般认为,增加药物的亲脂性或降低解离度可以提高血脑屏障对药物的通透性。但有些药物如环孢素、长春新碱、多柔比星等药物的亲脂性都很高,但血脑屏障的通透性却很低。这是由于位于脑毛细血管内皮细胞腔面上的 P-gp 起到了药物外排泵的作用,将进入内皮细胞的某些亲脂性药物外排回血液,从而降低药物进入脑部的量。胎盘屏障存在的 P-gp 对药物发挥逆向转运的作用,可降低胎儿侧的药物暴露。因此,孕期应慎用 P-gp 抑制剂类药物,以保障人类这种天然防护机制的完整,降低药物对胎儿的损害。药物在房水、晶状体和玻璃体等组织的浓度远低于血液,这是因为血眼屏障的作用所致,转运体也参与了血眼屏障的作用。

为了避开外排性转运体的外排,从而更好地分布到靶器官,近年来很多研究者致力于开发外排性转运体的抑制剂。如果外排性转运体的底物药物与外排性转运体的抑制剂合用,则可增强药物在靶器官的分布,从而增强了疗效。

（三）药物转运体影响药物分布的临床意义

如果临床上同时给予 P-gp 底物的药物,则在 P-gp 结合位点上将发生 DDI,影响药物的外排而使药物在组织的分布发生变化。

【临床案例 2-2】

图 2-8A 所示为止泻药洛哌丁胺（loperamide）与奎尼丁联合口服时对二氧化碳呼吸反应。图 2-8B 为两药合用时对洛哌丁胺血药浓度的检测。请解释联合用药时产生的血药浓度变化的差异。

【案例解析】

止泻药洛哌丁胺作用于胃肠道的阿片受体起到止泻作用,虽是 P-gp 的底物,但单用时由于血脑屏障 P-gp 的外排作用,脑内药物浓度很低,不会产生呼吸抑制作用(图 2-8A)。但当临床上洛哌丁胺与 P-gp 抑制剂奎尼丁合用时,由于奎尼丁抑制了中枢 P-gp 外排洛哌丁胺的作用,使一般情况下几乎不能进入中枢的洛哌丁胺避开了 P-gp 对其的外排,从而导致洛哌丁胺的脑内浓度明显增加。洛哌丁胺作用于中枢的阿片受体后可产生严重呼吸抑制等神经毒性(图 2-8A)。值得强调的是,能监测出洛哌丁胺血药浓度升高的时间迟于中枢副作用表现的时间。奎尼丁与洛哌丁胺合用 60 分钟后才能检测到洛哌丁胺的血药浓度升高(图 2-8B),而产生中枢明显副作用的时间在合用后 30 分钟,到 60 分钟时已非常严重(图 2-8A)。这说明临床上单纯依靠血药浓度监测来判断有否不良 DDI 是不可取的。因此,临床医师、临床药师掌握药物转运体介导的 DDI 并明确其作用机制,对指导临床安全合理用药极为重要。

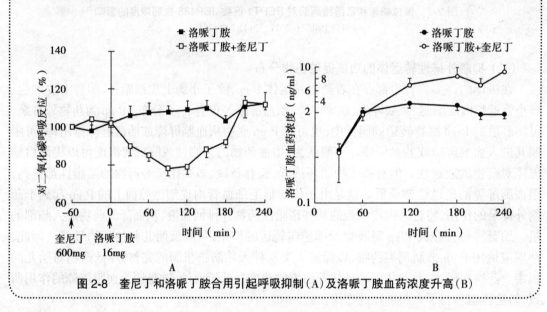

图 2-8 奎尼丁和洛哌丁胺合用引起呼吸抑制(A)及洛哌丁胺血药浓度升高(B)

三、药物转运体与药物代谢

目前认为,药物转运体仅担负着转运药物的作用,其本身并不能使药物的结构发生改变,因此没有代谢药物的功能。一般认为,药物转运体影响药物代谢主要表现在具有二重性性质的药物上,即该药物既是某转运体的底物(或抑制剂),同时又是细胞色素 P450 酶(CYP)系中某 CYP 亚型的底物(或抑制剂),对这样的具有二重性性质的药物在临床上发生的 DDI 必须加倍重视。

通过影响药物代谢而产生的 DDI 约占药物代谢动力学相互作用的 40%,是最具临床意义的一类相互作用。临床上,这类相互作用最常见的主要涉及 I 相药物代谢酶 CYP 系统。在人类肝脏中与药物代谢密切相关的 CYP 亚型主要有 CYP1A2、CYP2A6、CYP2C9、CYP2C19、CYP2D6、CYP2E1 和 CYP3A4,它们占肝脏中 CYP 总含量的 75% 以上。抗高血脂药西立伐他汀之所以被撤出市场,就是因为其与贝特类抗高血脂药吉非贝齐联合应用后由于严重的 DDI 而导致多人死亡。

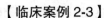

【临床案例 2-3】

西立伐他汀与吉非贝齐联合口服后,可导致西立伐他汀的血药浓度明显升高,AUC 可增加 4.4 倍,C_{max} 升高 2.5 倍,血浆半衰期延长 2.4 倍(图 2-9A)。为什么会出现这种情况?

【案例分析】

西立伐他汀是肝细胞血管侧膜上 OATP 的底物,经 OATP 摄取入肝细胞,而吉非贝齐也为 OATP 的底物。西立伐他汀与吉非贝齐合用后,由于吉非贝齐竞争了 OATP 对西立伐他汀的肝摄取,使西立伐他汀的肝清除率下降而过多的进入血中,使其血药浓度升高。此外,吉非贝齐又是肝细胞内代谢西立伐他汀的 CYP2C8 的抑制剂。当西立伐他汀与吉非贝齐合用后,吉非贝齐抑制了西立伐他汀的肝代谢,进一步使西立伐他汀的血药浓度升高(图 2-9B)。这种在转运体和代谢酶水平上发生 DDI 所产生的后果,对患者来说可谓是"雪上加霜",这可能是西立伐他汀与吉非贝齐合用后产生严重不良 DDI 的作用机制。除了西立伐他汀与吉非贝齐合用导致前者血药浓度明显升高外,西立伐他汀与环孢素联合口服后,也可使西立伐他汀血药浓度显著上升,其程度和原理与西立伐他汀和吉非贝齐合用时相似。

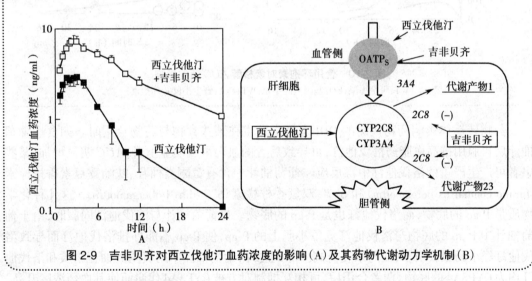

图 2-9　吉非贝齐对西立伐他汀血药浓度的影响(A)及其药物代谢动力学机制(B)

能从理论上和动物实验结果进一步说明转运体和 CYP 介导的 DDI 在临床上的典型案例如下。

【临床案例 2-4】

图 2-10(A)显示给 P-gp 基因(*mdr1a/mdr1b*)敲除小鼠灌胃紫杉醇后,血浆紫杉醇的 AUC 值比野生小鼠高近 6 倍,然而,当紫杉醇合用环孢素后,紫杉醇的 AUC 值进一步增加,达到野生小鼠的近 10 倍。图 2-10(B)显示癌症患者联合口服紫杉醇和环孢素后,紫杉醇的 AUC 值比单独服用紫杉醇时显著增加。

【案例分析】

紫杉醇是 P-gp 的底物,而环孢素是 P-gp 的强效抑制剂,上述动物实验及人体试验结果均表明合用环孢素后,由于 P-gp 活性被抑制,使紫杉醇的外排明显减少,因此血液中紫杉醇药物浓度增高,AUC 值显著增大;(A)图中合用环孢素的 AUC 甚至远高于基因敲除小鼠的 AUC,原因是环孢素同时也是 CYP3A4 的强抑制剂,而紫杉醇也经 CYP3A4 代谢,由于环孢素抑制了 CYP3A4 代谢紫杉醇,从而进一步增加了紫杉醇的药物浓度和 AUC 值,产生了转运体和 CYP 两方面介导血药浓度升高的"雪上加霜"作用。所以,临床上用紫杉醇治疗时一定要注意同服药物是否会影响 P-gp 或 CYP3A4 的活性。

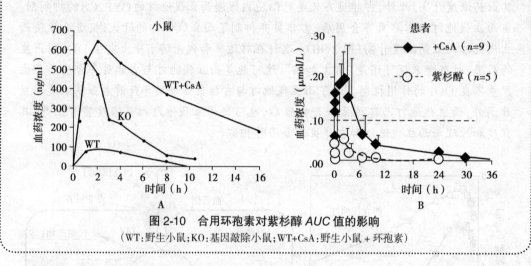

图 2-10 合用环孢素对紫杉醇 AUC 值的影响
(WT:野生小鼠;KO:基因敲除小鼠;WT+CsA:野生小鼠 + 环孢素)

药物转运体影响药物代谢的 DDI 也经常发生在某些食物与药物合用时。如食用葡萄柚汁后再服用抗高血脂药洛伐他汀,可导致后者的血药浓度明显上升,AUC 明显增加,某些患者可产生严重的洛伐他汀中毒反应。葡萄柚汁中含有黄酮类柚苷、呋喃香豆素香柠檬素 (furano coumarins bergamottm) 和 6′ 7′- 双氢香柠檬素 (6′ 7′-dihydrobergamottin)。这几种化学物质是 P-gp 的底物,而洛伐他汀也是 P-gp 的底物。当葡萄柚汁与洛伐他汀同服时,由于葡萄柚汁中 P-gp 的底物与洛伐他汀竞争小肠上的 P-gp,使 P-gp 不能外排洛伐他汀而导致洛伐他汀经小肠吸收增多,血药浓度升高。除此之外,葡萄柚汁中的黄酮类柚苷物质和洛伐他汀均为 CYP3A4 的底物。两者合用后,可相互抑制对方被 CYP3A4 代谢而使其血药浓度升高。因此,与西立伐他汀和吉非贝齐合用时发生 DDI 的机制相似,葡萄柚汁也可同时通过抑制转运体和 CYP 的功能而导致洛伐他汀的血药浓度升高。

临床上,中草药与化学药联合应用后所发生的 DDI 越来越多地得到医护人员的重视。大量的体内、外研究表明,中草药中的成分对于药物代谢酶或转运体的功能可产生明显的影响,从而导致药物的体内过程发生改变。如圣约翰草合剂(St.John's Wort)是西方广泛应用的中草药(贯叶连翘)制剂,它能抑制 5-HT 的再摄取,提高脑内的 5-HT 水平,为常用的抗抑郁药物。临床研究表明,圣约翰草合剂与抗艾滋病药物茚地那韦(indinavir)合用后可使后者的血药浓度大大增加(图 2-11)。其机制主要是圣约翰草合剂中贯叶连翘含有的金丝桃素(hypericin)对 CYP3A4 有很强的抑制作用,因此使 CYP3A4 的底物茚地那韦不能被代谢而导致其血药浓度升高。此外,金丝桃素与茚地那韦均为小肠上外排性转运体 P-gp 的底物,金丝桃素竞争性抑制 P-gp 后,茚地那韦则可避开 P-gp 的外排作用,使其经小肠吸收入血的浓度大大增加。同理,圣约翰草合剂与抗精神病药物氯氮平(clozapine)合用后,也可导致氯氮平的血药浓度明显增加。

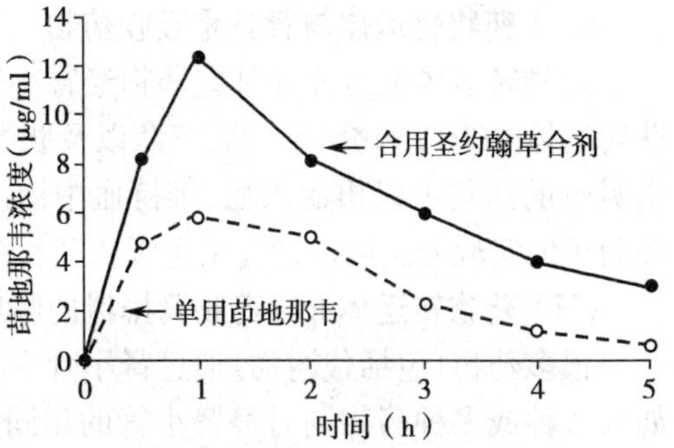

图 2-11 圣约翰草合剂对茚地那韦血药浓度的影响
(引自 Lancet,2000,355(9203):547-548)

四、药物转运体与药物排泄

(一)药物转运体与肾脏分泌药物

排泄是指药物以原形或代谢产物的形式通过排泄器官或分泌器官排出体外的过程。大多数药物及其代谢产物的排泄为被动转运,少数以主动转运方式排泄,如青霉素。药物及其代谢产物经肾脏排泄有 3 种方式:肾小球滤过、肾小管主动分泌和肾小管被动重吸收。前两个过程是血中药物进入肾小管腔内,后一个过程是将肾小管腔内的药物再转运至血液中(图 2-12)。肾小管分泌为主动转运过程,常见转运体介导的主动转运(图 2-12)。药物逆浓度梯度地从毛细血管穿过肾小管膜而到达肾小管。肾小管上皮细胞存在着很多转运体,其中包含两大类转运系统,即有机酸与有机碱转运系统,分别转运弱酸性和弱碱性药物。分泌机制相同的两药合用,可发生竞争性抑制。如丙磺舒与青霉素合用时,青霉素血浆浓度升高、疗效增强,其原因就是丙磺舒竞争性地抑制了肾小管的 OATs,从而抑制了青霉素自肾小管的分泌。

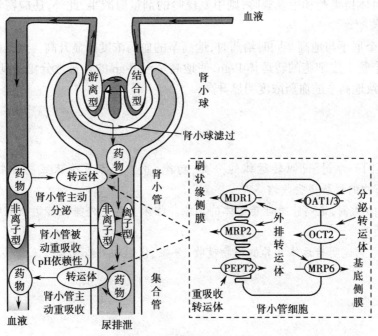

图 2-12 肾脏的药物排泄机制

（二）药物转运体与肾脏重吸收药物

药物转运体也可介导某些药物经肾小管主动重吸收（图 2-12）。如肾小管上皮细胞的寡肽转运体 PEPT2 可介导二肽、三肽以及肽类似物 β - 内酰胺类抗生素经肾小管主动重吸收。重吸收的药物可以再次入血，维持血中治疗浓度。有学者报告，利用 PEPT2 转运体的特性和简单的实验方法可以计算出重吸收药物（恩替卡韦）占给药量的百分比。

（三）药物转运体介导药物肾排泄的临床意义

很多药物（包括代谢物）通过肾小管主动转运系统分泌后，由尿排出体外。联合用药时，如果 2 种或多种药物同时经肾小管的相同主动转运系统分泌，则会由于竞争性抑制作用减少某些药物的排泄。例如肾小管有许多转运体，介导某些药物的转运。在这些转运体中，OATs 和 OCTs 对肾排泄药物起了重要的作用。OATs 的主要功能是在肾脏主动分泌弱酸性药物，如甲氨蝶呤、西多福韦、阿德福韦、阿昔洛韦、更昔洛韦、丙磺舒、氨苯砜、β - 内酰胺类和非甾体类抗炎药等。OCTs 主动分泌弱碱性药物，如齐多夫定、拉米夫定、沙奎那韦、茚地那韦、利托那韦、奈非那韦、普鲁卡因、普鲁卡因胺、氯苯那敏等。如果经同一转运体的药物联合应用，则可能发生 DDI 而影响这些药物的肾脏排泄。例如，法莫替丁的肾小管主动分泌主要经 OAT3 介导，小部分经 OCT2 介导。法莫替丁与丙磺舒合用时，由于丙磺舒能竞争性抑制 OAT3 的活性，导致法莫替丁的肾清除明显降低。法莫替丁给药量的 80% 以原形从尿中排泄，肾清除率下降会导致药物在血中蓄积，严重时可导致药物中毒。此外，丙磺舒还能竞争性地抑制青霉素、阿司匹林、头孢噻吩、吲哚美辛、对氨基水杨酸等药物经肾小管的 OATs 分泌，减少了这些药物的尿中排泄，因此可使这些药物血中浓度升高。利尿药呋塞米可抑制尿酸经肾小管的 OATs 分泌，使其在体内蓄积，诱发痛风。临床上非甾体抗炎药可增加甲氨蝶呤的毒性，与非甾体抗炎药抑制甲氨蝶呤经肾小管的 OATs 分泌有关。如果临床需要合用非甾体抗炎药和甲氨蝶呤，则甲氨蝶呤的剂量应减半，此外，还应密切观察骨髓毒性反应。

临床上，奎尼丁与地高辛同时给药时，地高辛的血药浓度明显升高。这是由于奎尼丁抑制了肾近端小管上皮细胞的转运体 P-gp，使地高辛经 P-gp 的外排性分泌受到抑制，重吸收增加，因此导致地高辛的血药浓度明显升高。

思考题

1. 以 PEPT1 为例，说明转运体的分类、功能、底物特点及临床底物药物。如何能使 PEPT1 底物药物的胃肠道吸收增多？

2. 以 P-gp 为例，说明外排性转运体的功能。临床上在用外排性转运体底物药物时应该注意哪些事项？

3. 分别举例说明转运体介导的药物吸收、分布、代谢和排泄及其临床意义。

（刘克辛）

第三章　药物代谢及代谢酶

药物代谢(metabolism)又称生物转化(biotransformation),是指药物进入机体后,经酶或其他作用而发生化学结构的改变。药物在体内的主要代谢部位是肝脏,其次在肠黏膜上皮细胞、肺脏、血液、肾上腺等组织也能代谢部分药物。药物在体内代谢后,最终目的是使其脂溶性降低、极性增加、易排出体外。

第一节　药物代谢

阐明药物在体内的代谢规律对于掌握药物或毒物的作用至关重要。过去曾将药物在体内的转化过程描述为"解毒",但并非所有的药物在体内经代谢后均失去原有的药理活性。有些药物在体内代谢后活性增强,甚至出现新的毒性。药物在体内的代谢可分为灭活和活化。

一、灭　活

药物在体内代谢后失去原有的作用活性,称之为灭活。灭活后的药物代谢产物经肾脏或者胆汁等途径排出体外。临床大多数药物在体内的代谢均为灭活。

二、活　化

有些药物的母体是无活性的,必须在体内经代谢后转化成代谢产物才具有药理活性,这些母体药物称为前药(prodrug)。目前,前药的研究备受关注。针对某些药物化学稳定性差、水溶性差或不良嗅味觉,以及口服吸收差、首关效应强、作用时间短、毒性大等问题,可以考虑将药物进行化学结构的改造,使其体外无活性而在体内经酶或其他作用的转化而释放出原形药物,产生药理作用,目的是增加药物稳定性、提高药物生物利用度、延长作用时间、提高靶向性及减少药物不良反应。如将多巴胺的2个酚羟基酯化成二乙酰多巴胺,不仅可以降低首关效应,而且还可以通过血脑屏障,在脑中分解成多巴胺而产生药理作用。卡培他滨(capecitabine)是氟尿嘧啶的三级前体药物,口服后经过3步活化,于肿瘤组织中释放出原药,提高了靶向性,降低了毒性。常见的前体药物见表3-1。

表 3-1 某些前体药物体内转化成活性代谢物

前体药物	活性代谢物	药理作用
甲基多巴	甲基去甲肾上腺素	降血压
可待因	吗啡	镇痛、镇咳等
左旋多巴	多巴胺	抗帕金森病
水合氯醛	三氯乙醇	镇静催眠
可的松	氢化可的松	抗炎、抗免疫
泼尼松	泼尼松龙	抗炎、抗免疫
依那普利	依那普利拉	抑制 ACE
萘丁美酮	6-甲氧基-2-萘基乙酸	解热、镇痛、抗炎
环磷酰胺	醛磷酰胺	抗肿瘤
硫唑嘌呤	巯嘌呤	免疫抑制
卡培他滨	氟尿嘧啶	抗肿瘤

有些药物本身有活性,在体内代谢后生成的代谢产物仍具有活性,但与母药相比,它们的作用强度或体内过程可能发生不同程度的改变。如中枢镇痛药哌替啶,在体内代谢为去甲哌替啶,后者具有中枢兴奋作用,血浆 $t_{1/2}$ 为 15~20 小时。镇静催眠药地西泮在体内代谢后,生成的活性代谢产物分别为去甲地西泮和奥沙西泮。常见原药和代谢产物均有相似药理活性的药物见表 3-2。

表 3-2 常见原药和代谢产物均有相似药理活性的药物

药物类别	活性药物	活性代谢物
镇静催眠药	地西泮	去甲地西泮、奥沙西泮
	氯氮䓬	去甲氯氮䓬
	氟硝西泮	去甲氟硝西泮
	氟西泮	N-去烷基氟西泮
抗癫痫药	扑米酮	苯巴比妥
	卡马西平	10,11-环氧卡马西平
	非那西汀	对乙酰氨基酚
	保泰松	羟布宗
镇痛药	曲马多	O-去甲基曲马多
β受体阻断药	普萘洛尔	4-羟基普萘洛尔
抗抑郁药	丙米嗪	去甲丙米嗪
	阿米替林	去甲替林
AT_1 受体阻断药	氯沙坦	EXP3174

有些药物及外源性化合物(xenobiotics)经代谢后可生成毒性代谢物,如环氧化物、N-羟化物或自由基,通过与核酸、蛋白质等生物大分子共价结合或脂质过氧化而对机体产生毒性。此外,毒性代谢物与细胞大分子结合作为半抗原,还能激发病理性的免疫反应。如对乙酰氨基酚在体内可代谢生成对乙酰苯醌亚胺,后者可以共价键与肝、肾中重要的酶和蛋白分子不可逆结合,引起肝细胞、肾小管坏死。多柔比星在体内代谢后可生成自由基,从而引起心脏毒性。

第二节 药物代谢酶

药物在体内的代谢可分为两种类型,即Ⅰ相反应(phase Ⅰ reactions)和Ⅱ相反应(phase Ⅱ reactions)。Ⅰ相反应包括氧化、还原、水解等,使药物分子上引入某些极性基团如—OH、—COOH、—NH$_2$ 或—SH 等,增加其水溶性。多数药物经Ⅰ相反应失去活性,但它也是产生活性或毒性代谢物的主要途径。Ⅱ相反应是结合反应,使药物或其代谢物与葡萄糖醛酸结合,或者硫酸化、乙酰化、甲基化、与某些氨基酸结合、缩合反应等。不同药物的代谢方式不同,多数药物通过两相反应,有些药物只经Ⅰ相反应或Ⅱ相反应。常见经Ⅰ相反应或Ⅱ相反应代谢的药物见表 3-3 和表 3-4。

表 3-3 经Ⅰ相反应代谢的药物

反应类型		药物
氧化反应	N-去烃	丙米嗪、地西泮、可待因、红霉素、吗啡、茶碱、他莫昔芬
	O-去烃	可待因、吲哚美辛、右美沙芬
	脂肪族羟化	甲苯磺丁脲、布洛芬、巴比妥、甲丙氨酯、咪达唑仑、环孢素
	芳香族羟化	苯妥英钠、苯巴比妥、普萘洛尔、保泰松、炔雌醇
	N-氧化	氯苯那敏、苯海拉明、胍乙啶、奎尼丁、对乙酰氨基酚
	S-氧化	西咪替丁、氯丙嗪、硫利达嗪
	脱氨氧化	地西泮、安非他明
还原反应		氯霉素、水合氯醛
水解反应		普鲁卡因、阿司匹林、氯贝丁酯、利多卡因、普鲁卡因胺、吲哚美辛

表 3-4 经Ⅱ相反应代谢的药物

反应类型	药物
葡萄糖醛酸结合	乙炔雌二醇、丙米嗪、吗啡、奥沙西泮、可待因、非甾体类抗炎药、丙戊酸、普萘洛尔、劳拉西泮等
硫酸化	异丙肾上腺素、雌激素类、对乙酰氨基酚
乙酰化	磺胺、异烟肼、氨苯砜、氯硝西泮
甲基化	去甲肾上腺素、组胺、儿茶酚胺类

药物在体内的主要代谢部位是肝脏,肝外组织如胃肠道、肾、肺、脑、皮肤、肾上腺等也能不同程度地代谢某些药物。药物在体内的代谢必须在酶的催化下才能进行。参与药物代谢的酶主要有肝微粒体酶系统和非微粒体酶系统两大类。几乎所有参与药物Ⅰ相反应和Ⅱ相反应中的葡萄糖醛酸结合、甲基化等的代谢酶都存在于肝细胞的微粒体中。还有一些药物代谢酶不存在于微粒体中,如线粒体中存在单胺氧化酶、脂肪族芳香化酶;细胞质中存在黄嘌呤氧化酶、谷胱甘肽 S- 转移酶等。Ⅰ相反应和Ⅱ相反应的主要代谢酶见表3-5 和表 3-6。

表 3-5 Ⅰ相反应与主要代谢酶

反应类型	代谢酶
氧化	细胞色素 P450 酶、醇脱氢酶、醛脱氢酶、醛氧化酶、黄嘌呤氧化酶、单胺氧化酶、含黄素单氧化酶等
还原	醇脱氢酶、醛酮脱氢酶、NADPH- 细胞色素 P450 还原酶
水解	酯酶、酰胺酶、环氧化物水解酶
其他	脱羧酶

表 3-6 Ⅱ相反应与主要代谢酶

反应类型	代谢酶
葡萄糖醛酸结合	UDP- 葡萄糖醛酸转移酶
葡萄糖结合	UDP- 葡萄糖转移酶
硫酸结合	磺基转移酶
甲基化	甲基转移酶
乙酰化	乙酰基转移酶
谷胱甘肽结合	谷胱甘肽 S- 转移酶

一、Ⅰ相代谢酶

(一) 细胞色素 P450 酶

细胞色素 P450 氧化酶(cytochrome P450,CYP)是一种混合功能氧化酶(mixed function oxidase),又称为单加氧酶(monooxygenase),简称"CYP 酶"、"肝药酶"、"CYP450"或"P450"。CYP450 蛋白为整个混合功能氧化酶系统的末端氧化酶,以铁原卟啉为辅基,具有高铁血红素Ⅸ;当血红素被连二亚硫酸钠还原后再和一氧化碳(CO)结合,在 450nm 处有一个特异吸收峰,因而得名。

CYP 酶系是一个基因超家族(superfamily),迄今发现,哺乳动物 CYP 有 17 个基因家族,有 36 个亚家族,其中 1~3 家族与药物代谢有关,是参与激素、脂肪酸等体内内源性化合物和药物、前致癌物、前毒物等外源性化合物的主要代谢酶。CYP 酶系分布广泛,在哺乳动物肝、肾、脑、心、皮肤、肺、胃肠道、胰腺、胎盘组织、肾上腺、主动脉等组织、细胞的内质网、线粒体和核膜内均有表达,但主要在肝脏表达。CYP 基因超家族的命名是以 CYP 开头,阿拉伯数字表示基因家族,如 CYP1,后面的大写英文字母表示亚家族,如 CYP1A,最后的阿拉伯数字表示某个 CYP 酶的基因编码,如 CYP1A2。在人类肝脏中与药物代谢密切相关的 CYP 主要是 CYP1A2、CYP2A6、CYP2C9、CYP2C19、CYP2D6、CYP2E1 及 CYP3A4,它们占肝脏中 CYP 总含量的 75% 以上,临床 90% 以上经肝脏代谢的药物是经过上述 7 种 CYP 亚酶代谢的。了解每一个 CYP 所催化的药物,对于在临床上合理用药以及阐明在代谢环节上发生的药物相互作用很有意义。

1. CYP1A2　编码人类 CYP1A2 的基因位于 15 号染色体上,全长 7.8kb,包括 7 个外显子和 6 个内含子。CYP1A2 占 CYP 酶蛋白总量的 13%,占肝脏总氧化酶含量的 4%,参与许多药物、类固醇激素、前致癌物、化学污染物的氧化代谢,即单加氧化作用和羟化作用,以及包括胆固醇和类固醇的脂类合成。芳胺、杂环胺及一些含卤烃化物均是 CYP1A2 重要底物。肝内 CYP1A2 的表达可以通过芳烃受体依赖性机制来诱导。CYP1A2 在人体内参与了华法林、咖啡因、安替比林、醋氨酚、茶碱、普萘洛尔、美西律、维拉帕米、硝苯地平、丙米嗪、氯丙米嗪、阿米替林、氟伏沙明和氯氮平等 20 多种药物的代谢。

2. CYP2A6　CYP2A6 约占肝脏 CYP 酶总量的 4%,主要参与尼古丁、氟烷等代谢,可催化香豆素的羟化反应。该酶是主要的尼古丁氧化酶,可使尼古丁含量降低,从而降低对烟草的依赖性。CYP2A6 还可激活许多结构上非相关的前致癌物。

3. CYP2C9　编码人类 CYP2C9 蛋白的基因定位于 10 号染色体,包含 9 个外显子和 8 个内含子,全长约 55kb。CYP2C9 基因编码的蛋白在人肝微粒体中含量丰富,约占 CYP 酶总量的 20%。CYP2C9 的底物至今已发现有近百种,包括多种非甾体抗炎药、口服降糖药、血管紧张素 II 受体拮抗药、抗凝血药、抗癫痫药等。尽管 CYP2C9 代谢的底物性质各异,但它们均有提供或接受氢键的能力,大多数底物均为酸性物质。主要经 CYP2C9 代谢的药物见表 3-7。

表 3-7　主要经 CYP2C9 代谢的药物

分类	药物名称
非甾体抗炎药	塞来昔布、双氯芬酸、布洛芬、甲芬那酸、甲氧萘丙酸、舒洛芬、吲哚美辛、美洛昔康、吡罗昔康、替诺昔康、氯诺昔康
口服降糖药	甲苯磺丁脲、格列苯脲、格列美脲、格列吡嗪、那格列奈、罗格列酮
抗凝血药	华法林、醋酸香豆素、苯丙香豆素
抗高血压药	氯沙坦、厄贝沙坦
抗癫痫药	苯妥英
抗抑郁药	氟西汀、阿米替林
利尿药	托拉塞米
其他	氟伐他汀、环磷酰胺、磺胺甲噁唑、安普那韦、他莫昔芬

4. CYP2C19　编码人类 CYP2C19 蛋白的基因定位于 10 号染色体上,包含 9 个外显子和 5 个内含子。CYP2C19 基因群只含有 4 个基因,跨度约 500kb。CYP2C19 主要参与药物在体内的羟化反应,如 S- 美芬妥英、苯巴比妥、丙戊酸、奥美拉唑、雷贝拉唑、丙米嗪、氯丙米

嗪、阿米替林、西酞普兰、地西泮、去甲地西泮、氯胍、甲苯磺丁脲、环磷酰胺、异环磷酰胺、吗氯贝胺等。

5. CYP2D6　编码人类 CYP2D6 蛋白的基因定位于第 22 号染色体上,包含 9 个外显子,总长 7kb 左右。CYP2D6 只占肝脏 CYP 酶蛋白总量的 1%~2%,却参与临床近百种药物的代谢,包括多种抗心律失常药、β 受体阻断药、抗高血压药、抗抑郁药以及抗精神病药等,主要经 CYP2D6 代谢的药物见表 3-8。

表 3-8　主要经 CYP2D6 代谢的药物

分类	药物名称
β 受体阻断药	普萘洛尔、美托洛尔、烯丙洛尔、丁呋洛尔、噻吗洛尔、布尼洛尔
α、β 受体阻断药	卡维地洛
抗心律失常药	奎尼丁(quinidine)、恩卡尼、司巴丁、氟卡尼、普罗帕酮、阿普林定、美西律
抗高血压药	异喹胍、吲哚拉明
抗心绞痛药	哌克昔林、特罗地林
镇痛药	曲马多
抗精神病药	氯丙嗪、奋乃静、氟哌啶醇、利培酮、硫利达嗪、珠氯噻醇
三环类抗抑郁药	阿米替林、丙米嗪、氯丙米嗪、地昔帕明、去甲替林
其他抗抑郁药	氟西汀、帕罗西丁、文拉法辛、氟伏沙明、阿米夫胺、米安色林、溴法罗明、马普替林、托莫西汀、苯丙胺、西酞普兰、吗氯贝胺
止咳平喘药	可待因、右美沙芬
其他	扑尔敏、甲氧氯普胺、阿托西汀、右旋酚氟拉明、利多卡因、奥坦西隆、非那西汀、苯乙双胍、他莫西芬

6. CYP2E1　编码人类 CYP2E1 蛋白的基因定位于第 10 号染色体上,包含 9 个外显子,总长 11kb 左右。CYP2E1 占肝脏 CYP 酶总量的 7%,已知的代谢底物有 70 余种,其中大部分为前致癌物、前毒物,小部分为临床治疗药物,主要包括乙醇、氯唑沙宗、对乙酰氨基酚、氨苯砜、吸入含氟麻醉药恩氟烷、氟烷、甲氧氟烷、异氟烷等。

7. CYP3A　编码人类 CYP3A 蛋白的基因定位于第 7 号染色体上,包含 13 个外显子。已明确的人类 CYP3A 包括 CYP3A3、CYP3A4、CYP3A5 和 CYP3A7 四种亚型,其中 CYP3A4 是 CYP 基因超家族中最重要的一个亚型,占肝 CYP 酶总量的 30%~40%,不仅可以代谢一些内源性激素,如氢化可的松和雌激素等和某些饮食中的有害污染物,还参与了许多环境致癌剂以及包括多种化疗药物在内的 50% 的药物代谢,是临床常用药物最重要的代谢酶之一。

CYP3A4 催化底物代谢的途径主要通过 C- 或 N- 脱烃、C- 羟化等反应来代谢药物。如环孢素在机体内主要通过 N- 去甲基和甲基羟基化而代谢清除;地西泮主要通过 C_3- 羟基化而代谢清除。CYP3A4 的底物覆盖面极广,从致癌物黄曲霉素 B_1 到大多数临床口服用药的生物转化,都要经过 CYP3A4 介导的代谢。因此,一般认为它是参与口服药物首关效应的主要酶系,也是造成药物间相互作用的重要原因。大多数临床口服药物在体内需经 CYP3A4

的代谢转化,而许多常用药物又是 CYP3A4 的强诱导剂或抑制剂。如酮康唑、咪康唑、红霉素、硝苯地平等是其重要的抑制剂,当它们与经 CYP3A4 代谢且毒副作用强的药物联合应用时,能降低后者的代谢速率,引起该药物的血药浓度升高,导致一系列的不良反应与毒副作用产生。主要经 CYP3A4 代谢的药物见表 3-9。

表 3-9　主要经 CYP3A4 代谢的药物

分类	药物名称
抗菌药	红霉素、克拉霉素、阿奇霉素、氟康唑、咪康唑、酮康唑
钙通道阻滞药	硝苯地平、尼莫地平、尼卡地平、尼群地平、氨氯地平、非洛地平、地尔硫䓬、维拉帕米
抗心律失常药	胺碘酮、利多卡因、奎尼丁
降血脂药	洛伐他汀、阿托伐他汀、辛伐他汀
免疫抑制剂	环孢素、他克莫司
镇痛药	芬太尼、美沙酮
镇静催眠药	咪达唑仑、阿普唑仑、三唑仑、唑吡坦、地西泮
激素类	睾酮、氢化可的松、炔雌醇、黄体酮、孕二烯酮
抗病毒药	茚地那韦、利托那韦、沙奎那韦
抗癫痫药	卡马西平、乙琥胺
其他	特非那定、他莫昔芬、氨苯砜、地高辛

(二)单胺氧化酶

单胺氧化酶(monoamine oxidase,MAO)是催化单胺氧化脱氨反应的酶,可作用于一级胺、甲基化的二、三级胺,也可作用于长链的二胺。对酪胺、儿茶酚胺、5-羟色胺、去甲肾上腺素、肾上腺素等生物胺也有作用。MAO 可存在于各种器官,尤其是分泌腺、脑、肝脏等,存在于线粒体外膜上,是不溶性酶,含有黄素腺嘌呤二核苷酸(flavin adenine dinucleotide,FAD)。

MAO 存在两种同分异构体,即 MAO-A 和 MAO-B。MAO-A 存在于神经元和星形胶质细胞中,还存在于肝、胃肠道和胎盘中。MAO-A 是消化道摄取的单胺类物质代谢的重要酶,也可以使单胺类神经递质失活,对 5-羟色胺、去甲肾上腺素和肾上腺素有较大的亲和力。而 MAO-B 主要分布于黑质-纹状体,降解多巴胺。若 MAO 在神经组织中过多,则会产生过量的胺代谢物,后者被认为是引发各类神经、精神疾病的重要原因。临床上使用 MAO-A 的抑制剂治疗抑郁症,如吗氯贝胺;MAO-B 的抑制剂治疗帕金森病和阿尔茨海默病,如司来吉兰。

(三)酯酶

酯酶(esterase)是一种水解酶,可在水分子的参与下,经由水解作用,将酯类分解成酸类与醇类。该类酶参与多种生化反应,如脂肪酶可催化水解甘油三酯为甘油和脂肪酸。酯酶种类较多,按照作用底物的种类可分为:羧酸酯如脂酶、胆碱酯酶;硫酯酶;磷酸单酯酶,如碱性磷酸酶;磷酸二酯酶;硫酸酯酶。

酯类的水解既可发生在血浆中,由胆碱酯酶、拟胆碱酯酶和其他酯酶催化;也可发生在肝微粒体中,由特异性的酯酶催化水解。如普鲁卡因主要由血浆中的酯酶水解,而哌替啶则由肝中酯酶水解。

(四)微粒体环氧化物水解酶和可溶性环氧化物水解酶

环氧化物水解酶(epoxide hydrolases,EH)广泛分布于动物界(包括人类),可催化内源性和外源性的环氧化物,使环氧化物转化为邻位二醇,它可水解具有致突变和致癌作用的环氧化物而起到解毒作用,同时也可参与多环芳烃形成致癌的二氢二醇环氧化物的过程。在哺乳动物组织中主要存在两种 EH:微粒体环氧化物水解酶(microsomal epoxide hydrolase,mEH)和可溶性环氧化物水解酶(soluble epoxide hydrolase,sEH)。

编码人类 mEH 的基因定位于染色体 1q42.1,长度约为 20 271bp,由 9 个外显子和 8 个内含子构成,编码含有 455 个氨基酸残基的蛋白质。mEH 在体内很多组织中均有表达,如肝、肾、肺、支气管、睾丸、卵巢、膀胱等,主要位于细胞的内质网上。mEH 具有双向代谢作用,既可以降解或灭活外源性的有害环氧化物,参与体内解毒过程;又可以使某些在体内代谢的中间产物作为次级环氧化物进行再次代谢,使其具有更强的毒性。mEH 的作用底物比较广泛,包括各种外源性的环氧化物和内源性的多环芳烃及脂肪烃类衍生物,还能参加体内甾体类激素的代谢,如雄烯环氧化物、雌烯环氧化物等。

人类的 sEH 由基因 *EPHX2* 编码,定位于染色体 8p21-p12 上,全长约 45kb,含有 19 个外显子,共编码 555 个氨基酸。广泛存在于各种组织中,如肝、肾、肠道、血管组织、心脏、肺、脑、胎盘、膀胱、卵巢、皮肤等,主要位于细胞质中。sEH 可将外源性的环氧化物开环解毒,清除细胞内环氧化物,维持细胞正常的生理功能。另外 sEH 还有一个非常重要的内源性底物即环氧二十碳三烯酸(epoxyeicotrienoic acids,EETs),具有扩张血管、降低血压、抗炎、抗增殖等作用。EETs 主要由细胞内花生四烯酸在 CYP 环氧化酶催化下产生的,经 sEH 代谢,迅速转化成生物活性低的二羟基衍生物(dihydroxyeicosatetraenoic acid,DHET)。因此,目前研究使用 sEH 的抑制剂(soluble epoxide hydrolase inhibitor,sEHi)稳定体内 EETs 浓度,从而治疗高血压、炎症、脑卒中、动脉粥样硬化等疾病。

(五)含黄素单氧化酶

含黄素单氧化酶(flavin-containing monooxygenase,FMOs)属于黄素氧化酶家族,是一种重要的肝微粒体酶,可催化含亲核杂原子,如氯、硫、磷、硒作为氧化位点的外源性和内源性化学物质的氧化。FMOs 有 6 种亚型(FMO1~FMO6),其中 FMO1~FMO5 具有活性。人类肝脏中主要表达 FMO3,编码 FMO3 的基因位于染色体 1q23-25,由 8 个编码区和 1 个非编码区组成,编译含 531 个氨基酸的蛋白质。FMO3 具有较宽的底物专属性,包括药物、化学物质以及饮食中的成分。经 FMO3 代谢的常用药物有西咪替丁、雷尼替丁、伊托必利、氯氮平、酮康唑、甲巯咪唑、他莫昔芬、舒林酸等,有机磷酸盐和氨基甲酸酯类等农业化学物质,以及三甲胺、酪胺、尼古丁等。

(六)黄嘌呤氧化酶

黄嘌呤氧化酶(xanthine oxidase,XO)是一种黄素蛋白酶,存在于各种生物体中,是体内核酸代谢中的一种重要酶,可催化次黄嘌呤氧化为黄嘌呤,再进一步催化黄嘌呤氧化为尿酸。XO 的分子量较大,含有 2 分子 FAD、2 个钼原子和 8 个铁原子,钼蝶呤中心是 XO 的活性位点。XO 广泛分布于人体的心脏、肺、肝脏、小肠黏膜等组织细胞质膜内,血清中的 XO 主要来自肝细胞。在哺乳动物中,以 XO 和黄嘌呤脱氢酶(xanthine dehydrogenase,XDH)两种可以相互转化的形式存在,正常情况下主要以 XDH 形式存在,相对无活性。当组织处于缺氧、缺血等病理情况下,XDH 可以转化为 XO,使活性大大提高,生成大量的自由基,从而引起组织损伤。XO 的抑制剂可以抑制尿酸的生成,发挥抗痛风的作用,如别嘌醇。XO 可参与含嘌呤基的药物代谢,如巯嘌呤、茶碱、咖啡因、可可碱等。

二、Ⅱ相代谢酶

Ⅱ相反应主要是形成能随胆汁和尿液排泄的水溶性代谢物,多数在专一性的转移酶参与下进行。除了乙酰化和甲基化反应外,其他结合反应一般都是在分子中引入酸性基团,通过成盐而使亲水性增加,易于排泄。一般情况下,结合反应具有生物去活和去毒的特点,结合物大多无活性。但Ⅱ相反应也可形成活性代谢物。例如,一些含卤素的碳氢化合物与谷胱甘肽结合,能形成高度反应性代谢物而造成肾损害。吗啡 -6- 葡萄糖苷酸与其母体药物一样具有镇痛作用。

(一) UDP- 葡萄糖醛酸转移酶

葡萄糖醛酸结合是最常见的一种代谢反应,广泛存在于人和动物中。葡萄糖醛酸的活性供体是尿苷二磷酸葡萄糖苷酸(UDP-glucuronic acid,UDPGA),在尿苷 -5′- 二磷酸葡萄糖醛酰转移酶(uridine-5′-diphosphate glucuronosyltransferase,UGTs)的作用下,与药物的—OH、—COOH、—NH$_2$ 或—SH 等结合。酚、醇和羧酸形成 O- 葡萄糖苷酸结合物,反应中供体中的 α - 葡萄糖苷酸与药物结合后形成药物的 β - 葡萄糖苷酸。胺类、酰胺类及磺胺类可形成 N- 葡萄糖苷酸结合物。UGTs 主要存在于肝微粒体中。

(二) 谷胱甘肽 S- 转移酶

谷胱甘肽是由甘氨酸 - 半胱氨酸 - 谷氨酸组成的三肽,可以与强亲电性化合物结合,经尿和胆汁排泄。谷胱甘肽 S- 转移酶(gultathione S-transferases,GSTs)是谷胱甘肽结合反应的关键酶,催化谷胱甘肽结合反应的起始步骤。许多外源化学物在生物转化Ⅰ相反应中极易形成某些生物活性中间产物,它们可与细胞生物大分子重要成分发生共价结合,对机体造成损害。GSTs 可以催化亲核性的谷胱甘肽与各种亲电子外源化学物的结合反应,从而防止发生此种共价结合,起到解毒作用。人体内的 GSTs 有 7 种同工酶,其底物选择性不同,重要的为下列 5 种。

1. 谷胱甘肽 S-烷基转移酶　催化烷基卤化物和硝基烷类化合物的谷胱甘肽结合反应。主要存在于肝脏和肾脏。

2. 谷胱甘肽 S-芳基转移酶　主要催化含有卤基或硝基的芳烃类或其他环状化合物的谷胱甘肽结合反应,如溴苯和有机磷杀虫剂等。该酶主要存在于肝脏胞液。

3. 谷胱甘肽 S-芳烷基转移酶　催化芳烷基的谷胱甘肽结合反应,如苄基氯等芳烷卤化物等。主要存在于肝脏和肾脏。

4. 谷胱甘肽 S-环氧化物转移酶　催化芳烃类和卤化苯类等化合物的环氧化物衍生物与谷胱甘肽结合,主要存在于肝、肾胞液。

5. 谷胱甘肽 S-烯烃转移酶　催化含有 α ,β - 不饱和羰基的不饱和烯烃类化合物与谷胱甘肽的结合反应,主要存在于肝、肾胞液。

（三）磺基转移酶

硫酸结合是药物代谢结合反应的另一条主要途径,其活性供体是硫酸根离子和腺苷三磷酸(ATP)生成的 3'-磷酸腺苷 -5'-磷酸硫酸酯(PAPS),在磺基转移酶(sulfotransferase,ST)的催化下,与药物的—OH、—NH$_2$ 或—SO$_2$NH$_2$ 等结合。酚、醇及芳胺磺基转移酶的专属性较弱,可参与对乙酰氨基酚等许多药物及化学异物的代谢,但甾体磺基转移酶却有较高的专属性,一种转移酶仅作用于一种或一类甾体物质的代谢。

（四）甲基转移酶

甲基化主要与内源性物质的代谢有关,也作为某些药物的代谢方式。甲基的活性供体为 S-腺苷甲硫氨酸(SAM),在甲基转移酶(methyltransferase,MT)的作用下,与药物或内源性物质的—OH、—NH$_2$ 相结合。结合后的代谢物极性减弱,使排泄减慢。N-甲基转移酶主要存在于肺部,可逆转Ⅰ相反应中的 N-去甲基反应,如 N-去甲基米帕明在 N-甲基转移酶的作用下生成米帕明。S-甲基化是由硫醇甲基转移酶和巯嘌呤甲基转移酶参与的。前者位于微粒体中,主要催化脂肪族巯基的甲基化,如卡托普利等。后者位于胞质中,主要催化芳香族或杂环类巯基的甲基化,如硫唑嘌呤等。

（五）N-乙酰基转移酶

乙酰基的活性供体是乙酰辅酶 A(acetyl CoA),N-乙酰基转移酶(N-acetyltransferase,NAT)是参与含氨基药物 N-乙酰化反应的主要代谢酶。人类 NAT 有两种亚型:NAT1 和NAT2。NAT1 在大多数组织中均有表达,可参与对氨基水杨酸和对氨基苯甲酸等药物的乙酰化代谢。NAT2 主要存在于肝脏和肠道,催化肼类化合物、芳香胺类和杂环类化合物的乙酰化代谢。常见的经 NAT 代谢的药物有异烟肼、普鲁卡因胺、肼屈嗪、磺胺类、咖啡因等。

第三节　药物代谢的影响因素

药物在体内的代谢有明显的个体差异,其原因可归结为机体因素、生活习惯因素和药物因素。机体因素又包括遗传、年龄、性别、疾病等生理病理因素。

一、机 体 因 素

（一）种属差异

很多药物代谢存在着种属差异,不同动物代谢酶的差异可以表现在质(不同代谢途径和代谢酶)和量(同一代谢途径,不同代谢程度)的区别。如猫缺乏葡萄糖醛酰转移酶,犬缺乏 N-乙酰转移酶等,而环己巴比妥在人体内的代谢比犬、大鼠、小鼠要慢得多。一般来说,哺乳动物的代谢比非哺乳动物快。在进行新药研究时,选择动物模型应考虑种属差异。

（二）遗传因素

遗传因素是药物反应的决定性因素,遗传变异是药物反应个体差异的根本原因。遗传因素可引起药物代谢酶结构变异,从而导致代谢功能改变。遗传因素影响药物代谢的最主要表现为药物代谢的多态性,即药物的代谢速率在人群中有明显差异,这些差异可表现在种族方面,也可发生于同一种族的不同人群中。最早发现的是由于酶的遗传变异导致的伯氨喹敏感、琥珀胆碱敏感、异烟肼引起的神经病变等,作为药物反应中的第一批遗传性状被深入广泛研究。降压药异喹胍的 4-羟基化代谢在人群中存在双峰分布,其原因是异喹胍的代谢酶 CYP2D6 具有遗传多态性,由于基因突变导致 CYP2D6 活性降低或缺失所致,并因此将人群分为强代谢型(extensive metabolism,EM)和弱代谢型(poor metabolism,PM)。迄今已发现 CYP 酶的多种同工酶均具有多态性,N-乙酰基转移酶、巯嘌呤甲基转移酶、谷胱甘肽 S-转移酶等都存在遗传多态性。

(三)年龄

年龄对药物代谢的影响主要表现在新生儿和老年人。

新生儿的肝脏尚未发育成熟,药物代谢酶系统尚未发育完全,某些酶甚至可完全缺如。如 CYP 酶的活性需要在出生 1 周后才能逐渐达到成人水平,N-乙酰基转移酶的活性则需要在出生 4 周才达成人水平,而 UGTs 出生时才开始生成,约 3 岁时达到成人水平,故新生儿易发生黄疸,就是因为 UGTs 活性低,不能促进血浆中的胆红素和足够的葡萄糖醛酸结合而影响其排泄。新生儿使用一般剂量的氯霉素,容易出现灰婴综合征,也是因为 UGTs 活性低,导致氯霉素在体内蓄积而引起中毒。

老年人的肝脏重量减轻,肝细胞数减少,肝血流量减少,肝微粒体酶活性降低,药物代谢能力下降,代谢减慢,消除半衰期延长。首关效应较大的药物,如硝酸甘油、吗啡等,其生物利用度明显提高,血药浓度明显升高。

(四)性别

性别对于代谢的影响主要是受激素的影响。如女性生长激素可降低 CYP11,从而使与 CYP11 相关的 16α-羟化酶活性降低。

(五)疾病

某些导致肝实质细胞受损的疾病可使某些 CYP 酶减少,使主要经肝灭活的药物作用会增强,故慢性肝病和肝硬化患者使用主要经肝灭活的药物时必须减量慎用,甚至禁用。受肝功能影响较大的药物有苯二氮䓬类、镇痛药、β 受体阻断药等。有些药物,如泼尼松和可的松必须先经 CYP 酶代谢为活性代谢产物才能产生作用,故因肝病导致 CYP 酶活性下降时,可的松和泼尼松的作用会减弱。

肾脏是药物及其代谢产物排泄的主要器官。肾功能不全时,主要经肾代谢的药物如氨基糖苷类,因其半衰期会延长,应用时必须减量慎用,甚至禁用。

心力衰竭和休克时,肝血流量会减少,能减弱肝脏对药物的灭活,用药时应酌情调整剂量。

二、生 活 习 惯

食物及营养成分能影响药物的代谢。食物中不饱和脂肪酸多,可增加肝 CYP 含量,使药物代谢加快。食物中缺乏蛋白质则可降低肝脏对某些药物的代谢能力,如戊巴比妥、茶碱等。维生素类是合成蛋白和脂质的必需成分,而后两者是药物代谢酶系统的重要组成,维生素缺乏往往会降低代谢,如维生素 A 缺乏时,氨基比林 N-去甲基酶活性降低。而补充维生素 B_6 或叶酸能加快药物代谢,使血药浓度降低,如苯巴比妥、苯妥英钠等抗癫痫药物。葡萄柚汁能抑制肝脏及小肠 CYP3A4,减少药物在肠道的代谢,使某些药物如非洛地平、硝苯地平、咪达唑仑、环孢素等首关效应减少,进入血液循环的药量增加。而卷心菜、西兰花等对

CYP1A2 有诱导作用,可以加快某些药物及激素的代谢。吸烟能诱导药物代谢酶增多,使某些药物代谢加快。乙醇对药物代谢酶的影响是双向的,急性大量饮酒时抑制,长期少量饮酒者诱导,故亦可影响药物代谢。

三、与药物有关的因素

(一) 给药途径和剂量

给药途径对药物代谢的影响主要与首关效应有关。口服给药时,首关效应的程度会直接影响药物代谢。

体内药物代谢酶含量是有限的,故存在饱和现象。若给药剂量达到一定水平,药物代谢酶达到饱和后,药物在体内的代谢动力学往往呈现非线性特征。血药浓度将急剧上升,代谢速度并不相应增加,半衰期明显延长,可能出现中毒现象。

(二) 药物代谢酶的诱导

某些化学物质能使某些药物代谢酶生成量增加,或者活性增高,从而促进自身或其他药物的代谢速率,此现象称为酶的诱导(enzyme induction)。具有酶诱导作用的化学物质称为酶的诱导剂(enzyme inducer)。目前已知的酶诱导剂主要有苯巴比妥、苯妥英钠、利福平等。

CYP 酶诱导作用有种属差异。如奥美拉唑是人 CYP1A2 的诱导剂,但对小鼠及兔的 CYP1A2 则无诱导作用。因此,从动物实验得到的酶诱导作用的资料不宜直接外推用于人。

Ⅱ相反应的代谢酶也可被诱导,如 UGTs 及 GSTs 等。新生儿胆红素脑病是由于 UGTs 障碍,使胆红素与葡萄糖醛酸不能充分结合,因而胆红素从胆汁排出减少,血浆浓度升高。给予苯巴比妥后,可诱导 UGTs,促进胆红素与葡萄糖醛酸结合,因而血浆胆红素浓度降低,黄疸消退。

酶的诱导作用使酶活性增高,使药物代谢加快,机体对药物的反应性减弱,这是机体对药物产生耐受性的原因之一。如癫痫患者服用苯妥英钠后,因苯妥英钠可诱导药酶,使其自身代谢加快,从而产生耐受性。并且癫痫患儿长期服用苯巴比妥和苯妥英钠时,易出现佝偻病,原因是两药都有酶诱导作用,使维生素 D 代谢加快,影响钙的吸收,故用药过程中应注意补充维生素 D。苯巴比妥和华法林合用时,因苯巴比妥能诱导 CYP2C9、CYP2C19 等,使华法林在体内的代谢加快,抗凝效果降低,需较大剂量的华法林才能产生理想的抗凝效果。当突然停用苯巴比妥后,可使血浆华法林浓度迅速升高,有出血危险。因此,在停用苯巴比妥时需相应减少华法林用量。

有些药物在体内代谢后可产生毒性代谢产物,如对乙酰氨基酚在体内经 CYP2E1 代谢生成对乙酰苯醌亚胺,后者具有肝毒性。乙醇是肝 CYP2E1 的酶诱导剂,长期饮酒使对乙酰氨基酚代谢加快,毒性代谢产物增多,而导致肝毒性。异烟肼在体内代谢后可产生具有肝毒性的代谢产物,若与卡马西平合用,可因卡马西平对酶的诱导作用而加重异烟肼的肝毒性。

(三) 药物代谢酶的抑制

某些化学物质能抑制肝药酶活性,减慢其他药物的代谢速率,此现象称为酶的抑制(enzyme inhibition)。具有酶抑制作用的化学物质称为酶的抑制剂(enzyme inhibitor)。酶的抑制剂很多,表3-10列举了一些临床上常见的 CYP 酶诱导剂和酶抑制剂。

表 3-10 临床常见的人体肝 CYP 的诱导剂与抑制剂

CYP	诱导剂	抑制剂
CYP3A4	苯妥英、卡马西平、利福平、波生坦、依法韦仑、萘夫西林	克拉霉素、伊曲康唑、葡萄柚汁、酮康唑、利托那韦、地尔硫䓬、氟康唑、环丙沙星、维拉帕米、西咪替丁、红霉素
CYP2D6	--	氟西汀、帕罗西丁、奎尼丁、度洛西汀、特比萘芬、胺碘酮、西咪替丁
CYP2C9	卡马西平、利福平	氟康唑、咪康唑、胺碘酮
CYP2C19	利福平	氟康唑、氟伏沙明、噻氯匹定、氟西汀、奥美拉唑
CYP2E1	乙醇、异烟肼	双硫仑
CYP1A2	奥美拉唑、孟鲁斯特、苯妥英	氟伏沙明、环丙沙星、依诺沙星、美西律

根据作用方式不同,可将酶抑制剂分为可逆性抑制与非可逆性抑制。可逆性抑制多发生在 CYP 氧化反应的第一步,是指两种或多种药物联合应用时,竞争同一 CYP 酶的催化,导致其中某药的代谢减慢,其结果主要取决于每个底物的浓度及其与酶的亲和力。临床上重要的可逆性抑制剂有酮康唑、氟康唑、西咪替丁等,它们大多是含咪唑环、吡啶环或喹啉环的含氯化合物。非可逆性抑制是酶的抑制剂首先被 CYP 酶催化而形成反应性代谢物(reactive metabolites),后者与 CYP 酶蛋白呈不可逆性结合,进而使 CYP 酶失去催化底物的能力。氯霉素、替尼酸及螺内酯等都是非可逆性抑制剂。

酶的抑制作用使酶活性减弱,药物代谢减慢,血药浓度升高,作用增强,甚至导致毒性反应。如红霉素能抑制 CYP3A4,从而使 CYP3A4 介导的底物华法林、卡马西平、环孢素及咪达唑仑的代谢减慢,作用增强,甚至可达到中毒水平。酮康唑是 CYP3A4 的竞争性抑制剂,与特非那定合用时,由于 CYP3A4 的活性下降而使特非那定代谢明显减慢,血药浓度明显增加,导致致命性的心律失常。磺胺苯吡唑是 CYP2C9 的酶抑制剂,能显著抑制甲苯磺丁脲的转化速率,有产生急性低血糖的危险。

有些药物需要在体内代谢活化,如氯沙坦在体内经 CYP3A4 代谢成活性代谢物 EXP3174,后者拮抗 AT$_1$ 受体的作用比氯沙坦强 10~40 倍。若同时使用地尔硫䓬、维拉帕米、红霉素等 CYP3A4 抑制剂,则活性代谢物降低,从而影响氯沙坦的疗效。

第四节 药物代谢酶多态性及其临床意义

基因突变可引起酶活性及数量的差异,药物代谢酶的基因多态性(polymorphism)是由同一基因位点上具有多个等位基因引起,其多态性决定表型多态性和药物代谢酶的活性,并呈显著的基因剂量-效应关系,从而造成人类对药物反应的显著个体差异。可将人群分为 4 种类型:超强代谢者(ultra-rapid metabolizer,UM)、强代谢者(extensive metabolizer,EM)、中强代谢者(intermediate metabolizer,IM)和弱代谢者(poor metabolizer,PM)。UM 是由于药物代谢酶的多基因复制,使酶蛋白高表达,导致酶活性的显著增高。EM 是正常人群的代谢表型,是纯合子正常等位基因产生的正常酶表达,但有些杂合子的酶蛋白仍然表达正常,也表现为 EM。因此,同为 EM 者的药物代谢酶活性也是不相同的。一般来讲,正常基因纯合子者的酶活性大于正常基因和突变基因杂合子者的酶活性。药物代谢酶的基因多态性,使得药物代谢酶的活性升高或者降低,从而引起经其代谢的化学物质作用发生变化。药物代谢酶参与体内大多数内源性物质如脂肪酸、激素等的代谢,也参与前致癌物和前毒物在体内的活化,从而对机体造成损害或者致癌。药物经酶代谢后可失去活性,或者生成有活性的代谢产物,甚至可以生成毒性代谢产物。药物代谢酶的基因多态性可影响药物的疗效和毒性,可造成疾病易感性,是造成个体差异的原因之一,具有非常重要的临床意义。

一、药物代谢酶多态性与药物不良反应

(一) CYP 酶基因多态性与药物不良反应

CYP 酶是体内最主要的药物代谢酶,在人类肝脏中与药物代谢密切相关的 CYP 主要是 CYP1A2、CYP2A6、CYP2C9、CYP2C19、CYP2D6、CYP2E1 及 CYP3A4,各同工酶均存在基因多态性,从而影响药物的代谢。

1. CYP1A2 *CYP1A2* 基因 5' 侧翼 2964 位点从 G → A 突变,影响肝脏特异性因子的亲和力,导致 CYP1A2 活性降低。第一个内含子 734 位点从 C → A 突变,亦影响 CYP1A2 活性。氯氮平是常用的非典型抗精神病药,N- 去甲氯氮平是氯氮平的主要代谢产物之一,可诱发粒细胞缺乏和白细胞减少等不良反应。CYP1A2 在氯氮平的代谢中起主要作用,其活性高低是决定氯氮平血药浓度的主要因素之一。研究发现 CYP1A2 活性指数与氯氮平 0~24 小时的 *AUC* 的倒数显著相关。氯氮平的血药浓度个体差异很大,服用同一剂量时,血药浓度差异可达 45 倍。导致氯氮平血液系统不良反应的可能机制是 N- 去甲氯氮平的浓度过高,因此 CYP1A2 酶活性缺陷者或者降低者将有利于防止氯氮平的血液系统不良反应。

2. CYP2C9 CYP2C9 具有基因多态性,在人类存在几种等位基因的突变体,其中研究最多、最主要的有 3 种,即野生型(*CYP2C9*1*)、R144C 突变体(*CYP2C9*2*)和 I359L 突变体(*CYP2C9*3*)。*CYP2C9*2* 和 *CYP2C9*3* 的活性比 *CYP2C9*1* 明显降低。华法林是一种口服抗凝药,在肝脏中主要经 CYP2C9 代谢为无活性的产物。华法林的抗凝作用个体差异较大,相同剂量时不同患者的血药浓度相差可达 10 倍。*CYP2C9*3* 的杂合子患者所需华法林的平均剂量为 *CYP2C9*1* 纯合子的 60%,而 *CYP2C9*3* 的纯合子患者所需剂量为 *CYP2C9*1* 纯合子的 10%。携带 *CYP2C9*2* 和 *CYP2C9*3* 的患者应用华法林时发生的出血反应的概率明显高于 *CYP2C9*1* 纯合子患者。

3. CYP2C19 *CYP2C19*2* 和 *CYP2C19*3* 是 *CYP2C19* 基因的主要突变体,其基因多态性具有明显的种族差异。白种人中 PM 的发生率为 3%~5%,而东方人中 PM 的发生率为 15%~20%。地西泮及其活性代谢产物去甲地西泮的在体内均经 CYP2C19 代谢,在人体内有明显的个体差异,地西泮和去甲地西泮在 CYP2C19 弱代谢者体内的半衰期明显比强代谢者长,长期用药后更容易导致蓄积中毒。

4. CYP2D6 CYP2D6 是最早发现的也是最具有基因多态性的酶,目前已发现 70 多个等位基因。CYP2D6 的基因多态性具有种族特性,白种人 PM 的频发率为 6%~8%,亚洲人为 1%,非洲人为 1.8%。白种人 PM 的主要基因型是 *CYP2D6*3*、*CYP2D6*4*、*CYP2D6*5*、*CYP2D6*6*,非洲黑人 PM 的主要基因型为 *CYP2D6*17*,亚洲人有一突变频率较高的基因型 *CYP2D6*10*,*CYP2D6*10* 具有中等活性。美托洛尔(metoprolol)为选择性 β_1 受体阻断药,口服剂量的 70%~80% 通过 CYP2D6 代谢。美托洛尔的羟化代谢存在明显的种族差异,白种人的美托洛尔羟化代谢缺陷发生率为 3%~9%,而东方人为 0.5%~1%。PM 美托洛尔的 *AUC*

和 $t_{1/2}$ 明显高于 EM,减慢心率和降低血压的作用增强,作用持续时间延长。氟西汀属于选择性 5- 羟色胺再摄取抑制剂,主要经 CYP2D6 代谢为去甲氟西汀,其代谢受 CYP2D6 基因多态性的影响。PMs 中氟西汀的消除半衰期为 EMs 的 216%,而 AUC 为 EMs 的 290%,必须减量使用,避免不良反应的发生。

【临床案例 3-1】

如图 3-1 显示的是,40 名中国健康受试者口服 100mg 盐酸曲马多片后,不同 CYP2D6 基因型组曲马多的平均血药浓度 - 时间曲线。不同基因型人群中曲马多的代谢存在明显差异。

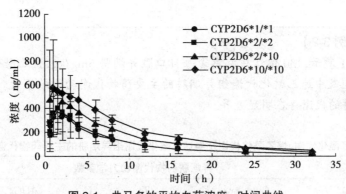

图 3-1　曲马多的平均血药浓度 - 时间曲线

(Li Q, et al. J Clin Pharm Ther,2010,2：239)

【案例分析】

曲马多是 CYP2D6 的底物,由 CYP2D6 催化代谢成 O- 去甲基曲马多,CYP2D6 的基因多态性影响曲马多在体内的代谢和血药浓度。CYP2D6*2 和 CYP2D6*10 在中国人的变异频率很高,CYP2D6*2 对于 CYP2D6 的活性几乎没有影响,而 CYP2D6*10 可使 CYP2D6 的活性明显降低,CYP2D6*10 纯合子比杂合子对 CYP2D6 的活性影响更大。故 CYP2D6*10/*10 组和 CYP2D6*2/*10 组曲马多的平均血药浓度比 CYP2D6*1/*1 组和 CYP2D6*2/*2 组高,说明 CYP2D6*10/*10 组和 CYP2D6*2/*10 组曲马多的代谢减慢。

5. CYP3A4　目前已知 CYP3A4 具有 CYP3A4*2~CYP3A4*19 共 18 个突变等位基因,其基因多态性具有明显的种族差异。第 290 位上由 A → G 的突变命名为 CYP3A4*1B,这种突变在黑种人表现最为明显,白种人较低,东方人缺乏此种突变。而第 7 个外显子上 Ser222Pro 命名为 CYP3A4*2,在白种人发生率为 2.7%,中国人和黑种人未见此突变。研究表明,CYP3A4 野生型基因型 CYP3A4*1A 的个体对于化疗药物所致的白血病有更高的发生率,该现象与 CYP3A4 催化代谢表鬼臼毒素有关。CYP3A4*1A 可促进表鬼臼毒素毒性中介物的产生,增强 DNA 的损伤作用。

(二) N- 乙酰基转移酶的基因多态性与药物不良反应

NAT1 和 NAT2 有 87% 的同源性。NAT1*4 为正常的野生型等位基因,NAT1*10 和

NAT1*11 代表高活性的突变等位基因,*NAT1*15* 和 *NAT1*17* 代表低活性的突变等位基因,通常认为 *NAT1*10* 和 *NAT1*11* 的纯合子和杂合子均为快乙酰化代谢者,其余的等位基因均为慢乙酰化代谢者。NAT1 的基因多态性存在明显的种族差异,*NAT1*10* 在日本人中的发生频率明显高于白种人。NAT2 的野生型等位基因为 *NAT2*4*,突变等位基因有 *NAT2*5A*、*NAT2*5B*、*NAT2*5C*、*NAT2*6A*、*NAT2*6B*、*NAT2*7B*、*NAT2*13*、*NAT2*14A*。*NAT2*14* 仅存在于黑种人。*NAT2*4* 的纯合子或杂合子为快乙酰化代谢者,其余的等位基因组合均为慢乙酰化代谢者。

NAT 参与体内异烟肼、咖啡因、肼屈嗪、氨苯砜、普鲁卡因胺、磺胺类等药物的代谢。普鲁卡因胺和肼屈嗪的最严重的不良反应是红斑狼疮,研究发现慢乙酰化代谢者发生红斑狼疮的概率高于快乙酰化代谢者。长期服用异烟肼后,慢乙酰化代谢者更容易发生外周神经炎。

【临床案例 3-2】

如表 3-11 所示,130 位结核病患者每日口服异烟肼 5mg/kg,快乙酰化代谢组、慢乙酰化代谢组及中速乙酰化代谢组异烟肼的主要药物代谢动力学参数。不同基因型人群中异烟肼的代谢存在明显差异。

表 3-11 快乙酰化代谢、慢乙酰化代谢及中速乙酰化代谢组异烟肼的主要药物代谢动力学参数

乙酰化基因型	异烟肼药物代谢动力学参数						
	I	C	K_e	T_{as}	C_{max}	AUC_{0-6}	AUC_{total}
快	0.36	0.27	0.51	1.59	3.39	8.6	9.2
中	0.55	0.70	0.41	1.85	5.80	15.4	17.5
慢	0.97	2.20	0.27	3.14	7.09	24.5	35.5

(Zabost A, et al. Biomed Res Int, 2013, 2013:853602. doi:10.1155/2013/853602. Epub 2013 Dec 7)

【案例分析】

异烟肼在体内的乙酰化代谢由 NAT 催化,且呈多态分布,可分为快乙酰化代谢者、慢乙酰化代谢者和中速乙酰化代谢者。由表 3-11 可见,口服同一剂量的异烟肼后,慢乙酰化代谢者的 6 小时血药浓度、*AUC*、半衰期明显高于中速代谢者和快代谢者,中速代谢者的上述药物代谢动力学参数又明显高于慢代谢者。所以,服用同一剂量的异烟肼,快代谢者可能无效,而慢代谢者可能由于血药浓度过高而产生不良反应,因而在临床用药时宜先进行乙酰化表型实验。

二、药物代谢酶多态性与药物相互作用

药物相互作用一般分为药物代谢动力学相互作用和药效学相互作用两大类。药物代谢动力学相互作用可发生在吸收、分布、代谢、排泄 4 个阶段,其中代谢性相互作用发生率最高,约占药物代谢动力学相互作用的 40%,临床意义也最为重要。代谢性相互作用主要是由于药物对代谢酶产生诱导或抑制作用所致,起主导作用的是 CYP 酶。96% 的代谢性相互作用是由 CYP 酶系介导的。

　　三环类抗抑郁药的羟化代谢均由 CYP2D6 催化,而且在该类药物的体内消除中,羟化代谢比去甲基代谢更为重要。而丙米嗪、氯米帕明、阿米替林除了本身的羟化代谢以外,它们的去甲基活性代谢产物去甲丙米嗪、去甲氯米帕明和去甲替林也进一步经 CYP2D6 羟化代谢清除。选择性5- 羟色胺再摄取抑制剂类抗抑郁药氟西汀、帕罗西汀、氟伏沙明及西酞普兰 N- 去甲基产物的代谢都是通过 CYP2D6 介导。其他抗抑郁药文拉法辛、奈法唑酮等及其代谢产物 O- 去甲基文拉法辛等也是通过 CYP2D6 代谢。临床治疗抑郁症往往将两种抗抑郁药联合应用,底物竞争作用以及 CYP2D6 基因多态性所导致的 CYP2D6 代谢活性的改变,是产生药物相互作用的基础。

　　如一重症抑郁症患者口服地昔帕明 100mg,每日 2 次,其血药浓度为 44ng/ml;出于强化地昔帕明的作用,加用 50mg 舍曲林,两药联用 1 周后,地昔帕明的血药浓度增高了 50%,2 周后,血药浓度增加了 250%。其原因为地昔帕明和舍曲林均为 CYP2D6 的代谢底物,而且舍曲林对 CYP2D6 的活性具有轻微抑制作用。帕罗西汀在体内经 CYP2D6 代谢,且受其多态性的影响。PMs 中帕罗西丁的消除半衰期为 EMs 的 4~6 倍,而 *AUC* 为 EMs 的 6~23 倍。帕罗西汀与地昔帕明合用,可使地昔帕明的 *AUC* 升高 4.8 倍,使地昔帕明代谢物与原形药物的 *AUC* 比值降低了 74%。而且该抑制作用受 CYP2D6 多态性表型的影响,对 EM 者的影响比 PM 大,在给予帕罗西丁前,EM 者的地昔帕明清除率比 PM 者大 40 倍,而服用帕罗西丁后仅相差 2 倍。奎尼丁不是 CYP2D6 的底物,却是 CYP2D6 最强的特异性抑制剂。受试者同时服用奎尼丁和盐酸文拉法辛后,EMs 组盐酸文拉法辛的口服清除率比单服文拉法辛时降低了 9 倍,而 PMs 组没有明显变化。但是单服文拉法辛时,PMs 组的口服清除率是 EMs 组的 1/4。说明奎尼丁可抑制 CYP2D6 的活性,使文拉法辛的代谢减慢,因为 PMs 组的代谢本身就比 EMs 组慢,所以对 PMs 组的影响不如 EMs 组大,提示奎尼丁和文拉法辛联合应用时,应适当降低文拉法辛的剂量。

【临床案例 3-3】

　　如图 3-2 显示,按照双盲随机交叉试验设计,15 名健康受试者每日口服 60mg 德伦环烷(抗焦虑药)或 20mg 帕罗西汀或安慰剂,第 8 日单次口服 100mg 地昔帕明。服用德伦环烷、帕罗西汀和安慰剂组地昔帕明的平均血药浓度 - 时间曲线。

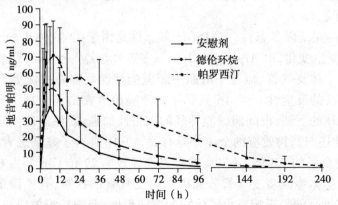

图 3-2　服用德伦环烷、帕罗西汀和安慰剂组地昔帕明的平均血药浓度 - 时间曲线

（Laine K,et al. Eur J Clin Pharmacol,2004,59：893）

【案例分析】

地昔帕明是 CYP2D6 的底物,由 CYP2D6 催化代谢成 2-OH- 地昔帕明,帕罗西汀是 CYP2D6 的强抑制剂,德伦环烷为抗焦虑药,对 CYP2D6 有较弱的抑制作用。使用帕罗西汀后,地昔帕明的 AUC 提高了 4.8 倍,德伦环烷使地昔帕明的 AUC 提高了 2 倍。说明与酶抑制剂联用时,因药物代谢酶的活性降低而使药物代谢减慢,临床用药应注意适当降低剂量。

三、药物代谢酶、作用靶点基因多态性对药物效应和毒性的综合影响

药物代谢酶的基因多态性导致酶活性的改变,从而影响药物的代谢过程,使血药浓度和 AUC 升高或降低,消除半衰期延长或缩短,从而影响药物效应和毒性。药物产生药理作用需要和其作用靶点相结合,如受体、离子通道、酶等,近年来发现有些受体、酶、离子通道等也存在基因多态性,故评价药物效应和毒性时应该综合考虑药物代谢酶和靶点的基因多态性。

(一) β 肾上腺素受体的基因多态性对药物效应和毒性的影响

β 肾上腺素受体(β -adrenoceptor, β -AR)属于 G 蛋白耦联受体超家族,存在 β_1, β_2, β_3 3 种亚型。β_1 受体主要分布于心肌和邻肾小球细胞;β_2 受体主要分布于血管、支气管和胃肠道平滑肌;β_3 受体主要分布于脂肪组织。

β_1 受体存在基因多态性,A145G 是由于受体第 49 位氨基酸发生变化,由 Ser 变为 Gly,该部位的变异可能改变受体的表达与调节特性,并影响个体对疾病的易感性及药物疗效等。原发性扩张型心肌病患者 49Gly 的发生频率高于正常人;在充血性心力衰竭患者,49Ser 纯合子患者发生死亡和心脏移植的相对危险度为 49Gly 纯合子患者的 2.3 倍,故 49Gly 型受体可能为心脏功能的保护因子。且该多态性与 β 受体阻断药的疗效有关,使用 β 受体阻断药的充血性心力衰竭患者,49Gly 纯合子的生存时间显著长于 49Ser 纯合子患者。G1165C 多态性是由于受体第 389 位氨基酸发生变化,由 Gly 变为 Arg。服用不同剂量美托洛尔后,Gly389 纯合子与 Arg389 纯合子健康受试者的心血管反应存在显著性差异,表现为 Arg389 纯合子健康受试者的静息心率、运动心率和收缩压的下降均显著高于 Gly389 纯合子。

β_2 受体也存在基因多态性,Arg16Gly 多态性是由于第 46 位 A → G 导致受体蛋白第 16 位氨基酸发生变化,由 Arg 变为 Gly。该多态性位点与受体的调节功能有关,具有 Gly16 型受体的个体支气管、血管平滑肌中胆碱能神经更容易占优势,从而使相应的器官、组织具有较高的反应性。Gly16 型受体的哮喘患者在白天使用 β_2 受体激动药时,容易出现 β_2 受体的下调,夜间胆碱能神经的兴奋性加强,容易出现夜间严重呼吸困难。Arg16Gly 多态性还与药物效应的个体差异有关,Gly16 纯合子哮喘患者对沙丁胺醇的敏感性是 Arg16 纯合子的 5.3 倍。C79G 的多态性导致第 27 位 Gln 变为 Glu,即 Gln27Glu 多态性。Glu27 受体能减弱支气管收缩因素对支气管的影响,且能降低血管反应。β_2 受体的基因多态性可能是影响心血管疾病的发病程度、药物治疗效应与预后的重要遗传因素之一。

（二）血管紧张素转换酶的基因多态性对药物效应和毒性的影响

血管紧张素转换酶（angiotensin converting enzyme，ACE）在血压调节中具有重要作用，因而 ACE 基因成为原发性高血压候选基因的研究热点之一。*ACE* 基因位于染色体 17q23 上，由 26 个外显子和 25 个内含子组成。其中第 16 内含子中有一段 Alu 序列的插入（I）/ 缺失（D），使 ACE 有 3 种基因型，分别是 I/I、I/D 和 D/D 型。该基因多态性能明显影响血浆和细胞内的 ACE 水平，即随着 ACE 中 D 等位基因的数目增多，ACE 水平也增高。血管紧张素转换酶抑制剂（ACEI）是一类抗高血压药，通过抑制 ACE 而发挥降压作用。福辛普利的降压疗效与 ACE 的基因型有关，D/D 型高血压患者的收缩压和舒张压均较 I/I 型和 I/D 型明显下降，且疗效与年龄、体重指数无关；I/I 型比 I/D 型和 D/D 型更敏感。依那普利对于 D/D 型患者几乎没有疗效。

（三）血管紧张素受体的基因多态性对药物效应和毒性的影响

人类血管紧张素受体（angiotensin receptor，AT）有两种，即 AT_1 和 AT_2。AT_1 基因位于 3q21-25，编码 359 个氨基酸，其突变位点分别是 T573C、A1062C、A1166C、G1517T、A1878G，但只有 A1166C 在高血压人群中的突变频率显著高于正常对照组，表明 AT_1 基因的 A1166C 与高血压发病有关。有研究表明 CC 基因型患者对血管紧张素 Ⅱ 的反应显著高于 AA/AC 基因型的患者。氯沙坦在体内经 CYP3A4 及 CYP2C9 代谢成 EXP3174，后者活性更强。因此与氯沙坦疗效和毒性相关的基因主要为编码 AT_1 受体、CYP3A4 及 CYP2C9 的基因，三者的基因多态性均能影响氯沙坦的疗效。

（四）载脂蛋白 E 的基因多态性对药物效应和毒性的影响

载脂蛋白 E（apolipoprotein E，ApoE）的基因多态性与他汀类调血脂药物治疗的差异性可能有关。ApoE 主要由肝脏合成，由 299 个氨基酸组成，分子量为 34kD。*ApoE* 基因定位于 19 号染色体，含有 4 个外显子和 3 个内含子。人类 ApoE 有 3 种主要的异构体（E2，E3，E4），产生 6 种基因型。其基因型与血浆胆固醇水平有关，在血脂正常的人群中，各 *ApoE* 基因型者的血浆胆固醇水平由高到低依此为 E4/E4>E4/E3>E4/E2>E3/E3>E3/E2>E2/E2。甘油三酯的水平与 *ApoE* 的基因型也有关，E2/E2，E3/E2，E4/E3，E4/E2 基因型者血浆甘油三酯水平明显高于 E3/E3 者，同时 E4/E4 者的 HDL 浓度明显低于 E3/E3 者。他汀类药物的疗效也与 *ApoE* 的基因型相关，普伐他汀 40mg/d 治疗 12 个月后，携带 E2 等位基因的患者 LDL 下降的程度大于 E3 纯合子和携带 E4 基因者。洛伐他汀的治疗效果在 *ApoE* 的不同基因型间无差异。

四、药物代谢酶多态性与疾病易感性

某些外源性的前致癌物、前毒物在体内经药物代谢酶代谢后，可以转化为毒性代谢产物，从而引发机体损害，甚至造成癌症。内源性物质也经药物代谢酶代谢，因此药物代谢酶的基因多态性和某些疾病的易感性相关。

（一）CYP 酶基因多态性与疾病易感性

1. CYP1A1 编码人类 CYP1A1 的基因定位于第 15 号染色体上，包括 7 个外显子。CYP1A1 主要分布于皮肤、肺、胃肠道、淋巴组织和胎盘，在肝脏可被诱导。CYP1A1 参与代谢环境中的大多数致癌物，与多种癌症的发生有关，是致癌作用的一个潜在指征。苯并芘是一种具有强致癌性的多环芳烃化合物，需经 CYP1A1 代谢活化后方能致癌。CYP1A1 的等位基因有 3 种,在第 7 外显子 4889 处 A → G,在酶蛋白水平上表现为第 462 位氨基酸残基从异亮氨酸(Ile)转变为缬氨酸(Val),形成 3 种基因型:野生型 Ile/Ile、杂合型 Ile/Val、突变纯合型 Val/Val。研究表明,*CYP1A1* 外显子 7 中含有 G 等位基因的个体对口腔鳞状细胞癌的危险性增加,Ile/Val 和 Val/Val 的个体比 Ile/Ile 个体患食管癌的危险更大,Ile/Val 的女性可能患胆囊癌的概率高。

2. CYP2C19 通过对食管癌、胃癌、肺癌、膀胱癌患者以及健康对照者 *CYP2C19* 的等位基因分析,表明 CYP2C19 PM 者发生食管癌、胃癌、肺癌的概率显著高于正常对照组,发生膀胱癌的概率显著降低。这说明 CYP2C19 可能参与食管癌、胃癌、肺癌前致癌物的活化,膀胱癌致癌物的灭活。

3. CYP2E1 *CYP2E1* 的基因具有 Rsa Ⅰ和 Dra Ⅰ两种。Rsa Ⅰ又可分为 *CYP2E1* 基因上游调节区域的 Rsa Ⅰ和启动区域的 Rsa Ⅰ,每种均具有 3 种基因型:A 基因型(c1/c1)、B 基因型(c1/c2)和 C 基因型(c2/c2)。Dra Ⅰ多态位于 *CYP2E1* 的第 6 内含子上,具有 DD、CD、CC 三种基因型。CYP2E1 的代谢底物大部分为前致癌物和前毒物,使其转化成为致癌物和毒物,故 *CYP2E1* 的基因多态性与肝癌、肺癌、鼻咽癌等多种癌症有相关性。CYP2E1 在多种烟草致癌物的代谢中发挥着重要作用,研究表明,携带 *CYP2E1* A 基因型(c1/c1)的重度吸烟者,比携带 B 基因型(c1/c2)和 C 基因型(c2/c2)的重度吸烟者患肺癌的危险性高 6.64 倍。CYP2E1 还可代谢乙醇,生成乙醛和自由基,而自由基损伤细胞膜引起肝毒性,故 *CYP2E1* 的基因多态性与酒精性肝损伤有关。携带 *CYP2E1* A 基因型(c1/c1)的个体患肝癌的危险性是携带 B 基因型(c1/c2)或 C 基因型(c2/c2)个体的 2.9 倍。

4. CYP3A4 CYP3A4 参与黄曲霉毒素的代谢,使黄曲霉毒素 B_1 活化成具有致癌活性的环氧化物,可能引发肝癌。

(二) N- 乙酰基转移酶的基因多态性与疾病易感性

N- 乙酰基转移酶广泛存在于肝脏、肠黏膜、膀胱黏膜等组织器官上。慢乙酰化代谢者不能充分代谢致癌物芳香胺类,致使到达膀胱的芳香胺类增加,而膀胱黏膜的 *N*- 乙酰基转移酶也会因多态性导致的慢乙酰化代谢表型,不能将到达膀胱的芳香胺类代谢,故较易发生膀胱癌。此外,慢乙酰化代谢者还与结肠直肠癌、喉癌、乳腺癌等有易感性。快乙酰化代谢者中,风湿性关节炎的发病概率高,发病年龄提前。

(三) GST 的基因多态性与疾病易感性

GST 是一个超基因家族,根据酶的底物特性、亲和力、结构和氨基酸序列及动力学行为等因素,GST 可分为 8 种,即 A、M、T、P、Z、S、K、X 或 O,其中 *GSTM1*、*GSTM3*、*GSTT1*、*GSTP1* 的多态性被认为与个体疾病易感性有关。GSTT 基因有 GSTT1 和 GSTT2 两个亚家族,*GSTT1* 多态性是因整个基因缺失或者部分缺失所致,故 GSTT1 无活性。*GSTM1* 也是因基因缺失所致,无活性。GSTM 对包括苯并芘在内的多环芳烃的解毒作用最强,对芳烃胺有一定的解毒作用。GSTT 对环氧化物及卤代烷烃类有很强的解毒作用,主要代谢乙烯基环氧化物,1,3- 丁二烯和烟草烟雾中的一卤代甲烷等小分子。研究表明,GSTT1 和 GSTM1 与肺癌、咽喉癌、结直肠癌、肝癌等均有相关性。GST 在许多类型的恶性肿瘤中具有很高的表达,目前以 GST 为靶点开发肿瘤靶向的抗癌药,提供了一个极具开发前景的策略。

思考题

1. 举例说明药物代谢酶的诱导或抑制对药物代谢的影响。
2. 举例说明药物代谢酶的基因多态性对药物代谢的影响。
3. 如何从药物代谢酶、作用靶点基因多态性对氯沙坦的效应和毒性进行综合评价?

（李　芹）

第四章　药物分布及血浆蛋白结合

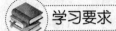
第一节　药物分布及生理屏障

药物的分布(distribution)是指吸收入血的药物随血流转运至体内各组织器官的过程。大部分药物的分布过程属于被动转运,少数为主动转运过程。不同药物在体内呈现不同的分布特征,主要取决于药物的理化性质和体液 pH、药物与血浆蛋白的结合率、药物与组织的亲和力、各器官组织的血流量与对药物的通透性,以及体内的生理屏障等因素。药物的体内分布是不均匀的,有些组织器官分布浓度较高,有些组织器官分布浓度较低,所以药物对各组织器官的作用强度不同。药物分布到可发挥作用的组织就能发挥药物疗效,相反非作用部位高分布就增加发生毒副作用的可能性。因此,药物在体内的分布不仅与疗效关系密切,而且与药物在组织内贮藏或不良反应等有关,对药物的有效性与安全性评价有着重要意义。

体内的某些生理屏障结构,对调控药物体内分布发挥重要作用。在人体大脑、胎盘及眼等部位存在特定的屏障结构,分别为血脑屏障(blood-brain barrier,BBB)、胎盘屏障(placental barrier)、血眼屏障(blood-eye barrier)和血关节屏障(blood-joint barrier)等。这些体内屏障限制了药物在脑、胎儿、眼及关节等器官的分布,使得药物在这些组织中的浓度远低于血液。一般来说,药物要穿过这些屏障主要取决于药物的脂溶性。

一、血 脑 屏 障

大脑属于人体的中枢神经系统,可分为血液、脑脊液和脑组织三部分。血脑屏障是将脑与血液循环分开的屏障,它是机体防止外源性化合物进入脑内的自身防护机制,使其具有更加稳定的化学环境。按照中枢神经系统的构造,血脑屏障包括以下 3 种屏障(图 4-1):①从血液中直接转运至脑内时的血液 - 脑屏障;②从血液转运至脑脊液时的血液 - 脑脊液屏障(blood cerebral spinal fluid barrier,BCSFB);③从脑脊液转运至脑内时的脑脊液 - 脑屏障。在这 3 个解剖学屏障中,脑脊液 - 脑屏障的通透性是最高的,因此血脑屏障通常是指血液 - 脑屏障和血液 - 脑脊液屏障。另外,由于血液 - 脑脊液屏障的表面积相对于血液 - 脑屏障要小很多,因此血脑屏障的主要体现者是血液 - 脑屏障。

血液 - 脑屏障的解剖学基础是脑毛细血管内皮细胞之间存在紧密连接,从而形成物

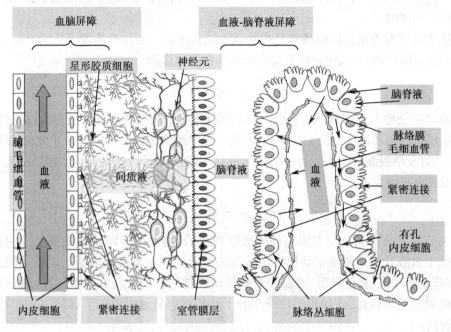

图 4-1　血脑屏障模式图

理学屏障。它可以阻止水溶性、大分子药物通过。亲脂性药物能够经被动扩散方式横跨毛细血管内皮细胞进入脑部。尽管药物的亲脂性是药物通过 BBB 的决定性因素,但有许多高亲脂性药物却不能通过 BBB(如环孢素、长春新碱、多柔比星等),一直到 20 世纪 90年代,人们发现脑毛细血管具有高度表达的 P-gp 等外排性转运体后,才将其原因与 P-gp外排功能联系起来。P-gp 主要定位在脑毛细血管内皮细胞与血液循环接触的腔膜面上(即毛细血管内皮细胞的顶端面上)。此外,P-gp 也可在其他脑细胞表达(如星形胶质细胞等)。P-gp 起药物外排泵的作用,调节某些亲脂性药物由血液进入脑,将经被动扩散进入脑组织内的药物外排回血液,从而改变药物的脑部分布。BBB 的脑毛细血管内皮细胞除了存在 P-gp 外,发现还有其他转运体介导的机制,如发挥胞饮作用的脂质小体、碱性肽转运体、单羧酸类转运体等,这些转运体对外源性有机酸及天然乳酸在 BBB 转运过程发挥重要作用。

　　血液 - 脑脊液屏障的解剖学基础是由一层上皮细胞与血管丰富的疏松组织构成的脉络丛,该部位的毛细血管内皮细胞之间不存在紧密连接,为有孔内皮细胞,药物通透性较好。而上皮细胞之间存在紧密连接,从而形成 BCSFB 的主要物理学屏障。与血液 - 脑屏障一样,血液 - 脑脊液屏障的脉络丛上皮细胞也存在 P-gp 的高表达,将进入脑脊液内的药物外排回血液。

二、胎盘屏障

　　胎盘屏障存在于母体循环系统与胎儿循环系统之间,是母体和胎儿之间控制内外物质流通的结构,也是药物由母体进入胎儿的流通结构。胎盘屏障有类似于血脑屏障的性质,非离子型的、脂溶性高的药物易于通过,而脂溶低的、易解离的药物则较难通过。由于有些药物对胎儿毒性较大,并可导致畸胎,而且孕妇用药后药物可或多或少地作用于胎儿,因此孕妇用药应特别谨慎。

近年来研究发现胎盘屏障特别是在胎盘的滋养细胞上也存在高度表达的 P-gp,对药物发挥逆向转运的作用,从而保护胎儿免遭外源性物质的作用。

三、血 眼 屏 障

血眼屏障是血与视网膜、血与房水、血与玻璃体屏障的总称,它使得房水、晶状体和玻璃体等组织中的药物浓度远低于血液,故作用于眼的药物多以局部应用为好,包括结膜下注射、球后注射及结膜囊给药等。与血脑屏障相似,脂溶性或小分子药物比水溶性或大分子药物容易通过血眼屏障。

四、血 关 节 屏 障

血关节屏障是由关节囊滑膜与周围血管构成的,血关节屏障使得关节滑液中药物浓度一般低于血液。关节滑液是血浆渗出液和关节囊滑膜细胞分泌的透明质酸共同组成的"蛋白多糖"聚合体,起着润滑、滋润关节和排出废物的作用。与其他生理屏障相似,药物的转运机制为被动转运,这样脂溶性或小分子药物就容易透过血关节屏障,在关节滑液中的浓度较高。

第二节　药物血浆蛋白结合动力学

药物进入血液循环后可不同程度地与血浆蛋白结合,该部分称结合型药物(bound drug),未与血浆蛋白结合的药物称游离型药物或称自由型药物(free drug)。药物血浆蛋白结合主要是通过离子键、氢键、疏水性结合及范德华力结合。这样酸性药物通常与白蛋白结合,碱性药物与 α_1-酸性糖蛋白或脂蛋白结合,内源性物质及维生素等主要与球蛋白结合,这种结合是迅速、可逆的,呈结合型药物与游离型药物动态平衡。但仅游离型药物能穿过生物膜在体内组织自由分布,所以药物与血浆蛋白结合是决定药物在体内分布的重要因素,同时也影响药物代谢和排泄。

血浆蛋白主要包括白蛋白(human serum albumin,HSA)、 α_1-酸性糖蛋白(α_1-acid glycoprotein,AGP)和脂蛋白(lipoprotein),其中白蛋白占血浆蛋白总量的 60%,在药物 - 蛋白结合中起着主要作用,表现出结合力小、容量大的特点,其主要与酸性、中性药物(如青霉素类)等结合; α_1-酸性糖蛋白在血浆中含量低,相对分子量为 40 000,因含有唾液酸而呈酸性,常与碱性药物结合。多数药物在与 α_1-酸性糖蛋白结合的同时也结合白蛋白,且往往白蛋白结合居于主要地位。也有一些碱性药物如丙吡胺、红霉素在治疗范围内只与 α_1-酸性糖蛋白结合。由于 α_1-酸性糖蛋白含量在不同个体的差异较大,再加上其具有含量低、容量小、易被药物饱和的特点,因此,药物与 α_1-酸性糖蛋白的结合常呈现出显著的个体间差异。

一、基 本 公 式

在一个血浆蛋白分子中只有一个结合部位的情况下,药物与血浆蛋白的可逆性结合可用下述的反应方程式表示:

$$D_f + P_f \Longleftrightarrow DP$$

其中 D_f 为游离型药物, DP 为结合型药物, 也为结合型蛋白, P_f 为游离血浆蛋白。结合达到平衡后根据质量作用定律, 得:

$$K_a = \frac{[DP]}{[D_f][P_f]} \tag{4-1}$$

式(4-1)中, K_a 为结合常数, 结合型药物的浓度越高, 游离型药物的浓度越低。高蛋白结合药物的 K_a 值为 $10^5 \sim 10^7$ mmol/L, 低结合或中等结合强度的 K_a 值在 $10^2 \sim 10^4$ mmol/L, K_a 值接近零表示没有结合。

总的蛋白浓度 P_T 为游离蛋白 $[P_f]$ 和结合蛋白 DP 浓度之和, 即

$$[P_T] = [P_f] + [DP] \tag{4-2}$$

将式(4-2)$[DP] = [P_T] - [P_f]$ 代入式(4-1), 得

$$[P_T] = [P_f] + K_a[P_f][D_f] \tag{4-3}$$

为了描述蛋白与药物结合的程度, 引入参数 r, 为每摩尔蛋白所结合的药物摩尔数, 即:

$$r = \frac{[DP]}{[P_T]} \tag{4-4}$$

由式(4-1)可得到结合药物的浓度

$$[D_b] = [DP] = K_a[D_f][P_f] \tag{4-5}$$

将式(4-5)代入式(4-4), 得

$$r = \frac{K_a[D_f][P_f]}{[P_f] + K_a[D_f][P_f]} = \frac{K_a[D_f]}{1 + K_a[D_f]} \tag{4-6}$$

上述的推导过程中只考虑一个蛋白分子中有一个结合部位, 在实际情况下一个蛋白分子中有一个以上的结合部位, 这样式(4-6)应写为:

$$r = \frac{K_{a,1}[D_f]}{1 + K_{a,1}[D_f]} + \frac{K_{a,2}[D_f]}{1 + K_{a,2}[D_f]} + \cdots\cdots \tag{4-7}$$

式(4-7)中, $K_{a,1}$, $K_{a,2}$ 等表示某一特定结合部位的结合常数。

假设所有的结合部位与药物的亲和力都是相同的, 即只有一类结合位点, 且药物结合到一个位置后不影响其余药物进入另一结合位置, 这样式(4-7)可以简化为:

$$r = \frac{nK_a[D_f]}{1 + K_a[D_f]} \tag{4-8}$$

式(4-7)和式(4-8)又称为 Langmuir 吸附等温式, 其中 n 为每个蛋白分子的结合部位数。

药物和血浆蛋白的结合强度, 还可用药物的血浆蛋白结合率 f_b 来表示, 由公式(4-8)重排, 即得:

$$f_b = \frac{[D_b]}{[D_b] + [D_f]} = \frac{nK_a[P_T]}{1 + nK_a[P_T] + K_a[D_f]} = \frac{1}{1 + \dfrac{1}{nK_a[P_T]} + \dfrac{[D_f]}{n[P_T]}} \tag{4-9}$$

由式(4-9)可见, 药物与血浆蛋白结合率取决于血浆中的游离药物浓度 $[D_f]$、血浆蛋白总浓度 $[P_T]$ 和结合常数 K_a。药物与血浆蛋白结合率随药物浓度变化而变化, 呈现出浓度依赖

型和饱和结合的特点。但在大多数情况下满足 $K_a \cdot [D_f] \ll 1$，由式(4-9)可见结合率可在一定的药物浓度范围内为常数，不随药物浓度变化而变化，药物与血浆浓度呈线性结合。

二、血浆蛋白结合解析常用公式及图解

(一) Klotz 双倒数图解法

将式(4-8)的两边取倒数，得

$$\frac{1}{r} = \frac{1+K_a[D_f]}{nK_a[D_f]} = \frac{1}{nK_a[D_f]} + \frac{1}{n} \tag{4-10}$$

用 $1/r$ 对 $1/[D_f]$ 作图得一直线(图 4-2)，即 Klotz 双倒数作图。其截距为 $1/n$，斜率为 $1/nK_a$。当 $1/r=0$ 时，则 $1/[D_f]=-K_a$，所以横坐标上截距为 $-K_a$。采用该法，由斜率及截距即可求出 K_a 和 n，但是此法用于 K_a 和 n 测定时不及下面所介绍的 Scatchard 图解法准确，故较少使用。但通过 Klotz 双倒数图解法可以了解两种药物对蛋白质的竞争性结合。

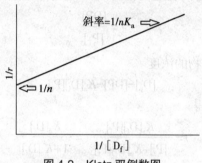

图 4-2　Klotz 双倒数图

【临床案例 4-1】

华法林是使用最多的口服抗凝药，其血浆蛋白结合率高达 99%。保泰松、氨苯氧异丁酸会与华法林竞争血浆蛋白结合位点。分别作出华法林单独及与保泰松、氨苯氧异丁酸共存时的 Klotz 图(图 4-3)。

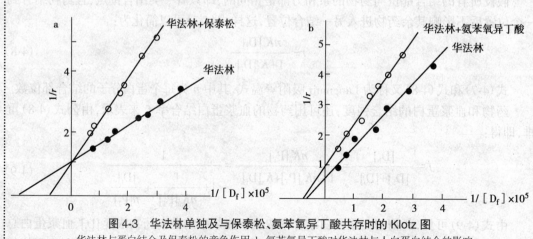

图 4-3　华法林单独及与保泰松、氨苯氧异丁酸共存时的 Klotz 图
a. 华法林与蛋白结合及保泰松的竞争作用；b. 氨苯氧异丁酸对华法林与人白蛋白结合的影响

【案例分析】

比较 a 图所作出的两条直线，可知保泰松能抑制华法林与血浆蛋白的结合，该两条直线有共同的 y 轴截距，表明这两种药物共同竞争蛋白上的相同结合位点。由 b 图可以看出氯苯氧异丁酸和华法林有不同的 y 轴截距，说明两者竞争白蛋白分子上的不同结合位点。

（二）Scatchard 图解法

将式(4-8)进行重排，得：

$$r+rK_a[D_f]=nK_a[D_f]$$

$$r=nK_a[D_f]-rK_a[D_f]$$

$$\frac{r}{[D_f]}=nK_a-rK_a \tag{4-11}$$

式(4-11)称为 Scatchard 式。用 $r/[D_f]$ 对 r 作图(图4-4)，其截距为 nK_a，斜率为 $-K_a$。当 $r/[D_f]=0$ 时，则 $r=n$，所以横坐标上截距为 n(图4-4a)。由于 Scatchard 图可以直接读出 n 和 K_a 等参数，因此应用更加广泛。

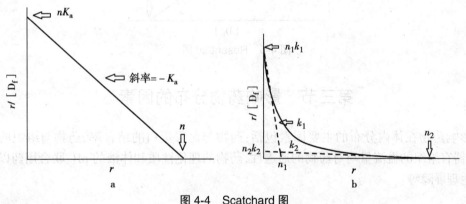

图 4-4　Scatchard 图

a. 只有一类结合位点；b. 有两类结合位点

对于式(4-8)的使用，前提是所有的结合部位与药物的亲和力都是相同的，即只是一类结合位点，但有时往往与实际情况不同，所以有时用 Scatchard 法作图，得不到一条直线而是曲线，出现这种情况说明对某药来说，蛋白不只有一类结合位点，这时 Scatchard 曲线如图 4-4b 所示。此时

$$r=\frac{n_1K_{a,1}[D_f]}{1+K_{a,1}[D_f]}+\frac{n_2K_{a,2}[D_f]}{1+K_{a,2}[D_f]} \tag{4-12}$$

式(4-12)中，n_1,n_2 是指每个蛋白分子中每一类结合位点的结合部位数。$K_{a,1},K_{a,2}$ 是指药物与每一类结合位点的结合常数。

将式(4-4)代入式(4-12)，在不只一类结合位点时：

$$[D_b]=\frac{n_1K_{a,1}[D_f][P_{T,1}]}{1+K_{a,1}[D_f]}+\frac{n_2K_{a,2}[D_f][P_{T,2}]}{1+K_{a,2}[D_f]} \tag{4-13}$$

式(4-13)中,$[P_{T,1}]$,$[P_{T,2}]$是指每一类结合位点的蛋白总浓度。

（三）Rosenthal 图解法

在蛋白不清楚时或者不易测蛋白浓度时,可以使用由式(4-8)推导的 Rosenthal 式:

$$\frac{[D_b]}{[D_f]}=nK_a[P_T]-[D_b]K_a \tag{4-14}$$

用 $[D_b]/[D_f]$ 对 $[D_b]$ 作图(图4-5),其截距为 $nK_a[P_T]$,斜率为 $-K_a$。这时可通过求 $[D_b]$ 和 $[D_f]$ 的浓度求 K_a,如 $[P_T]$ 已知,可求出 n。不难看出,该法较上述两种方法简便,可不必测定蛋白浓度即可求出 K_a 值,在结合动力学中 K_a 值远较 n 值重要。而 Klotz 及 Scatchard 法均要求测定蛋白浓度,否则无法求出 r。

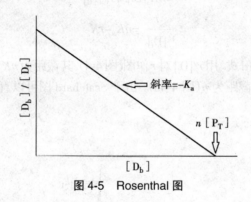

图 4-5　Rosenthal 图

第三节　影响药物分布的因素

影响药物在体内分布的主要因素包括:药物与血浆蛋白的结合率、药物与组织的亲和力、各器官组织的血流量与对药物的通透性,药物的理化性质和体液的 pH、联合用药以及体内的生理屏障等。

一、血浆蛋白结合

大多数药物进入循环后,会不同程度地与血浆蛋白结合。结合型的药物暂时失去药理活性,同时因分子体积增大,不易透出血管壁,限制了其跨膜转运,因此药物与血浆蛋白结合可视为药物在血液中的一种暂时储存形式,当血浆中游离型药物的浓度随着分布、消除而降低时,结合型药物可释出游离药物,使血液中游离型药物保持一定水平和维持一定时间。因此,药物与血浆蛋白的结合影响药物的分布及消除,从而影响其作用时间和作用强度。

由于药物与血浆蛋白结合能降低血浆中游离型药物浓度,故其扩散至组织的浓度梯度降低,转运变慢,转运量减少。例如,结合型药物不能透入脑脊液。磺胺嘧啶与血浆蛋白的结合率比磺胺噻唑低,透入脑脊液较多,故在治疗流行性脑脊髓膜炎时宜选用磺胺嘧啶。药物与血浆蛋白的结合也限制药物从肾小球滤过。

药物与血浆蛋白结合的特异性低,因此,同时应用两个可结合于同一结合点上且血浆蛋白结合率都很高的药物时,便可发生竞争性置换相互作用。如抗凝血药华法林

99%与血浆蛋白结合,当与保泰松合用时,结合型的华法林被置换出来,使血浆内游离药物浓度明显增加,抗凝作用增强,可造成严重的出血,甚至危及生命。药物与内源性化合物也可在血浆蛋白结合位点发生竞争性置换作用,如磺胺异噁唑可将胆红素从血浆蛋白结合部位上置换出来,因此,新生儿使用该药可发生致死性胆红素脑病。药物在血浆蛋白结合部位上的相互作用并非都有临床意义。一般认为,只有血浆蛋白结合率高、分布体积小、消除速度慢以及治疗指数低的药物,这种相互作用才可能有临床意义。

药物与血浆蛋白结合程度会对药效和不良反应产生影响。一些血浆蛋白结合率高而治疗范围窄的药物,如苯妥英(蛋白结合率89%±23%)、华法林(蛋白结合率99%±1%)及环孢素(蛋白结合率93%±2%),临床用药时应注意药物相互作用;如需进行治疗药物监测,应测定其游离药物浓度,以免因仅测血药总浓度导致错误的结论。老年人血浆白蛋白随着年龄增长而下降,血浆中游离型药物比例增加,肝硬化、烧伤、肾病综合征、怀孕等情况下血浆白蛋白浓度也会下降,用药时均应注意。

药物与血浆蛋白结合有种属差异与个体差异。遗传、年龄、营养状况、疾病等因素都能改变结合程度。例如,新生儿的血浆蛋白与药物的结合力远比成人低,血浆游离型药物浓度可为成人的1.2~2.4倍。肝、肾疾病能造成药物与血浆蛋白结合的改变。

二、组织血流量

药物分布到组织的速率基本上取决于组织的血流量,而人体各组织器官的血流量差别很大。药物进入血液循环后,早期阶段主要快速分布到血流较丰富的组织,如肝、心、肾、脑、肺等处。之后药物随着各组织的血流量及膜的通透性进行再分布(redistribution)。例如药物在肾脏达到与血药浓度平衡的时间仅0.25分钟,肌肉为40分钟,而脂肪则需2.8天。当药物是脂溶性小分子,则易通过细胞膜和毛细血管壁,此时组织的血流灌注速率是药物分布的限速因素。如硫喷妥钠是一种脂溶性很高的静脉麻醉药,静脉注射后首先分布到血流丰富且含脂质高的脑组织中,迅速产生麻醉作用,随后又向血流量少的脂肪组织转移,以致患者迅速苏醒。

三、血管通透性

毛细血管的通透性取决于管壁的类脂质屏障和管壁微孔。一般脂溶性药物选择被动扩散通过管壁的类脂质屏障,亲水性的极性药物扩散通过管壁微孔,小分子药物要比分子量大的药物易于进行膜转运。总的来说,对于小分子药物,毛细血管的通透性一般较好,不是影响分布的一个限速环节。

不同组织的毛细血管对药物的通透性不同。肾毛细血管内皮膜孔大(为40~60nm),流体静压高,肝静脉窦缺乏完整的内皮,膜孔为100~160nm,而一般组织为连续型内皮细胞,最大的膜孔为4~6nm,因此药物很容易通过肾与肝的毛细血管。这些结构特点不仅对药物从肾、肝消除具有重要意义,而且在药物中毒时肝、肾器官往往首先受累。而脑毛细血管形成致密的血脑屏障,小分子化合物都很难进入脑内。在炎症、肿瘤等病理条件下,局部血管通透性发生改变会影响药物的分布特征。

四、药物与组织的亲和力

药物在各组织器官的分布量常是不均匀的,这与药物和组织的亲和力、组织及药物的特性有关。机体组织中富含膜脂、蛋白质、脂肪、核酸以及黏多糖等物质,且随部位不同其组成有较大的差别,因此不同的组织会与药物发生不同程度的结合,且药物不同,同一组织的结合程度也差异较大。另外与血浆蛋白的药物结合过程类似,药物与组织成分的结合主要是通过离子键、氢键、疏水性结合及范德华力结合。因此这种结合是迅速、可逆的,呈结合型药物与游离型药物动态平衡。由于结合的药物分子量大,不能再自由扩散返回到血液循环,从而储存于组织中。仅游离型药物能穿过生物膜并在体内组织自由分布,所以药物与组织结合是影响药物在体内分布的重要因素。鉴于药物的分布程度实质上是药物与血浆蛋白和组织成分这两个部位结合的竞争,若血浆蛋白结合强,则血浆的药物浓度高于组织的药物浓度,体内分布程度低;反之,若组织成分结合强,则血浆的药物浓度低于组织的药物浓度,体内分布程度高。

药物与组织细胞结合往往是由于药物对某些细胞成分具有特殊亲和力的结果,它常使某些组织中的药物浓度高于血浆的药物浓度,使药物分布具有一定的选择性。例如,碘经过特殊转运机制,在甲状腺中的浓度比其他组织约高 1 万倍,故放射性碘适用于甲状腺功能诊断和治疗毒性甲状腺肿;氯喹在肝内浓度比血浆浓度高 700 倍,适用于治疗阿米巴性肝脓肿;氯喹、麻黄碱与可卡因等可蓄积在含有黑色素的组织中,可导致视网膜病变;灰黄霉素与角蛋白亲和力强,易分布在含角蛋白丰富的组织,如皮肤、毛发与指甲等。

药物在组织细胞的分布,可能是发挥药物作用的部位,但多数是储存现象。例如,脂肪组织是脂溶性药物的巨大贮库。静脉注射硫喷妥钠后有 70% 分布到脂肪组织,富有类脂质的脑组织血流充沛,因此,硫喷妥钠摄取快、起效快,但当血药浓度下降时,它迅速从脑内释放出来,并储存到身体脂肪中,故作用时间短。

有些药物在组织内结合形成复合物后是不可逆过程,不能再解离形成游离型药物重新分布到血液循环。例如,四环素与钙络合沉着于牙齿及骨骼中,可造成小儿骨骼生长缓慢及牙齿着色;大剂量对乙酰氨基酚的肝毒性是由于生成的活性代谢物与肝脏蛋白的不可逆结合。这些不可逆的组织结合,往往和药物的不良反应有关。

五、体液 pH

在生理情况下,细胞内液 pH 为 7.0,细胞外液及血浆 pH 为 7.4。由于弱酸性药物在碱性环境下解离度大,即在细胞外液解离型药物多,不易进入细胞内,因此,它们在细胞外液的浓度高于细胞内液。提升血液 pH 可使弱酸性药物向细胞外转运,降低血液 pH 则使其向细胞内浓集。在临床上给予碳酸氢钠使血及尿液碱化,能促进巴比妥类弱酸由脑细胞向血浆转运,并促进它从尿排出,因而可以解救巴比妥类药物的中毒。弱碱性药物与弱酸性药物相反,它易进入细胞,且在细胞内解离型药物多,不易透出,故细胞内浓度略高于细胞外液,改变血液的 pH,也可相应改变其原有的分布特点。

六、药物相互作用

药物相互作用主要对药物蛋白结合率高的药物有影响。对于血浆蛋白结合率不高的药物,轻度置换使游离药物的浓度暂时性升高,药理作用短暂增强。而对于血浆蛋白结合率高的药物,与另一个药物竞争结合位点,会使游离型药物浓度大大增加,引起该药物的分布体积、半衰期、清除率、受体结合率等一系列改变,最终导致药效的改变和不良反应的产生。

药物与血浆蛋白结合的程度可分为高度结合率(80%以上)、中度结合率(50%作用)及低度结合率(20%以下)。通常,只有蛋白结合率高的药物才有可能发生竞争性置换作用。例如一个药物的蛋白结合率从99%降低到95%,其游离药物分数从1%增加到5%,即游离型药物的浓度增加了4倍,有些药物会导致严重不良反应的发生。例如保泰松能与磺脲类降血糖药物发生竞争置换,使血浆中要游离的磺脲类降血糖药物的浓度上升,增强其降血糖作用。

对于一些血浆蛋白缺乏症的患者(如肝功能和肾功能障碍患者),由于血浆蛋白含量低,应用蛋白结合率较高的药时易发生不良反应。例如当白蛋白低于2.5%(正常值约为100ml血浆中含有4g)时,应用泼尼松治疗时副作用的发生率增加1倍。对于分布体积大的碱性药物,由于只有小部分存在于血液中,对体内分布影响不大。

七、药物的理化性质

一般来说,毛细血管的通透性较好,不是药物分布的限制因素。对于组织分布,药物还需要跨过组织细胞膜。通常药物以被动转运的方式来进行细胞膜转运,这样脂溶性高的药物或分子量小的水溶性药物就易于进入细胞内,而脂溶性差的药物或分子量大的水溶性药物就不易转运,或者通过特殊方式进行。例如一些营养物质,如糖、氨基酸和水溶性维生素就通过载体介导的转运来进入细胞内。对于与一些营养物质结构相似的或者载体的底物,就可以通过载体介导转运来进行细胞摄取。另外,利用EDTA盐可与重金属离子(如Cu^{2+},Pb^{2+},Hg^{2+})螯合的性质,使重金属离子及时从组织和血液中排出体外,治疗因重金属离子过多导致的中毒。

第四节 药物血浆蛋白结合对药物体内过程的影响

一、对分布的影响

药物在稳态时的表观分布体积(V_{ss})可用式(4-15)表示:

$$V_{ss}=V_B+V_T(f_{ub}/f_{ut}) \tag{4-15}$$

式(4-15)中,V_B为血液的体积,约占体重8%,即5.6L/60kg。V_T是药物在组织的分布体积,在数值上等于总体液减去血液体积,即42L–5.6L=36.4L。f_{ub},f_{ut}分别表示药物在血中与组织中的游离分数。

如果药物的血浆蛋白结合率很高,则蛋白结合率的微小变化都可引起表观分布体积的显著变化。假设药物原来的血浆蛋白结合率为97%,现因某种原因减为92%。

设组织的游离药物分数与最初的血浆相同,则最初的V_{ss}:

$$V_{ss}=5.6+\frac{0.03}{0.03}\times36.4=42L$$

血浆中蛋白结合率降低后的 V_{ss}：

$$V_{ss}=5.6+\frac{0.08}{0.03}\times36.4=102.7\text{L}$$

如果药物的血浆蛋白结合率适中，为 50%，但因某种原因减为 45%。

设组织的游离药物分数与最初的血浆相同，则最初的 V_{ss}：

$$V_{ss}=5.6+\frac{0.5}{0.5}\times36.4=42\text{L}$$

血浆中蛋白结合率降低后的 V_{ss}：

$$V_{ss}=5.6+\frac{0.55}{0.5}\times36.4=45.6\text{L}$$

由上可见，蛋白结合率高的药物，其数值的微小变化都引起表观分布体积和体内分布特征的显著变化。另外，蛋白结合率和结合常数有密切联系，蛋白结合率高的药物，结合常数 K_a 也大，一般来说 $K_a<10^4$ 时，体内药量变动对药物的 V_{ss} 影响不大，这是由于药物主要分布于组织中所致。

二、对清除率的影响

药物的肝清除率（CL_H）可用式（4-16）表示：

$$CL_H=Q_H\cdot E_H=\frac{Q_H f_{ub} CL_{int,H}}{Q_H+f_{ub} CL_{int,H}} \tag{4-16}$$

式（4-16）中，Q_H 为肝脏的血流量 [正常成人为 23.8ml/（min·kg）]，E_H 为肝抽提比（hepatic extraction ratio），$CL_{int,H}$ 为肝内在清除率。

当 $f_{ub} CL_{int,H}<<Q_H$ 时，即肝脏的内在清除成了限速步骤，则式（4-16）为

$$CL_H=f_{ub} CL_{int,H} \tag{4-17}$$

即药物的肝清除率与血浆游离分数成正比，如地西泮和华法林等。

当 $f_{ub} CL_{int,H}>>Q_H$ 时，即肝脏血流量成了限速步骤，则式（4-16）为

$$CL_H=Q_H \tag{4-18}$$

即流入肝内血中的药物能完全被肝脏所代谢，这时血浆游离分数对药物的肝清除率没有影响，如普萘洛尔等。

肾脏的排泄清除率与 f_{ub} 的关系与肝脏相似，但更复杂一些。

三、对半衰期的影响

因 $t_{1/2}=0.693V/CL$，且假设药物的消除主要是由于肝代谢，从式（4-15）和式（4-16）可得：

$$t_{1/2}=0.693\left(V_B+V_T\frac{f_{ub}}{f_{uT}}\right)\left(\frac{Q_H+f_{ub} CL_{int,H}}{Q_H\cdot f_{ub}\cdot CL_{int,H}}\right) \tag{4-19}$$

由式（4-19）可见，f_{ub} 对 $t_{1/2}$ 的影响取决于 V_B，V_T 和 $CL_{int,H}$。若 V_B，V_T 和 $CL_{int,H}$ 都小，则 f_{ub} 升高，血浆蛋白结合率降低，会导致 $t_{1/2}$ 的降低。这个比较好理解，血浆蛋白结合率降低有利于分布到肝脏，促进肝脏的消除。此外，$f_{ub} CL_{int,H}$ 的增加，也会使 $t_{1/2}$ 显著增加，肝消除能力下降。

四、对稳态血药浓度的影响

以静脉滴注为例,若药物仅以肝代谢,则稳态血药游离浓度 $C_{u,ss}$

$$C_{u,ss}= \frac{K_0}{CL_{u,H}} = K_0 \frac{Q_H + f_{ub}CL_{int,H}}{Q_H CL_{int,H}} \qquad (4-20)$$

式(4-20)中,K_0 为静脉滴注速度,$CL_{u,H}$ 和 $CL_{int,H}$ 分别为肝对游离药物的清除率和内在清除率。

当 $f_{ub}CL_{int,H} << Q_H$ 时,即肝脏清除能力小的药物,则式(4-20)为

$$C_{u,ss} = K_0/CL_{int,H} \qquad (4-21)$$

即稳态血药游离浓度不随血浆游离分数变化而变化。

当 $f_{ub}CL_{int,H} >> Q_H$ 时,即肝脏清除能力强的药物,则式(4-20)为

$$C_{u,ss} = K_0 \frac{f_{ub}}{Q_H} \qquad (4-22)$$

即稳态血药游离浓度随血浆游离分数上升而增高,此时药物维持剂量需要减少而总血药浓度不随血浆分数变化而变化 $\left(C_{ss} \frac{K_0}{Q_H}\right)$。

五、对吸收的影响

血中游离药物浓度低,蛋白结合率高,药物就容易从消化道进入血液循环,因消化道与血浆内游离药物浓度差大,有利于药物被动扩散和吸收。

第五节　药物血浆蛋白结合的临床意义

由于只有游离型药物才能通过血管壁向组织分布,发挥药效,导致副作用,进行肝代谢和肾排泄等过程,因此药物血浆蛋白结合的变化可以影响游离药物的浓度,影响体内药物代谢动力学和药效学过程。药物的药理效应或毒性与血液中的游离型药物浓度相关,而不是与药物的总浓度相关。因此,临床上常将血浆蛋白结合率作为影响治疗的重要因素优先考虑。例如治疗关节炎的替洛昔康,血浆蛋白结合率高达99%,药物组织分布差,关节滑液中药物浓度仅为血中的30%。

如果某药血浆蛋白结合率很高,则血浆蛋白结合率的微小变化都会引起游离型药物浓度发生显著变化。若药物原来的血浆蛋白结合率为97%,现因某种原因减为92%。则游离百分率由3%升高到8%,提高了1.6倍;若药物原来的血浆蛋白结合率为50%,现因某种原因减为45%,则游离百分率由50%升高到55%,仅提高了0.1倍。游离型药物浓度的显著变化可能导致明显毒性。例如传统的抗癫痫药的血浆蛋白结合率高,苯妥英钠、丙戊酸钠和卡马西平分别达90%,95%和85%。当低蛋白血症时,药物的蛋白结合率降低,游离型药物浓度上升,从而可能产生毒性反应;当这些药物与其他药物合用时,容易因蛋白结合竞争而产生相互作用,造成蛋白结合率下降而使游离型药物浓度增加。例如保泰松和双香豆素合用,使得游离型双香豆素浓度增加出血倾向。双香豆素与内源性代谢物胆红素竞争血浆蛋白,置换出胆红素,易导致新生儿胆红素脑病。

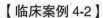

【临床案例 4-2】

华法林是使用最多的口服抗凝药,但是治疗窗狭窄,个体差异大,可与多种药物和食物发生相互作用,抗凝不当很容易导致出血或栓塞等不良事件。因此,临床上常通过严密监测 PT(凝血酶原时间)和 INR(国际标准化比值)判断抗凝强度,从而作出相应调整。一女性患者因"风湿性心脏病"行人工机械二尖瓣置换术,术后服用华法林抗凝治疗,因服用 5.0mg/d 华法林仍不达标(目标 INR 值为 2.0~3.0),并进行 *CYP2C9*3* 和 VKORC1-1639G>A 基因型检测,结果为 *CYP2C9*1*1* 和 VKORC1-1639AA 基因型。根据患者年龄、身高、体重、基因型结果,以及同时服用肝药酶诱导剂卡马西平(1.2g/d,控制癫痫发作)等临床资料,按照国际华法林遗传药理研究协会公布的公式,预测服用华法林剂量为 5.625mg/d。之后患者规律服用华法林 5.625mg/d,定期复查 PT 和 INR,检测结果稳定并达标。反复追问病史后获知,因癫痫发作控制不佳(每个月发作 2~4 次,发作类型不详),20 天前患者在当地一私人诊所就诊后,改用卡马西平 0.4g/d,加用苯妥英钠 0.1g/d 治疗癫痫,用药后癫痫未发作,但未监测 PT 和 INR,4 天前患者出现因双下肢肿胀、疼痛、出现无明显诱因出现双下肢肿胀疼痛,并见密集的米粒大小出血点和瘀斑。

【案例分析】

苯妥英钠与华法林合用可发生药物相互作用,并且该作用具有双向性,难以预测。一方面,华法林经肝脏 CYP450 酶代谢,苯妥英钠作为 CYP450 酶的诱导剂,与华法林合用时可以增强华法林的代谢,降低抗凝强度。另一方面,华法林与血浆蛋白结合率高达 98%~99%,苯妥英钠可竞争性抑制华法林与血浆蛋白结合,使游离华法林浓度增加,增强抗凝作用,导致出血。

对于安全性低的药物,血浆蛋白结合率变化对药效和毒性的影响,还取决于药物的清除特性、分布体积和药动 - 药效平衡时间等因素。如普罗帕酮等平衡半衰期短的药物,其治疗指数窄,清除低,血浆蛋白结合率低,血浆蛋白结合率下降导致游离型药物浓度波动,很容易产生毒副作用。

需要注意的是,不少与药物药效或毒性有关的游离血药浓度的变化并非或完全是由血浆蛋白结合变化引起,而主要是由其他的机制所致。一些药物的血浆蛋白结合率的变化也很少有临床意义。如果仅根据药物代谢动力学参数发生变化就强调药物与血浆蛋白结合研究具有临床上的重要相关性是不充分的,在分析药物血浆蛋白结合对药效或毒性的影响时,应充分考虑到更多其他因素的影响。例如,低清除药物华法林、苯妥英钠、甲苯磺丁脲等,在体内可被其他药物所置换,但很少有关于它们药效或不良反应持续增强的报道。但保泰松存在时可使华法林出现严重持续的不良反应,这主要是因为保泰松抑制了华法林的代谢,即降低了华法林的内在清除率,而不是单纯的血浆蛋白结合的替代作用。

第六节 药物血浆蛋白结合的常用研究方法

根据药物血浆蛋白结合动力学中 r 和游离药物浓度 $[D_f]$ 的数据,可以计算药物与血浆

蛋白的结合常数 K_a 和结合位点数 n。同样,根据药物总浓度和游离药物浓度可以计算药物游离分数。由此可见,游离药物浓度是考察药物血浆蛋白结合的一个非常重要的数据。因此在药物血浆蛋白结合的研究方法中,最关键的一点是如何将游离药物从药物血浆蛋白结合的平衡溶液中分离出来。根据药物的理化性质及实验条件,采用一种测定游离型药物和药物总浓度的方法,进行至少 3 个浓度(包括有效浓度)、平行 3 次的血浆蛋白结合试验,以了解药物的血浆蛋白结合率是否有浓度依赖性。对 90% 以上蛋白结合率的药物,建议开展体外药物竞争结合试验,即选择临床上有可能合并使用的高蛋白结合率药物,以考察药物对所研究的药物蛋白结合率的影响。

一、平衡透析法

平衡透析法(equilibrium dialysis)是利用游离型药物可以自由通过半透膜,而蛋白和与蛋白结合的药物以及其他大分子物质不能通过半透膜的原理设计的。当达到平衡时,半透膜两侧游离药物的浓度相等。此法一般将血浆或血清置于透析袋中,然后悬于含药物的缓冲液中,恒温振荡,至平衡后,袋内药物浓度即为总的药物浓度,袋外药物浓度即为游离药物浓度(图 4-6a)。平衡透析法受实验因素干扰很小,是研究药物蛋白结合的经典方法。然而由于时间长,难以提高样品分析的通量,而且所需血样量较多,对于临床患者,其使用受到极大的限制。

二、超　滤　法

超滤法(ultrafiltration)广泛用于常规游离药物浓度临床检测。该法作用下,使用截留不同分子量的半透膜,当药物与血浆蛋白结合平衡后,将药物与蛋白的混合溶液加在上室内开始高速离心(3000~10 000r/min,时间为 5~15 分钟),使分子量小的游离药物随血浆中的水分一起通过滤膜,而血浆蛋白及与血浆蛋白结合的药物则被滤膜所阻挡。分别测定超滤液和超滤前蛋白溶液中药物的浓度,计算血浆蛋白结合率(图 4-6b)。超滤法简单快捷,结果稳定可靠,且所需血样量较少,特别适合临床患者的血样分析。在美国,许多抗惊厥药、抗心律不齐药多采用这种方法。超滤法要注意滤膜对某些药物的吸附问题,在试验前要考察好并进行一定的预吸附处理。另外随着血浆水液被过滤,血浆蛋白浓度则随超滤进行而增加,可能导致尚未过滤部分的药物蛋白结合率可能改变,故建议超滤下去的超滤液体积也应尽力减少。

三、超　离　心　法

超离心法(ultracentrifugation)是借助离心力将分子量小的游离药物分子与高分子量的药物蛋白结合物分开,它的特点是不用膜,没有药物与膜结合的问题。但是脂蛋白也比较轻,若药物与脂蛋白结合则可能漂到离心血浆的上层而与游离药物混到一起;同理若药物的分子量特别大,也会下沉。这种方法需要特殊设备,操作也比较复杂,目前用得较少。

四、凝胶过滤法

凝胶过滤法(gel filtration)是利用分子筛的原理,将小分子药物和大分子量蛋白、蛋白药物结合物分开,最终测定游离型药物的浓度。一般来说,蛋白药物结合物通过凝胶微粒的间隙快速洗脱出来;而游离型药物进入凝胶的孔隙内,需要较长的洗脱时间。然后进行蛋白药物结合物和游离型药物的分离测定,计算血浆蛋白结合率(图4-6c)。

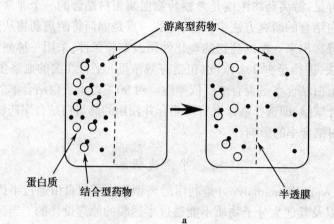

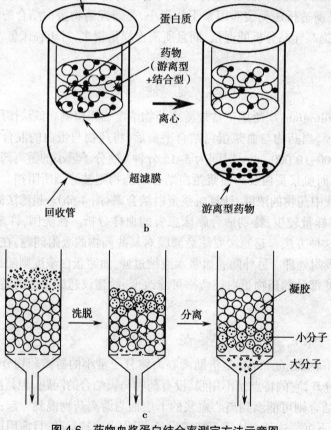

图 4-6 药物血浆蛋白结合率测定方法示意图

a. 平衡透析法;b. 超滤法;c. 凝胶过滤法

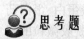 思考题

1. 简述血脑屏障的构成及 P- 糖蛋白在血脑屏障中的作用。

2. 影响药物分布的因素有哪些？解析药物分布体积与血浆蛋白结合之间的关系。

3. 解析测定药物血浆蛋白结合率的关键所在，并介绍几种常规测定方法。

4. 如何计算药物与血浆蛋白的结合常数 K_a 和结合位点数 n？

5. 如何理解药物血浆蛋白结合的临床意义？

（孙　进）

第五章 药物代谢动力学模型

学习要求

1. 掌握房室模型的划分依据,一室模型和二室模型的特征,非房室模型分析方法特点,主要药物代谢动力学参数的定义与意义。

2. 熟悉生理药物代谢动力学基本研究内容;肝药物清除率与药物代谢酶活性、肝血流速率以及蛋白结合率关系;药物的量效关系类型,常见的几种血药浓度与药物效应曲线关系;经典的药物代谢动力学与药物效应动力学结合模型;抗菌药物的药物代谢动力学与药物效应动力学结合模型。

3. 了解机制性药物代谢动力学与药物效应动力学结合模型。

第一节 房室模型

药物代谢动力学是研究药物在体内吸收、分布、排泄和代谢等体内过程规律的一门学科。通过在实验的基础上建立数学模型,求算相应的药物代谢动力学参数,从而实施对药物在体内过程进行预测。药物的治疗作用和毒性往往与血浆中或靶组织中浓度密切相关,因此,临床医师和临床药师可以利用相应的药物代谢动力学参数,制订合理的给药方案,获得期望的药物浓度,以达到安全、有效的目的。因此,任何一种新药或新制剂在进行临床研究和上市前均需要进行药物代谢动力学研究,以获得药物代谢动力学资料和信息。

药物在体内的药量是随时间变化的,通常用血药浓度来综合反映药物在体内的量变化。给药后,不同时间采集血样,分取血浆,用适当的方法测定血浆中药物浓度,以时间为横坐标,血药浓度为纵坐标,得到反映血药浓度动态变化的曲线,称之为血药浓度 - 时间曲线(drug concentration-time curve)。血管外途径给药因存在吸收过程,血药浓度先升高,直至达峰值,称之为峰浓度(maximum concentration,C_{max}),然后随时间推移而降低。从给药开始到血药浓度达到峰值所需要的时间,称之为达峰时间(time to reach C_{max},T_{max})。峰时间长短与药物的吸收和消除速度有关(图 5-1)。

在药物代谢动力学研究中,常用房室模型(compartmental model)来描述药物在体内的变化规律。房室模型理论是将机体看作一个系统,系统内部按照动力学特点分成若干个房室。房室是一个抽象的概念,并不代表某个具体的解剖上的组织器官。它

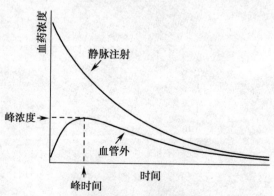

图 5-1 静脉注射给药和血管外给药途径的血药浓度 - 时间曲线

将药物转运速率相近的组织器官归纳为一个房室。常见的房室模型有一室模型和二室模型。

一、一 室 模 型

一室模型,又称单室模型(one compartmental model),为最简单的药物代谢动力学模型。就静脉注射给药而言,假定药物快速分布到全身的体液与组织中,血浆中药物浓度与组织中药物浓度快速达到动态平衡,并按一级动力学过程从体内消除。此时,血浆中药物浓度的变化能够反映组织中的药物浓度变化规律。图5-2给出一室模型的示意图和血药浓度-时间曲线特征。

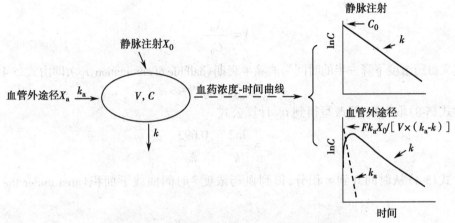

图5-2　一室模型及血药浓度-时间曲线特征
k, k_a, V 和 C 分别为消除速率常数、吸收速率常数、表观分布容积和血药浓度;
X_0 和 F 分别为剂量和生物利用度,X_a 为时间 t 时吸收部位药量

(一)静脉注射给药的药物代谢动力学

对于静脉注射给药,不存在吸收过程,直接进入血液循环。如药物在体内按线性过程消除,基于上述模型,得到体内药量变化的速率方程为

$$\frac{dX}{dt}=-kX \tag{5-1}$$

对式(5-1)积分后,得到:

$$X=X_0e^{-kt} \tag{5-2}$$

式(5-2)中,X_0 为静脉给药剂量。按一室模型处置的药物,通常血浆中药物浓度快速与机体组织中药物浓度达到动态平衡,此时可以用血浆中药物浓度 C 反映体内药量变化。体内药量 X 与血浆中药物浓度 C 的比值,单位为体积,定义为药物的**表观分布容积**(apparent distribution volume,V),即:

$$V=\frac{X}{C} \tag{5-3}$$

由式(5-2)和式(5-3),得到血药浓度-时间曲线:

$$C=\frac{X_0}{V}e^{-kt}=C_0e^{-kt} \tag{5-4}$$

式(5-4)中,C_0 为初始血药浓度($C_0 = \dfrac{X_0}{V}$)

由式(5-4)可见,按一室模型处置的药物,静脉注射给药后血药浓度 - 时间曲线为单指数函数。

对式(5-4)取对数,得到:

$$\ln C = \ln C_0 - kt \tag{5-5}$$

即用 $\ln C$ 对时间 t 作图得直线,斜率为 k,截距为 $\ln C_0$,从而求得 C_0 和 V,即:

$$C_0 = e^{-a} \tag{5-6}$$

和

$$V = \frac{X_0}{C_0} \tag{5-7}$$

定义血药浓度下降一半的时间为消除半衰期(half life of elimination,$t_{1/2}$),即由式(5-4)得到:

$$C = 0.5C_0 = C_0 e^{-kt_{1/2}} \tag{5-8}$$

对式(5-8)取对数,经改写得到 $t_{1/2}$ 计算公式

$$t_{1/2} = \frac{\ln 2}{k} = \frac{0.693}{k} \tag{5-9}$$

对式(5-4)从时间 0 到 ∞ 积分,得到血药浓度 - 时间曲线下面积(area under the curve,AUC)

$$AUC = \int_0^\infty C_0 e^{-kt} \mathrm{d}t = \frac{X_0}{Vk} \tag{5-10}$$

定义单位时间内有多少体积血浆中药物被清除为血浆药物清除率(clearance,CL),由式(5-1)和式(5-3),得到:

$$CL = kV \tag{5-11}$$

由式(5-10)也可得到

$$CL = \frac{X_0}{AUC} \tag{5-12}$$

在实际工作中,常用式(5-12)估算药物血浆清除率,单位通常用 L/h,L/min 或 L/(h·kg),L/(min·kg)表示。

(二)静脉滴注的药物代谢动力学

多数情况下,临床上采用的是静脉滴注给药。假定静脉滴注给药速率为 k_0,得到体内药量的速率方程

$$\frac{\mathrm{d}X}{\mathrm{d}t} = k_0 - kX \tag{5-13}$$

解上述方程,得到静脉滴注过程中的血药浓度 - 时间曲线方程

$$C = \frac{k_0}{kV}(1 - e^{-kt}) \tag{5-14}$$

即随给药时间延长,血药浓度逐渐增加,当时间 t 趋于无穷大时,血药浓度趋定值,即血

药浓度不再随给药而增加,该浓度称之为稳态浓度(steady-state concentration,C_{ss}),即:

$$C_{ss}=\frac{k_0}{kV} \tag{5-15}$$

这样式(5-14)可改写为

$$C=C_{ss}(1-e^{-kt}) \tag{5-16}$$

定义任意时间血药浓度与稳态浓度比为 f_{ss},即:$f_{ss}=C/C_{ss}$ 从而可以计算血药浓度达到稳态浓度的某一分数 f_{ss} 所需要的时间长短。假定该时间相当于 n 个 $t_{1/2}$,由式(5-16)得到:

$$n=\frac{\ln(1-f_{ss})}{0.693} \tag{5-17}$$

可见,静脉滴注给药存在下列特征:

(1) 按恒速滴注给药,血药浓度随时间递增,当时间趋无穷大时,血药浓度达稳态。对于同一药物,稳态浓度的大小取决于滴注速率。

(2) 达到稳态某一分数所需要的时间长短取决于半衰期,而与滴注速率无关。当时间相当于 $3.32t_{1/2}$ 时,血药浓度相当于稳态浓度的 90%,当时间相当于 $6.64t_{1/2}$ 时,血药浓度相当于稳态浓度的 99%。

(3) 已知期望血药浓度,可以确定静脉滴注速率 k_0

$$k_0=C_{ss}kV \tag{5-18}$$

临床上有时往往采用短暂的静脉滴注给药。假定静脉滴注时间为 T,此时,其血药浓度 - 时间曲线为:

静脉滴注期间

$$C=\frac{k_0}{kV}(1-e^{-kt}),t<T \tag{5-19}$$

停药后

$$C=\frac{k_0}{kV}(1-e^{-kT})e^{-k(t-T)},t\geqslant T \tag{5-20}$$

一室模型静脉滴注给药血药浓度 - 时间曲线如下:

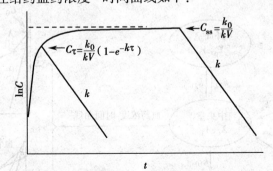

图 5-3 一室模型静脉滴注给药血药浓度 - 时间曲线

(三) 血管外途径给药的药物代谢动力学

对于血管外途径给药,存在吸收过程,得到相应的微分方程组:

$$\frac{dX_a}{dt}=-k_aX_a \tag{5-21}$$

$$\frac{dX}{dt}=k_aX_a-kX \tag{5-22}$$

解上述微分方程组,得到给药后的血药浓度 - 时间曲线:

$$C=\frac{FX_0k_a}{V(k-k_a)}(e^{-kt}-e^{-k_at}) \tag{5-23}$$

式(5-23)中,F 为生物利用度(bioavailability)。

其 T_{max} 和 C_{max} 分别为

$$T_{max}=\frac{\ln(k_a/k)}{k_a-k} \tag{5-24}$$

$$C_{max}=\frac{FX_0k_a}{V(k_a-k)}(e^{-kT_{max}}-e^{-k_aT_{max}}) \tag{5-25}$$

在实际工作中,T_{max} 和 C_{max} 直接从实测值中读取。

对于口服给药,从给药开始到进入吸收部位往往需要一定时间,即存在一滞后时间(lag time, t_0),这样式(5-25)可改写为:

$$C=\frac{FX_0k_a}{V(k_a-k)}[e^{-k(t-t_a)}-e^{-k_a(t-t_0)}] \tag{5-26}$$

二、二室模型

药物在所有组织中浓度快速达到动态平衡是困难的,即药物在不同组织中的分布速率存在差异。一些血流丰富的组织如肝、肾等药物的分布迅速,能够快速与血液达到动态平衡,而另一些血流贫乏的组织如脂肪、皮肤和静止状态下肌肉等药物分布慢,与血液达到平衡的速度慢。这样,根据药物在组织中的转运速度不同,分为中央室和外周室,即二室模型(two compartmental model)(图 5-4)。

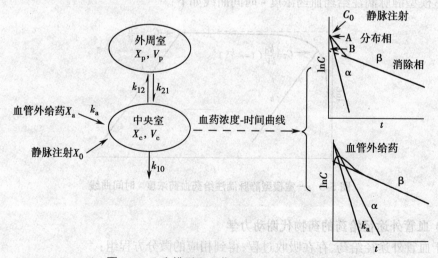

图 5-4 二室模型及血药浓度 - 时间曲线特征

k_{12} 和 k_{21} 分别为药物由中央室向外周室以及外周室向中央室转运速率常数,k_{10} 为自中央室消除速率常数,k_a 为吸收速率常数,V_c 和 V_p 分别为中央室和外周室分布容积,X_c 和 X_p 为中央室和外周室药量

（一）静脉注射给药的药物代谢动力学

按二室处置的药物，静脉给予 X_0 剂量的药物后，体内药量的变化速率方程：

$$\frac{\mathrm{d}X_\mathrm{c}}{\mathrm{d}t}=k_{21}X_\mathrm{p}-(k_{12}+k_{10})X_\mathrm{c} \tag{5-27}$$

$$\frac{\mathrm{d}X_\mathrm{p}}{\mathrm{d}t}=k_{12}X_\mathrm{c}-k_{21}X_\mathrm{p} \tag{5-28}$$

解上述微分方程组，得到血浆中药物浓度 - 时间曲线：

$$C=Ae^{-\alpha t}+Be^{-\beta t} \tag{5-29}$$

其中

$$\alpha\beta=k_{10}k_{21},\ \alpha+\beta=k_{21}+k_{12}+k_{10} \tag{5-30}$$

$$A=\frac{X_0(\alpha-k_{21})}{V_\mathrm{c}(\alpha-\beta)} \tag{5-31}$$

和

$$B=\frac{X_0(k_{21}-\beta)}{V_\mathrm{c}(\alpha-\beta)} \tag{5-32}$$

式（5-31）和式（5-32）中，A 和 B 分别为指数项系数，α 和 β 分别为分布速率常数和消除速率常数。

V_c 为中央室表观分布容积，可按式（5-33）估算。

$$V_\mathrm{c}=\frac{X_0}{A+B} \tag{5-33}$$

可见，对于按二房室处置的药物，静脉给药后，血药浓度 - 时间曲线符合二项指数特征，血药浓度首先快速下降，称之为药物分布相，在此相药物以分布为主。然后血药浓度变化缓慢，主要反映药物的消除，称之为消除相。

定义药物的分布半衰期（$t_{1/2\alpha}$）和消除半衰期（$t_{1/2\beta}$）分别为：

$$t_{1/2\alpha}=\frac{0.693}{\alpha} \tag{5-34}$$

和

$$t_{1/2\beta}=\frac{0.693}{\beta} \tag{5-35}$$

（二）血管外途径给药的药物代谢动力学

对于血管外途径给药，存在吸收过程，得到相应的微分方程组

$$\frac{\mathrm{d}X_\alpha}{\mathrm{d}t}=-kaX_\alpha \tag{5-36}$$

$$\frac{\mathrm{d}X_\mathrm{c}}{\mathrm{d}t}=k_\alpha X_\alpha+k_{21}X_\mathrm{p}-(k_{12}+k_{10})X_\mathrm{c} \tag{5-37}$$

$$\frac{\mathrm{d}X_\mathrm{p}}{\mathrm{d}t}=k_{12}X_\mathrm{c}-k_{21}X_\mathrm{p} \tag{5-38}$$

利用 Laplace 变换解上述方程组,得到血管外给药后血药浓度 - 时间曲线:

$$C=Le^{-k_at}+Me^{-\alpha t}+Ne^{-\beta t} \tag{5-39}$$

其中

$$L=\frac{k_aFX_0(k_{21}-k_a)}{V_c(\alpha-k_a)(\beta-k_a)} \tag{5-40}$$

$$M=\frac{k_aFX_0(k_{21}-\alpha)}{V_c(k_a-\alpha)(\beta-\alpha)} \tag{5-41}$$

和

$$N=\frac{k_aFX_0(k_{21}-\beta)}{V_c(\alpha-\beta)(k_a-\beta)} \tag{5-42}$$

三、房室模型的确定方法

在药物代谢动力学参数估算过程中,选择模型将直接影响到计算结果,因此模型的选择显得尤为重要。首先确定所研究的药物在体内处置符合哪种模型特征。常用有下列几种方法。

(一)血药浓度 - 时间散点图判断法

对于静脉注射而言,可先将血药浓度(C)对数 - 时间(t)作散点图,利用散点图形初步估计房室数。然而这种方法比较粗糙,最终结果需要用相关计算机软件拟合后作出判断。

(二)残差平方和(R_e)

残差平方和的定义为:

$$R_e=\sum_1^n(C_i-\hat{C}_i)^2 \tag{5-43}$$

式(5-43)中,C_i 为实测浓度,$\hat{C}_i$ 为拟合浓度。通常取最小者为最优模型。

当药物的浓度范围跨度大时,利用式(5-43)计算的残差平方和,其低浓度数据的作用将会被忽视,有时低浓度实验数据对曲线的拟合是十分重要的。在这种情况下,往往需要进行适当的权重,即式(5-43)改写为:

$$R_e=\sum_1^n(C_i-\hat{C}_i)^2\times W_i \tag{5-44}$$

式(5-44)中,W_i 为权重系数,根据实际情况 W_i 取 1,或 $1/C_i$ 或 $1/C_i^2$。

需要注意的是,在选择权重系数时一定要结合临床应用实际,合理地选择权重系数。一般情况下,低浓度测定方法的准确性差,而高浓度的临床意义更大。此时如果过分强调权重,由于本身不准确的浓度,导致参数的不可靠性或失去临床意义。

(三)拟合度 r^2

根据实测值与拟合值,按式(5-45)计算拟合度 r^2。选择 r^2 值大的为最佳房室模型。

$$r^2=(1-\sum_1^n(C_i-\hat{C}_i)^2)/\sum_1^n C_i^2 \tag{5-45}$$

(四)F 检验判断法

按式(5-46)计算 F 值

$$F = \frac{R_{e1} - R_{e2}}{R_{e2}} \times \frac{df_2}{df_1 - df_2} \quad (df_1 > df_2) \tag{5-46}$$

式(5-46)中,R_{e1} 和 R_{e2} 分别为按模型 1 和模型 2 拟合获得的差平方和,df 为自由度,等于实验数据点数减去拟合参数个数,静脉注射一房室、二房室和三房室模型的拟合参数个数分别为2,4和6。假定某实验数据点为12,则一房室、二房室和三房室的 df 分别为10,8和6。如按式(5-46)计算的 F 值大于其临界值($F_{0.05}(df_2/df_1)$),则认为用相对模型1,选择模型2是有意义的。

(五) AIC（Akaike Information Criterion）值法

该法首次由日本统计学家赤池弘次（Akaike）提出,提出一种信息标准（information criterion）,即用统计学方法确定拟合于一组实验数据的数学方程的参数数目,故称 AIC 法。即：

$$AIC = N\ln R_e + 2P \tag{5-47}$$

式(5-47)中,N 为实验数据点数,R_e 为残差平方和,P 是所选模型估算的参数个数,等于 2× 指数项的个数。

目前比较公认的判别法是 AIC 值法,该法被广泛地用于模型判别和选择。AIC 值越小,则可认为该模型拟合越好。在使用 AIC 法选择模型时,应充分考虑到不同的权重系数对结果的影响,特别是当血药高低浓度悬殊时应考虑权重。

应说明的是：①房室模型除取决于该药本身性质外,实验设计尤其是采样点不同,可能出现在不同的研究中表现不同的房室模型特征；②在具体确定某一药物的房室数时,有时用不同方法得出不同的房室数,这时应采用上述几种方法综合判断。

四、药物代谢动力学参数的计算及临床意义

(一) 达峰时间和峰浓度

药物经血管外给药,血药浓度存在 C_{max} 和 T_{max},这两个参数是反映药物在体内吸收速率的两个重要指标,常被用于制剂吸收速率的质量评价。与吸收速率常数相比,它们能更直观和准确地反映出药物的吸收速率,因此更具有实际意义。药物的吸收速度快,则其峰浓度高,达峰时间短,反之亦然。尽管可以用式(5-24)和式(5-25)估算达峰时间和峰浓度,但在实际工作中,T_{max} 和 C_{max} 建议直接从实测值中读取。

(二) 表观分布容积

表观分布容积仅是体内药量与血药浓度间的一个比例常数,并不代表真实的容积,无直接的生理学意义,但可以反映药物在体内分布程度。其值大小与药物脂溶性、膜通透性以及药物与血浆蛋白等因素有关。如双香豆素、苯妥英钠和保泰松等药物的血浆蛋白结合率高,主要分布在血浆中,其表观分布容积为3~5L。相反,一些血浆蛋白结合率低、分子量小的药物如安替比林等,广泛分布于组织中,其表观分布容积与体液总体积相当,而有些药物如硫喷妥钠表观分布容积非常大,超过了总体液的体积,提示这类药物在体内往往有特异性的组织分布。

(三) 消除速率常数和消除半衰期

消除速率常数 k 是药物从体内消除的一个速率常数,而消除半衰期是指血药浓度下降一半所需的时间,两者都是反映药物从体内消除速度的常数,且互为倒数的关系。由于后者比前者更为直观,故临床上多用 $t_{1/2}$ 来反映药物消除的快慢,它是临床制订给药方案的主要

依据之一。两者关系为 $t_{1/2}=0.693/k$。

(四) 血药浓度 - 时间曲线下面积

血药浓度 - 时间曲线下面积是评价药物吸收程度和暴露的一个重要指标,常被用于评价药物的吸收程度和暴露情况。

(五) 生物利用度

生物利用度是指药物经血管外给药后,药物被吸收进入血液循环的速度和程度的一种量度,它是评价药物吸收程度的重要指标。生物利用度可以分为绝对生物利用度和相对生物利用度,前者主要以静脉给药为对照,评价血管外途径给药的吸收程度,而后者同一途径以参比制剂为对照,评价受试制剂的吸收差异程度。

绝对生物利用度:

$$F(\%) = \frac{AUC_{ex}}{AUC_{iv}} \times \frac{D_{iv}}{D_{ex}} \times 100 \tag{5-48}$$

式 (5-48) 中,AUC_{iv} 和 AUC_{ex} 分别为静脉注射给药和血管外给药后的 AUC,D_{iv} 和 D_{ex} 分别为静脉注射和血管外给药后的剂量。

相对生物利用度

$$F(\%) = \frac{AUC_T}{AUC_R} \times \frac{D_R}{D_T} \times 100 \tag{5-49}$$

式 (5-49) 中,AUC_T 和 AUC_R 分别为服用受试制剂和参比制剂的 AUC,D_T 和 D_R 分别为受试制剂和参比制剂的剂量。

(六) 清除率

清除率 (clearance,CL) 是指在单位时间内,从体内消除的药物的表观分布容积数,其单位为 L/h 或 L/(h·kg),表示从血中清除药物的速率或效率,它是反映药物从体内消除的另一个重要参数,是临床药物剂量设计的依据。

如果药物主要在肝和肾清除,则系统清除率等于肝清除率 (CL_L) 与肾清除率 (CL_R) 之和,即:

$$CL=CL_L+CL_R \tag{5-50}$$

肾清除率 (CL_R) 可以利用式 (5-51) 或式 (5-52) 估算。

$$CL_r=X_u^{\infty}/AUC \tag{5-51}$$

或

$$CL_r=f_r CL \tag{5-52}$$

上述两式中,X_u^{∞} 和 f_r 分别为尿中原形药物累积排泄量和排泄分数,$f_r=X_u^{\infty}/X_0$。

【临床案例 5-1】

一名 61kg 男性健康受试者单剂量口服 300mg 安妥沙星,给药后不同时间采用测定血药浓度,结果见表 5-1 和图 5-5。同时按 0~2,2~4,4~8,8~12,12~24,24~36,36~48 和 48~72 小时时间段收集尿样,测定尿中安妥沙星排泄量分别为 24.48mg,20.53mg,30.88mg,17.13mg,41.34mg,5.92mg,10.00mg 和 3.09mg。计算 72 小时内尿中安妥沙星累积排泄量和排泄分数分别为 149.37mg 和 49.79%。

表 5-1		受试者口服 300mg 安妥沙星后血药浓度 - 时间数据（μg/ml）												
T	0.33	0.66	1	1.5	2	3	4	6	8	10	12	24	36	48	72h
C	1.56	2.94	2.66	2.59	2.56	1.87	1.85	1.8	1.56	1.32	1.13	0.68	0.32	0.18	0.07

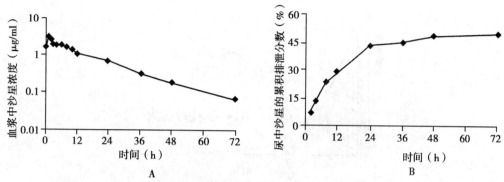

图 5-5　受试者口服 300mg 安妥沙星后血药浓度（A）和尿中累积排泄分数（B）

【案例分析】

由图 5-5 可见,安妥沙星在人体中药物代谢动力学行为符合二房室特征。利用二室模型估算药物代谢动力学参数 k_{10}, k_{12} 和 k_{21} 分别为 0.07/h,0.03/h 和 0.03/h, V_1/F 为 4.01/kg, $t_{1/2\alpha}$ 和 $t_{1/2\beta}$ 分别为 6.64 小时和 28.91 小时。按梯形面积法估算的 AUC_{0-t} 和 $AUC_{0-\infty}$ 分别为 44.63ng·h/ml 和 55.53ng·h/ml。清除率 CL/F 为 0.088L/（h·kg）。由图 5-5B 可见,72 小时后药物基本从尿中排泄完全,利用式(5-51)估算该药物的肾清除率为 0.044L/（h·kg）。

第二节　统计矩理论为基础的非房室模型

非房室模型(non-compartmental model)的统计矩方法是以概率论和数理统计学中的统计矩(statistical moment)方法为理论基础,对数据进行解析的一种方法。其特征参数包括零阶矩、一阶矩和二阶矩,体现平均值、标准差等。在药物代谢动力学研究中,零阶矩定义为 AUC,是一个反映量的参数;一阶矩为平均驻留时间(mean residence time, MRT),反映药物分子在体内的平均停留时间,是一反映速度的参数;二阶矩为方差(variance of mean residence time, VRT),反映药物分子在体内平均停留时间的差异大小。

各阶统计矩定义及计算

(一)血药浓度 - 时间曲线下面积

给药以后,血药浓度的经时过程可以看成随机分布曲线,无论何种给药途径或何种房室模型,其零阶矩 AUC 定义如下:

$$AUC=\int_0^\infty c(t)\mathrm{d}t \tag{5-53}$$

通常采用线性梯形面积法求算 AUC（图 5-6）。考虑在单剂量给药的药物动力学研究中，血药浓度只能观察至某一个时间 t_n，即只能求算到时间 0–t_n 的面积（AUC_{0-t_n}），而 t_n–∞ 时间内的血药浓度 - 时间曲线下面积（$AUC_{t_n-\infty}$）时需要采用外推法估算。即：

$$AUC=AUC_{0-t_n}+AUC_{t_n-\infty} \tag{5-54}$$

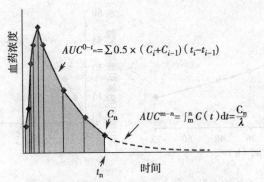

图 5-6 非房室模型法估算 AUC 原理示意图

其中

$$AUC_{0-t_n}=\sum 0.5 \times (C_i+C_{i-1})(t_i-t_{i-1}) \tag{5-55}$$

通常血药浓度 - 时间曲线的末端相一般符合指数消除，所以

$$AUC_{t_n-\infty}=\int_{t_n}^{\infty} C(t)\,dt=\int_{t_n}^{\infty} C_n e^{-kt}dt=\frac{C_n}{\lambda} \tag{5-56}$$

其中 λ 称为末端相消除速率常数，可用末端相对数浓度 - 时间曲线回归求得，C_n 为 t_n 时血药浓度。其 $t_{1/2}=0.693/\lambda$ 称为末端相半衰期。

（二）平均驻留时间（MRT）

MRT 和 VRT 实际上分别称为一阶原点矩和二阶中心矩。其计算公式分别为：

$$MRT=\frac{\int_0^{\infty} tC(t)\,dt}{AUC}=\frac{AUMC}{AUC} \tag{5-57}$$

$$MRT=\frac{\int_0^{\infty}(t-MRT)^2 C(t)\,dt/AUC}{AUC}=\int_0^{\infty} t^2 C(t)\,dt-MRT^2 \tag{5-58}$$

同理，$AUMC$ 采用线性梯形面积加校正面积。

$$AUMC=\sum 0.5 \times (t_i C_i+t_{i-1}C_{i-1})(t_i-t_{i-1})+C_n\left(\frac{1}{\lambda^2}+\frac{t_n}{\lambda}\right) \tag{5-59}$$

（三）MRT 与半衰期关系

MRT 的大小除了与药物本身质外，还取决于给药途径。

单室模型处置的药物，静脉给药后，其 MRT 为

$$MRT_{iv}=\frac{1}{k}=\frac{t_{1/2}}{0.693} \tag{5-60}$$

单室处置药物，血管外给药后，其 MRT 为，

$$MRT_{exe.} = \frac{1}{k} + \frac{1}{k_a} = MRT_{iv} + MAT \tag{5-61}$$

式(5-61)中，MAT 称为平均吸收时间

短时间静脉滴注给药后，其 MRT 计算如下：

$$MRT = MRT_{iv} + \frac{T}{2} \tag{5-62}$$

式(5-62)中，T 为滴注时间。

对于多室处置药物，MRT 为模型中分布以及消除速度常数的函数。但可用式(5-63)近似表示 MRT 与消除速率常数"$\bar{k}$"的关系：

$$MRT_{iv} = \frac{1}{\bar{k}} \tag{5-63}$$

式(5-63)中，$\bar{k}$ 是一个一级速度常数，它等于清除率与稳态表观分布容积 V_{ss} 的比值。

$$\bar{k} = \frac{CL}{V_{ss}} \tag{5-64}$$

（四）稳态表观分布容积

稳态表观分布容积（V_{ss}）是重要的药物代谢动力学参数之一。根据统计矩原理，V_{ss} 可在药物单剂量静脉注射后，通过清除率与平均驻留时间之积进行计算，即

$$V_{ss} = CL \times MRT = \frac{X_{iv}}{AUC} \times MRT \tag{5-65}$$

式(5-65)仅适用于静脉注射给药，经修改后则可推广到其他形式的给药方式，若药物采用短时间恒速静脉注射，则：

$$V_{ss} = \frac{k_0 \times T \times MRT}{AUC} - \frac{k_0 \times T^2}{2 \times AUC} \tag{5-66}$$

需要注意的是，对于静脉注射而言，在药物代谢动力学参数中有 3 种 V_d，V_{ss} 和 V_{area} 表观分布容积值，分别用式(5-3)、式(5-66)和式(5-67)进行估算。

$$V_{area} = X_0 / (AUC \times \lambda_0) \tag{5-67}$$

所得结果是不一致的。

（五）非房室模型和房室模型的分析方法优缺点比较

非房室模型最基本的优点是限制性条件较少，只要求血药浓度 - 时间曲线的末端符合指数消除，可以解决不能用房室模型拟合的问题。如缓控释制剂，尽管房室特征不明确，但用非房室模型方法仍可以估算 AUC、MRT、CL 和 $t_{1/2}$ 等，因此非房室模型方法在药物代谢动力学研究中被广泛使用。在某些方面，非房室模型方法已取代房室模型分析，尤其是在药物制剂的生物利用度和生物等效性评价。但是从另一个角度看，这也是非房室模型分析的缺点，它不能提供血药浓度 - 时间曲线的细节，只能提供总体参数。

【临床案例 5-2】

受试者口服 200mg 左旋多巴缓释片后,血浆中左旋多巴浓度 - 时间曲线如表 5-2 和图 5-7 所示。

表 5-2 受试者口服 200mg 左旋多巴缓释片血浆中左旋多巴浓度 - 时间数据（ng/ml）

T	0.5	1	1.5	2	3	4	5	6	8	10	12h
C	372.2	680.9	937.6	413.8	997.2	517.8	290.5	153.2	91.3	58.2	57

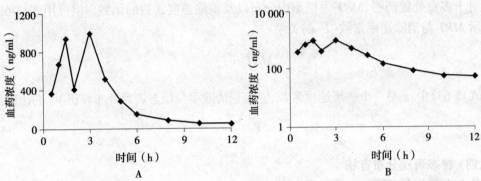

图 5-7 受试者口服 200mg 左旋多巴缓释片血浆中药物浓度 - 时间曲线（A）及半对数图（B）

【案例分析】

由图 5-7 可见,受试者口服左旋多巴缓释片后,血浆中药物浓度存在双峰,不能用房室模型拟合。用非房室模型估算的相应药物代谢动力学参数如下:取后 6 点,求得 k=0.274/h. $t_{1/2}$=2.53h,按梯形面积法求得 AUC_{0-12}=3650.48ng·h/ml。进一步算得 AUC=3858.50ng·h/ml,CL/F=51.83L/kg,MRT=4.20h。T_{max} 和 C_{max} 直接读取实测值,即 T_{max}=3.0h,C_{max}=997.2ng/ml。

第三节 生理药物代谢动力学模型

一、生理药物代谢动力学模型的基础

生理药物代谢动力学模型（physiologically-based pharmacokinetic model,PBPK）不同于前述的房室模型,它是建立在机体的生理、生化、解剖和药物热力学性质基础上的一种整体模型。通常将每个组织器官作为一个单独的房室看待,房室间借助于血液循环连接。相应组织房室的参数包括:①生理学、解剖学参数,如组织大小,血流灌注速率和肾小球滤过率;②生化参数如酶活性参数（V_{max},K_m）;③药物热力学性质,如脂溶性等;④药物与机体相互作用性质,如膜通透性、药物与血浆蛋白结合率以及药物与组织亲和力等。可见这种模型与机体的生理学和解剖学联系在一起的。理论上,该模型可以:①预测任何组织器官中药物浓度及代谢产物的经时过程;②定量地描述病理情况下对药物的处置变化;③将在动物中获得的结果外推至人,从而预测药物在人体的处置过程。图 5-8 为生理药物代谢动力学模型示意图。

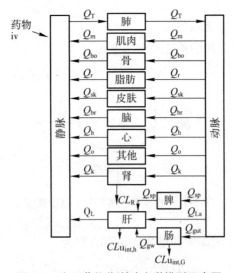

图 5-8 生理药物代谢动力学模型示意图

Q_i 表示血流速率;$CLu_{int,G}$ 和 $CLu_{int,h}$ 为肠和肝内在清除率;CL_R 为肾清除率

二、药物在组织中的命运

可以用图 5-9 来描述基于生理性特性的组织房室。

$$药量变化速率 = 进入速率 - 输出速率 - 消除速率 + 合成速率 \qquad (5-68)$$

合成速率也仅限于如可的松等极少数药物。药物的输入速率和输出速率分别为组织血流灌注速率 (Q) 与动脉血 (C_A) 和静脉血 (C_V) 药物浓度之积。

血浆中的药物与组织中的药物进行交换。多数组织的毛细血管壁对药物的透过是不限制的,间质液中的游离药物等于血浆中的药物浓度。药物进入组织中的速率主要受组织血流灌注速率的控制,这类组织模型称为血流灌注速率限制性模型(perfusion-rate limited)。药物交换的主要屏障是细胞膜。而另一些组织如脑和睾丸,因毛细血管内皮的特殊功能,限制大分子和极性化合物的通透。对于这些药物来说,毛细血管膜的通透性成为药物进入组织的主要限制因素,这类组织模型称为膜限制模型(membrane limited)。

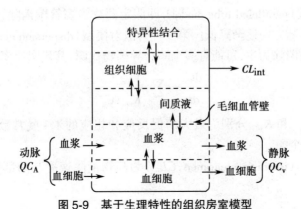

图 5-9 基于生理特性的组织房室模型

Q 组织血流速率,C_A 和 C_V 分别为动脉血和静脉血中药物浓度;CL_{int} 为内在清除率

（一）药物清除

1. 肝药物清除模型及清除率

图 5-10 为血流灌注限制性的消除模型示意图。

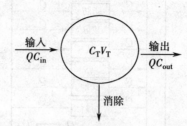

图 5-10　血流灌注限制性的消除模型

按图 5-10 模型,药物在组织中药量变化速率方程为:

$$V_T \frac{\mathrm{d}C_T}{\mathrm{d}t} = QC_{\text{in}} - QC_{\text{out}} - R \tag{5-69}$$

式(5-69)中,C_T 和 V_T 分别为组织中药物浓度和组织大小(体积);C_{in} 和 C_{out} 分别为输入溶液(相当于动脉血)中药物浓度和输出溶液(相当于静脉血)中药物浓度,Q 为组织的血流灌注速率,R 为药物消除速率。

稳态时,$V_T \dfrac{\mathrm{d}C_T}{\mathrm{d}t} = 0$,则有:

$$R = QC_{\text{in}} - QC_{\text{out}} \tag{5-70}$$

定义组织中药物清除率(clearance,CL)为:

$$CL = \frac{Q(C_{\text{in}} - QC_{\text{out}})}{C_{\text{in}}} = Q\left(1 - \frac{C_{\text{out}}}{C_{\text{in}}}\right) = QE \tag{5-71}$$

其中 E 称之为组织药物的抽提比(extraction ratio,ER),而称 $F = 1 - E$ 为组织药物的利用度(availability)。

常用 3 种模型描述药物在肝脏清除。第一种为充分搅拌模型(well-stirred model),即假定组织静脉血中药物浓度与肝组织中药物浓度瞬间达到动态平衡;第 2 种模型为平行管型或称窦管灌注模型(paralleled tube model),即假定药物沿窦管壁消除,窦管和肝细胞中药物浓度由动脉端向静脉方向逐渐降低。第 3 种为散射模型(dispersion model)。

药物通常以代谢消除为主,可能有多个酶介导药物代谢,其代谢速率为

$$V \frac{\mathrm{d}C}{\mathrm{d}t} = -\sum \frac{V_{\max,i} C_{\text{u}}}{K_{m,i} + C_{\text{u}}} \tag{5-72}$$

式(5-72)中,$V_{\max,i}$ 和 $K_{m,i}$ 分别为最大酶促反应和相应的米 - 曼常数,C_{u} 为药酶部位游离药物浓度,i 为第 i 个酶。

定义内在清除率(intrinsic clearance,CL_{int})为药物消除速率与酶部位游离药物浓度比值,即:

$$CL_{\text{int}} = \sum \frac{V_{\max,i}}{K_{m,i} + C_{\text{u}}} \tag{5-73}$$

通常 $K_{m,i} >> C_u$ 时,式(5-73)改写为:

$$CL_{int} = \sum \frac{V_{max,i}}{K_{m,i}}$$ (5-74)

通常组织中药酶部位游离药物浓度是无法测定的。在平行管模型中,假定 C_u 通常为动脉与静脉血中游离浓度的几何均数;而在充分搅拌模型中,则假定 C_u 为静脉血中药物游离浓度。

基于充分搅拌模型,$C_u \approx f_u C_{out}$。

由式(5-71)至式(5-73),得到:

$$E = \frac{f_u CL_{int}}{Q + f_u CL_{int}}$$ (5-75)

和

$$CL = QE = \frac{Q f_u CL_{int}}{Q + f_u CL_{int}}$$ (5-76)

式中 f_u 为血液中药物游离分数

当 $Q >> f_u CL_{int}$ 时,则有:

$$CL = \frac{Q f_u CL_{int}}{Q + f_u CL_{int}} \approx f_u CL_{int}$$ (5-77)

这种类型的药物称之为低抽提药物(low extraction),药物的清除率受药酶活性和血浆蛋白结合率控制,如甲苯磺丁脲和地西泮等。

反之,当 $Q << f_u CL_{int}$ 时,则有:

$$CL = \frac{Q f_u CL_{int}}{Q + f_u CL_{int}} \approx Q$$ (5-78)

这种类型的药物称之为高抽提的药物(high extraction),药物的清除率受血流灌注速率控制,最大清除率等于肝血流灌注速率。若口服给药,因有强大的首关效应,生物利用度非常低,如利多卡因因首关效应大,E 约为 0.99,口服无效。

即高抽取率药物的肝清除率与内在清除率(药酶活性)和血浆蛋白结合率关系不大,而主要受血流灌注速率控制。而低抽取率的药物清除率主要取决于内在清除率和血浆蛋白结合率等,如药酶诱导剂和药酶抑制剂以及血浆蛋白结合率的改变均会影响肝脏清除率。

2. 胆汁清除 有些药物包括其代谢产物可以从胆汁中排泄。多数药物的胆汁中清除率很低,但也有一些药物胆汁清除率较高。高胆汁清除的药物往往具有以下特点:①该药物是主动分泌的;②药物有较大的极性;③较大的分子量。药物从肝脏进入胆管往往是主动分泌过程。药物由胆汁进入肠管后,部分再吸收。Ⅱ相代谢产物如葡萄糖醛酸结合物在肠道菌群作用下,水解释放原形药物,也可以再吸收,如此形成肝肠循环。药物在胆汁的排泄存在种属差异。一般来说,药物在小鼠、大鼠、犬中胆汁排泄能力强,而在兔、豚鼠、猴和人中排泄能力弱。

3. 肾清除 肾小球滤过是肾脏主要的消除方式。除此之外,肾小管分泌和重吸收也是影响肾脏药物排泄的因素。肾小球滤过清除率取决于肾小球滤过率(glomerular filtration

rate, GFR)和血浆中药物游离分数,肾小管重吸收与药物的脂溶性有关,受尿液的 pH 影响,而肾小管的分泌又涉及载体转运机制,比较复杂。药物的肾清除率(CL_r)的通式:

$$CL_r = f_u GFR + CL_s - CL_{Ra} \tag{5-79}$$

式(5-79)中,CL_s 和 CL_{Ra} 分别为分泌清除率和重吸收清除率。

定义游离药物的肾清除率(CL_{ur}):

$$CL_{ur} = CL_r / f_u = GFR + (CL_s - CL_{Ra}) / f_u \tag{5-80}$$

对于无主动分泌和重吸收的药物来说,其游离肾清除率等于肾小球滤过率。

(二)分布模型

多数组织仅参与药物分布,符合血流灌注限制模型特征,组织中药物速率变化为:

$$V_T \frac{dC_T}{dt} = Q_T \cdot C_{in} - Q_T \cdot C_{out} \tag{5-81}$$

式中,V_T 为组织大小,C_T 为组织中药物浓度,C_{in} 和 C_{out} 分别相当于动脉血和静脉血中药物浓度(肝和肺除外)。组织大小 V_T、血流灌注速率 Q_T 可用实验测得或通过文献查得。

实验中测得的是外周静脉血中药物浓度,而组织静脉血中药物浓度难以测得。通常用组织与血浆中药物浓度的比值 K_p 反映两种浓度间的关系。K_p 称为组织中药物分布系数(partition coefficient of drug)或组织 / 血浆中药物浓度比。

如果组织属于血流限制性的,则可以认为组织中的药物浓度与静脉血中的药物浓度瞬间达到动态平衡,即该房室符合充分搅拌模型(well-stirred model),任意时间的 C_T/C_{out} 等于稳态时的比值。

将 K_p 代入式(5-81),得到:

$$\frac{dC_T}{dt} = \frac{Q_T \cdot C_A}{V_T} - \frac{Q_T \cdot C_T}{V_T \cdot K_p} \tag{5-82}$$

如果动脉中血药物浓度为常数,则稳态时组织中药物浓度为:

$$C_{T,ss} = K_p \cdot C_A \tag{5-83}$$

任意时间 t 时,组织中药物浓度与达稳态时药物浓度的比值为:

$$\frac{C_T}{C_{T,ss}} = 1 - e^{-k_T \cdot t} \tag{5-84}$$

其中常数 $k_T = Q_T/(V_T K_p)$,分布半衰期 $t_{1/2} = 0.693/k_T$。可见对于给定药物,药物在组织中达平衡时间取决于组织大小 V_T、血流灌注速率 Q_T 和组织 / 血液药物浓度比 K_p。对于特定的药物,Q_T/V_T 大,达分布平衡速度快。

定义稳态分布容积 $V_{T,ss}$ 为:

$$V_{T,ss} = \frac{A_{T,ss}}{C_{A,ss}} = V_T \cdot \frac{C_{T,ss}}{C_{A,ss}} \tag{5-85}$$

对于非消除性组织,则有:

$$V_{T,ss} = V_T \cdot K_p \tag{5-86}$$

而对于消除性组织,则有:

$$V_{T,ss} = V_T \cdot K_p (1 - E) \tag{5-87}$$

三、生理药物代谢动力学模型参数的来源

（一）生理学和解剖学参数

有关组织大小 V_T 和血流灌注速率 Q_T 参数，通常可从文献查得。

（二）组织／血浆中药物浓度比 K_p 测定

常用测定 K_p 的方法如下。

1. 稳态给药方法　动物静脉滴注到稳态，分别测定组织和血液中药物浓度，按下列各式计算相应组织的 K_p：

非消除性组织
$$K_p = \frac{C_{T,ss}}{C_{A,ss}}$$
(5-88)

消除性组织
$$K_p = \frac{C_{T,ss}}{C_{A,ss}(1-E)}$$
(5-89)

2. 面积法　动物静脉注射给药后，不同时间测定组织和血液中的药物浓度，计算组织和血药浓度-时间曲线下面积，按下列各式计算相应组织的 K_p：

非消除性组织
$$K_p = \frac{AUC_T}{AUC_A}$$
(5-90)

消除性组织
$$K_p = \frac{AUC_T}{AUC_A(1-E)}$$
(5-91)

3. 利用药物的 $\log P_{o:w}$，$\log P_{vo:w}$ 和 pK_a 以及组织特性估算。

（三）药物的清除率

在生理药物代谢动力学模型研究时，假定药物的消除研究主要在肝脏和肾脏中。肝脏中药物消除以代谢消除为主，肾脏中药物消除以排泄为主。通常可采用以下方法求算相应的清除率。

1. 利用体外肝微粒体酶或肝细胞促反应求算酶活性参数（$V_{max,i}$，$K_{m,i}$），从而求算内在清除率 $\left(CL_{int} = \sum \dfrac{V_{max,i}}{K_{m,i}} \right)$，然后根据细胞和微粒体的产率换算成在体清除率。

2. 利用静脉注射给药后，分析不同时间血浆中药物浓度和尿药排泄分数，进而求得肾脏清除率和肝脏的清除率。

3. 利用动物种属间比放关系求算另一种属动物的参数。

（四）其他参数

血浆蛋白结合率和游离分数可采用相应的方法测得，如透析平衡法、超滤法等。

四、整体生理药物代谢动力学模型的建立

建立一个整体的生理药物代谢动力学模型，必须根据研究目的和实际要解决的问题，确定的组织房室应包括：①生命器官；②消除器官；③靶器官（药效和毒性）。

（一）收集资料

确定了要研究的组织模型后，必须收集以下资料，即模型参数。①解剖学方面：如组织器官大小及容积等；②生理、生化方面：如血流灌注速率、酶活性参数；③药物热力学方面：如

药物与蛋白结合率;④转运与代谢:如膜通透性,药物转运机制及特点,药物代谢速度和程度等;⑤药物的理化性质:如脂溶性、油/水分配系数等。多数资料可以从有关文献中查得,但也有一些需要通过实验测得。

（二）整体生理药物代谢动力学模型

在收集完有关资料后,利用解剖学特性将各组织器官借助于血流构成整体的生理药物代谢动力学模型,图5-8为典型的整体生理药物代谢动力学模型。该模型是符合生理学特性和解剖学特性的模型。它不仅包括各种生命器官,各组织器官间通过血流相互联结,药物主要在肝和肾消除,还包括了靶组织。药物进入机体后,药物血流进入各组织,进而进行分布与消除。

一个成功的生理药物代谢动力学模型是根据能否达到预期的研究目的,并取得实际成效来评价。具体而言,设计必须突出重点,去繁存精。对于模型中所需解决的关键问题,应按生理学、解剖学的特性设计,尽量满足研究目的和要求,其他方面则应尽量简化,以利于实际应用,不要过分强调模型的复杂性和多室性。在同一生理模型中,可针对具体问题,同时用血流限制模型和膜限制模型,还可引入经典的一室或二室模型予以处理。某些非要研究的器官,可以将一组转运或血流灌注速率相近器官并为一个房室处理;对于一些对药物分布或消除影响不大的组织,只要不是靶器官,可以不加考虑。

（三）物料平衡方程

根据物料平衡原理建立相应组织的物质平衡方程,按组织的特性建立不同类型的速率方程,如图5-10所示的模型。有以下几种类型的速率方程。

一般组织(T):
$$V_T \frac{dC_T}{dt} = Q_T C_A - Q_T \frac{C_T}{K_p} \tag{5-92}$$

肝脏(L):
$$V_L \frac{dC_L}{dt} = (Q_L - Q_S - Q_G)C_A - \frac{Q_L C_L}{K_L} + \frac{Q_G C_G}{K_G} - \frac{Q_S C_S}{K_S} - \sum \frac{f_u V_{max,i} C_L / K_L}{K_{m,i} + f_u C_L / K_L} \tag{5-93}$$

混合静脉室(V)
$$V_V \frac{dC_V}{dt} = \sum \frac{Q_i C_i}{K_i} - QC_V + g(t) \tag{5-94}$$

式(5-94)中,$g(t)$为药物的输入函数。

（四）组织中药物浓度预测

对上述微分方程求解,即可得到组织中药物浓度-时间曲线,求解方法有相应的程序包,多采用四阶龙格库塔方法,目前有相应的计算机软件可以使用。

（五）模型的验证和修订

模型成功与否关系到实测值与预测值是否吻合以及吻合程度。即模型的验证是通过对模型实际应用和考察来实现的,因此对组织中药物浓度进行预测后,要用动物实验数据来验证。如果预测值与实验吻合好,说明模型合理;反之要对模型进行修订,找出偏差的原因,如药物是否影响组织血流灌注速率,模型选择是否正确,是血流限制模型还是膜限制模型。

生理药物代谢动力学模型的特点之一是将动物结果外推到人,也是生理药物代谢动力学模型研究的目的之一。通常在完成动物生理模型后,进一步完成对药物在人体中处置过程预测,并用人血药浓度进行验证。事实上,任何一个新的模型往往不是一次成功的,有一个反复验证、反复修订,不断完善的过程。

第四节　药物代谢动力学 - 药效动力学结合模型

药物代谢动力学是研究药物在体内的吸收、分布、代谢和排泄及其经时过程,而药物效应动力学是研究药物效应随着时间和浓度而变化的动力学过程,因而药效动力学研究更有意义。传统的药效动力学是在体外研究浓度与效应的对应关系,根据药物的量效关系可以求得其相应的药效动力学参数,如亲和力和内在活性等。在体内由于受到药物吸收、分布等药物代谢动力学因素以及机体生理反馈调节等因素的影响,往往体外结果不能反映在体结果,出现了许多按传统理论无法解释的现象,如效应的峰值明显滞后于血药浓度峰值,药物效应的持续时间明显长于其在血浆中的滞留时间,效应的峰值超前血药浓度等(见第七章)。针对上述现象,提出了药物代谢动力学和药效动力学结合模型(简称 PK/PD 结合模型),即同时测定药物浓度和效应 - 时间过程,通过效应室将传统的 PK/PD 模型有机结合并加以分析,求算相应的药效动力学参数。通过这些参数可以进一步揭示药物的效应在体内动态变化的规律性和药物作用机制,反映药物在体内的 PK/PD 过程的综合特性(图 5-11)。

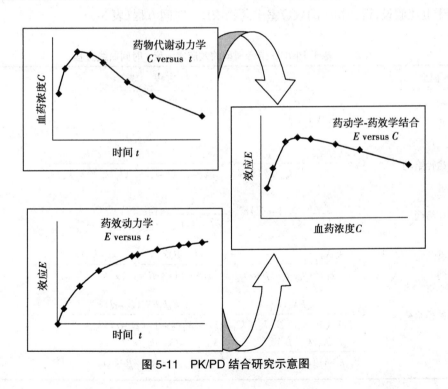

图 5-11　PK/PD 结合研究示意图

一、经典的 PK/PD 结合模型

前述有些药物的血药浓度和效应之间并非简单的一一对应关系,即效应峰值明显滞后于血药浓度的峰值,或效应的峰值超前血药浓度等。此时通常在传统的房室模型中引入一个效应室概念来解释这一现象(图 5-12)。

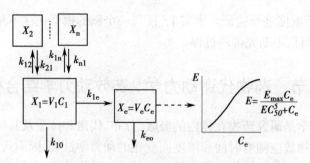

图 5-12 PK/PD 结合数学模型图

假设效应室(effect compartment,E)以一级过程与中央室相连接,药物按一级过程由中央室向效应室转运,其转运速率常数为 k_{1e},X_1 和 X_e 分别为中央室和效应室的药量,k_{eo} 为药物从效应室消除的一级速率常数,V_1 和 V_e 分别为中央室和效应室的分布容积。假定中央室的药量相比效应室中的药量甚微,故由效应室转运回中央室的药量可以忽略不计。另外当药物在体内达到动态平衡时由中央室向效应室的清除率应等于由效应室向外的清除率,可用式(5-95)表示:

$$k_{1e}V_1=k_{eo}V_e \tag{5-95}$$

基于上述假设,得到相应的效应室中药物浓度 - 时间方程(表 5-3)。

表 5-3 基于 PK/PD 结合模型的效应室浓度 - 时间曲线方程

模型	方程
一室模型 静脉给药	$C_e=\dfrac{k_{e0}X_0}{V_1}\left(\dfrac{e^{-kt}}{k_{e0}-k}+\dfrac{e^{-k_{e0}t}}{k-k_{e0}}\right)$
血管外途径给药	$C_e=\dfrac{k_{eo}FX_0k_a}{V_1}\left(\dfrac{e^{-kt}}{(k_{e0}-k)(k_a-k)}+\dfrac{e^{-k_at}}{(k_{eo}-k_a)(k-k_a)}+\dfrac{e^{-k_{eo}t}}{(k_a-k_{eo})(k-k_{eo})}\right)$
静脉滴注给药	$C_e=\dfrac{k_{eo}k_0}{V_1k(k_{e0}-k)}(1-e^{-kT})e^{-kt'}+\dfrac{k_{eo}k_0}{V_1k_{e0}(k-k_{e0})}(1-e^{-k_{eo}T})e^{-k_{eo}t'}$
二室模型药物 静脉给药	$C_e=\dfrac{k_{eo}X_0}{V_1}\left(\dfrac{(k_{21}-\alpha)}{(k_{e0}-\alpha)(\beta-\alpha)}e^{-\alpha t}+\dfrac{(k_{21}-\beta)e^{-\beta t}}{(\alpha-\beta)(k_{e0}-\beta)}+\dfrac{(k_{21}-k_{e0})e^{-k_{eo}t}}{(\alpha-k_{eo})(\beta-k_{eo})}\right)$
血管外途径给药	$C_e=\dfrac{k_{e0}k_aFX_0(k_{21}-k_a)e^{-k_at}}{V_1(\varepsilon-k_a)(\beta-k_a)(k_{e0}-k_a)}+\dfrac{k_{e0}k_aFX_0(k_{21}-\alpha)e^{-\alpha t}}{V_1(k_a-\alpha)(\beta-\alpha)(k_{e0}-\alpha)}+$ $\dfrac{k_{e0}k_aFX_0(k_{21}-\beta)e^{-\beta t}}{V_1(k_a-\beta)(\alpha-\beta)(k_{e0}-\beta)}+\dfrac{k_{e0}k_aFX_0(k_{21}-k_{eo})e^{-k_{eo}t}}{V_1(k_a-k_{eo})(\alpha-k_{eo})(\beta-k_{e0})}$

二、抗菌药物的 PK/PD 结合模型

PK/PD 模型广泛地用于抗生素的 PK/PD 研究中,在进行抗菌药物的 PK/PD 研究中,主要的参数有峰浓度 C_{max}、AUC、MIC、维持 MIC 浓度以上时间、C_{max}/MIC 和 AUC_{24}/MIC。近来

与浓度相关的参数建议采用游离药物浓度表示。由于不同药物的杀菌曲线不同(时间依赖性和浓度依赖性),在进行 PK/PD 研究时,其评判的参数不同(图 5-13)。

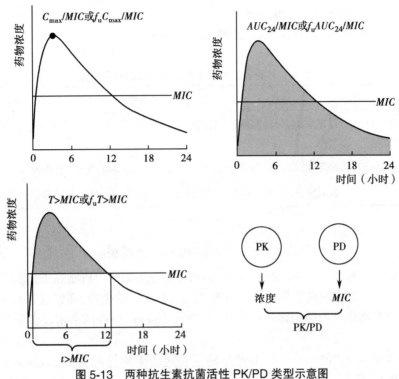

图 5-13 两种抗生素抗菌活性 PK/PD 类型示意图

1. 时间依赖性抗菌药 时间依赖性抗菌药物是指抗菌药物的杀菌作用主要取决于血药浓度高于细菌最低抑菌浓度(MIC)的时间,即细菌的暴露时间,而峰值浓度并不很重要。根据药物的抗生素后效应(post-antibiotic effect,PAE)长短,又分为短 PAE 类和长 PAE 类。

PAE 定义为指细菌与药物停止接触后仍处于抑制状态,至恢复生长繁殖所需要的时间。本类抗菌药物的药物浓度在达到临界浓度后,再增加药物浓度其杀菌作用并不增加。药物浓度降至 <MIC 时细菌恢复生长。因而抗菌药物需要持续长时间保持药物浓度大于 MIC 浓度,才能杀灭细菌。这类抗菌药物的 PK/PD 参数为 T>MIC,其高于 MIC 或 MBC 的时程,随致病菌敏感性不同有所差异。T>MIC 时间应至少是每次给药间隔时间的 40%~50% 或 60%~70%,最好是 85% 以上,可达临床细菌学治愈。

评判的指标:维持 MIC 浓度以上时间,即要求有足够长的药物暴露持续时间。

2. 浓度依赖性抗菌药 氨基糖苷类、喹诺酮类、甲硝唑等。氨基糖苷类抗菌药物属于这种类型,其杀菌作用具有浓度依赖性,药物峰值浓度越高,对致病菌的杀伤力越强,杀伤速度越快。此类药物通常具有首剂效应(the first-dose response,FDR)和较长的 PAE。C_{max}/MIC 和 AUC_{24}/MIC 比值是浓度依赖性抗菌药物疗效的关键性药效指标,即要求有足够高的药物浓度或剂量。通常认为 C_{max}/MIC 之比为 8~10 倍时临床有效率可达 90%。AUC_{24}/MIC>125~250 时不但起效快,且能有效地杀灭细菌和抑制耐药菌株产生,临床有效率可 >90%,故应该大剂量每日 1 次给药以及血清药物浓度 C_{max}/MIC 的比值 >8~12。对于蛋白结合率高的药物,应考虑游离药物浓度,即 $f_u C_{max}/MIC$ 和 AUC_{24}/MIC,式中 f_u 为药物游离分数。

评判的指标:C_{max}/MIC 和 AUC_{24}/MIC 比值是浓度依赖性抗菌药物疗效的关键性药效指标,即要求有足够高的药物浓度或剂量。

时间依赖性和浓度依赖性抗菌药物分类,见表5-4。

表5-4 时间依赖性和浓度依赖性抗菌药物分类

分类	药物
时间依赖性(短 PAE)	青霉素类、头孢菌素类、氨曲南、碳青霉烯类、红霉素、克林霉素、伊曲康唑、氟胞嘧啶
时间依赖性(长 PAE)	四环素、糖肽类、唑类抗真菌药、噁唑烷酮类、阿奇霉素、链阳霉素
浓度依赖性	氨基糖苷类、氟喹诺酮类、达托霉素、酮内酯、甲硝唑、制霉菌素、两性霉素 B

三、机制性 PK/PD 结合模型

机制性 PK/PD 模型(mechanism-based PK/PD)是与药物作用机制在一起的 PK/PD,它能定量地表述药物与效应的真实连接。其模型参数包括实际的生理、病理过程和药理学过程。涉及更详细的生物信息如药物转运体功能、药物作用受体、肌体内平衡反馈机制性,疾病过程等。

在进行机制性 PK/PD 研究时,关键是确定合适的生物标记物(biomarker)。生物标记物应能真实地反映药物与效应的联系,并可定量,根据研究水平和目的,选择合适生物标记物(图 5-14)。

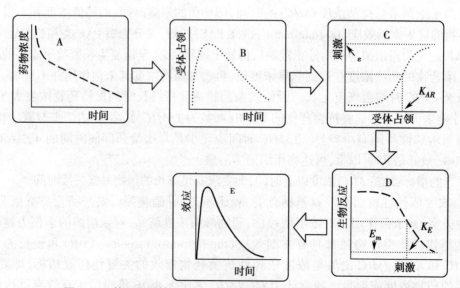

图 5-14 基于机制性 PK/PD 结合模型解释用药与药物效应链过程

包括药物代谢动力学过程(过程 A)、靶组织中分布和受体结合(过程 B)、受体激活(过程 C)、信号传导(过程 D)和最后的药物效应(E)

【案例5-3及分析】

在酵母发热大鼠动物模型中用3种PK/PD模型，即：抑制发热产生，促进散热过程和经典的效应室模型（图5-15）研究灌胃板蓝根总生物碱中主要成分表告依春降热作用及其可能的环节。取大鼠18只随机分为3组，每组6只。实验前3天，每天用电子体温计测定肛温，以消除测量肛温引起的应激反应，并记录各鼠正常体温。实验前禁食12小时，可自由饮水。实验当天第Ⅰ组大鼠皮下注射生理盐水作为正常体温组，第Ⅱ、Ⅲ组大鼠背部皮下注射20%干酵母悬液1ml/100以致热，2小时后第Ⅰ、Ⅱ组大鼠分别灌胃板蓝根总生物碱50mg/kg，第Ⅲ组大鼠灌胃等容积生理盐水作为模型对照组，并测量给药后不同时间体温变化，以此为效应指标。第Ⅰ和第Ⅱ组鼠同时进行药物代谢动力学研究（图5-16）。

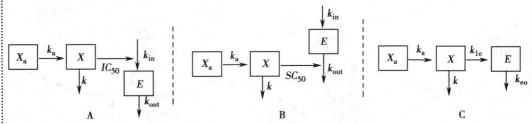

图5-15　描述表告依春降热的PK/PD模型

A. 抑制产热过程模型；B. 促进散热过程模型；C. 经典的效应室模型

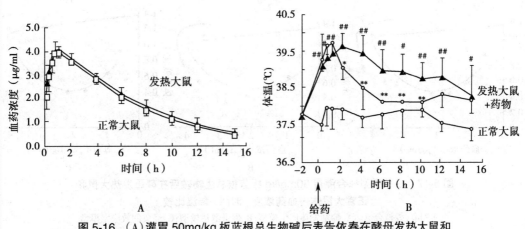

图5-16　（A）灌胃50mg/kg板蓝根总生物碱后表告依春在酵母发热大鼠和

正常大鼠体内血药浓度及（B）降温效果（均值±SD，n=6）

（引自文献：黄芳，等. 中国药科大学学报，2007，38：1515–1519）

表告依春在体内药物代谢动力学符合一室模型特征

效应模型

抑制产热方程：

$$dR/dt = k_{in} \times \left(1 - \frac{C_p}{IC_{50} + C_p}\right) - k_{out} \times R \tag{5-96}$$

式(5-96)中,k_{in} 和 k_{out} 分别为产热和散热速率常数,IC_{50} 为产生 50% 最大抑制效应的药物浓度;C_p 为血药浓度。

促进散热的方程:

$$dR/dt=k_{in}-k_{out} \times R \times \left(1-\frac{C_p}{SC_{50}+C_p} \right) \tag{5-97}$$

式(5-97)中,SC_{50} 为产生 50% 最大激动效应的药物浓度。

经典 PK/PD 模型:效应与效应浓度 C 关系用 Sigmoid-E_{max} 模型描述,即

$$E=\frac{E_{max} \times C^s}{EC_{50}^s+C^s} \tag{5-98}$$

效应室中的药物浓度按表 5-3 中相应公式计算。式(5-98)中的 s 为描述 E-lg$C$ 曲线峭度的参数。

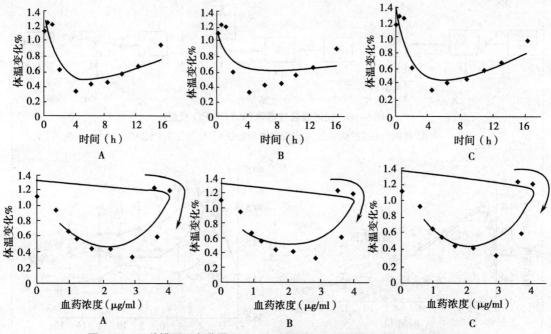

图 5-17　三种模型拟合灌胃 50mg/kg 板蓝根总生物碱后在酵母发热大鼠和
正常大鼠体内血药浓度 - 时间 - 降温比较

点实测值,线拟合值。A. 抑制发热产生模型;B. 促进散热模型;C. 经典的效应室模型

(引自文献:黄芳,等.中国药科大学学报,2007,38:1515-1519)

经模型识别显示,用抑制产热模型和经典的 PK/PD 模型均能很好地模拟表告依春与其降温效果,但前者与可以表述药物的降温机制,即表告依春可能是通过抑制产热过程而发挥降温作用的。

由于机制性 PK/PD 模型与机体的生理、病理学指标以及药物作用机制相联系,理论上该模型可以进行:①用体外结果对体内的效应进行预测;②动物间的药物效应预测;③由正常人的结果对患者的临床疗效预测;④个体间和个体内的临床效应的变异预测。因此,在新

药研发和药物临床应用中越来越受到重视。

思考题

1. 简述房室模型划分的依据以及静脉注射给药后,一室和二室模型药物的血药浓度-时间曲线特征。

2. 简述 *MRT* 与半衰期关系。

3. 简述肝药物代谢酶活性、肝血流速率、蛋白结合率的关系。

4. 机制性 PK/PD 模型可应用于哪些方面?

(刘晓东)

第六章　非线性药物代谢动力学

药物代谢动力学按线性关系的不同分为线性与非线性动力学两大类。目前在临床上使用的正常剂量范围内,绝大多数药物在体内的动力学过程都符合线性药物动力学。但也有少数药物如苯妥英、双香豆素、阿司匹林、乙醇的动力学行为遵循零级动力学或米-曼动力学,即非线性动力学。后一类药物在临床应用时要特别审慎,剂量的少许增加会引起血药浓度的急剧增加,从而导致药物中毒。认识和掌握这类药物的动力学特点对于合理用药具有重要意义。

第一节　线性与非线性

线性与非线性为一类数学概念,用于描述系统对一种输入或刺激产生的反应类型。在线性系统中,一种变量 x 的改变引起另一种变量 y 成比例的改变。x、y 之间的这种关系能够通过一组 x 值对相应 y 值作图所形成的直线加以表征。如果几种刺激在线性系统中叠加,则反应将是每个刺激或输入单独作用产生的变化之总和。当药物消除或吸收等过程遵循一级动力学时,该动力学模型谓之线性动力学,因为此时药物消除或吸收速率与药物浓度成比例,正如其微分方程 $dC/dt=-kC$。通过简单扩散吸收、分布或消除的药物动力学行为属于一级动力学,即线性动力学行为。

在零级动力学或米-曼动力学中,药物消除或吸收速率与药物浓度不成比例,呈非线性关系,正如其微分方程 $-dC/dt=K$(零级动力学)、$-dC/dt=V_mC/(K_m+C)$(米-曼非线性动力学),两种变量间不成直线关系。通过主动转运的药物、药物的代谢和药物血浆蛋白结合等动力学行为属于非线性动力学。

第二节　非线性动力学特点

对于符合线性药物动力学过程的药物,其血药浓度、体内药量、血药浓度曲线下面积及尿中累积排药量在任何时间都与给药剂量成正比关系,以剂量校正后的药物动力学参数,包括达峰浓度、血药浓度曲线下面积及尿中累积排药量,都是相同的,因此其药物动力学呈现剂量或浓度非依赖性(dose-independent pharmacokinetics)。线性药物动力学的基本特征还表现在药物的生物半衰期及清除率与剂量无关;血药浓度、血药浓度-时间曲线下面积及尿中累积排药量与剂量成正比关系;当剂量改变时,其相应的时间点上的血药浓度与剂量成正比的改变等。

对于符合非线性药物动力学过程的药物,其主要表现为一些药物动力学参数随剂量不同而改变,因此又称为剂量或浓度依赖性药物动力学(dose-dependent pharmacokinetics)。药物代谢动力学参数如药物半衰期及清除率等不再为常数,呈现为剂量或浓度依赖性,见图6-1;C_{max}、AUC和尿中累积排药量等也不再与剂量成正比的改变,见图6-2、图6-3。例如一癫痫患者,每日口服苯妥英钠300mg,2周后无效,监测血药浓度为4mg/L;增加日剂量至500mg,20天后患者出现中毒症状,此时血药浓度为36mg/L,表现为剂量依赖性药物动力学特征。

【临床案例6-1】

表6-1列出了某一关节炎患者服用不同剂量氯喹后,其生物半衰期、AUC值随给药剂量的变化而变化的情况。

表 6-1　氯喹半衰期和 AUC 的剂量依赖性

剂量(mg)	$t_{1/2}$(h)	AUC($\mu g \cdot h/ml$)	AUC(标准化)
250	3.1	0.98	0.004
500	42.9	2.80	0.006
1000	312.0	38.65	0.039

【案例分析】

患者服用氯喹后,$t_{1/2}$随剂量增大而延长,并且曲线下面积与剂量不成正比例增加,将AUC值按剂量标准化后仍明显不同,表明氯喹在关节炎患者中存在某种非线性动力学过程。氯喹大部分在肝内代谢,随着剂量的增加,氯喹的代谢消除发生饱和现象,使得肝脏的代谢能力随着剂量的增加而降低,总体清除率减小,血浆半衰期延长,在用药时容易因为肝清除率的下降而导致药物中毒,在临床药物治疗时一定要严加注意。

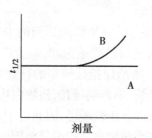

图 6-1　半衰期与剂量的关系

A.线性消除动力学;B.非线性消除动力学

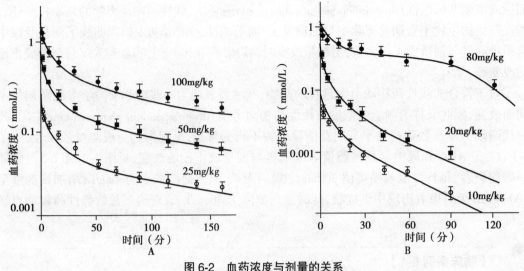

图 6-2　血药浓度与剂量的关系
A.线性消除动力学；B.非线性消除动力学

与线性药物动力学相比，呈现非线性动力学特征的药物其体内过程具有以下特点。

（1）药物的消除不遵循一级动力学，而是非线性的。

（2）血药浓度和 *AUC* 与剂量不成正比。

（3）药物消除半衰期、清除率随剂量改变而改变。

（4）其他药物可能竞争酶或载体系统，其动力学过程可能受合并用药的影响。

（5）药物代谢物的组成和（或）比例可能由于剂量变化而变化。

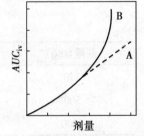

图 6-3　血药浓度 - 时间曲线下面积与剂量的关系
A.线性消除动力学；
B.非线性消除动力学

非线性药物动力学的这些特征，主要与药物在高浓度条件下体内药物代谢酶或载体的饱和过程有关。这些药物在较大剂量时的表观消除速率常数小于小剂量时，因此不能根据小剂量时的动力学参数预测高剂量下的血药浓度。一旦消除过程在高浓度下达到饱和，则血药浓度会急剧增大。当血液中药物浓度下降到一定程度时，消除过程逐渐脱离饱和状态，此时其消除速度受血药浓度影响，但消除速度与血浆浓度仍不成正比。血浆浓度进一步下降时，药物消除速度与血药浓度成正比，此时表现为线性动力学特征。

值得注意的是，非线性药物动力学对于临床用药的安全性和有效性有着较大的影响。无论是吸收、代谢、结合还是排泄，任何过程被饱和，都会产生非线性药物动力学，导致显著的临床效应和毒副作用，特别是一些治疗指数较窄的药物（如苯妥英、茶碱等）；并且由于体内消除过程被饱和，清除率明显降低，半衰期延长，药物向体外的消除速度明显减慢，出现中毒后即使采取解毒措施，解毒过程也会比较缓慢，因此由于非线性动力学而导致的血药浓度过高，可能产生严重的后果。大多数药物在治疗剂量范围内，一般不会出现非线性动力学现象，但由于患者的生理病理情况如肝功能损害、肾衰竭等，可能会在治疗剂量范围内容易出现饱和现象，导致体内出现非线性药物动力学。这一点在临床用药中应予以重视。

第三节　引起非线性动力学的原因

在多数情况下,体内过程涉及容量限制过程的药物均表现为非线性药物动力学的特性。药物代谢以及药物转运过程(如肠吸收、胆汁排泄、肾小管主动分泌及血浆蛋白结合)中涉及的酶或载体系统均呈现一定的容量限制性。当给药剂量及其所产生的体内浓度超过一定的限度时,酶的催化能力和载体转运能力即达饱和,故其动力学呈现明显的剂量(浓度)依赖性。基于上述原因,非线性药物动力学又称为容量限制动力学(capacity-limited pharmacokinetics)、饱和动力学或剂量依赖动力学等。由于其动力学过程符合米-曼(Michaelis-Menten)动力学方程,故也称为米-曼动力学。但是除了容量限制性的系统外,体内的酶诱导和酶抑制作用等特殊过程也会使得药物呈现非线性药物动力学,不过其过程并不符合米-曼动力学方程。表 6-2 列出了非线性药物动力学产生的机制及对主要药物代谢动力学参数的影响。

表 6-2　非线性动力学产生的机制及对药物代谢动力学参数的影响

(1) 吸收过程

· 小肠膜转运速度的饱和-载体系统的饱和

吸收型载体	剂量增加→$F*(Fa**)$ 降低	例如头孢曲嗪、加巴喷丁等
分泌型载体	剂量增加→$F*(Fa**)$ 增加	例如西咪替丁、他利洛尔等

· 小肠及肝首关代谢的饱和-代谢酶的饱和

	剂量增加→$F*$ 增加	例如普罗帕酮、普萘洛尔等

· 小肠及肝首关代谢的自身诱导或抑制机制

自身诱导代谢	连续给药后→$F*$ 降低	例如苯妥英钠、青蒿素等
自身抑制代谢	连续给药后→$F*$ 增加	例如双香豆素、地西泮等

(2) 消除过程

· 肝代谢

代谢酶的饱和	剂量增加→AUC/dose 增加	例如苯妥英钠、普萘洛尔等
自身诱导代谢	连续给药后→AUC/dose 降低	例如苯巴比妥、保泰松等
自身抑制代谢	连续给药后→AUC/dose 增加	例如双香豆素、地西泮等

· 肾脏膜转运速度的饱和-载体系统的饱和

吸收型载体	剂量增加→AUC/dose 降低	例如头孢羟氨苄等
分泌型载体	剂量增加→AUC/dose 增加	例如对氨基马尿酸、多巴胺等

(3) 蛋白结合

· 剂量增加→血浆中游离型药物的百分数增加　　　例如双香豆素、华法林等

剂量增加→组织清除率和表观分布容积增加	
AUC/dose 降低	例如丙吡胺、保泰松等

注:* 口服药物的绝对生物利用度;** 口服药物的吸收分数

由表 6-2 可见,非线性药物代谢动力学主要存在于:①与药物吸收、排泄有关的可饱和载体转运过程;②与药物代谢有关的可饱和酶代谢过程;③与药物分布有关的可饱和血浆 / 组织蛋白结合过程;④药物及其代谢产物酶抑制及酶诱导等特殊过程。其中又以第 1 种和第 2 种过程最为重要,本章将重点介绍。此两类过程符合米 - 曼动力学,故称为米 - 曼非线性动力学。第 3 种和第 4 种过程不符合米 - 曼动力学。

第四节 米 - 曼非线性药物代谢动力学的判别

由于非线性药物动力学可能会导致显著的临床效应和毒副作用,识别药物的动力学特征对于临床用药的有效性和安全性有重要意义。因此,新药的药物代谢动力学研究中规定,必须评估在一定剂量范围内的药物动力学特征,即研究不同剂量下药物的药物代谢动力学行为是否发生变化,有时还需研究药物在中毒剂量下的毒代动力学(toxicokinetics)。

判别米 - 曼非线性动力学,可静脉注射不同剂量(如高、中、低 3 个剂量),得到各剂量下的一系列血药浓度 - 时间数据,按下述方式处理数据。

1. 作血药浓度 - 时间曲线,如不同剂量下的血药浓度 - 时间曲线相互平行,表明在该剂量范围内为线性药物动力学过程;反之则为非线性动力学过程,见图 6-2。

2. 以剂量对相应的血药浓度进行归一化,以单位剂量下血药浓度对时间作图,所得的曲线若明显不重叠,则可能存在非线性过程。

3. 剂量标准化稳态血药浓度 C_{ss}/D 及剂量标准化药 - 时曲线下面积 AUC/D 与剂量 D 的关系,该方法是通过剂量校正后稳态血药浓度及药 - 时曲线下面积对剂量作图加以判别。如图 6-4 所示,直线 A 表明随剂量增加,C_{ss}/D 及 AUC/D 比值恒定,说明 C_{ss} 及 AUC 经剂量校正后是可重叠的,表明为线性动力学;曲线 B 表明一级动力学与米 - 曼动力学并存;曲线 C 为米 - 曼动力学。

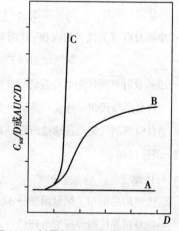

图 6-4 剂量标准化稳态血药浓度与给药剂量的关系

4. 将每个血药浓度 - 时间数据按线性动力学模型处理,计算各个剂量下的动力学参数;若所求得的动力学参数($t_{1/2}$、k、CL 等)明显地随剂量大小而改变,则认为可能存在非线性过程。

5. 不同剂量给药后尿排泄产物的组成,一个具有多种消除通路的药物,如其中某一通路是非线性的,则其尿排泄产物(原药及代谢产物)的组成随剂量而不同。图 6-5 表示剂量对水杨酸在人体代谢结果的影响。由图中可以看出,水杨尿酸(SU,由低容量限速酶催化形成的一种代谢产物)的尿药排泄量占给药剂量的分数随剂量增加而减少,而通过一级动力学消除或形成的排泄产物如水杨酸(SA)、水杨酰葡醛酸结合物(SAG)、龙胆酸(GA)的排出占给药剂量的分数随剂量增加而增加。水杨酸酚羟基葡醛酸结合物(SPG)的代谢酶要比 SU 代谢酶的容量大一些,故开始时随着剂量增加,消除分数增大,但当 SPG 的代谢酶饱和后,其排泄分数随剂量增加而减小。

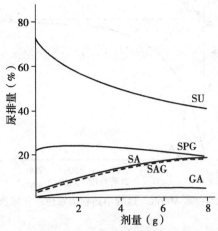

图 6-5　剂量对水杨酸在人尿排泄产物组成的影响

除了多剂量的实验外，单剂量药物静注实验也可以通过 log$C$-t 图初步判断其动力学过程，为后续工作提供一些启示。若 log$C$-t 图呈明显的上凸曲线，则可能为非线性动力学；若呈直线或下凹曲线则可能为线性动力学，如图 6-6 所示。

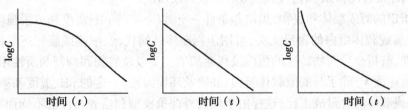

图 6-6　单剂量药物静注，线性和非线性药物代谢动力学的 log$C$–t 图的比较

第五节　米 - 曼非线性药物代谢动力学的速率过程及参数计算

一、米 - 曼非线性药物代谢动力学的速率过程

（一）米 - 曼（Michaelis–Menten）方程

药物生物转化、肾小管分泌、胆汁排泄通常需要酶或载体系统，这些系统呈现容量限制性的药物消除过程。这些过程常用 Michaelis-Menten 方程加以描述（式 6-1），故称米 - 曼非线性药物代谢动力学。

$$-\frac{dC}{dt} = \frac{V_m \cdot C}{K_m + C} \tag{6-1}$$

式（6-1）中，$-\dfrac{dC}{dt}$ 为药物在 t 时间的下降速率，表示消除速率的大小；V_m 为药物在体内消除过程中理论上的最大消除速率；K_m 为 Michaelis 常数，简称米 - 曼常数，是指药物在体内的消除速度为 V_m 的一半时所对应的血药浓度，即当 $-\dfrac{dC}{dt} = \dfrac{V_m}{2}$ 时，$K_m = C$（图 6-7）。

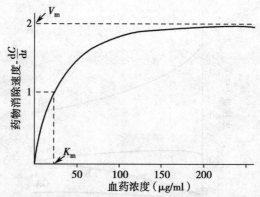

图 6-7 Michaelis-Menten 过程中药物消除速率与浓度之间的关系

　　非线性药物代谢动力学过程的药物动力学参数 K_m、V_m,在一定条件下是个常数,取决于药物的有关性质及酶或载体介导的过程。相对而言,K_m 是更重要的动力学参数,它表征底物和酶或载体的亲和力(affinity),K_m 越小,底物与蛋白亲和性越强,代谢或转运能力越强;相反 K_m 越大,底物与蛋白亲和性越弱,代谢或转运能力越弱。通常 K_m 值最小的底物为酶或载体的最适底物或天然底物。若已知 K_m,就可以算出在某一底物浓度时,其反应速度相当于 V_m 的百分率;如当 $[C]=3K_m$ 时,代入式(6-1),得 $V=0.75V_m$。

　　对于指定的酶或载体和底物,当培养条件一定时(一定的 pH、温度和离子强度),K_m 就是定值,而与酶或载体蛋白的含量无关,可用于判断体外酶代谢、细胞或膜转运与体内实验结果的一致性、解析介导药物转运的蛋白及代谢酶的类型以及底物和抑制剂所使用的浓度等。而最大转运速度 V_m 除了与酶或载体蛋白、底物及环境因素(一定的 pH、温度和离子强度)有关,也与酶或载体的含量成正比,这样由于体内外评价模型和培养条件的不同而导致很大的酶或载体含量差异性,使得体内外试验结果可比性较差,无法判断体内外试验结果的一致性以及解析介导药物转运的蛋白及代谢酶的类型。

(二) 具米 - 曼非线性过程的药物动力学特征

Micheali-Menten 方程有两种极端的情况,即:

　　(1) 当 $C<<K_m$ 时,式(6-1)可简化为

$$-\frac{dC}{dt}=\frac{V_m}{K_m}\cdot C \tag{6-2}$$

式(6-2)表明血药浓度消除速度与血药浓度一次方成正比,这与一级动力学线性特征相一致。其消除速度常数(k)事实上等于 V_m/K_m。实际中这种情况很常见,当药物的血药浓度远低于 K_m 值,如图 6-6 中曲线的前端近似直线,即 $-dC/dt$ 与 C 之间为线性关系,其斜率为 V_m/K_m。

　　求解可得:

$$\log C=\log C_0-\frac{V_m}{2.303K_m}\cdot t \tag{6-3}$$

　　此时消除速率常数为 V_m/K_m,故

$$t_{1/2}=\frac{0.693K_m}{V_m} \tag{6-4}$$

由上可知,低剂量(浓度)时,消除速率与浓度成正比,半衰期与浓度(剂量)无关,故此时血药浓度时程服从一级动力学。

(2) 当 $C \gg K_m$ 时,式(6-1)可简化为

$$-\frac{dC}{dt} = V_m \tag{6-5}$$

这种情况下,血药浓度的消除速度与血药浓度无关,消除过程达到饱和,消除速度接近一恒定值,如图6-6中曲线的尾端,趋向于一条水平线。

求解可得:

$$C = C_0 - V_m t \tag{6-6}$$

此段范围内消除50%的时间 $t_{1/2}$ 为:

$$t_{1/2} = \frac{C_0}{2V_m} \tag{6-7}$$

此时消除速率与浓度或剂量无关,是以恒量(V_m)进行,但单位时间转运的百分比则随时间而改变,$t_{1/2}$ 与浓度(剂量)有关且随浓度(剂量)增加而增加。不难看出,当高剂量时,该过程呈现零级动力学。

假定某药物 $K_m = 5mg/L$,$V_m = 5mg/(L \cdot h)$,按式(6-1)计算得消除速率及消除速率与血药浓度的比值(表6-3)。由表6-3可知,当 $C \gg K_m$ 时,消除速率趋近于 V_m(5.0)。当 $C \ll K_m$ 时,则消除速率与血药浓度比值趋近于 V_m/K_m(1)。在低浓度范围内消除速率 $-dC/dt$ 随浓度呈线性增加,表明遵守一级动力学;当浓度进一步增加时,$-dC/dt$ 也增加,但其增加率低于浓度比,最终渐近于最大速率 V_m。

表6-3 具非线性动力学特征药物的血药浓度对消除速度的影响

C(mg/L)	$-dC/dt$[mg/(L·h)]	$(-dC/dt)/C$(h^{-1})
1000	4.9751	0.0050
500	4.9505	0.0099
100	4.7619	0.0476
50	4.5455	0.0909
10	3.3333	0.3333
5	2.5000	0.5000
1	0.8333	0.8333
0.5	0.4545	0.9091
0.1	0.0980	0.9804
0.01	0.0100	0.9980
0.001	0.0010	0.9998

图 6-8 为单次静脉注射后体内药量对时间的半对数作图,显示了符合米 - 曼动力学过程的药物 3 种不同剂量静脉注射后的消除过程,药 - 时曲线 1 为最低剂量,代表着 $C \ll K_m$,其为直线,说明消除是线性的。药 - 时曲线 3 为最高剂量,是典型的米 - 曼消除药 - 时曲线。曲线分为两部分,上端向上弯曲,代表着 $C \gg K_m$,初始血药水平按恒定速率消除,属零级动力学;尾端呈直线,代表着 $C \ll K_m$。3 条线的尾端部分均为直线并相互平行,这表明不论剂量如何,当血药浓度显著降低以致小于 K_m 时,其消除均可用线性动力学加以描述,且具有相同的消除速率常数和半衰期。图中右上方的小插图是剂量标准化后的药 - 时曲线,3 条曲线相互间不重叠。

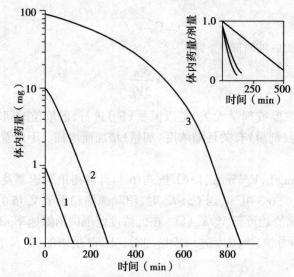

图 6-8　某药按米 - 曼动力学消除,静脉注射 1mg、10mg 及 100mg 后体内药量与时间关系
假定为一室模型系统,K_m 为 10mg,V_m 为 0.2mg/min

(三) 米 - 曼非线性动力学的血药浓度的经时过程

具有米 - 曼非线性消除动力学特点的药物,静脉注射给药后,血药浓度的经时过程可通过 Michaelis-Menten 方程的积分式来表达。将式(6-1)移项,可得

$$-\frac{dC}{C}(C+K_m)=V_m dt \tag{6-8}$$

或

$$-dC-\frac{K_m}{C}dC=V_m dt \tag{6-9}$$

式(6-9)积分后整理得

$$t=\frac{C_0-C}{V_m}+\frac{K_m}{V_m}\ln\frac{C_0}{C} \tag{6-10}$$

将式(6-10)整理得

$$\ln C=\frac{C_0-C}{K_m}+\ln C_0-\frac{V_m}{K_m}t \tag{6-11}$$

式(6-11)中同时存在 C 及 $\ln C$,故不能如线性动力学中一样明确解出 C-t 关系式。

（四）米 - 曼非线性动力学参数 K_m 及 V_m 的估算

1. 单次给药静脉注射后 C-t 数据估算 K_m 与 V_m

（1）双倒数法：该法将米 - 曼方程式直线化，其瞬时速度（dC/dt）以平均速度（$\Delta C/\Delta t$）表示，C 以取样间隔内中点时间的血药浓度或平均血药浓度 $C_中$（即 Δt 时间内开始血药浓度与末尾血药浓度的平均值）表示，可得

$$\frac{1}{-\Delta C/\Delta t} = \frac{K_m}{V_m \cdot C_中} + \frac{1}{V_m} \tag{6-12}$$

以 $\dfrac{1}{-\Delta C/\Delta t}$ 对 $\dfrac{1}{C_中}$ 作图或回归得一条直线，其斜率为 K_m/V_m，截距为 $1/V_m$。

通常由于在低浓度取得点较少且为浓度的倒数，使得式（6-12）的数据点分散不均匀，因此计算斜率和截距的准确度较低。

（2）差商 - 几何均值法：该法系在上述双倒数法的基础上衍变而来，结果较可靠，其方程式如下：

Hanes-Woolf 方程式：
$$\frac{C_中}{-\Delta C/\Delta t} = \frac{K_m}{V_m} + \frac{C_中}{V_m} \tag{6-13}$$

实际运算时以 $\sqrt{C_n \cdot C_{n+1}}$ 代替 $C_中$，$\Delta t/\Delta \ln C$ 近似 $dt/d\ln C$，则式（6-13）分别改写为：

$$\frac{t_{n+1}-t_n}{\ln C_n - \ln C_{n+1}} = \frac{K_m}{V_m} + \frac{1}{V_m}\sqrt{C_n \cdot C_{n+1}} \tag{6-14}$$

以 $\dfrac{t_{n+1}-t_n}{\ln C_n - \ln C_{n+1}}$ 对 $\sqrt{C_n \cdot C_{n+1}}$ 作图，回归直线斜率为 $\dfrac{1}{V_m}$，截距为 $\dfrac{K_m}{V_m}$。由于方程式左侧为差商，右侧的 $\sqrt{C_n \cdot C_{n+1}}$ 为几何平均值，故此作图法习惯称为差商 - 几何均值法。

（3）分段回归法：本法基于式（6-3）及式（6-6）分别按高低浓度段作线性回归，从这两条回归直线的斜率分别求出 V_m 及 V_m/K_m，从而 V_m 和 K_m 均可求得。

另外 K_m 还有一种更常规的计算方法，对于纯米 - 曼非线性消除的药物，其血药浓度 - 时间方程如式（6-11）表示，当血药浓度很低时，$C_0-C \approx C_0$，该曲线尾段为直线（图 6-9），则该直线方程为

$$\ln C = \ln C_0 + \frac{C_0}{K_m} - \frac{V_m}{K_m}t \tag{6-15}$$

将其外推与纵轴相交，可得到纵轴上的截距以 $\ln C_0^*$ 表示，则

$$\ln C = \ln C_0^* - \frac{V_m}{K_m}t \tag{6-16}$$

在低浓度时，上两式的 $\ln C$ 相等，即：

$$\frac{C_0-C}{K_m} + \ln C_0 - \frac{V_m}{K_m}t = \ln C_0^* - \frac{V_m}{K_m}t \tag{6-17}$$

由此可得：

$$\ln C_0^* = \ln C_0 + \frac{C_0}{K_m} \tag{6-18}$$

整理式(6-18)可得到 K_m，

$$K_m = \frac{C_0}{\ln C_0^* - \ln C_0} \qquad (6\text{-}19)$$

式(6-19)中 $\ln C_0^*$ 可从 $\ln C\text{-}t$ 曲线末端直线段外推求得，故可应用式(6-19)求得 K_m，再根据直线的斜率求得 V_m，即 $V_m = -$ 斜率 $\times K_m$。

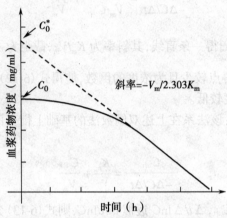

图 6-9　某药按米 - 曼动力学消除，静脉注射后 K_m，V_m 估算法

【临床案例 6-2】

　　某药静脉注射后体内为单纯非线性消除，测定了一组不同时间点下血药浓度数据，数据如表 6-4 所示，计算该药物非线性消除过程的 K_m 与 V_m。

表 6-4　某非线性一室模型药物静脉注射后的血药浓度

t(h)	0	1	1.5	30	30.5	60	60.5	90
C(mg/L)	400	396.1	394.2	283.4	281.45	168.7	166.8	59.12
t(h)	90.5	110	110.5	118	122	126	130	
C(mg/L)	57.41	4.617	4.014	0.2901	0.059 94	0.012 16	0.002 457	

【案例分析】

　　(1) 求出时间为 1 小时与 1.5 小时，30 小时与 30.5 小时，60 小时与 60.5 小时，90 小时与 90.5 小时，110 小时与 110.5 小时五个时间间隔的 $\dfrac{1}{-\Delta C/\Delta t}$ 及 $\dfrac{1}{C_中}$，作线性回归分析，应用式(6-12)求得 K_m 与 V_m 分别为 10.17mg/L 和 4.05mg/(L·h)。

　　(2) 利用式(6-15)求算 K_m 与 V_m。已知 C_0=400mg/L，利用时间为 118 小时、122 小时、126 小时及 130 小时的数据，由于此时 C 值远低于 K_m，取 $\ln C$ 与 t 作线性回归求得斜率为 -0.398，截距 $\ln C_0^*$ 为 45.70，代入式(6-19)求 K_m，则有：

$$K_m = 400/(45.70 - \ln 400) = 10.1\text{mg/L}, \quad V_m = -K_m \times \text{斜率} = 4.01\text{mg/(L·h)}$$

2. 多次给药稳态下,根据不同给药速度 R 或给药剂量 D 与相应稳态血药浓度 C_{ss} 计算 K_m 与 V'_m。

(1) 当给药达到稳态时,药物的摄入速度等于消除速度。式(6-1)可改写为

$$R=\frac{V'_m \cdot C_{ss}}{K_m+C_{ss}} \tag{6-20}$$

式(6-20)中 R 为给药速度(可用给药剂量与给药间隔的比值求得),C_{ss} 为稳态浓度, V'_m 为以体内药量表示的最大消除速率(相当于 V_m 和表观分布容积的乘积),式(6-20)可转变为

$$C_{ss}=\frac{V'_m \cdot C_{ss}}{R}-K_m \tag{6-21}$$

以 C_{ss} 对 C_{ss}/R 作图或回归,截距为 $-K_m$,斜率为 V'_m。式(6-21)也可以转化为式(6-22), 同样以 R 对 R/C_{ss} 回归,根据斜率和截距也可求到 K_m 和 V'_m。

$$R=V'_m-\frac{K_m \cdot R}{C_{ss}} \tag{6-22}$$

该方法简单易行,但必须给以两种以上的不同剂量,并需测定相应的 C_{ss};此法还可以根据已求得的 K_m 和 V'_m 预测不同剂量时的稳态血药浓度或预测要达到预期稳态血药浓度所需的给药剂量。该方法特别适合临床给药方案的调整,若 K_m 和 V'_m 来自受试患者则更理想,否则,在实际工作中可采用来自大量病例的平均值,K_m 值的个体差异较 V'_m 的个体差异小得多。

(2) 直接计算法:将剂量1(给药速度 R_1)及其对应的稳态血药浓度(C_{ss1}),剂量2(给药速度 R_2)及其对应的稳态血药浓度(C_{ss2})直接代入式(6-20),然后解下列联立方程组,可解出 K_m 及 V'_m。

$$\begin{cases} R_1=\dfrac{V'_m C_{ss1}}{K_m+C_{ss1}} \\[3mm] R_2=\dfrac{V'_m C_{ss2}}{K_m+C_{ss2}} \end{cases}$$

上述方程的解为

$$K_m=\frac{R_2-R_1}{\dfrac{R_1}{C_{ss1}}-\dfrac{R_2}{C_{ss2}}} \tag{6-23}$$

当 K_m 求得后,代入上述方程组中任一方程便可求出 V'_m。

【临床案例 6-3】

一患者服用某药,该药在这名患者的体内消除呈现非线性动力学。每天口服给药 200mg 的稳态血药浓度为 13.5mg/L,每天口服给药 400mg 达稳态后的血药浓度为 34.5mg/L。求该药在这名患者的 K_m 和 V'_m 值。如欲达到稳态血药浓度为 15.5mg/L, 每天应口服多大剂量?

【案例分析】

代入式(6-23),计算 K_m 值,即

$$K_m = \frac{R_2 - R_1}{\dfrac{R_1}{C_{ss1}} - \dfrac{R_2}{C_{ss2}}} = \frac{400 - 200}{\dfrac{200}{13.5} - \dfrac{400}{34.5}} = 62.1 \, \text{mg} \cdot \text{L}^{-1}$$

将值代入式(6-20),计算 V'_m 值为

$$V'_m = \frac{R_1(K_m + C_{ss1})}{C_{ss1}} = \frac{200(62.1 + 13.5)}{13.5} = 1120 \, \text{mg} \cdot \text{d}^{-1}$$

将 K_m、V'_m 及 C_{ss} 值代入式(6-20),可计算出达到预期稳态浓度 15.5mg/L 所需的日给药剂量 R 值为

$$R = \frac{V'_m \cdot C_{ss}}{K_m + C_{ss}} = \frac{1120 \times 15.5}{62.1 + 15.5} = 223.7 \, \text{mg} \cdot \text{d}^{-1}$$

二、药物代谢动力学参数的计算

(一)半衰期

根据生物半衰期的定义,即体内药物量或血药浓度消除一半所需的时间,在线性动力学中,药物的生物半衰期为一定值,仅与消除速率常数有关,与体内药物量多少无关。对于具有非线性消除的药物,静脉注射后,其血药浓度与时间关系如式(6-10)所示,将 $C = 1/2 C_0$ 代入式(6-10),则可得

$$t_{1/2} = \frac{\dfrac{1}{2} C_0 + 0.693 K_m}{V_m} = \frac{C_0 + 1.386 K_m}{2 V_m} \tag{6-24}$$

由式(6-24)可见,知道了初始血药浓度及 K_m 和 V_m 后,$t_{1/2}$ 即可算出。

当为药物低浓度时,$C \ll K_m$,即血药浓度下降到很低时,$t_{1/2} = 0.693 \cdot \dfrac{K_m}{V_m}$,血药浓度对生物半衰期影响不明显,表现为线性动力学特征,$t_{1/2}$ 与血药浓度无关。

当为药物高浓度时,$C \gg K_m$,即血药浓度较高时,$t_{1/2} = \dfrac{C}{2 V_m}$,表明生物半衰期随血药浓度的增加而延长。这提示在临床使用这类药物时,剂量加大以后,给药间隔必须相应延长,否则极易中毒。非线性动力学药物由初浓度消除一半所需时间与初浓度成正比,随着血药浓度增大,其生物半衰期延长。

(二)清除率

对于符合米-曼非线性消除的药物,其清除率为单位时间内所消除的药物量($-dX/dt$)与血药浓度的比值

$$CL = \frac{-\dfrac{dX}{dt}}{C} = \frac{-\dfrac{dC}{dt} \cdot V}{C}$$

$$CL = \frac{V_m \cdot V}{K_m + C} \tag{6-25}$$

式(6-25)中,V 为表观分布容积,式(6-25)为具有可饱和消除过程的药物总体消除率,可以看出具非线性消除的药物,其总体清除率与血药浓度有关,随血药浓度的增高总体清除率将变慢。

1. 当血药浓度较高时,即 $C \gg K_m$ 的情况下,式(6-25)可简化为

$$CL = \frac{V_m \cdot V}{C} \tag{6-26}$$

即总体清除率与血药浓度成反比,血药浓度增大 1 倍,总体清除率减少至原来的一半。

2. 当血药浓度较低时,即 $K_m \gg C$ 时,则总体清除率可写成

$$CL = \frac{V_m V}{K_m} \tag{6-27}$$

此时,清除率与血药浓度无关,相当于线性动力学药物总体清除率。

3. 当一种药物既有线性消除又具非线性消除时,药物消除的方程式为

$$-\frac{dX}{dt} \cdot \frac{1}{V} = \frac{V_m C}{K_m + C} + kC \tag{6-28}$$

整理后得

$$-\frac{dX/dt}{C} = \frac{V_m V}{K_m + C} + kV \tag{6-29}$$

则这种情况下总体清除率为

$$CL = \frac{V_m V}{K_m + C} + kV \tag{6-30}$$

式(6-30)同样表明,其清除率与血药浓度有关,血药浓度增大,清除率随之变小。但血药浓度对清除率的影响程度,除与血药浓度大小有关外,还与两种清除途径所占比例有关,如肾清除属于线性消除,而肝代谢属于非线性消除,药物绝大部分通过肾排泄,则其总体清除率受血药浓度影响的程度小;相反情况则影响显著。

(三) 血药浓度 - 时间曲线下面积

若药物静脉注射后,体内消除符合米 - 曼非线性药物动力学过程,则其血药浓度 - 时间曲线下面积可按式(6-10)代入,即

$$AUC = \int_0^{+\infty} C dt = \int_0^0 t dC = \frac{1}{V_m} \int_{C_0}^0 [C_0 - C + K_m \ln \frac{C_0}{C}] dC = \frac{C_0}{V_m} \left(\frac{C_0}{2} + K_m \right) \tag{6-31}$$

式(6-31)表明,血药浓度 - 时间曲线下面积与剂量不成正比关系。若将 $C_0 = X_0/V$ 代入式(6-31)中,得

$$AUC = \int_0^\infty C dt = \frac{X_0}{V_m V} \left(K_m + \frac{X_0}{2V} \right) \tag{6-32}$$

当剂量低到 $X_0/(2V) \ll K_m$ 时,式(6-32)可简化为

$$AUC=\int_0^\infty Cdt=\frac{K_mX_0}{V_mV} \tag{6-33}$$

即曲线下面积直接与剂量成正比,相当于一级消除过程。

当 $X_0/(2V)>>K_m$,即剂量较大,浓度较高时,则式(6-32)简化为

$$AUC=\frac{X_0^2}{2V^2V_m} \tag{6-34}$$

表明曲线下面积与剂量平方成正比,此种情况下,剂量的少量增加,会引起血药浓度 - 时间曲线下面积比较大的增加,如阿司匹林、苯妥英钠等药物的体内过程就属于此类情况,在临床应用时尤应引起注意。

(四) 稳态血药浓度

对于药物消除符合米 - 曼非线性药物动力学性质的药物,当多次给药达到稳态浓度时,其药物消除速度和给药速度(即给药剂量与给药时间间隔的比值)相等,则

$$R=\frac{X_0}{\tau}=\frac{V_mC_{ss}}{K_m+C_{ss}} \tag{6-35}$$

由式(6-35)可进一步推导得到

$$C_{ss}=\frac{K_mX_0}{\tau V_m-X_0} \tag{6-36}$$

式(6-36)表明,当增加剂量时,将使稳态血药浓度的升高幅度高于正比例的增加。在临床用药上,发生过类似的情况。水杨酸盐以每间隔 8 小时给药一次,当每次给药剂量由 0.5g 增加到 1.0g 时,其体内的 C_{ss} 增加到原有水平的 6 倍以上;此外由于 $t_{1/2}$ 随浓度的增加而延长,给药剂量增大后也会使达稳态所需时间延长。当给药剂量由 0.5g 倍增到 1.0g 时,达稳态所需时间也由原来的 2 天增加到 7 天。临床上由于非线性药物动力学所引起的这些问题,应该引起足够的重视。

第六节 特殊过程引起的非米 - 曼非线性药物代谢动力学

一、代谢产物抑制引起的非线性药物代谢动力学

上述介绍的米 - 曼非线性动力学过程均是由于容量限定性、可饱和性所引起的。非线性动力学也可由于容量限定过程以外的效应所引起。某些药物能抑制自身药物代谢酶的活性,从而能使代谢减慢,半衰期延长,血药浓度及 AUC 升高,导致药理活性及毒副作用的增强,称为自身抑制代谢,包括双香豆素和地西泮等。自身抑制代谢会产生另一类非线性药物动力学特征,即时间依赖性药物动力学(time-dependent pharmacokinetics),这种抑制能引起非线性药物动力学,但它不符合米 - 曼动力学。

某些药物的代谢产物消除较慢,当达到足够高的血药浓度时可竞争性抑制原形药物的代谢酶,从而能够抑制原形药物的自身代谢,此即所谓产物抑制(product inhibition),这种抑制同样能引起非线性药物动力学。一些药物在较大剂量时的消除速率较低剂量时的消除速率低,是产物抑制所导致的非线性药物动力学的典型特征之一。双香豆素是这种特殊的由

产物抑制所导致非线性药物动力学的典型药物,当分别静注 150mg、286mg 及 600mg 后,发现 $t_{1/2}$ 从 10 小时分别增加到 18 小时及 32 小时,但所有剂量下双香豆素的血药浓度时程仍呈现为一级动力学。

二、酶诱导引起的非线性药物代谢动力学

与自身抑制代谢相似,一些药物能够诱导其自身的药物代谢酶过量生成,从而促进了自身的代谢,半衰期缩短,血药浓度及 AUC 降低,导致药理活性的下降或无效,称为自身诱导代谢,包括苯妥英钠、苯巴比妥、保泰松和卡马西平等。自身诱导代谢也会产生时间依赖性药物动力学,它不符合米-曼动力学。这种时间依赖性药物代谢动力学与典型的米-曼消除的剂量依赖性的重大区别在于前者涉及与药物处置有关的机体器官的生理或生化改变,如自身诱导引起酶蛋白合成量增加导致药物内在清除率增加。

典型药物是青蒿素,青蒿素连续给药后,可诱导自身药物代谢酶,使清除率增加。青蒿素(artemisinin)在健康志愿者及疟疾患者体内的药物动力学均呈现明显的时间依赖性,连续给药 7 天后,口服清除率提高了约 5 倍(由 186L/h 到 1031L/h),AUC 下降为单剂量给药的 20%。值得注意的是,给予单剂量时,青蒿素的药物动力学仍表现为线性动力学特征,但多剂量给药后,其动力学参数如清除率、生物半衰期等发生改变,血药浓度也不遵循线性药物动力学多剂量给药的累加规律,因此时间依赖药物动力学也属于非线性药物动力学的范畴。另一个典型药物卡马西平(carbamazepine),当人按口服多剂量方案给药后发现,血药浓度明显低于按单剂量给药的动力学参数预测的血药浓度值。当该药以恒速静脉滴注方式给予猴以后,血药浓度在不到 1 天内达峰值,然后逐渐下降,第 2~7 天内基本稳定在一个恒定的低水平。

三、蛋白结合引起的非线性药物代谢动力学

对于与血浆蛋白高度结合及低清除率的药物,当药物剂量达到一定量后蛋白结合发生饱和,此时再增大剂量,将显著提高游离型药物的百分数。由于只有游离型药物才能转运到肝和肾的组织间隙进行消除,因此增大剂量将促进其经肝代谢和肾排泄的消除过程,会提高全身清除率和表观分布体积,导致半衰期反而降低,血药浓度和 AUC 较按剂量比例预测值低,见图 6-10。由于药物效应与游离型药物直接相关,因此不仅要注意药物总浓度,更要注意游离型药物浓度随剂量的变动情况。

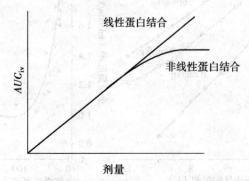

图 6-10　血浆蛋白结合饱和时的 AUC 与剂量间的关系

【临床案例 6-4】

抗生素 ertapenem 在体内的血浆蛋白结合率与血药浓度有较大关系。对给予 500mg/kg 和 2000mg/kg 两种剂量后男性志愿者的血浆游离药物浓度进行了检测。500mg/kg 剂量下血浆药物总浓度范围为 0~80μg/ml，药物的游离分数为 4%~6%，而 2000mg/kg 剂量下血浆药物总浓度范围为 0~270μg/ml，药物的游离分数高达 15% 左右。

【案例分析】

抗生素 ertapenem 在健康男性志愿者体内的血浆蛋白结合率不是恒定的，在治疗时一定要严加注意。原因在于 ertapenem 的蛋白结合率非常高，高达 95% 左右。当剂量增加到血浆蛋白结合饱和状态时，增加的药物不再与血浆蛋白结合，而以游离态药物状态存在血浆中，这样导致血浆中药物的游离分数迅速增加，促进了机体各组织的分布。

二氟苯水杨酸的体内药物代谢动力学受饱和的代谢和饱和的血浆结合过程的双重影响。Duggan 等采用静脉滴注的给药方式考察大鼠二氟苯水杨酸的体内药物代谢动力学行为，通过测定稳态浓度、血浆游离分数来阐明静脉滴注速度、浓度、总清除率和游离药物清除率之间的关系，见图 6-11。当血药浓度上升，总清除率先下降再上升（图 6-11B），但是游离药物清除率随血药浓度的增加一直下降（图 6-11C）。这是由于在低浓度区域（<100μg/ml），由于代谢被饱和，游离药物清除率下降，总清除率随血药浓度上升而下降；随着浓度的增加（>100μg/ml），血浆蛋白结合被饱和，血浆中药物游离分数增加（图 6-11C），这样使得总清除率上升。另一方面，血浆中药物在低浓度区域，血浆游离分数为 1%（图 6-11C），当药物浓度增加，药物的血浆蛋白结合达到饱和，血浆游离分数升高到 4%（图 6-11C）。并使得分布容积随着给药量的增加而增加。

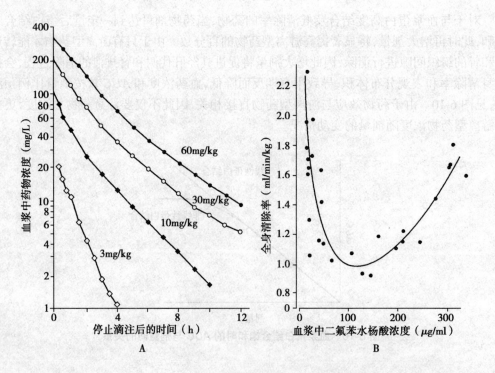

A

B

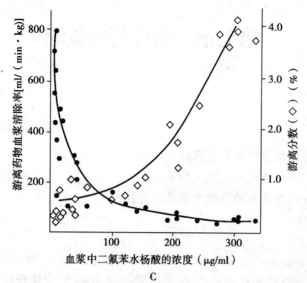

血浆中二氟苯水杨酸的浓度（μg/ml）

C

图 6-11 二氟苯水杨酸静脉滴注后大鼠体内非线性药物代谢动力学行为

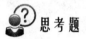思考题

1. 米 - 曼非线性药物消除动力学与线性消除动力学有何不同？为什么米 - 曼非线性药物代谢动力学常表现为混合动力学特性？

2. 如何判别米 - 曼非线性药物代谢动力学？

3. 哪些体内过程引起的非线性药物代谢动力学符合米 - 曼动力学？哪些体内过程引起的非线性药物代谢动力学不符合米 - 曼动力学？

4. 如何理解米 - 曼非线性药物代谢动力学参数 K_m 和 V_m 的含义？K_m 和 V_m 测算方法有哪些？它们各具什么特点？

（孙 进）

第七章 治疗药物监测

 学习要求

1. 掌握治疗药物监测的基本原理和指征。
2. 熟悉治疗药物监测的流程及影响因素。
3. 了解治疗药物监测的分析方法及质量控制。

治疗药物监测(therapeutic drug monitoring,TDM)是 20 世纪 70 年代发展起来的一项临床药学专业技术。它以药物代谢动力学、药效学理论为基础,应用现代分析技术,测定血液和其他体液中的药物浓度,研究药物浓度与疗效和毒性之间的关系,为临床设计和调整给药方案,实现给药方案个体化提供科学依据。

第一节 治疗药物监测概述

一、治疗药物监测的临床意义

TDM 的目的是在发挥最佳药物疗效的同时,将不良反应控制在最小限度,以保证临床用药安全有效。TDM 是临床药学工作的一个重要方面,是临床医师制订个体化给药方案的依据,也是临床药师为患者提供药学监护的重要手段,对提高临床药物治疗水平具有重要意义。

(一)为个体化给药提供依据

临床对某一患者给予药物治疗时,多采用来自群体统计的平均剂量。众多的临床实践表明,不同的患者使用相同的平均剂量常常呈现出不同的疗效,有时甚至出现毒副反应。这与很多因素有关,诸如个体差异、生理病理、药物制剂方面等因素均影响药物的体内过程,造成相同剂量的药物给予不同个体后出现不同的血药浓度模式,最终影响到临床疗效。TDM技术的出现,使按照血药浓度设计和调整个体化给药方案成为可能,从而增加了药物治疗的安全有效性。

(二)为药物中毒诊断提供依据

有相当数量的药物临床疗效好,但安全范围较窄,如缺乏有效的药物监控手段,存在一定的用药风险。药物的不良反应与血药浓度密切相关,TDM 对于药物中毒的诊断具有重要意义,特别是对于临床缺乏观察指标不能及时确诊的中毒病例。

(三)为联合用药提供依据

临床上为了提高疗效、减轻毒副反应、缩短病程,常同时或相继给予患者两种或两种以上药物,特别是在一些综合性疾病和慢性病中更为多见。实践证明,确有不少的合并用药已在临床上取得满意的疗效,但合并用药中所产生的不利的相互作用也不可忽视。随着 TDM 工作的进展,药物相互作用已成为合理用药中必须考虑的因素之一。

(四) 评价患者用药依从性的手段

患者依从性是指患者对医师用药实效的信任程度。临床疗效不仅取决于医师的正确用药与否,还取决于患者是否合作、是否按照医嘱用药。临床治疗中,常发现一些患者治疗效果与用药间呈不相关或相反关系,其中很大一部分原因可能是患者依从性差,不遵医嘱按时按量服药所致。TDM 是判断患者用药依从性的有效手段,通过监测患者的体内药物浓度,可将依从性提高到 90% 以上。

(五) 评价制剂质量的手段

药剂的质量直接影响药物的生物利用度,即药物进入血液循环的速度和程度。药剂学因素与药物疗效密切相关,如药物的解离度、脂溶性、粒径、晶型、溶出速率、剂型、辅料等在很大程度上影响药物的吸收。同一药物不同剂型,同一剂型不同制剂工艺,其吸收速度和血药浓度也会有很大差异。一些所谓的"纯中药"制剂,非法添加了西药,导致患者服用后可能发生严重不良反应。通过 TDM 评价,可判断药物的质量和真伪,发现影响药效的药剂学因素,以达到预期的治疗效果。

二、血药浓度与药理效应

对于大多数的药物,药理效应的强弱和持续时间取决于活性药物在受体部位的浓度维持。直接测定受体部位的药物浓度,不仅样本的采集难度大,还要受到医学伦理道德规范的限制,不具备临床可行性。由于血药浓度与细胞外液及细胞内药物浓度之间存在可逆平衡(图 7-1),一般来说可通过测定血药浓度来间接反映药物在受体部位的浓度。

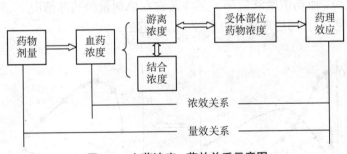

图 7-1　血药浓度 - 药效关系示意图

血药浓度和药理效应之间存在相关性,但并不意味着简单的比例关系,由于多种因素的影响,两者之间的关系往往呈现出一定的复杂特性。临床用药时,必须对血药浓度和效应的相关模式进行了解,加以考虑;在进行 TDM 时必须根据具体的药物选择合适的目标测定物,才能正确反映浓度效应关系,制订出正确的给药方案。

(一) 血药浓度与药效的相关模式

1. **血药浓度与药效呈直接关系**　对于多剂量给药,在达到稳态的情况下,血液中药物浓度与作用部位浓度达平衡状态,这时可以用纯粹的药效学模型来描述血药浓度 - 药效关系,包括固定效应模型、线性模型或对数线性模型、E_{max} 模型或 S 形 E_{max} 模型等。

例如对数线性模型,它描述的是体外药理试验所观察到的、经典的浓度-效应关系,可由药物受体相互作用理论推出,适用于大多数药物。它指出在 20%~80% 最大效应范围内,效应强度和血药浓度的对数呈现近似的线性关系,即:

$$E = A\lg C + B \qquad (7\text{-}1)$$

式(7-1)中,E 为效应强度,C 为血药浓度,A 为直线斜率,B 为常数。在图 7-2 所示的 E-$\lg C$ 曲线中,两条直线段之间的部分可用上述方程来近似描述。此时,就可以通过监测血药浓度的经时变化来预测药理效应的变化规律。

但是,通过对数线性模型无法对最大药理效应作出预测。从图 7-2 中可以看出,随着血药浓度不断升高,药理效应的增加趋势逐渐减小,最终趋向于一个恒定的最大值,这种变化是非线性的,可用 S 形 $E_{\max}$ 模型来描述,符合 A.V. Hill 提出的如下方程:

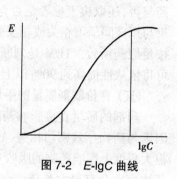

图 7-2　E-$\lg C$ 曲线

$$E = \frac{E_{\max} \cdot C^s}{EC_{50}^s + C^s} \qquad (7\text{-}2)$$

式(7-2)中,E 为效应强度,C 为血药浓度,$E_{\max}$ 为可能的最大效应,EC_{50} 为产生 50% 最大效应时所对应的血药浓度,s 为描述 E-$\lg C$ 曲线峭度的参数。S 形 $E_{\max}$ 模型可以更精确地拟合药效随血药浓度的变化,对于最大药理效应的预测、有效血药浓度范围及药理效应变化幅度等的分析具有较大的指导意义。

2. 药效滞后于血药浓度变化　有些时候,药理效应和血药浓度之间的关系无法用如上所述的 S 形曲线来拟合,而是存在药理效应滞后于血药浓度的升高,即滞后现象,如图 7-3 所示为典型的效应-血药浓度滞后环。某些药物在单剂量给药的情况下,药理效应滞后于血药浓度最为常见,这种滞后现象是由多种原因引起的。

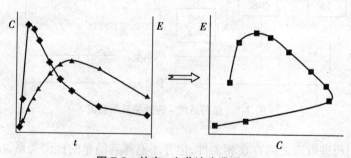

图 7-3　效应-血药浓度滞后环

(1) 药物向效应部位分布需要一定的平衡时间:效应部位所在机体组织的生理特性直接影响到药物的起效时间。如果效应部位血流充盈,有足够的血流量和较快的流速,则效应部位药物浓度和血药浓度可以快速达到平衡。如果效应部位处于血管分布较少、血流慢、流量小的周边室,药物进入作用部位的速度很慢,一定的时间后体内浓度才能逐步趋向平衡。这种情况下,就会出现药理效应滞后于药物浓度的现象。例如静脉给予地高辛后,血药浓度一开始便处于峰值状态,而地高辛向作用部位心肌的分布一般需要 6 小时左右才能达到平衡,在血药浓度较低的时候呈现出最大药理效应。

（2）药物的间接作用：不少药物到达效应部位很快，但起效很慢，这是由于药物要通过间接作用于某一活性介质起效，这种过程需要一定的时间，所以血药浓度的变化和药理效应的变化在时间上可能不一致。根据药物是影响介质的合成还是消除，以及介质是起抑制还是促进作用，又可将血药浓度 - 效应关系细分为不同的模式，在临床用药时，应根据药物作用机制具体考察。比较经典的示例是华法林的抗凝血效应，华法林可抑制凝血酶原复合物的合成，使其体内浓度降低而产生抗凝作用，但华法林不影响凝血酶原复合物的分解，而这种分解过程速度很慢，所以通常在给药后数日才呈现出最大抗凝作用。

3. 效应超前于血药浓度变化　一些药物的血药浓度与药物效应不同步变化，效应超前于血药浓度变化。如果按时间顺序进行浓度 - 效应一对一作图，得到曲线呈顺时针滞后环（clockwise-hysteresis）（图 7-4）。

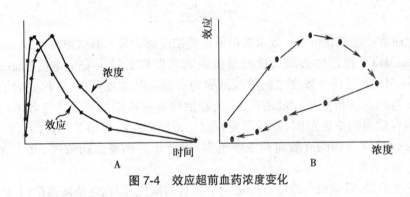

图 7-4　效应超前血药浓度变化

造成这种现象的原因与下述因素有关：①快速耐受性（tolerance）；②形成抑制代谢物；③立体选择性代谢仍然用消旋体表示。

（二）目标测定物的选择

1. 总体药物　目前绝大多数 TDM 测定的是药物总浓度，即游离药物浓度与蛋白结合的药物浓度总和。药物进入血液循环后，只有游离药物可以通过细胞膜而发挥药理作用。在一般情况下，药物在有效血药浓度范围内的血浆蛋白结合率比较恒定，总浓度水平基本上可以反映游离药物浓度，不会影响血药浓度和药理效应的相关性。

2. 游离药物　某些疾病可改变药物的血浆蛋白结合率：如尿毒症、氮血症、低蛋白血症；肝、肾功能疾病导致血浆蛋白的浓度降低和内源性蛋白结合抑制物增多；外科患者术后、炎症会提高 α - 酸性糖蛋白水平，增加碱性药物结合率。有些药物由于性别、年龄及存在血浆蛋白结合位点的遗传变异，导致血浆蛋白结合率具有明显的个体差异。具有高血浆蛋白结合率及低清除率的药物，当药物剂量达到一定量时其蛋白结合发生饱和，可导致非线性药物代谢动力学。在这些特殊情况下，药物的总浓度无法正确反映游离药物水平，这时就需要测定游离药物浓度。

3. 活性代谢物　在一般情况下，由于活性代谢产物的体内浓度很低，不会对药物作用产生较大影响。然而对于前体药物来说，母药本身是无活性的，在体内经过生物转化后才具有药理活性，在进行血药浓度监测时应测定其活性代谢物浓度。某些药物当活性代谢产物浓度较高、活性较强或由于某种原因在体内蓄积时，就有可能改变药理效应的强度或性质，导致血药浓度与药理效应之间的不平行现象。这时应对活性代谢产物的存在给予足够的重视,在进行血药浓度监测时,应该同时测定原药和代谢物的浓度。

4. 对映体 某些药物分子中因含有不对称碳原子而构成手性中心,即手性药物,有左旋体和右旋体之分。因其空间立体结构不同,对映体在体内的吸收、分布、代谢和排泄过程具有立体选择性,该差异常常导致对映体之间血药浓度的个体差异,同时药物对映体的药理性质也经常不同,而目前临床一般采用外消旋体给药,容易导致血药浓度与药理效应之间的不平行。例如维拉帕米口服时存在立体选择性首关效应,能引起房室传导负性频率作用的S-对映体被优先消除,因此口服给药活性对映体的比例与静脉给药相比显著降低,导致口服给药需要较高的血浆总浓度才能达到同等疗效。

随着对映体分离和定量药物技术迅速发展,对某些药理或毒理作用个体差异较大的药物对映体进行血药浓度监测的研究渐多,如普萘洛尔、维拉帕米、苯巴比妥、华法林等药。

三、有效浓度范围

临床上通常把能够获得治疗效果的最低血药浓度称为最低有效浓度(minimum effective concentration,MEC),把产生毒副反应的最低血药浓度称为最大安全浓度(maximum safety concentration,MSC),这两个浓度之间的范围称为有效血药浓度范围,常称之为治疗窗。有效血药浓度范围是评价药物疗效的标准,药物治疗的基本原则就是使患者体内的血药浓度尽快达到有效血药浓度范围,并尽可能在这一范围内维持足够长的时间。在进行 TDM 之前首先必须建立药物的有效血药浓度范围,以此作为调整血药浓度、设计给药方案的依据。

需要指出的是,有效血药浓度范围是一个相对的概念,即在此浓度范围内,产生希望的临床反应的概率相对较高,产生毒性反应的概率相对较低。另外,有效血药浓度范围是通过对典型患者群体的治疗数据进行统计分析而获得的,并不适用于每一个具体的个人。如前所述,很多因素(如个体差异、合并用药、病理变化等)都可能改变血药浓度与药理效应之间的相关性,致使有效浓度范围在个体内产生显著的偏差。

为了避免死搬硬套有效浓度范围造成的治疗失误,近年来提出了目标浓度范围这一新的概念。与有效浓度范围不同,目标浓度没有绝对的上下限,也不是群体治疗数据的统计结果,而是根据患者的具体病情和药物治疗的目标效果,为具体患者设定的血药浓度目标值。目标浓度的设定必须综合考虑治疗指征、患者的各种生理病理学参数、该类患者以往的救治经验以及患者的反应。相比而言,目标浓度显然更加注重血药浓度与药理效应之间相关关系的个体化。

第二节 治疗药物监测的临床应用

一、治疗药物监测的指征

TDM 具有重要的临床价值,但它并不适用于所有的药物,一般来说,临床需要进行 TDM 的药物应该符合以下的基本条件。

1. 血药浓度变化可以反映药物作用部位的浓度变化。

2. 血药浓度与药理效应之间具有明确的量效关系。

3. 临床上缺少及时的、易观察的、可量化的疗效指标。

4. 有效血药浓度范围已经建立。

在此基础上，具体的临床指征主要有以下几种情形。

(一) 具备特殊药物性质

1. 治疗指数低的药物　治疗指数(therapeutic index)是衡量药物安全性的指标，常用半数致死量(LD_{50})和半数有效量(ED_{50})的比值来表示。治疗指数低的药物就是血药浓度安全范围窄，毒性反应强的药物，如强心苷类、氨基糖苷类抗生素、抗癫痫药等。

2. 具有非线性药物代谢动力学特征的药物　某些药物当血药浓度达到一定水平后，出现饱和限速，剂量的少量增加就可导致血药浓度不成比例的大幅度增加，半衰期显著延长，易使药物在体内蓄积，产生毒副作用，如苯妥英钠、茶碱等。

3. 血药浓度个体差异大的药物　有些药物的体内过程由于生理、病理和遗传等多种因素的影响，按同一剂量给药后个体间血药浓度差异较大，如三环类抗抑郁药等。

(二) 存在改变药物代谢动力学的因素

1. 病理状况显著改变体内过程　如肝功能不全患者使用主要经肝代谢的药物(普萘洛尔、硝苯地平等)，肾功能损伤患者使用主要经肾排泄的药物(氨基糖苷类抗生素等)，低蛋白血症患者使用血浆蛋白结合率高的药物(苯妥英钠、胺碘酮等)，以及胃肠功能不良患者口服某些药物(环孢素等)，药物的体内过程可能发生改变。

2. 需要长期用药　长期服药的患者顺应性可能下降；生理、病理因素的改变可使血药浓度受到影响，有些药物长期使用可能会出现耐药性形成或者代谢酶活性改变的情况，均可能需要通过 TDM 重新调整剂量。

3. 合并用药产生药物代谢动力学相互作用　药物的相互作用可改变药物的药物代谢动力学过程而影响疗效，需要通过 TDM 进行剂量调整。如促胃肠动力药缩短地高辛在吸收部位停留时间，使地高辛吸收减少；肝药酶抑制剂酮康唑与环孢素合用，使其谷浓度升高。

(三) 存在特殊临床表现

1. 怀疑药物中毒　尤其是药物的中毒症状与剂量不足的症状类似，临床难以区分的情况。例如地高辛可以用于治疗室上性心律失常，但也具有引发室上性心律失常的毒性反应；苯妥英钠中毒症状也可以表现为抽搐，与癫痫发作症状相似。TDM 有助于对临床具体情况作出正确的判断。

2. 经验剂量下异常反应　有些药物在一般情况下不需进行 TDM，但在出现常规治疗剂量无效或常规剂量下出现毒性反应的特殊情形时，可以通过 TDM 提供定量指标，帮助临床查找原因、采取适当措施。

二、治疗药物监测的流程

TDM 流程可分为：申请、采样、测定、数据处理及结果分析五个步骤。

(一) 申请

临床医师和临床药师根据患者的疾病特征及使用药物，确定患者是否需要进行 TDM。由医师提出 TDM 申请并填写申请单，至少应包括下述内容：①患者的基本信息，如姓名、开立科室、门诊号或住院号等；②提出申请的医师姓名；③测定样本的类型；④申请的检测项目；⑤样本采集时间和实验室收到样本的时间；⑥患者的临床资料，包括性别、年龄、初步诊断等。设计完善的申请单应包含足够的信息以利于药师对检测结果进行解释。

（二）采样

临床医师提出 TDM 申请后，护士根据医嘱按照有关要求采集样本，并将其尽快送交 TDM 实验室，以保证药物在生物样本中的稳定性。不能及时送检时应放入冰箱冷藏；如需较长距离运送，应将密封的标本装入聚乙烯塑料袋，放入冷藏箱内运输。

（三）测定

TDM 实验室收到样本后，应按要求对样本进行验收，对于不合格的样本予以拒收，对于符合要求的样本应在规定时间内按照标准操作规程进行处理、测定。

（四）数据处理

TDM 实验室对获得的药物浓度数据进行分析判断，必要时采用药物代谢动力学公式或软件进行处理，给出有关的药物代谢动力学参数。

（五）结果分析

临床药师根据 TDM 结果和患者的临床表现，进行解释，并与临床医师一起制订个体化给药方案。TDM 的结果分析是非常重要的环节，正确地解释 TDM 的结果，才能正确地指导临床用药。TDM 结果的应用原则，见图 7-5。

1. 正确解释 TDM 结果　在进行 TDM 测定之前，药师通常会根据患者所服药物剂量对患者血药浓度作出预测，如果实测结果高于或低于预测结果，应从各方面查找原因。在药师方面，应对测定方法、操作、报告填写是否准确进行核查。在患者方面，应充分考虑患者的病理、生理状态以及个体特征等相关信息，如患者是否按医嘱服药；患者是否同时患其他疾病或肝肾功能不良等。在药物方面，应明确初始给药方案、清楚影响血药浓度的各种因素的作用，如药物制剂的生物利用度是否存在变化；合并用药是否存在药物相互作用；患者对药物敏感性的个体差异等。

2. 综合考虑 TDM 结果和临床症状　TDM 的目的是为患者服务，为临床提供合理用药的指标和依据，所以 TDM 结果的解释不能仅依赖于单纯的数据而脱离具体患者的临床表现。无论测定结果是否在治疗血药浓度范围，都应该结合患者临床症状来决定是否需要调整药物剂量。

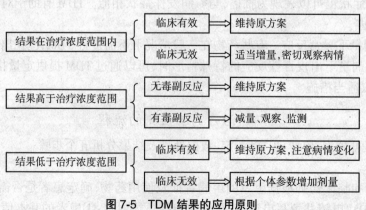

图 7-5　TDM 结果的应用原则

三、生物样本的采集

(一)生物样本的种类

1. 血液 TDM 中应用最多的血液样本,包括全血、血浆、血清。血浆是全血加入各种抗凝剂后经离心所得,其量约为全血量的一半。血清是血液凝固后析出的澄清黄色液体,为全血量的 30%~50%。全血样本应使用加入抗凝剂的采血管,防止凝血。对于大部分的药物,血浆药物浓度与药物在受体部位浓度密切相关,可以用于计算药物代谢动力学参数,指导临床用药。有些药物进入体循环后在红细胞中分布比例较大,其血浆浓度与红细胞浓度没有正比关系,在进行 TDM 时就应该选择全血样本。

2. 其他体液 在特定情况下,TDM 也可采用其他体液样本,包括尿液、唾液、脑脊液药物浓度等。

如采用唾液样本进行 TDM,其优点在于:①简便,通过无创伤技术收集样品,患者无痛苦、无感染,且多次收集样品患者无不适;②可靠,因为血浆中药物浓度通常代表结合和未结合药物之和,而从唾液中测得的药物浓度近似游离药物浓度,能更真实地反映出药物的治疗作用。但唾液药物浓度受到很多不确定因素的影响,例如唾液的流速、流量、pH、采集方法、样品的污染以及各种病理生理因素,仅唾液药物浓度与血液药物浓度相关性良好且比值恒定的药物方可使用唾液替代血液,作为监测药物浓度的标本。唾液的自然采样一般在漱口后 15 分钟,为了在短期内得到大量样品,可在采样前采取物理刺激法或化学刺激法促进唾液分泌。

由于标本采集的难度和浓度 - 药效相关性问题,体液药物浓度测定一般不作为 TDM 常规监测手段,而是主要应用在药物中毒的定性与定量分析方面,这开拓了 TDM 的一个新领域。如果怀疑患者有药物过量的情形,可以通过检测其血、尿、消化液中是否含有某种药物进行快速定性,一旦确定存在某类药物后马上展开定量分析,这对治疗中及时采取正确、有效的救护手段是极为有益的。

(二)样本采集时间的选择

药物应用于人体后,血药浓度按照一定的规律随时间而变化,这是一个动态过程。取样时间正确与否对血药浓度测定结果的解释、给药方案的设计和调整都有着重大关系。在TDM 工作中必须重视取样时间的选择,如果随意确定采样时间,则获取的相关信息是毫无临床价值的。取样时间是由许多因素决定的,在取样前必须充分掌握相关的临床资料,仔细分析后再作决定。一般应根据监测的目的、要求以及具体药物的性质来确定。

1. 根据临床需要确定取样时间 首先要了解测定血药浓度的原因。如果是怀疑药物中毒,一般测定峰时血药浓度,假如情况紧急,也可以根据需要随时采血。如果要根据血药浓度判断药物的治疗效果,通常需要在多剂量给药达到稳态血药浓度后取血,采用谷浓度。如果希望尽早调整剂量,应在单剂量给药后的平稳状态,即药物的消除相取血。

2. 药物特性 取样时间的选择还应顾及具体药物的特性。

(1)对于半衰期较短或不良反应严重的药物,为避免毒性反应的发生,最好同时考察谷浓度和峰浓度。很多药物的毒性反应和峰浓度相关性较好,但也有例外。如氨基糖苷类抗生素表现为峰浓度依赖性的杀菌活性,但同时在治疗中和治疗后易呈现谷浓度依赖性的可逆性肾毒性和通常不可逆性耳毒性,在确定该类药物的 TDM 取样时间时,应对此加以考虑。

（2）对于谷浓度与药物疗效相关性差的药物，则须另选监测时间点，如环孢素。研究表明，环孢素的血药浓度 - 时间曲线下面积（AUC_{1-12}）与移植排斥显著相关，但 AUC_{1-12} 监测难度大，所需费用高，临床监测难以实现。临床早期采用服药前浓度（C_0）作为监测指标，应用中发现 C_0 与移植排斥相关性较差。研究表明，服药后 2 小时血药浓度（C_2）与 AUC_{1-12} 相关性高于 C_0，但目前 C_2 的有效浓度范围报道较少，仅凭单纯的 C_2 监测指导给药，容易导致剂量过低而引起治疗失败。而同时监测 C_0 和 C_2，可更好地反映环孢素体内处置状况，用 C_2/C_0 作为评价移植器官功能恢复和监测环孢素肝毒性的指标，更具有临床指导意义。

3. 给药途径、剂型等的影响　不同给药途径，如静脉注射、肌内注射、口服由于药物吸收过程不同，可直接影响血药浓度的达峰时间。普通制剂和缓控释制剂的吸收速度快慢不同，也会使达峰时间发生改变。如果需要测定药物的峰浓度，则必须对这些因素加以考虑。

四、影响血药浓度的因素

在治疗过程中，各种因素影响着血药浓度的变化，在进行临床药物监测时，必须充分掌握患者的生理、病理、用药情况等各种资料，仔细分析每种因素对血药浓度的影响，才能对 TDM 的数据结果作出正确解释。影响血药浓度的因素有很多，主要来自机体、药物和外部环境三方面。

（一）药物因素

1. 剂型和工艺　不同的剂型、给药途径、生产工艺或处方构成，可能导致药物的生物利用度产生较大的差异，使得血药浓度发生改变。在急救情况下，通常采用静脉给药快速控制症状，随后改用口服剂型维持给药时，剂型的变化会对血药浓度产生影响，常规剂型向缓控释剂型的转换时也会出现类似情况。因此，在 TDM 中遇到血药浓度的突然波动，应关注患者的治疗方案是否存在调整。有些时候虽然剂型和主药都一致，但由于是不同厂家的产品，所采用的辅料和工艺存在差异，也会使得服药后的血药浓度相差显著。

2. 药物相互作用　联合用药可以提高疗效，降低毒副作用，是临床药物治疗经常采用的方式。但是合并用药可能会产生药物代谢动力学的相互作用，使药物在体内的吸收、分布、代谢和排泄过程受到影响。这是影响血药浓度的最复杂因素，在 TDM 中应引起重视。

【临床案例 7-1】

患者，男性，53 岁，肾移植术后 6 个月，测环孢素谷浓度 270ng/ml，因术后并发尿路真菌感染住院，加用酮康唑 0.2g，每日 2 次。1 周后测得环孢素谷浓度 760ng/ml。通过及时调整环孢素的剂量，使其血药浓度降至正常治疗范围，未产生不良反应。

【案例分析】

环孢素是一种强效免疫抑制剂，通过肝 CYP3A 代谢，因此其他所有经 CYP3A 代谢的药物都有可能和它发生相互作用。CYP3A 诱导剂可以加快环孢素的代谢，降低环孢素血药浓度；而 CYP3A 抑制剂则可减慢环孢素的代谢，提高环孢素血药浓度，从而导致其临床疗效和毒性效应增加或降低。此案例中酮康唑为 CYP3A 抑制剂，与环孢素合用，使其谷浓度升高近 3 倍。

(二) 机体因素

1. 生理因素　不同年龄阶段的人群,特别是新生儿和老人对药物的处置与成年人有区别。新生儿身体的许多功能尚未发育健全,处于不完善的阶段。因此,药物在体内的分布、代谢和排泄有其自身的特点,如蛋白结合力低,使药物游离分数增加;血脑屏障发育不完善,脂溶性药物易于进入脑组织;CYP 酶系活力低,药物代谢能力弱。老年人心排血量减少,肝、肾功能降低,对部分药物代谢和排泄能力降低,易造成血药浓度升高。

【临床案例 7-2】

某男性患者,70 岁,因慢性支气管炎、哮喘入院。医嘱为氨茶碱每次 0.1g,2 次/日,血茶碱浓度 6.3μg/ml,病情好转。后加量为每次 0.1g,3 次/日,血药浓度 14.5μg/ml,患者出现头疼、手震颤、呕吐等中毒症状,渐进入昏迷。经停药抢救,患者转危为安。后氨茶碱维持量改回为每次 0.1g,2 次/日,患者病情好转出院。

【案例分析】

此患者由于年老体衰,对茶碱反应敏感,耐受差,中毒阈值较低,只需血药浓度 6.3μg/ml 即可控制症状,14.5μg/ml 的血药浓度导致其茶碱中毒。因此,茶碱临床用药时应对患者的年龄因素加以考虑。

特殊生理阶段对药物动力学在某种程度上也有影响。女性在妊娠、分娩和哺乳期对某些药物反应具有一定的特殊性,这是由于体重、激素水平、循环血量等机体功能发生变化影响了药物的动力学特征。例如激素水平会影响胃排空时间和小肠运动,改变药物的吸收。妊娠期血容积增加及孕期水肿,使总体液增加,使水溶性药物的分布容积增大,血药浓度降低。

2. 病理因素　疾病状态可能对药物的动力学特征产生影响,其中影响较大的包括肝脏疾患、肾功能损伤、心脏疾病、甲状腺疾病及胃肠道功能失常等。

肝脏疾病可影响药物的代谢酶活性,使一些药物消除变慢,半衰期延长,血药浓度升高引发毒性反应,如茶碱、利多卡因等。肝脏是合成白蛋白的器官,肝硬化患者产生严重的低蛋白血症时,蛋白结合率降低,使药物的游离浓度增高。肝病患者常表现出体液潴留,使水溶性药物的分布容积增大,血药浓度降低。

【临床案例 7-3】

某女性患者,25 岁,因癫痫强直阵挛发作入院治疗。医嘱为负荷剂量静脉注射苯妥英 800mg 和口服维持剂量 250mg/d。TDM 结果显示苯妥英血药浓度是 14μmol/L,未达到治疗浓度范围,升高剂量到 400mg/d,患者出现了面部痉挛类似癫痫发作的症状。再次进行血药浓度监测,测得血药浓度为 42μmol/L,处于治疗浓度范围的低端,医师认为癫痫未得到有效控制,应该加量。而临床药师查得患者的白蛋白为 2.0g/L,远低于正常范围 34~48g/L,表明患者有低蛋白血症,于是推荐检测患者的游离药物浓度。结果为 19.6μmol/L,远高于游离苯妥英治疗浓度范围,因此说服医师降低口服剂量。其后,患者症状消失。

【案例分析】

苯妥英在血中主要与白蛋白结合,蛋白结合率为88%~90%。在低蛋白血症时,苯妥英血中游离药物浓度显著升高。此患者表现出像癫痫发作的似是而非的症状,是由于苯妥英的毒性而非医师猜测的是剂量不够的结果。充分利用临床检验结果有利于作出正确的用药选择。

肾功能受损时,可使主要由肾脏排泄的药物清除变慢,造成血药浓度升高或引起不良反应,如氨基糖苷类、地高辛、锂盐。肾功能的评价指标可选择肌酐清除率来表示,对于肾衰竭患者,可根据其肌酐清除率计算 K 值,对给药方案作出调整。

甲状腺功能亢进患者,胃排空时间缩短,肠蠕动加快,影响药物吸收特征,从而改变血药浓度;肿瘤或其他胃肠道消耗性疾病,可能损伤消化道黏膜,影响药物的吸收。心力衰竭患者的心排血量减少,对于清除率依赖于肝血流量的药物代谢有极大的影响。

3. 遗传因素　遗传多态性(polymorphism)对血药浓度的影响已日益引人注意,它涉及药物体内过程的各个环节,包括与药物转运有关的蛋白、药物作用的受体以及药物代谢酶(drug metabolic enzyme)等。研究表明,不同种族间、同种族不同个体间的体内药物代谢酶活性存在着先天差异,从而影响代谢药物的能力,使群体中的药物代谢呈现多态性。如苯妥英的血药浓度受 CYP2C9 和 CYP2C19 基因调控,服用同等剂量苯妥英时弱代谢者(poor metabolizer,PM)血药浓度比强代谢者(extensive metabolizer,EM)高34%。地西泮的体内去甲基化代谢具有明显的个体差异,弱代谢者的血药浓度较之强代谢者高约1倍,血浆 $t_{1/2}$ 延长。

4. 生活习惯　吸烟、嗜酒、饮食等对血药浓度的影响也很大。研究表明,烟草中含有的多环芳烃化合物及尼古丁等能诱导 CYP 酶,使其活性增高,加快药物的代谢速度。据报道,吸烟者氨茶碱的清除率可增加 50%~100%,戒烟后经数个月可恢复或接近原来水平。嗜酒者用药需考虑乙醇对 CYP 酶活性的影响,长期少量饮酒可提高肝脏药物代谢能力,短期内暴饮则可能通过乙醇与 CYP 酶直接竞争结合而产生酶抑作用。因此,饮酒期限、饮酒量的差异会对同服药物的浓度产生不同影响。饮食可通过改变胃肠道功能状态或与药物产生理化反应等机制影响药物的吸收过程,使血药浓度升高或降低。各种生活习惯对药物动力学过程的影响还有待进一步的研究。

(三) 环境因素

1. 污染　工作环境中长期接触一些化学物质会对药物体内过程产生影响。例如铅中毒可抑制 CYP 酶活性,减慢药物的代谢。对于处在特殊职业或生活环境中的患者,其 TDM 的数据如果出现异常,应考虑这一因素。

2. 生理节律　国内外大量研究证实,人体生理功能和疾病发展与环境昼夜变化有着密切的关系。与药物处置有关的许多生理功能,如心排血量、肝肾血流量、体液的分泌速度及 pH、胃肠运动等都存在着近日节律或其他周期的生理节律(physiological rhythm),这就使许多药物的一种或几种药物代谢动力学参数随之呈现出相应的节律性,从而影响了血药浓度的变化模式。

第三节 生物样本测定及质量控制

一、常用血药浓度测定方法及评价

分析方法和仪器设备的发展促进了 TDM 工作的开展。20 世纪 50 年代,由于化学分析方法的局限,临床应用仅限于高浓度的毒物分析。在 20 世纪 60 年代,薄层色谱法、气相色谱法被应用于体液分析。20 世纪 70 年代,随着高效液相色谱法的普及,气相色谱 - 质谱联用技术的发展,临床可对多种药物体液浓度进行定量、定性分析;同时放射免疫分析法(radioimmunoassay,RIA)、酶免疫分析法(enzyme immuno-assay,EIA)已得到普遍应用。到了 20 世纪 80 年代,荧光偏振免疫分析法(fluorescence polarization immunoassay,FPIA)被应用于 TDM,该方法操作简便,测定结果快速、灵敏、准确,促进了 TDM 工作的深入发展。进入 20 世纪 90 年代后,高效毛细管电泳、液相色谱 - 质谱联用技术开始应用于临床,满足了 TDM 工作中某些特殊的测定要求。

每种分析方法都有其自身的优缺点,应该根据临床应用的实际情况进行选择。一般来说,在 TDM 工作中,一个理想的药物浓度测定方法,应该满足灵敏度高、专一性强、准确性和精密度好等基本要求,同时还应具备操作简便、测定快速和价格适中的优点。

适用于 TDM 工作的血药浓度测定方法主要可分为三大类:光谱学方法、色谱学方法、免疫学方法。其中光谱学方法由于灵敏度低、专一性差,已很少单独使用,一般仅限于和色谱方法联合使用。目前比较常用的分析方法有以下几种。

(一) 色谱法

应用于 TDM 的色谱法包括薄层色谱衍生法、高效液相色谱法、气相色谱法和色谱 - 质谱联用法。色谱法的主要优点是其选择性强、灵敏度高,分辨率好,可以同时测定样品中的多种药物。其缺点在于仪器使用的技术性较高,操作烦琐,需要一定的经验;样本处理较复杂,耗费时间较长,难以满足临床急救的需要。

高效液相色谱法是由经典的液相色谱发展而来的液相柱色谱技术,在治疗药物监测的分析手段中属于比较成熟的方法。其方法原理是通过溶质在固定相和流动相间的分配系数、吸附能力、亲和力、离子交换或分子排阻等性质的差异,经过在两相间连续多次交换的过程,使不同的溶质得到分离。高效液相色谱法的固定相种类较多,流动相通过改变其组成成分及比例,可以对绝大多数有机化合物药物进行分离测定。

【临床案例 7-4 及分析】

高效液相色谱法同时测定苯巴比妥、苯妥英钠和卡马西平的血药浓度

色谱条件:色谱柱 C_{18} 反相柱;柱温 35℃;流动相甲醇∶水 =45∶55(V/V);流速 1.0ml/min;检测波长 205nm;进样体积 20μl。

血样处理方法:取血清 200μl,加 500μl 甲醇,在涡旋混合器上混合 5 分钟,以 2000r/min 离心 5 分钟,取上清液 20μl 进样测定。

采用本法,可同时测定 3 种常用抗癫痫药物,对于指导临床联合用药,了解药物相互作用和避免不良反应具有一定的意义。

液相色谱 - 质谱联用技术进一步扩展了色谱法在 TDM 中的应用范围。色谱技术可以分离混合物中的各个组分,质谱技术能够确定单一组分的分子结构,两者合用,既可分离混合物,又可对化合物中各组分进行定性和定量分析。液 - 质联用对于体内药物代谢产物的分离、鉴定及分子结构的研究、药物定量测定具有高分辨率及高灵敏度的优点。

(二)免疫法

各种免疫法均以抗原、抗体的竞争结合反应为原理,其区别仅在于使用了不同的标记物。目前 TDM 常用的免疫法有 RIA、EIA、荧光免疫分析法(fluorescence immunoassay,FIA)、化学发光免疫分析法(chemilum inescence immunoassay,CLIA)、FPIA 等。免疫法的优点是灵敏度高、专一性强、取样量少、样品处理简单、测定速度快,缺点在于需要专门的试剂盒,成本比较高。

1. RIA 本法是将放射性核素分析的高灵敏性和免疫学抗原 - 抗体反应的高特异性相结合的一种超微量分析方法。其基本原理是将高度纯化的待测物标准品作为抗原(antigen,Ag)免疫动物,使其产生特异性抗体(antibody,Ab),Ag 和标记抗原(Ag*)与 Ab 竞争性结合,产生抗原 - 抗体复合物(Ag-Ab 和 Ag*-Ab),当反应达到平衡时,将结合的抗原 - 抗体复合物与未结合的抗原分离,测定其放射活性,即可计算被测物质的量。常用来标记抗原的放射性核素有 ^3H、^{14}C、^{125}I 和 ^{131}I,其中 ^3H 和 ^{125}I 应用较多。

RIA 具有灵敏度高、特异性强、取样量小,分析周期短,可用于批量样品测定等优点。但该方法也有一定的局限性,如采用放射性核素标记,需要专用实验室和计数仪器设备,还需要处理放射性废物;另外,放射性核素对试验人员的健康也存在一定的危害。采用 RIA 测定的药物有地高辛、甲氨蝶呤、苯妥英、庆大霉素等。

2. EIA 本法包括酶增强免疫分析技术(enzyme multiplied immuno-assay,EMIT)和酶联免疫吸附分析法(enzyme-linked immumo sorbent assay,ELISA)。其中应用较多的是 EMIT,又称为均相酶免疫分析法。它是将抗原、抗体特异反应和酶的高效催化作用原理有机结合的一种超微量测定技术,基本原理是未标记的抗原(被测药物或对照品)与酶标记的抗原竞争抗体,使酶标抗原与抗体的结合减少,导致酶活性改变的程度发生变化,加入酶底物时,反应生成的有色反应产物量改变,根据其吸收度的改变进行定量。本法的优点是灵敏度、专一性较高,标记抗原或抗体稳定,标记物具有多样性。由于操作简单、迅速,无放射物质危害,在 TDM 中应用较广,但本法灵敏度稍低于 RIA,所以不能取代 RIA。采用 EMIT 测定的药物有地高辛、茶碱、卡马西平、苯妥英、丙戊酸等。

3. FPIA 本法是国外于 20 世纪 80 年代初发展起来的一种超微量分析方法。该法原理为荧光素标记抗原与未标记抗原(待测药物)竞争结合特异性抗体,带有荧光标记的结合物由于分子变大,分子转动速度减慢,荧光偏振程度增强,所以荧光偏振程度大小与待测药物浓度成反比,据此进行定量。FPIA 技术兼具荧光分析的灵敏度和均相免疫法专一快速的特点,但试剂等测试成本相对较高。FPIA 法可分析环孢素、地高辛、茶碱、卡马西平、苯妥英、丙戊酸等。

4. CLIA 本法是将发光分析和免疫反应相结合起来的一种超微量分析法,根据标记方法的不同,分为化学发光标记免疫分析法和酶标记、以化学发光底物作信号试剂的化学发光酶免疫分析法。本方法以化学发光物质代替放射性核素作为示踪物,与 RIA 比较,具有无放射性危害、稳定性好、分析自动化、灵敏度精确度高等优点。目前在 TDM 领域应用较多的是吖啶酯直接化学发光法,近年来在各中、大型医院得到普遍推广应用。

二、生物样本处理

TDM 使用的生物样本一般是血清、血浆或全血样本。在测定之前,样本常需要预处理。常用的血浆(血清)样本的处理方法主要有沉淀蛋白、有机溶剂提取和固相萃取。

(一) 沉淀蛋白

沉淀蛋白是生物样品处理中常用的预处理技术。其方法是将一定量的蛋白沉淀剂加入生物样品中,混悬均匀后,高速离心(> 10 000r/min),取上清液,过滤,进行分析。常用的蛋白沉淀剂包括有机溶剂如甲醇、乙腈、乙醇等,无机酸如三氯醋酸、高氯酸等,其中乙腈和 10% 三氯醋酸是常用的蛋白沉淀剂。

沉淀蛋白方法简便、快速,但其缺点是加入蛋白沉淀剂后,样品被稀释,待测药物浓度降低,对于一些药物含量较低的样品,对检测方法的灵敏度要求较高。另一方面,采用该方法处理的样品,干扰物质较多,要求分析方法具有较高的分离能力。

(二) 有机溶剂提取

有机溶剂提取也是生物样品处理中常用的预处理技术。此方法是根据样品中药物与干扰物在水相和有机相中分配性质、酸碱性的不同,使样品在一定程度上纯化。

一般情况下,药物具有一定的酸碱性,因此在进行溶剂提取时,首先将样品调节至酸性(对酸性药)或碱性(对碱性药),使药物成为亲脂性的非解离形式,易于分配到有机相中。根据待测物的性质,可采用溶剂进行单次提取或多次提取。例如测定血浆中的奥美拉唑时,可采用氨试液将样品碱化,采用乙醚提取;但测定血浆中西替利嗪时,因干扰较多,先采用枸橼酸缓冲液将样品酸化,加入二氯甲烷,离心,分离有机层,挥干后,再加入甲基叔丁基醚和 0.25mol/L 磷酸溶液提取,取磷酸液层测定。

采用有机溶剂提取时,有机溶剂及样品酸碱度的选择是需要考虑的重要因素。常用的有机溶剂有乙醚、乙酸乙酯、二氯甲烷、三氯甲烷等。分析纯的乙醚提取后,干扰物质较多,可考虑用甲基叔丁基醚代替。而分析纯的乙酸乙酯和二氯甲烷重新蒸馏后使用,杂质较少。对于样品酸碱度的调节,可根据药物的性质确定。例如对于碱性药物伪麻黄碱,须先将样品溶液调节至 pH14,再采用正己烷:二氯甲烷:异丙醇(300:150:15)进行提取纯化。

(三) 固相萃取

固相萃取技术是采用色谱分离的原理进行生物样品预处理的方法。该方法采用微型的色谱小柱,将样品加到小柱上端,用适合的溶剂对样品进行洗脱。由于药物与其他物质在固定相及流动相中的分配性质不同,而将其分离。例如:采用 ODS C_{18} 小柱分离血浆中格列齐特时,将样品置于活化的小柱中,依次采用水和甲醇洗脱,收集甲醇洗脱液,浓缩后测定。

固相萃取小柱已商品化,使用方便,具有提取快速、富集样品、回收率高的优点,但萃取柱较贵,提取的成本较高。

三、治疗药物监测的质量控制

TDM 是在比较复杂的体系和条件下进行的,分析过程中存在很多变异和误差,使实验室内部及各个实验室之间的测定结果呈现分散状态。正确的测定结果,为判断分析及制订个体化给药方案提供可靠依据,而错误的结果不仅不能保障药物安全有效,而且还将给患者带来风险。严格规范的质量控制可以有效发现变异,减少误差,保证结果的精密、准确。质量控制包括室内质量控制(internal quality control,IQC)和室间质量控制(external quality control,EQC)。IQC 是 EQC 的基础,EQC 是检验 IQC 实施效果的手段。两者交替循环使用,使血药浓度测定质量逐步提高,确保血药浓度测定的准确性。

近年来,国家已将临床检验的质量控制作为一项制度,制定了《临床实验室室间质量评价要求》《临床实验室室内质量评价要求》作为国家卫生和计划生育委员会行业标准,规定临床检验必须有质量控制的保证,如 EQC 评价不合格,实验室必须对相关人员进行适当的培训及对导致 EQC 评价失败的问题进行纠正,对 EQC 评价成绩不合格的检验项目或活动必须采取纠正措施,改进质量,经再次评价合格后方可恢复工作。

（一）IQC

IQC 是指实验室内部对某一药物测定数据的误差及不精确性作长期连续的评价和监督,以达到使分析结果在实验室内部保持最小偏离。在保障仪器、试剂、人员、方法、流程控制的前提下,对每批所监测的患者样品测试定值的质控样品,一般为高、中、低 3 个浓度值。

目前我国 TDM 实验室的 IQC 仍以制作质量控制图来完成,并根据质量控制点在图上的分布情况,采用相应的质控规则来判定测定结果的准确性。步骤如下:

1. 质控样品的制备 质控样品可以由实验室自行配制,也可从具备相应资质的供应商购买。质控样品的一般配制方法为在空白血清/血浆中加入一定量的质药物,配制成高、中、低 3 种浓度的若干个质控样本。浓度的选择可以在常规测定标准曲线的线性范围内分段确定,也可以将中浓度选择在有效治疗浓度范围内,高、低浓度分别高于或低于有效治疗浓度。相对而言,后一种方式较为合理。

2. 空图的制作 空图的制作通常分为 3 步。首先,检测质控样品,代入标准曲线计算浓度,取连续测定 20 次的均值作为该质控样品的标定浓度。以测定浓度为纵坐标,测定日期为横坐标,在纵轴上找出质控样本的标定浓度值,过该点作平行于横轴的直线,称为靶值线。然后,再根据靶值确定警戒值和失控值,传统方法是以中、高质控浓度标示值的 ±10% 和 ±15% 及低质控浓度标示值的 ±15% 和 ±20% 分别作为警戒值和失控值,目前较为通用的方法是以质控浓度标示值标准偏差的 2 倍和 3 倍分别作为警戒值和失控值。过各点作平行于横轴的上、下警戒线和上、下失控线。最后,在空图下方标注测定品种、测定方法、测定人等相关项目。

3. 质控图的制作 将质控样品和常规监测样品一同测定,将质控样品测定浓度值和测定日期标在空图上,将每次测定的结果用直线相互联结后就得到质控图。

4. 质控图的分析 单次测定的结果可用于判断本次测定是否在允许的误差范围内。如果质控测定值在警戒线之内为满意;在警戒线和失控线之间应引起警惕,必须加测质控品并按照质控规则判断是否失控,如不属于失控则当天数据可以接受,否则应查找原因;单个质控值超出失控线,则当天血药浓度测定结果无效,应查找原因并纠正,重新测定。

多次测定后,从质控图中可以发现测定误差的规律。如果每次测定的偏差都很小,表明测定的精密度较高。如果偏差大而且呈现出正态分布的特征,说明测定中存在较大的随机误差,应加以监测和控制,使其尽量减小。凡在质控图中出现不符合正态分布情况,即应考虑是否存在非随机误差因素,如果偏差出现漂移、趋势性变化等定向改变,说明测定中存在较大的系统误差,应分析成因,及时采取措施予以纠正。

（二）EQC

EQC 是由多个实验室共同参与进行的。由质控中心将质控样品分发给参加质控的实验室，要求在统一时间内分别测定，实验室参加 EQC 时必须采用与其测试患者样本相同的方式检测 EQC 样本，然后将测定结果在规定的日期前通报给质控中心，质控中心综合各实验室数据作出统计处理和分析评价后，再把结果反馈给各实验室，从而评价自己所用方法和测定质量，作出相应的改进。目前国家卫生和计划生育委员会临床检验中心组织的 EQC 活动根据检测项目的不同，分为按方法和按仪器两种分组方式；是以原始数据算出总均值后，去除 > ± 3SD 的数据，剩余数据的中位数作为靶值；数据的可接收范围参照美国临床实验室改进修正法规（CLIA88）制订。

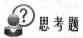

思考题

1. 治疗药物监测的临床意义是什么？
2. 哪些药物需要进行治疗药物监测？
3. 什么是治疗药物监测的质量控制？

（刘　云）

第八章 时间药物代谢动力学

学习要求

1. 掌握时间节律对药物体内过程的影响。
2. 熟悉时间药物代谢动力学的影响因素。
3. 了解时间药物代谢动力学的研究意义。

时间药物代谢动力学(chronopharmacokinetics)主要研究药物及其代谢产物体内过程的时间节律(temporal rhythm)、机制及影响因素。

第一节 人体生物节律与时间药物代谢动力学

一、人体生物节律

生物节律(biological rhythm)是指生物学现象具有随时间变化的周期性和可预见性。从单细胞生物、高等动物到人类的生命活动,多数表现出了明显的时间节律,因为他们都受到太阳、月球与地球之间相对位置周期性变化的影响。时间生物学(chronobiology)主要研究生物学现象随时间变化的周期性及其机制。

人体生物节律按日变化频率的高低分为以下3种:①超日节律(ultradian rhythm),时间周期<20小时,例如脉搏和呼吸;②近日节律(circadian rhythm),时间周期为(24±4)小时,例如睡眠;③亚日节律(infradian rhythm),时间周期>28小时,包括近周节律、近月节律、近年节律等,例如月经。

到目前为止,人体近日节律(又称近昼夜节律)的相关研究最多。当人体近日节律与其所处环境的昼夜节律同步时,称为人体昼夜节律,该节律是最普遍、最重要的人体生物节律。如图8-1所示,白天活动、夜间休息时,人体内源性氢化可的松的血浆浓度呈现24小时的周期性变化,于06:00左右达到峰值。但是,如果白天休息、夜间活动,则此人体生物节律将发

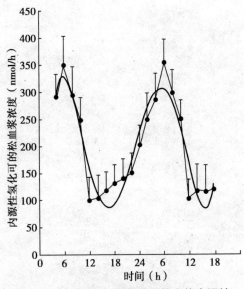

图 8-1 白天活动、夜间休息的人体内源性氢化可的松血浆浓度的时间节律

生相应的改变。研究表明,哮喘、高血压和心绞痛等多种疾病的症状也呈现出昼夜节律性波动。

二、时间药理学与时间药物代谢动力学

时间药理学(chronopharmacology)主要研究生物节律对药理学的影响,依据研究重点不同分为时间药效动力学(chronopharmacodynamics)、时间毒理学(chronotoxicology)和时间药物代谢动力学。

时间药物代谢动力学的研究显示,由于人体的心排血量、肝肾血流量、吸收部位血流量、体液分泌量及其 pH、血浆蛋白和酶含量及其活性、膜通透性、胃排空和肠蠕动速率等均存在时间节律性变化,可能使许多药物的体内过程受到一种或多种时间节律的影响,从而导致药物代谢动力学参数发生相应的时间节律性变化。但是,不同药物的代谢动力学时间节律及其机制不尽相同。到目前为止,还未能够从已经发现的 100 多种体内过程具有时间节律的药物中归纳出各类药物代谢动力学时间节律的整体规律。

第二节 药物体内过程的时间节律

药物在人体内的吸收、分布、代谢和排泄过程均可能受到时间节律的影响。而且,药物的体内过程是一个连续变化、相互依赖的过程。其中某个过程的变化可能影响其他过程发生相应的变化。

一、药物吸收的时间节律

采用口服给药、吸入给药、肌内注射、皮下注射、经皮给药、直肠给药等血管外给药(extravascular administration)方式时,药物的吸收过程可能受到时间节律的影响,使药物的吸收程度和吸收速度发生时间节律性变化。

对于口服药物吸收的时间节律,茶碱的研究较多。分别于 08:00 和 20:00 口服茶碱后,发现 08:00 给药的血药浓度 - 时间曲线下面积(AUC)较大,峰浓度(C_{max})较高,达峰时间(t_{max})较短,药效较强。可见,口服茶碱的吸收程度及吸收速度均发生了时间节律性变化。但是,分别于 08:00 和 20:00 静脉注射茶碱后,未见茶碱血药浓度发生时间节律性变化。由于静脉注射比口服给药少吸收过程,而口服给药中出现的茶碱血药浓度时间节律在静脉给药中消失,说明茶碱血药浓度的时间节律出现在其吸收过程。

其他血管外给药方式也观察到一些药物的吸收具有时间节律。例如,肌内注射哌替啶时,06:00~10:00 给药的吸收速度较 18:30~23:00 给药快 3.5 倍。

药物吸收过程时间节律产生的机制主要包括:胃排空和肠蠕动速率的时间节律、胃液分泌量和 pH 的时间节律、吸收部位血流量的时间节律、药物脂溶性的差异。

(一) 胃排空和肠蠕动速率的时间节律

人体胃排空和肠蠕动速率呈现明显的时间节律性变化,表现为白天(人类活动期)速率较高,夜间(人类休息期)速率较低。该时间节律影响依赖胃排空和肠蠕动速率而吸收的药物,使茶碱、阿司匹林、吲哚美辛、酮洛芬等药物的夜间给药 t_{max} 延迟。

【临床案例 8-1】

　　共 8 名白天工作的健康志愿受试者(4 名男性和 4 名女性),平均分为两组,并统一于 07:00 起床、23:00 休息。口服相同剂量的茶碱缓释制剂,每组的给药时间不同,但给药间隔均为 12 小时。第一组按方案 A 于 11:00 和 23:00 给药,第二组按方案 B 于 17:00 和 05:00 给药。停药 1 周后,两组受试者交换给药方案。

　　方案 A 的结果:11:00 给药的 t_{max} 为(3.3±1.7)小时;23:00 给药的 t_{max} 为(9.3±1.8)小时。后者约是前者的 3 倍。

　　方案 B 的结果:17:00 给药的 t_{max} 为(6.4±3.4)小时;5:00 给药的 t_{max} 为(5.3±1.7)小时。前后两者差异不大。

【案例分析】

　　方案 A 和 B 的受试者相同、性别比例相等、作息时间相同、给药剂量相等,使研究结果不受受试者个体差异、性别、作息、给药剂量的影响。交换给药方案前,每组均停药 1 周,使方案 A 和 B 对同一组受试者的相互影响降低至可以忽略的程度。

　　方案 A:于 11:00 和 23:00 给药。因为夜间胃排空速率较白天慢,所以 23:00 口服茶碱缓释制剂后,药物不能迅速从胃进入肠道,吸收速度较慢,t_{max} 较长。可见,方案 A 的药物吸收时间节律明显。

　　方案 B:于 17:00 和 5:00 给药。因为两者均为白天给药,它们的胃排空速率差异较小,所以其 t_{max} 差异也较小。可见,方案 B 的药物吸收时间节律不明显。

　　值得注意的是,茶碱具有弱碱性,其 t_{max} 的时间节律性变化同时受到胃液 pH 时间节律的影响,也在一定程度上受到胃内容物相互作用的影响。

(二)胃液分泌量和 pH 的时间节律

　　研究证明,人体胃液分泌量和 pH 呈现明显的时间节律性变化。图 8-2 和图 8-3 分别为一组健康男性志愿受试者在空腹状态下 24 小时内胃液分泌量和 pH 的变化曲线。图 8-2 显示,胃液分泌量在 06:00 左右最小,在 22:00 左右最大。图 8-3 显示,胃液 pH 在 09:00 左右最高,在 22:00 左右最低。

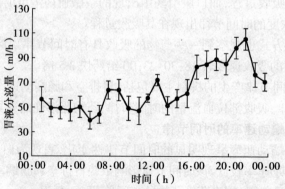

图 8-2　一组健康男性志愿受试者在空腹状态下胃液分泌量的昼夜变化曲线

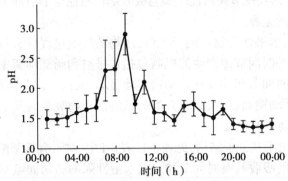

图 8-3 一组健康男性志愿受试者在空腹状态下胃液 pH 的昼夜变化曲线

胃液 pH 的时间节律影响弱酸性和弱碱性药物的解离度,从而使其口服血药浓度出现时间节律性变化。

【临床案例 8-2】
　　口服茶碱时,09:00 给药比 21:00 给药的血药浓度高。
【案例分析】
　　09:00 给药时,胃液 pH 高,酸度低;弱碱性的茶碱解离度低,多以电中性分子的形式存在,故吸收多,血药浓度高。
　　21:00 给药时,胃液 pH 低,酸度高;茶碱解离度高,多以荷电离子的形式存在,故吸收少,血药浓度低。

(三)吸收部位血流量的时间节律

吸收部位血流量具有昼夜节律。测定发现,禁食大鼠胃黏膜血流量的昼夜变化规律为:暗期(大鼠活动期)血流量较大,明期(大鼠休息期)血流量较小。另有学者发现,大鼠小肠、肌肉、腹腔的血流量也具有昼夜节律,峰值也出现在暗期。吸收部位血流量的时间节律可能使药物吸收过程呈现时间节律性变化。

采用非口服血管外给药方式时观察到的吸收时间节律,由于受胃时间节律的影响较小,更有利于说明吸收部位血流量的时间节律是产生药物吸收时间节律的主要原因。例如,29 名健康儿童(均获得父母的书面同意),平均年龄为(32.1 ± 4.3)个月,平均体重为(12.7 ± 0.9)kg。根据给药时间不同分为 A(08:15 给药)和 B(16:15 给药)两组,组间年龄、体重、性别无统计显著差异。采用封闭敷裹法在受试者的左、右肘窝约 10cm^2 皮肤上局部使用 25mg/ml 利多卡因和 25mg/ml 丙胺卡因的混合乳膏,总剂量为 0.5g/kg。1 小时后,用乙醇溶液将乳膏清洁干净,由同一个护士静脉采血,采用酶免疫分析法测定利多卡因的血浆浓度。结果,B 组的血药浓度较 A 组的高近 1 倍。说明该吸收具有时间节律,该节律产生的可能机制主要是吸收部位血流量在下午较大。

研究者将 32 只大鼠平均分为 4 组,分别在 10:00、16:00、22:00、04:00 共 4 个时间点肌内注射亚胺培南 140mg/kg,测定不同给药时间的 C_{max}。结果显示,肌内注射的吸收具有昼夜节律,与 16:00 给药相比,22:00 给药的 C_{max} 较大。由于肌内注射给药的吸收受胃的影响较

125

小,提示肌内注射吸收的昼夜节律可能主要与吸收部位血流量的时间节律相关。

（四）药物脂溶性的差异

临床研究表明,与水溶性药物不同,脂溶性药物的吸收过程具有昼夜节律,一般是白天的吸收快于夜间。这种时间节律产生的机制包括胃排空和肠蠕动速率、吸收部位血流量均具有白天大于夜间的时间节律性变化。动物实验显示,大鼠体内脂溶性药物的吸收是夜间快于白天。但是,就活动期而言,大鼠与人类的脂溶性药物吸收时间节律具有一致性,因为大鼠与人类的昼夜活动节律相反。

药物的脂溶性取决于其分子结构,见表8-1。表8-1中,对乙酰氨基酚、吲哚美辛、保泰松、呋塞米等脂溶性药物的吸收具有时间节律。而水溶性强的药物如氨基比林,其吸收过程基本无时间节律。

表 8-1　部分药物的分子结构及其溶解性质

药物名称	结构式	溶解性质※
对乙酰氨基酚	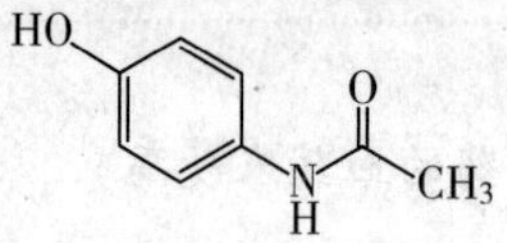	水中略溶,热水或乙醇中易溶,丙酮中溶解
吲哚美辛	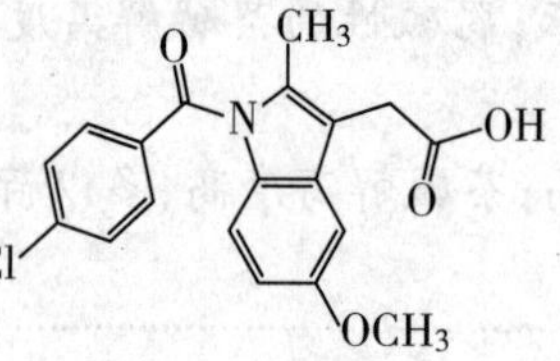	水中几乎不溶,丙酮中溶解,甲醇、乙醇、三氯甲烷或乙醚中略溶,甲苯中极微溶
保泰松	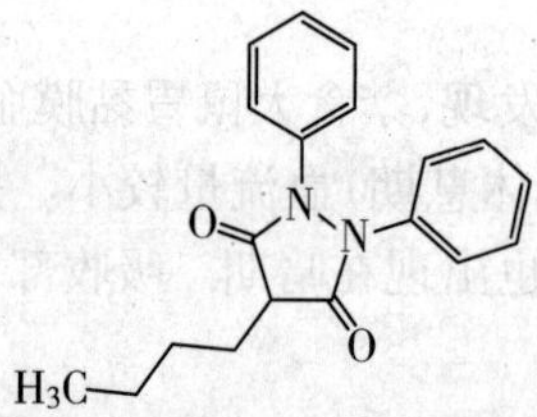	水中几乎不溶,乙醇或乙醚中溶解,丙酮或三氯甲烷中易溶;氢氧化碱溶液中溶解
呋塞米	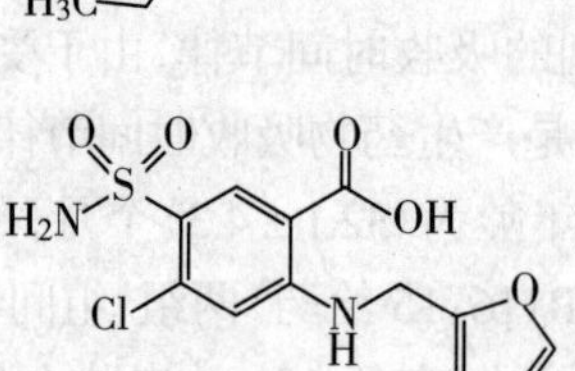	水中不溶,乙醇中略溶,丙酮中溶解
氨基比林	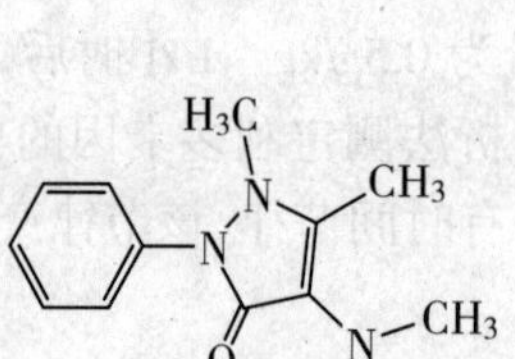	水或乙醚中溶解,乙醇或三氯甲烷中易溶

续表

药物名称	结构式	溶解性质※
阿替洛尔		水或三氯甲烷中微溶,乙醇中溶解,乙醚中几乎不溶
盐酸普萘洛尔		水或乙醇中溶解,三氯甲烷中微溶
盐酸索他洛尔		水或甲醇中易溶,乙醇中溶解,三氯甲烷中几乎不溶
酒石酸美托洛尔		水中极易溶,乙醇或三氯甲烷中易溶,丙酮中极微溶,乙醚中几乎不溶

注:※ 药物的近似溶解度(《中国药典》2010 年版二部):每克溶质所需溶剂的近似体积(ml)① <1,极易溶;② 1~10,易溶;③ 10~30,溶解;④ 30~100,略溶;⑤ 100~1000,微溶;⑥ 1000~10 000,极微溶;⑦ >10 000,几乎不溶

二、药物分布的时间节律

研究证实,药物的分布过程存在明显的时间节律。健康男性志愿受试者口服非那西汀和对乙酰氨基酚后,表观分布容积(V_d)出现时间节律性变化,白天 V_d 小,夜间 V_d 大。研究者分别在 08:00、14:00、20:00、02:00 给大鼠静注 0.5mg/kg 吲哚美辛,结果表明,大鼠活动期的分布容积小,大鼠休息期的分布容积大。可见,大鼠与人类在活动期及休息期的药物分布时间节律具有一致性。

药物分布过程时间节律产生的机制主要包括:器官组织血流量的时间节律、细胞膜通透性的时间节律、细胞外液 pH 的时间节律、药物血浆蛋白结合率的时间节律、药物脂溶性的差异。

(一)器官组织血流量的时间节律

器官组织血流量具有昼夜节律。通常,白天的人类器官组织血流量增大,夜间血流量减小。器官组织血流量的时间节律影响药物在器官组织中的分布,使部分药物的分布容积发生同步昼夜变化。

(二)细胞膜通透性的时间节律

细胞膜通透性具有时间节律。而且,不同细胞膜的通透性时间节律不完全一致。细胞膜通透性的时间节律影响药物分布。

细胞膜的通透性通常采用红细胞进行研究,因为红细胞膜的通透性具有一定的代表性,

而且红细胞易于采集。研究者分别于同一天的 10:00、16:00、22:00、04:00 给大鼠肌内注射利多卡因,采集全血,测定血浆中药物的总浓度和游离浓度,还测定红细胞内的药物浓度。结果显示,血浆中药物的总浓度和游离浓度均具有昼夜节律;红细胞内的药物浓度也具有明显的昼夜节律,而且该浓度的变化不完全依赖于血药浓度的变化,具有自身的时间节律,证明红细胞膜的通透性具有时间节律。

(三)细胞外液 pH 的时间节律

细胞外液 pH 具有较明显的昼夜节律,夜间的 pH 较白天低。因此,夜间服用的弱酸性药物(如磺胺异噁唑、环己巴比妥)在细胞外液的解离度降低,多以电中性分子的形式存在,容易从细胞外液透过细胞膜进入细胞内,使分布容积增加。但是,碱性药物(如哌替啶)和难电离药物的分布容积未见显著改变。

(四)药物血浆蛋白结合率的时间节律

药物血浆蛋白结合率具有时间节律,该节律主要来源于血浆蛋白水平的时间节律及药物血浆蛋白结合能力的时间节律。

一方面,健康成年人血浆蛋白的水平有较大幅度的昼夜节律性变化,峰值出现在 16:00,谷值出现在 04:00。血浆蛋白水平的昼夜节律使药物的游离浓度产生相应的波动。

另一方面,药物与血浆蛋白的结合能力也呈现出昼夜节律性变化。测定 10 名健康志愿受试者的血清皮质醇结合球蛋白与泼尼松龙的结合能力,发现该结合能力具有夜间高(最大结合能力出现在 00:00)、白天低的时间节律。由于该结合能力的昼夜节律与血清皮质醇结合球蛋白水平的昼夜节律不同步,说明该结合能力具有自身的时间节律,并不依赖于血清皮质醇结合球蛋白水平的昼夜节律。

部分药物血浆蛋白结合率的昼夜节律见表 8-2。从表中可以看出,顺铂的血浆蛋白结合率 16:00 最高,与血浆蛋白水平的昼夜节律同步。而地西泮的血浆蛋白结合率则是 09:00 最高,此时药物的游离浓度最低,与血浆蛋白水平的昼夜节律及药物血浆蛋白结合能力的昼夜节律均不同步,可能是受到了两者的共同影响。

表 8-2 部分药物血浆蛋白结合率的昼夜节律

药物	种属	时间	结合或游离
泼尼松龙	人	00:00	血浆蛋白结合最高
顺铂	人	16:00	血浆蛋白结合最高
地西泮	人	09:00	药物游离水平最低
丙戊酸	人	02:00~08:00	药物游离水平最高
卡马西平	人	14:00~20:00	药物游离水平最高
	大鼠	04:00	药物游离水平最低
利多卡因	人	19:00	血浆蛋白结合最高
	大鼠	22:00	药物游离水平最低
布比卡因	大鼠	16:00	血浆蛋白结合最高
甲哌卡因	大鼠	04:00	血浆蛋白结合最高
普萘洛尔	大鼠	16:00 和 24:00	血浆蛋白结合最高
丙吡胺	大鼠	22:00	药物游离水平最低

（五）药物脂溶性的差异

动物实验表明，与水溶性药物不同，脂溶性药物的分布过程具有更明显的昼夜节律。分别给大鼠静脉注射脂溶性较强及水溶性较强的β受体阻断药，结果，脂溶性较强的药物，其初始浓度具有暗期高、明期低的昼夜节律；而水溶性较强的药物，其初始浓度无明显的时间节律。

三、药物代谢的时间节律

药物的代谢过程存在时间节律，其产生机制主要包括：肝脏血流量的时间节律、CYP酶含量和活性的时间节律。

肝脏血流量与CYP酶活性的关系可用式(8-1)表示：

$$肝清除率(CL)= 肝脏血流量(Q) \times CYP酶活性(E) \tag{8-1}$$

（一）肝脏血流量的时间节律

肝脏血流量存在昼夜节律。临床上检查肝脏功能常用的指示剂是吲哚菁绿(indocyanine green, ICG)。给10名健康志愿受试者静脉注射吲哚菁绿后，分别于08:00、14:00、20:00、02:00测定吲哚菁绿的血浆浓度，以CL估算肝脏血流量，发现肝脏血流量在08:00最高，在14:00最低，具有时间节律。

肝脏血流量是肝脏抽提比较高(extraction ratio, $ER > 0.7$)的药物在肝脏清除的主要限制因素，因此，肝脏血流量的昼夜节律使这类药物的肝脏代谢发生相应的时间节律性变化。结果，这类药物(如普萘洛尔、阿普洛尔、维拉帕米、硝酸甘油)的CL随肝脏血流量升高而升高，半衰期($t_{1/2}$)则随之缩短；反之亦然。

（二）CYP酶含量和活性的时间节律

催化药物代谢反应的CYP酶，其含量和活性均存在昼夜节律。但是，CYP酶含量的时间节律与CYP酶活性的时间节律不一定同步。12名健康志愿受试者分别于09:00和21:00口服舒林酸200mg，连服7日后，测定血浆中原形药物及其代谢产物的浓度。结果，原形药物的血药浓度以09:00时较高，此时的t_{max}为2小时；代谢产物的血中浓度也以09:00时较高，此时的t_{max}为2~4小时。可见，血中原形药物及其代谢产物的浓度均呈现出昼夜节律性变化，说明人体内代谢舒林酸的CYP酶，其活性具有明显的昼夜节律。

CYP酶含量和活性的昼夜节律是导致肝脏抽提比较低($ER < 0.3$)药物的CL发生时间节律性变化的主要因素。测定尿液中氢化可的松及其代谢产物6β-羟基氢化可的松的浓度，发现代谢产物与药物之比在24小时内变化显著，说明人体CYP3A酶的活性存在时间节律。研究还发现安替比林、咖啡因、卡马西平、甲氨蝶呤等药物的人体CYP酶活性也具有时间节律。

四、药物排泄的时间节律

亲水性药物的肾脏排泄过程具有时间节律。健康志愿受试者分别于07:00、11:00、19:00和23:00口服水杨酸钠，结果，07:00服药所需的排泄时间最长、排泄速率最慢；19:00服药所需的排泄时间最短、排泄速率最快。

水溶性药物的肾脏排泄过程时间节律产生的机制主要包括：肾脏血流量的时间节律、尿液pH的时间节律。

（一）肾脏血流量的时间节律

肾脏血流量呈现昼夜节律性变化,使肾小球滤过和肾小管分泌均具有时间节律。当药物的肾脏排泄过程包括肾小球滤过和肾小管分泌时,这些药物的排泄过程因为受到肾脏血流量昼夜节律的影响而呈现时间节律性变化。

连续数日静脉滴注阿米卡星,分别在不同时间测定血药浓度和肾小球滤过率(GFR)。结果,阿米卡星的血清浓度和 GFR 均呈现昼夜节律。可见,阿米卡星肾脏排泄的主要方式是滤过,并且其排泄量的变化依赖于 GFR 的昼夜节律。其他氨基糖苷类抗生素的代谢动力学也遵循类似的规律。

（二）尿液 pH 的时间节律

尿液 pH 呈现昼夜节律,表现为白天的 pH 升高,夜间的 pH 降低。弱酸性和弱碱性药物的肾脏排泄过程包括肾小管重吸收,依赖于药物的低解离度。这些药物的排泄因此受到尿液 pH 时间节律的影响。例如,苯丙胺等弱碱性药物在夜间的解离度较高,重吸收较少,排泄增加;而在白天的解离度较低,重吸收较多,排泄减少。弱酸性药物的情况则与之相反。

第三节 药物体内过程时间节律的影响因素

药物体内过程时间节律的主要影响因素包括:生理和病理变化、与其他药物或食物的相互作用。

一、生理和病理变化

影响药物体内过程时间节律的人体生理和病理变化主要包括:体位变化和运动、特殊生理时期、年龄变化、病理变化。

（一）体位变化和运动

人体体位变化或运动引起器官组织血流量的改变,影响药物体内过程的时间节律。由于人体站位与卧位的肝脏血流量相差约 60%,体位变化将影响肝脏血流量的时间节律,从而影响药物($ER > 0.7$)肝脏代谢的时间节律。在人体运动过程中,发生血流量增加等一系列生理变化,影响药物体内过程的时间节律。

（二）特殊生理时期

特殊生理时期的人体生理变化将影响药物体内过程的时间节律。例如,妊娠期妇女的心排血量增加 30%~50%、血浆白蛋白浓度下降 30%、肾血流量增加 25%~50%、肾小球滤过率增加 50%、雌激素和孕激素分泌增加、胃排空时间延长 30%~50%、肠蠕动减弱等生理变化共同影响药物在妊娠期妇女体内吸收、分布、代谢和排泄的时间节律。请参见"特殊人群药物代谢动力学"。

（三）年龄变化

人体的年龄变化导致生理变化,在较大程度上影响药物体内过程的时间节律。高血压的年轻患者与老年患者均分别于 09:00 和 21:00 口服弱碱性药物普萘洛尔。结果,年轻患者服从胃排空和肠蠕动速率白天较高、胃液 pH 在 09:00 较高的人体生物节律,故其 09:00 给药的 $C_{\max}$ 较 21:00 的大、$t_{\max}$ 较短,说明年轻患者的普萘洛尔吸收具有典型的昼夜节律。而增龄导致胃排空和肠蠕动速率减慢、胃肠道血流量减少 40%~50%、活动期与休息期的生理差异减小,使老年患者 09:00 给药与 21:00 给药的 C_{max} 和 t_{max} 均未见显著性差异,说明老年患者的普萘洛尔吸收时间节律消失。请参见"第十章 特殊人群药物代谢动力学第三节"。

(四)病理变化

人体病理变化影响药物体内过程的时间节律。例如,活动性胃溃疡患者的 H^+ 分泌速度明显加快,pH 下降,使弱酸性药物的吸收增加,影响这类药物的吸收时间节律;肝功能或肾功能异常患者的生物节律发生改变,影响药物代谢或排泄的时间节律。请参见"第十三章疾病状态下的临床药物代谢动力学第一节及第二节"。

二、与其他药物或食物的相互作用

药物可能受到同时服用的其他药物或食物理化性质的直接影响,也可能受到它们药物效应或生理作用的间接影响,使药物体内过程的时间节律发生改变。请参见"第十一章药物代谢动力学方面的药物相互作用第三节"。

(一)理化性质的影响

同时服用的其他药物或食物,其理化性质可能直接影响药物体内过程的时间节律。例如,其他药物或食物的酸碱性容易影响尿液 pH 及其时间节律,从而影响弱酸性和弱碱性药物在尿液中的解离度及其重吸收时间节律,最终影响这些药物的排泄时间节律。

(二)其他药物效应或食物生理作用的影响

1. 其他药物效应的影响　其他药物所产生的药物效应可能间接影响药物体内过程的时间节律。例如,雷尼替丁具有抑制胃酸分泌的作用,如果在使用弱酸性药物的同时服用雷尼替丁,则因胃液 pH 升高,使弱酸性药物的解离度增加,吸收减少,吸收时间节律改变。弱碱性药物的情况则相反。

2. 食物生理作用的影响　食物的生理作用可能间接影响药物体内过程的时间节律。食物的组成和形态对胃排空速率有较大影响。与低热量液体食物相比,高热量固体食物的胃排空时间明显较长,影响依赖胃排空速率吸收的药物,使其 t_{max} 延迟,吸收时间节律发生改变。此外,由于食物的刺激,进食大约 30 分钟后,胃液 pH 升高;待胃排空 3~4 小时后,胃液 pH 又降低至原有水平。食物所致胃液 pH 的变化影响依赖胃液 pH 吸收的弱酸性和弱碱性药物的吸收时间节律。另有研究显示,进食可以通过胃肠道以外的生理机制影响药物体内过程的时间节律。健康志愿受试者分别在 08:00 和 20:00 静脉注射庆大霉素。禁食条件下给药时,庆大霉素体内过程的时间节律未见变化。但是,进食条件下 20:00 静脉注射庆大霉素的 $t_{1/2}$ 比禁食条件下的短,说明进食影响了庆大霉素静脉注射的体内过程时间节律。

第四节　时间药物代谢动力学的研究意义

时间药物代谢动力学的研究意义主要是应用于时间治疗学(chronotherapeutics),即与时间药效动力学和时间毒理学共同指导给药方案和药物剂型的设计。

一、时间药物代谢动力学与时间药效动力学和时间毒理学的关系

药物体内过程时间节律的研究显示,药物的血药浓度和清除率多呈时间节律性变化,影响药物效应及其毒性作用的时间节律,表现为药物效应及其毒性作用的强度与持续时间随

给药时间不同而不同。

（一）时间药物代谢动力学与时间药效动力学的关系

药物代谢动力学时间节律与药效动力学时间节律之间的关系,随药物不同可能表现为:药物代谢动力学与药效动力学均具有时间节律,两者同步或不同步;仅具有药物代谢动力学时间节律;仅具有药效动力学时间节律。

1. 药物代谢动力学时间节律与药效动力学时间节律同步　研究显示,环己巴比妥的催眠作用随其 CYP 酶活性的昼夜节律而发生同步节律性变化。在其 CYP 酶活性最低的时期,环己巴比妥引起的睡眠持续时间最长;在其 CYP 酶活性最高的时期,环己巴比妥引起的睡眠持续时间最短。

2. 药物代谢动力学时间节律与药效动力学时间节律不同步　4 名健康志愿受试者,3 名男性和 1 名女性,年龄为 23~42 岁,体重为 60~74kg,统一作息(约 07:00~23:00 活动、23:00~07:00 卧床休息),统一饮食。每个受试者分别于 08:00、14:00、20:00、02:00 单次口服外消旋普萘洛尔 80mg,在两个服药时间之间停止给药 1 周。分别于服药后 0、1、2、4、6、8、10 小时静脉取血,HPLC 法测定左旋普萘洛尔的血药浓度;同时测定坐位心率和坐位血压,药物代谢动力学与药效动力学参数值见表 8-3。从该表可以看出,08:00 给药时,药物代谢动力学参数 C_{max} 最高、$t_{1/2}$ 最短,具有昼夜节律;药效动力学参数中,心率下降的最大效应(E_{max})未见时间节律,相应的最大效应时间(T_{max})在 08:00 给药时最短、02:00 给药时最长,呈现明显的昼夜节律;收缩血压下降的 E_{max} 在 08:00 和 02:00 给药时均较大,呈现出时间节律,相应的 T_{max} 未见时间节律。可见,这项研究中的药物代谢动力学时间节律与药效动力学时间节律不同步。

表 8-3 口服外消旋普萘洛尔的药物代谢动力学和药效动力学参数值

参数类型	参数		单位	给药时间			
				08:00	14:00	20:00	02:00
药物代谢动力学参数	左旋普萘洛尔	AUC	ng·10h/ml	196 ± 47	106 ± 30	140 ± 23	92 ± 22
		C_{max}	ng/ml	38.6 ± 11.2	20.0 ± 6.5	26.2 ± 5.3	18.4 ± 4.4
		t_{max}	h	2.5 ± 0.50	3.5 ± 0.50	3.0 ± 0.58	3.5 ± 0.96
		$t_{1/2}$	h	3.3 ± 0.43	4.2 ± 0.50	4.9 ± 0.21	4.4 ± 0.58
		CL	ml/(kg·min)	61 ± 15	113 ± 24	76 ± 12	131 ± 35
药效动力学参数	心率↓	E_{max}	beat/min	16.0 ± 2.4	11.7 ± 1.8	16.3 ± 1.5	15.3 ± 4.6
		T_{max}	h	2.3 ± 0.6	4.5 ± 1.0	6.5 ± 1.5	7.0 ± 1.0
	收缩血压↓	E_{max}	mmHg	14.6 ± 1.7	8.3 ± 3.2	9.8 ± 1.8	14.1 ± 2.6
		T_{max}	h	3.5 ± 1.0	6.5 ± 1.7	5.3 ± 1.7	5.0 ± 1.3

（二）时间药物代谢动力学与时间毒理学的关系

药物代谢动力学时间节律与药物毒理学时间节律之间也存在一定的相关性。但是,特别值得注意的是,时间毒理学的研究主要在实验动物体内进行,而实验动物的生物节律与人体生物节律之间常常存在差异,有时这种差异非常大,以至于实验动物的毒理研究结果对人体毒理研究完全没有参考价值,如沙利度胺的致畸作用。因此,对于人体时间药物代谢动力学与时间毒理学之间的关系,需要依据具体研究结果谨慎地得出结论。

于 10:00、16:00、22:00、04:00 分别给小鼠腹腔注射布比卡因 20mg/kg、甲哌卡因 60mg/kg、依替卡因 40mg/kg。对 3 种局部麻醉药的药物代谢动力学时间节律与毒理学时间节律的研究结果如下:布比卡因在 22:00 给药时,血清的 C_{max} 最高,t_{max} 最短,$t_{1/2}$ 最长,半数致死量(LD_{50})最低;甲哌卡因在 22:00 给药时,V_d 最大,$t_{1/2}$ 最长,LD_{50} 较低;依替卡因在 04:00 给药时,血清和脑组织的 C_{max} 最高,LD_{50} 最低。这说明 3 种局部麻醉药的药物代谢动力学时间节律与毒理学时间节律同步,且均为夜间的毒性作用较强。

另有研究者分别于 13:00 和 01:00 给大鼠肌内注射庆大霉素 100mg/kg。结果,与 01:00 给药相比,13:00 给药的 C_{max} 较高,$t_{1/2}$ 较长,CL 较低,肾脏功能损害最严重。这说明庆大霉素的药物代谢动力学时间节律与毒理学时间节律同步,其白天的肾脏毒性作用较强。

二、指导给药方案的设计

通常,给药方案中给药剂量的设计采用"全天药量均分"的方法;给药时间的设计采用"一天分次等时间间隔"的方法。但是,这些给药方案的设计方法均未考虑疾病的时间节律。

应用时间药物代谢动力学、时间药效动力学和时间毒理学的研究结果,充分考虑时间药物代谢动力学对药物效应及毒性时间节律的影响,有助于合理设计给药时间、给药剂量及联合用药方案,使之与疾病的时间节律尽可能同步,以提高疗效、降低毒副作用。请参见"第九章给药方案的设计第一节"。

(一) 指导给药时间的设计

人体血压在一天中通常呈现"两峰一谷"的波动状态,表现为 09:00~11:00 和 16:00~18:00 最高;18:00 开始缓慢下降,至次日 02:00~03:00 最低。老年高血压患者的血压时间节律尤为明显。

口服降压药的降压作用通常出现在服药 30 分钟后,t_{max} 为 2~3 小时。使用普通制剂时,宜在 07:00 和 14:00 左右给药,每日 2 次。使用日服一次的长效制剂时,宜在 07:00 左右给药,使 t_{max} 与血压高峰时间同步,以提高疗效、减轻不良反应。

(二) 指导给药剂量的设计

根据疾病的时间节律和药效动力学的时间节律,在人体对药物的敏感性较低时,适当增大给药剂量;在人体对药物的敏感性较高时,适当减小给药剂量,使药物浓度达到治疗水平,同时又减轻不良反应。

吲哚美辛抑制环氧合酶的活性,减少前列腺素的合成,具有抗炎、解热和镇痛等作用,临床上常用于治疗风湿性关节炎等病症。长期服用时,需适当增大晚间剂量、减小早晨剂量。主要原因如下:①环氧合酶的活性在夜间较强。②研究表明,在 07:00 给药,血中 C_{max} 较高、t_{max} 较短;但是,不良反应比晚间给药大 2~5 倍。在 19:00 给药,血中 C_{max} 比 07:00 给药低 40%。

(三) 指导联合用药方案的设计

设计联合用药方案时,应该充分考虑药物相互作用对于药物体内过程时间节律的影响,以提高疗效、减轻不良反应。

例如,药物与血浆蛋白结合的特异性低,联合用药时,与其他药物竞争血浆蛋白结合位点所导致的药物相互作用明显影响高血浆蛋白结合率的药物,使其血浆蛋白结合率的时间节律受到明显影响,药物的游离浓度显著上升,从而急剧加重部分药物的不良反应。抗凝血药华法林的血浆蛋白结合率高达 99% ± 1%,治疗指数低,个体差异对其安全性影响较大,所以临床上特别强调以华法林血浆蛋白结合率的时间节律指导其联合用药方案的设计,并加强对华法林游离浓度的监测,实施个体化用药。

三、指导药物剂型的设计

普通制剂一般需日服 3 次左右,患者的依从性差。缓释和控释制剂能够将药物浓度长时间维持在一定的治疗水平范围内,减少给药频率,显著增加患者的依从性。但是,该药物浓度不能随着药物代谢动力学时间节律及疾病时间节律而发生相应的变化。由于药物浓度长时间维持在较高水平,可能使受体的敏感性降低,降低疗效、加重不良反应。

口服脉冲给药系统根据时间药物代谢动力学、时间药效动力学和时间毒理学的基本原理进行设计,用药后不立即释放,在体内定时或在一定 pH 等条件下,一次或多次突然释放有效剂量的药物。《中国药典》2010 年版二部将脉冲制剂收载于其附录ⅪⅩ D "缓释、控释和迟释制剂指导原则" 中的 "迟释制剂" 项下。当脉冲制剂释放的时间节律与疾病发作的时间节律同步时,将获得更好的治疗效果、更轻的不良反应。例如,缬沙坦脉冲胶囊的体外释药时滞为 5~6 小时,之前释药极少,之后迅速释药,12 小时内释药率达 99% ± 1.7%,可能有助于治疗清晨高血压。

此外,程序化植入给药系统能够根据时间药物代谢动力学、时间药效动力学和时间毒理学的研究结果设计给药程序,使血药浓度出现预期的变化,患者可在最佳时间接受适宜剂量的药物治疗,疗效优于恒速静脉注射。

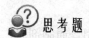

思考题

1. 简述药物体内过程的时间节律。
2. 简述药物体内过程时间节律的主要影响因素。

(范 琦)

第九章 给药方案设计

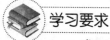 **学习要求**

1. 掌握稳态血药浓度、负荷剂量、维持剂量的定义和意义。
2. 熟悉单剂量给药和多剂量给药方案设计的方法。熟悉个体化给药方案设计的方法。
3. 了解非线性动力学给药方案的设计方法。

在临床用药治疗中,除根据病情选择恰当的治疗药物外,还必须依据该药的药效动力学和药物代谢动力学特点,拟订合理的药物治疗或试验计划,即给药方案(dosage regimen)。给药方案的内容应包括:确定合适的药物品种、合理的给药剂量、给药途径、给药时间、给药间隔、疗程、不良反应的防治措施等。制订给药方案的基本要求是使血药浓度维持在有效治疗水平范围内,既不因血药浓度过低达不到应有疗效,又不因血药浓度过高而产生不良反应。目的是保证患者能够得到安全、有效、合理的治疗。临床治疗时,应根据每个患者的情况制订个体化给药方案,实行个体化治疗(individualizing therapy)。

第一节 给药方案设计方法

临床给药方案的设计取决于多方面的因素,既要考虑药物的有效性和安全性,以及药物效应随时间的变化规律,又要考虑到机体对药物和剂型的处置过程,即要综合考虑药效动力学和药物代谢动力学的因素。同时还要考虑患者的临床状态和个体差异,如是否有并发症、遗传差异、耐药性以及药物相互作用,最终制订合理的个体化给药方案。

常用的设计方法有以下几种。

1. 根据半衰期设计给药方案　按照半衰期可将药物分为不同的类别,见表 9-1。临床治疗用药时,一般情况下是每间隔 1 个半衰期给药 1 次,此种设计方法适合于半衰期为 4~24 小时的药物。若半衰期 <1 小时则不适合此方法,应按照药物自身的特点以及用药目的设计给药方案。如青霉素的半衰期是 30 分钟,且不能口服给药,但除了过敏反应外,青霉素的安全性很高,基本无毒性,而且有抗生素后效应。所以,临床上可以一次增加剂量到几十万单位或几百万单位,经过十多个半衰期后,血药浓度仍然在有效浓度范围内。因此,可以每日肌内注射 2 次,对轻度感染患者也可每日肌内注射 1 次。普通胰岛素的半衰期只有 10 分钟,但是降糖作用却可以维持 6~8 小时,所以每日三餐前皮下注射给药即可,若需维持长效,则应选择低精蛋白锌胰岛素或精蛋白锌胰岛素等中、长效胰岛素,不能采用增加剂量的方法,否则会引起低血糖反应,甚至休克。对半衰期特别长的药物如洋地黄毒苷(digitoxin),半衰期为 9 天,如按半衰期给药,血药浓度波动较大,可将总量分次给予,

一般每天口服 1 次，每次 0.1mg 比较安全。

表 9-1　根据半衰期划分的药物类别

类别	$t_{1/2}$	代表药
超快速	<1h	青霉素、胰岛素、硫喷妥钠
快速	1~4h	哌替啶、肝素、三唑仑
中速	4~8h	茶碱、甲苯磺丁脲、氯沙坦
慢速	8~24h	SMZ、依那普利、阿托伐他汀
超慢速	>24h	地高辛、氟西汀、吡罗昔康

2. 根据有效血药浓度范围设计给药方案　设计给药方案时，应根据药物有效血药浓度的范围，确定给药剂量和给药间隔。有效血药浓度范围是指最小有效浓度和最小中毒剂量之间的范围，又称为治疗窗（therapeutic window，TW）。治疗窗宽的药物，安全性高，可以根据半衰期或者间隔 2~3 个 $t_{1/2}$ 给药 1 次；而治疗窗窄的药物，安全性低，容易出现不良反应，为了避免血药浓度波动大，可以考虑间隔 0.5 个 $t_{1/2}$ 给药 1 次，或者每天给药总量不变的前提下，增加给药次数。当然也可以考虑使用缓释剂型或静脉滴注给药。

3. 根据平均稳态浓度设计给药方案　此法是以平均稳态血药浓度（$C_{ss,av}$）作为设计最佳指标。根据平均稳态血药浓度公式：

$$C_{ss,av} = \frac{AUC_{0-\tau}}{\tau} = \frac{FD}{kV_d\tau} \tag{9-1}$$

$$D = \frac{\tau k V_d C_{ss,av}}{F} \tag{9-2}$$

对某一药物制剂，其 k, V_d, F 基本恒定或已知，因此，可以通过调整 D 或 τ，达到所需平均稳态血药浓度。

4. 根据最低血药浓度设计给药方案　对于某些毒性较大的药物或某些抗菌药，可以最低血药浓度设计给药方案。其公式为：

$$C_{ss,min} = \frac{k_a FD}{(k_a - k)V_d}\left[\frac{1}{1-e^{-k\tau}}\right]e^{-k\tau} \tag{9-3}$$

$$D = \frac{C_{ss,min}(k_a - k)V_d}{k_a F}[e^{-k\tau} - 1] \tag{9-4}$$

第二节　单剂量给药方案

单次给药（single dosing）后，药物的血药浓度和作用维持的时间较短，故一般情况下，临床治疗时选择多次给药。但某些药物如镇痛药、镇静催眠药、支气管扩张药、麻醉药、驱虫药等，通常只需一次给药即可达到预期效果。掌握单次给药（包括单次静脉注射、单次口服、单次肌内注射)的药物代谢动力学参数,可以更好地确定单次给药的剂量,同时为拟订多次给药方案奠定基础。

一、单次静脉注射

符合一室模型的药物单次快速静脉注射后,在体内的消除为一级速率过程,体内药量(X)及血药浓度(C)随时间(t)呈指数性衰减,其方程式为:

$$X = De^{-kt} \tag{9-5}$$

$$C = C_0 e^{-kt} \tag{9-6}$$

式中 D 为给药剂量,k 为一级消除速率常数,C_0 为初始血药浓度,若上式中 t 以半衰期($t_{1/2}$)的倍数表示,令 $t = n \cdot t_{1/2}$,则:

$$X = De^{-knt_{1/2}} = D\left(\frac{1}{2}\right)^n \tag{9-7}$$

$$C = C_0\left(\frac{1}{2}\right)^n \tag{9-8}$$

式(9-7)和式(9-8)可用于计算为保持药物作用时间所需的剂量,以及给予一定剂量所能维持的作用时间。

【临床案例 9-1 】

某催眠药 $t_{1/2}$ 为 4 小时,当血药浓度为 $2\mu g/ml$ 时患者醒来,又知该药的 $V_d = 200L$,若要求该患者睡眠时间为 8 小时,问该药静脉注射剂量如何确定。

【案例分析】

解:由上式可知,该患者醒来时体内药量为:

$$X = 2 \times 200 \times 1000 = 400\,000\,(\mu g) = 0.4\,(g), n = 8 \div 4 = 2$$

根据式(9-7)得

$$D = \frac{X}{\left(\frac{1}{2}\right)^n} = \frac{0.4}{\left(\frac{1}{2}\right)^2} = \frac{0.4}{\left(\frac{1}{4}\right)} = 1.6\,(g)$$

因此,使该患者睡眠时间达 8 小时的剂量应为 1.6g。

二、单次口服或肌内注射

符合一室模型的药物,单次口服或肌内注射后,药物在体内呈一级速率消除,其血药浓度 - 时间关系可用式(9-9)表示:

$$C = \frac{k_a FD}{(k_a - k)V_d}(e^{-kt} - e^{-k_a t}) \tag{9-9}$$

式(9-9)中,F 为生物利用度,D 为给药剂量,V_d 为表观分布容积,k_a 及 k 分别为吸收及消除速率常数。

【临床案例 9-2 】

患者服用某一符合一室模型的药物，期望药效维持8小时，有效血药浓度为 1μg/ml，问给药剂量应为多少？已知该药口服后有80%吸收，V_d=10L，吸收半衰期 $t_{1/2\alpha}$=0.693h，$t_{1/2}$=6.93h。

【案例分析】

解：

$$k_a=\frac{0.693}{0.693}=1\,(/h)$$

$$k=\frac{0.693}{6.93}=0.1\,(/h)$$

代入式(9-9)，则：

$$D=\frac{CV_d(k_a-k)}{k_aF(e^{-kt}-e^{-k_at})}=\frac{1\times10(1-0.1)}{1\times0.8(e^{-0.1\times8}-e^{-1\times8})}=25.056\,(mg)$$

即该药的给药剂量为25.056mg。

第三节 多剂量给药方案

临床上大多数需要多剂量给药进行治疗，即患者需要在几天或者数个月、甚至数年的时间内重复多次给药，以达到治疗的目的。多剂量给药(multiple dosing)是指按照一定的剂量，一定的给药间隔时间，经反复多次给药后，达到并维持在预期的治疗血药浓度范围，以获得理想的治疗效果。对于多剂量给药，如给药方案设计不合理，可能出现药效不足，以致出现耐受性；或者出现体内药物大量蓄积，导致中毒。如何正确设计多剂量给药方案，具有非常重要的临床意义。

一、多剂量给药的几个重要概念

(一)"多剂量函数"

已知单剂给药后，血药浓度 - 时间曲线可用下列多项指数式表征：

$$C=\sum_{i=1}^{m}A_ie^{-k_it} \tag{9-10}$$

式(9-10)中，A_i 为各指数项的系数，k_i 为各有关速率常数(如吸收、消除速率常数等)，m 为有关的隔室数。经推导，若按固定间隔时间 τ 给药，则 n 次给药后 t 时间的血药浓度可用式(9-11)表示：

$$C=\sum_{i=1}^{m}A_i\frac{1-e^{-nk_i\tau}}{1-e^{-k_i\tau}}\cdot e^{-k_it} \tag{9-11}$$

式(9-11)中，$\dfrac{1-e^{-nk_i\tau}}{1-e^{-k_i\tau}}$ 即为文献中所谓的"多剂量函数"。应用"多剂量函数"这一概念可方便地计算出不同类型药物多剂量给药后的血药浓度，实际计算时，只要将单剂量给药时的血药

浓度 - 时间公式中的各指数项都乘上相应的"多剂量函数"即得。若一室药物多剂量静脉注射,则式(9-11)可改写为:

$$C=C_0 \frac{1-e^{-nk\tau}}{1-e^{-k\tau}} \cdot e^{-kt} \qquad (9-12)$$

$(t \leqslant \tau)$

若二室药物多次静脉注射,则为:

$$C=A \frac{1-e^{-n\alpha\tau}}{1-e^{-\alpha\tau}} \cdot e^{-\alpha t}+B \frac{1-e^{-n\beta\tau}}{1-e^{-\beta\tau}} \cdot e^{-\beta t} \qquad (9-13)$$

余类推。

【临床案例 9-3】

某药为单室药物,其 $t_{1/2}$ 为 3 小时,V_d 为 7000ml,每次静脉注射剂量为 0.25g,注射间隔时间为 6 小时,试问第 6 次注射后 1 小时的血药浓度应为多少?

【案例分析】

解:

$$C_0= \frac{X_0}{V_d} = \frac{0.25 \times 10^{-6}}{7000} =35.7(\mu g/ml)$$

$$k= \frac{0.693}{t_{1/2}} = \frac{0.693}{3} =0.23(/h)$$

$n=6, t=1h, \tau=6h$,代入式(9-12),则:

$$C=35.7 \frac{1-e^{-6 \times 0.231 \times 6}}{1-e^{-0.231 \times 6}} \cdot e^{-0.231 \times 1}=37.78(\mu g/ml)$$

由此可知,第 6 次注射后 1 小时,体内血药浓度为 37.8μg/ml。

(二)稳态血药浓度及平均稳态血药浓度

1. 稳态血药浓度　若按固定间隔时间 τ 给予固定药物剂量 D,在每次给药时体内总有前次给药的存留量,多次给药形成不断蓄积。随着给药次数增加,体内总药量的蓄积率逐渐减慢,直到在间隔时间内消除的药量等于给药剂量,从而达到平衡。这时的血药浓度称为稳态血药浓度(steady-state plasma concentration, C_{ss})或称坪浓度(plateau)。

一室药物静脉给药的 C_{ss} 计算公式如下:

$$C_{ss}=C_0 \frac{1}{1-e^{-k\tau}} \cdot e^{-kt} \qquad (9-14)$$

由式(9-14)可知,稳态血药浓度具有如下特点:

(1)当多次给药次数足够大(若按 $t_{1/2}$ 给药 5 次以上),血药浓度的变化不受给药次数的影响。

(2)稳态时血药浓度不再升高,而是随每次给药呈周期性变化。单室药物静脉注射固定剂量的最高稳态血药浓度($C_{ss,max}$)与最低稳态血药浓度($C_{ss,min}$)则为:

$$C_{ss,max}=C_0\left(\frac{1}{1-e^{-k\tau}}\right) \tag{9-15}$$

$$C_{ss,min}=C_0\left(\frac{1}{1-e^{-k\tau}}\right)e^{-k\tau}$$

$$=C_{ss,max}\cdot e^{-k\tau} \tag{9-16}$$

其相应的体内药量最高值 $X_{ss,max}$ 和最低值 $X_{ss,min}$,分别为:

$$X_{ss,max}=D\left(\frac{1}{1-e^{-k\tau}}\right) \tag{9-17}$$

$$X_{ss,min}=D\left(\frac{1}{1-e^{-k\tau}}\right)e^{-k\tau} \tag{9-18}$$

(3) 稳态时,体内药量的最大波动范围(最高值与最低值之差,又称波动度)等于给药剂量 D;血药浓度的最大波动范围等于第一次静脉注射后即刻的血药浓度 C_0,即:

$$X_{ss,max}-X_{ss,min}=D\left(\frac{1}{1-e^{-k\tau}}\right)-D\left(\frac{1}{1-e^{-k\tau}}\right)e^{-k\tau}$$

$$=\frac{D(1-e^{-k\tau})}{1-e^{-k\tau}}=D$$

当给药间隔 $\tau=t_{1/2}$ 时,

$X_{ss,max}=2D,X_{ss,min}=D,C_{ss,max}=2C_0,C_{ss,min}=C_0,C_{ss,max}-C_{ss,min}=C_0$

(4) 稳态时每剂量间隔内药物浓度的波动程度与给药间隔和 $t_{1/2}$ 有关,其波动程度可表示为:

$$\frac{C_{ss,max}}{C_{ss,min}}=e^{k\tau} \tag{9-19}$$

由式(9-10)可知,药物的 $t_{1/2}$ 越长,波动程度越小;给药间隔越大,波动程度越大。

(5) 多剂量用药达稳态后,一个剂量间隔时间内血药浓度的曲线下面积等于单剂量用药后血药浓度-时间曲线下的总面积。

达到 C_{ss} 的时间仅取决于 $t_{1/2}$,与剂量、给药间隔及给药途径无关。一般多剂量用药 5~6 个 $t_{1/2}$ 即达 C_{ss}(图 9-1)。但是剂量和给药间隔能影响 C_{ss}。剂量大,C_{ss} 高;剂量小,C_{ss} 低。给药次数增加能提高 C_{ss},并使其波动减小,但不能缩短达到 C_{ss} 的时间(图 9-2A)。增大给药剂量能提高 C_{ss},但也不能缩短达到 C_{ss} 的时间(图 9-2B)。

2. 平均稳态血药浓度 如上所述,稳态血药浓度不是单一的常数值,它有一个峰值,也有一个谷值,并随着每个给药间隔时间的变化而变化,是时间 t 的函数,故有必要从稳态血药浓度的起伏波动中,找出一个有特征性的代表数值,来反映多剂量长期用药浓度水平,即平均稳态血药浓度($C_{ss,av}$)。

所谓 $C_{ss,av}$ 是指达稳态时,在一个剂量间隔时间内,血药浓度曲线下面积除以间隔时间,所得的商值,可用式(9-20)表示:

$$C_{ss,av}=\frac{AUC}{\tau} \tag{9-20}$$

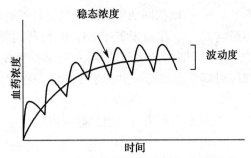

图 9-1 多次给药后的血药浓度 - 时间曲线

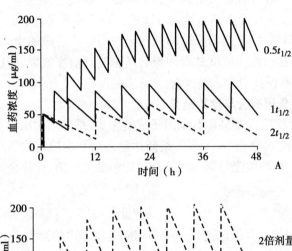

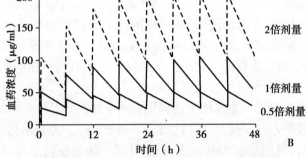

图 9-2 给药方式与到达稳态浓度时间的关系

A. 改变给药间隔；B. 改变给药剂量

$C_{ss,av}$ 很重要，可大致反映出长期用药后的血药水平，在多次给药的间隔期内血药浓度总在 $C_{ss,av}$ 附近波动。显然，长期用药后的 $C_{ss,av}$ 等于最佳血药浓度较为合理。对于单室药物多剂量静脉注射后的 $C_{ss,av}$ 有如下公式：

$$C_{ss,av} = \frac{\int_0^\infty C\mathrm{d}t}{\tau} = \frac{C_0/k}{\tau} = \frac{D}{V_d} \cdot \frac{1}{k} \cdot \frac{1}{\tau} = \frac{D}{V_d K \tau} = \frac{D}{V_d \tau} \cdot \frac{1}{k}$$

$$= \frac{D}{V_d \tau} \cdot \frac{t_{1/2}}{0.693} = \frac{1.44 t_{1/2} \cdot D}{V_d \tau} \tag{9-21}$$

由式(9-21)可知，平均稳态血药浓度与给药剂量成正比，与 $t_{1/2}$ 对给药间隔的比值成正比。可见，在控制多剂量给药的血药浓度时，给药剂量和间隔以及药物本身的 $t_{1/2}$ 是十分重要的决定因素。从式(9-21)还可看出,若以相同的倍数减低剂量与缩短给药间隔时间,便可减少血药浓度的波动幅度而不影响 $C_{ss,av}$。在临床实际工作中,给药间隔时间的选择常采用一种折中方案,即既要尽量减少给药间隔内的血药浓度波动,又要避免因用药次数过多带来不便,而当给药间隔 $\tau \leqslant t_{1/2}$ 时,则其平衡状态时血药浓度的波动程度,在大多数情况下是临床可以接受的。

从式(9-21)还可看出,平均稳态血药浓度是单位时间内给药量与清除率的比值,即:

$$C_{ss,av}=\frac{D}{\tau} \cdot \frac{1}{CL} \tag{9-22}$$

若单位时间内给药量为 1mg/h,清除率为 100ml/h,则 $C_{ss,av}$ 应为 0.01mg/ml。稳态血药浓度及平均稳态血药浓度在设计多剂量给药方案中具有重要意义,因为在长期用药中,疗效及不良反应并不取决于起初的几剂给药时尚处在上长与蓄积阶段的血药浓度,而是取决于稳态血药浓度。最后的稳态血药浓度是否理想必然影响到治疗效果,所以稳态血药浓度的估计已成为合理给药方案设计中的关键因素。

(三) 蓄积系数及负荷剂量与维持剂量

1. 蓄积系数 蓄积系数 R 又称蓄积因子或蓄积比,是表示多次给药后药物在体内蓄积程度的一个颇有价值的参数,定义为多次给药达稳态后平均稳态血药浓度与单次给药后的平均血药浓度之比值,或坪浓度与第一次给药后的浓度之比值,计算公式如下:

$$R=\frac{1}{1-e^{-k\tau}} \tag{9-23}$$

已知药物的 $t_{1/2}$ 即可计算出该药任一给药间隔时在体内的蓄积系数。由式(9-23)可知,当 $\tau=t$ 时,$R=2.0$;$\tau < t_{1/2}$ 时,$R > 2.0$;当 $\tau > t_{1/2}$ 时,$R < 2.0$。总的规律是,当 τ 变小时,蓄积程度变大;反之,当 τ 变大时,蓄积程度变小。了解这些原理有助于在长期给药时注意防止药物的蓄积中毒。

2. 负荷剂量与维持剂量 血药浓度达到稳态水平往往需要较长时间,例如达稳态99%需 6.64 个 $t_{1/2}$,尤其对于 $t_{1/2}$ 长的药物需时很长,不利于治疗。为及早达到稳态水平,如临床上治疗感染性疾病时,可给予较大的首次剂量,使第一次剂量就能使血药浓度达到稳态水平,此剂量称为负荷剂量(loading dose,D_L)。而维持剂量(maintenance dose,D_M)即稳态时每一给药间隔时间 τ 内消除的药量,按定义 $D_L=C_{ss,max} \cdot V_d$,由式(9-15)可得负荷剂量与维持剂量的关系式为:

$$D_L=D_M\left(\frac{1}{1-e^{-k\tau}}\right)=D_M R \tag{9-24}$$

即负荷剂量为维持量与蓄积系数的乘积。

如果给药间隔 τ 等于 $t_{1/2}$,则 $R=2$,可得:

$$D_L=2D_M \tag{9-25}$$

此即所谓"给药间隔等于半衰期,首次剂量加倍"的原则。某些药物的给药方案是根据这一原则拟订的,即在给予首次治疗剂量后,每隔一个 $t_{1/2}$ 再给予首次量的一半剂量,其目的是为了加快到达 C_{ss} 的时间(图 9-3)。

由式(9-24)和式(9-25)可知,维持剂量应为负荷剂量与蓄积系数的比值。此外,维持剂

量还可根据式(9-21),利用 $C_{ss,av}$ 进行计算,即:

$$D_M = \frac{C_{ss,av} \cdot V_d \cdot \tau}{1.44 \cdot t_{1/2}} \tag{9-26}$$

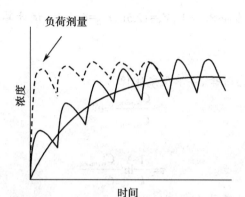

图 9-3　负荷剂量给药与到达稳态浓度时间的关系

当确定了最佳有效血药浓度和该药的 V_d 及 $t_{1/2}$ 后,就可根据式(9-26)计算不同给药间隔的维持剂量。

二、多剂量给药方案的制订

1. 稳态时最大血药浓度和最小血药浓度　只要已知药物的动力学参数 V_d 和 k 值,在选定给药剂量和给药间隔后,即可根据式(9-15)和式(9-16)计算。

【临床案例 9-4 】

某哮喘患者体重 68kg,使用氨茶碱静脉注射治疗,已知该药的 V_d=0.5L/kg, $t_{1/2}$=8 小时,若按每 6 小时给药一次,每次 240mg,试计算其稳态时最高、最低血药浓度。

【案例分析】

解:由式(9-15)和式(9-16)分别得:

$$C_{ss,max} = \frac{D}{V_d}\left(\frac{1}{1-e^{-k\tau}}\right)$$

$$= \frac{240}{0.5 \times 68}\left(\frac{1}{1-e^{-0.0866 \times 6}}\right)$$

$$= 17\,(mg/L)$$

$$C_{ss,min} = C_{ss,max} \cdot e^{-k\tau}$$

$$= 17e^{-0.0866 \times 6}$$

$$= 10\,(mg/L)$$

2. 根据 $C_{ss,max}$ 和 $C_{ss,min}$ 确定 τ 和 D　在给药方案设计中,当选定最高和最低稳态血药浓度于期望水平时,即可确定合适的给药剂量和间隔。

【临床案例 9-5】

某药的治疗浓度为 4~8mg/L,V_d=12.5L,$t_{1/2}$=6 小时,试计算其用药间隔时间和给药剂量。

【案例分析】

根据式(9-19),稳态时峰、谷浓度之比值为:

$$\frac{C_{ss,max}}{C_{ss,min}}=e^{k\tau}$$

经对数变换,得:

$$\tau=\frac{1}{k}\ln\frac{C_{ss,max}}{C_{ss,min}} \tag{9-27}$$

又根据式(9-17),给药量为:

$$D=X_{ss,max}\cdot(1-e^{-k\tau})$$
$$=C_{ss,max}\cdot V_d\cdot(1-e^{-k\tau}) \tag{9-28}$$

本例中 $C_{ss,max}$=8mg/L,$C_{ss,min}$=4mg/L,V_d=12.5L,$t_{1/2}$=6h,代入式(9-27)及式(9-28),得:

$$\tau=\frac{6}{\ln2}\cdot\ln\frac{8}{4}=\frac{6}{\ln2}\ln2=6(h)$$

$$D=8\times12.5\times\left(1-e^{\frac{-\ln2}{6}\times6}\right)=100\times\left(1-\frac{1}{2}\right)=50(mg)$$

即该药应每 6 小时给药一次,每次 50mg。

3. 维持剂量及负荷剂量的计算　在已知药物的动力学参数,并已确定期望的血药浓度后,可根据式(9-17)及式(9-18)计算维持剂量及负荷量。

【临床案例 9-6】

某药的 $t_{1/2}$=3.7 小时,最低治疗药物浓度为 3mg/L,V_d=0.26L/kg,患者体重为 60kg,每隔 8 小时静脉注射一次,试计算该药的维持剂量和负荷剂量,并预计其最高血药浓度及平均稳态血药浓度。

【案例分析】

由式(9-18)可得:

$$D_M=X_{ss,min}\cdot e^{k\tau}(1-e^{-k\tau})$$
$$=C_{ss,min}\cdot V_d(e^{k\tau}-1)$$

$$=3\times0.26\times60\times(e^{\frac{0.693}{3.7}\times8}-1)$$

$$=162.6(mg)$$

$$D_L=D_M\left(\frac{1}{1-e^{-k\tau}}\right)$$

$$=162.6\frac{1}{1-e^{\frac{-0.693}{3.7}\times 8}}$$

$$=209.4(mg)$$

$$C_{ss,max}=\frac{D_L}{V_d}=\frac{209.4}{0.26\times 60}$$

$$=13.42mg/L$$

$$C_{ss,av}=\frac{D_M}{V_d k\tau}=\frac{162.6}{0.26\times 60\times \frac{0.693}{3.7}\times 8}$$

$$=6.96(mg/L)$$

即该药的维持剂量和负荷剂量分别为 162.6mg 和 209.4mg,按此剂量稳态时最高血药浓度为 13.42mg/L,平均稳态血药浓度为 6.96mg/L。

第四节　静脉滴注给药方案

许多临床重要药物如青霉素、氨茶碱、去甲肾上腺素、硝普钠、肝素及某些抗生素等,由于治疗指数小或 $t_{1/2}$ 短,宜采用静脉滴注给药以维持恒定的有效血药浓度。

一、恒速静脉滴注

恒速静脉滴注给药方式的特点是同时存在两个过程,即零级动力学的供药过程和一级动力学的消除过程,于是一室药物恒速静脉滴注时体内药量 X 的变化可写成:

$$\frac{dX}{dt}=k_0-kX \tag{9-29}$$

式(9-29)中,k_0 为静脉滴注速率,单位为 mg/h,解此微分方程得:

$$X=\frac{k_0}{k}(1-e^{-kt}) \tag{9-30}$$

或

$$C=\frac{k_0}{Vk}(1-e^{-kt}) \tag{9-31}$$

当时间足够长时,e^{-kt} 趋于零,即达到稳态浓度或坪浓度 C_{ss},于是:

$$C_{ss}=\frac{k_0}{Vk} \tag{9-32}$$

$$C=C_{ss}(1-e^{-kt}) \tag{9-33}$$

由于总体清除率 CL 为表观分布容积 V_d 与消除速率常数之乘积,故式(9-32)可写为:

$$C_{ss}=\frac{k_0}{CL} \tag{9-34}$$

可见稳态血药浓度与静脉滴注速率成正比,而与总体清除率成反比。又由于 $k=\frac{0.693}{t_{1/2}}$,

代入式(9-32),得:

$$C_{ss}=\frac{k_0}{V_d}\cdot\frac{t_{1/2}}{0.693}$$

$$=1.44\frac{k_0}{V_d}\cdot t_{1/2} \tag{9-35}$$

可见,稳态血药浓度与静脉滴注速率及 $t_{1/2}$ 成正比,而与 V_d 成反比。

恒速静脉滴注给药方案设计的主要问题是根据临床期望达到的有效血药浓度,算出静脉滴注速率。由以上讨论可得:

$$k_0=C_{ss}\cdot CL \tag{9-36}$$

或

$$k_0=C_{ss}\cdot V_d\cdot k \tag{9-37}$$

或

$$k_0=0.693C_{ss}\cdot V_d/t_{1/2} \tag{9-38}$$

【临床案例9-7】

庆大霉素的有效血药浓度为 4~8mg/L,V_d 为 0.25L/g,$t_{1/2}$ 为 2.5 小时,如患者体重为 50kg,试计算静脉滴注速率。

【案例分析】

解:若 C_{ss} 以 4mg/L 计算,则

$$k_0=C_{ss}\cdot k\cdot V_d=4\times0.25\times50\times\frac{0.693}{2.5}$$

$$=13.86(mg/h)$$

若 C_{ss} 以 8mg/L 计算,则

$$k_0=8\times0.25\times50\times\frac{0.693}{2.5}=27.72(mg/h)$$

因而,庆大霉素滴注速率宜控制在 13.86~27.72mg/h。

二、恒速静脉滴注加负荷剂量

如果恒速静脉滴注而没有负荷剂量,则需较长时间才能接近稳态水平,故对 $t_{1/2}$ 较长的药物应考虑给予负荷剂量 D_L。

达到 C_{ss} 所需的负荷剂量应为:

$$D_L=V_d\cdot C_{ss} \tag{9-39}$$

代入式(9-37)、式(9-38)和式(9-39)则得:

$$D_L=\frac{k_0}{k} \tag{9-40}$$

$$k_0 = D_L \cdot k$$
$$= 0.7 D_L / t_{1/2} \tag{9-41}$$

由式 (9-40) 可知,负荷剂量为静脉滴注速率与药物消除速率常数的比值。若负荷剂量的 70% 被 $t_{1/2}$(小时)去除,并以此量按每小时滴注,即可维持由负荷量所达到的浓度。负荷量可按一次或几次快速静脉注射投予。

【临床案例 9-8】
如在上述 2 例中使庆大霉素血药浓度迅速达到治疗水平 4mg/L,试计算其负荷剂量。已知:$k_0 = 13.86$mg/h

【案例分析】
$$D_L = \frac{k_0}{k} = \frac{13.86}{0.277} = 50\,(\text{mg})$$

或:$D_L = C_{ss} \cdot V_d = 4 \times 0.25 \times 50 = 50\,(\text{mg})$

这就是说,首次静脉注射庆大霉素 50mg,并同时按 13.86mg/h 的速度恒速静脉滴注庆大霉素,便可使该患者的血浆庆大霉素浓度始终维持在 4mg/L 的有效水平上。

第五节 非线性动力学药物给药方案

有些药物,如苯妥英钠、茶碱、水杨酸钠、乙醇等,在体内呈非线性动力学过程。这类药物的动力学过程可用米 - 曼方程式予以描述,即:

$$\frac{-\mathrm{d}C}{\mathrm{d}t} = \frac{V_m \cdot C}{K_m + C} \tag{9-42}$$

此处 V_m 为最大消除速率,当多次给药或静脉滴注达稳态时,给药速率(R)与消除速率($-\mathrm{d}C/\mathrm{d}t$)相等,给药速率可理解为药量 / 时间,如 mg/d。因此,当患者的 V_m 和 K_m 确定后,便很容易根据所预定的目标血药浓度,由式 (9-42) 计算出给药速率,即每日的给药剂量(mg/d)。

非线性动力学药物给药方案设计的关键在于确定患者的 V_m 和 K_m。由于该类药物的动力学参数 V_m 和 K_m 存在很大的个体间和个体内差异,因此,要确切计算某一患者的给药方案,应采用患者自身的 V_m 和 K_m 值。测定 V_m 和 K_m 值的方法有 Eisenthal 作图法和直接计算法。

【临床案例 9-9】
某一患者苯妥英钠的 $V_m = 10.2$mg/(kg·d),$K_m = 11.5$μg/ml,如欲达到稳态血药浓度 15μg/ml,试计算该患者每天的给药剂量。

【案例分析】
解:由以上条件,得

$$R = \frac{V_m \cdot C_{ss}}{K_m + C_{ss}} = \frac{10.2 \times 15}{11.5 + 15} = 5.77\,[\text{mg/(kg·d)}]$$

即该患者每日给予苯妥英钠 5.77mg/kg,即可达到期望的稳态血药浓度 15μg/ml。

第六节 个体化给药方案

一、个体化给药的定义和意义

临床治疗过程中,对于相同的疾病,不同的患者使用相同的给药方案,疗效却有可能差异很大。理想的给药方案是实现个体化给药。针对不同患者选择合适的药物,使用恰当的剂量、给药间隔、给药时间和疗程等,通过测定体液中的药物浓度,计算药物的药物代谢动力学参数,然后设计出针对患者个人的给药方案,这种方式称为个体化给药(individualization of drug therapy)。

个体化是由于疾病的复杂病因和病理生理机制所决定的。在不同病因的作用下产生的病理生理机制不尽相同,多个基因和环境因素综合影响,造成了患者对不同药物的治疗反应出现差异。因此,试图用同一种药或者同一种给药方案治疗所有患同种疾病的患者是不科学的,更重要的是不同患者所具有的危险因素及靶器官损害程度各不相同,因此在药物的选择及其他合并用药上必须因人而异地制订个体化给药方案。

二、个体化给药方案的设计方法

(一)掌握患者的个体化资料

要设计个体化给药方案,首先必须掌握患者的个体化资料,包括年龄、性别、体重指数、病史、用药史、肝肾功能、合并用药、生活习惯等。以上因素均有可能影响药物的药物代谢动力学过程。肝肾功能损害时,药物在体内的代谢和消除可能受到影响,导致血药浓度发生改变,从而影响治疗效果或者造成药物不良反应。胃肠道疾患时,可能影响口服药物的吸收,导致血药浓度下降。必须了解患者日常所使用的药物,临床给药时要充分考虑到药物之间可能发生的相互作用,许多药物可以诱导或者抑制药物代谢酶,合并使用时可显著改变其他药物的药物代谢动力学过程,使血药浓度发生异常变化。患者的生活习惯,如吸烟、嗜酒等都可能影响药物的药物代谢动力学过程,从而影响疗效。

(二)给药方案的拟订和调整

根据临床诊断和患者的个体化资料,选择合理的药物,确定药物的剂型、给药途径、剂量、给药间隔、给药时间、疗程等,拟订初始给药方案,然后按照此方案进行治疗。随时观察患者的临床疗效,使用定量指标监测疗效和不良反应,如高血压患者的血压指标,高血糖患者的血糖水平等。必要时,按一定时间间隔测定血药浓度。根据血药浓度 - 时间的数据,计算患者个体化的药物代谢动力学参数。以此参数和临床观察的结果为依据,结合临床经验和文献资料对初始给药方案进行修订和调整。然后按照新的给药方案治疗,随时观察,随时监测,反复调整给药方案,直至获得满意效果。

(三)提高患者依从性

患者的依从性(compliance)是临床上一个不容忽视的问题。因为依从性差,导致治疗失败的情况时有报道。尤其是针对老年患者,给药方案过于复杂、用药不方便、记忆力下降、注意力不集中、易固执己见和产生偏见等,都会造成依从性差。所以在设计给药方案时,要考虑到方案的可行性,用药方案应尽量简明。

思考题

1. 常用的给药方案设计方法有哪些?
2. 什么是稳态血药浓度? 试述给药方式对稳态血药浓度的影响。
3. 什么是个体化给药? 试述个体化给药方案设计的方法。

(李　芹)

第十章　特殊人群药物代谢动力学

 学习要求

1. 掌握妊娠及哺乳期妇女、儿童、老年人的药物代谢动力学特点。
2. 熟悉嗜烟及嗜酒者的药物代谢动力学特点。

特殊人群主要包括妊娠及哺乳期妇女、儿童、老年人。此外,本章也将嗜烟及嗜酒者视为特殊人群之一。由于这些人群在性别及生理周期、年龄、生活方式方面的特殊性,使其在解剖学和生理学上具有与一般人群不同的特点,因此其药物代谢动力学也具有一定的特殊性。

第一节　妊娠及哺乳期妇女药物代谢动力学

妊娠期和哺乳期都是妇女的特殊生理时期。这两个时期的妇女均要同时满足自身及胎儿或婴儿的营养供给。

妊娠及哺乳期妇女用药时,应该充分考虑这些特殊生理时期母体、胎儿或婴儿的药物代谢动力学特点,综合考虑各种因素,合理制订用药方案,最大限度地降低药物对胎儿或婴儿的损害,同时使妊娠或哺乳期妇女获得最佳疗效。

一、生 理 特 点

(一)妊娠期母体生理特点

妊娠期母体的各个器官系统不断发生一系列的生理改变,以适应胎儿的生长发育。其中,可能影响药物代谢动力学的妊娠期母体主要生理改变列于表 10-1,并讨论如下。

表 10-1　可能影响药物代谢动力学的妊娠期母体主要生理改变

人体系统	生理指标	变化情况
循环系统	心排血量	↑ 30%~50%
	子宫血流量	↑
	肾血流量	↑ 25%~50%
	血容量	↑ 30%~45%
	红细胞	↑ 18%~30%
	血浆白蛋白浓度	↓ 30%
	血浆脂质	↑ 66%

人体系统	生理指标	变化情况
呼吸系统	潮气量	↑39%
	肺通气量	↑40%
消化系统	胃酸及胃蛋白酶	↓
	胃张力/运动	↓
	胃排空时间	↑30%~50%
	肠运动	↓
	胆囊排空时间	↑
泌尿系统	肾小球滤过率	↑50%
内分泌系统	雌激素	↑
	孕激素	↑
	胎盘激素	↑
	泌乳激素	↑

1. **体重及身体成分**　体重增加 10~20kg，脂肪量平均增加 25%。

2. **心脏**　心脏的循环血容量于妊娠第 6~8 周开始增加，血液被稀释；至妊娠第 32~34 周达到顶峰，增加 30%~45%，平均增加约 1500ml；此水平一直维持至分娩。

3. **肝脏**　由于雌激素、孕激素等激素水平发生改变，肝微粒体 CYP 酶的活性受到影响。

4. **肾脏**　由于心排血量增加，肾血流量随之增加，肾小球滤过率也相应增加。另一方面，因为肌酐、尿素和尿酸等代谢产物的排泄增多，肾脏的负担加重。

5. **胃肠道**　胃排空时间延长，肠蠕动减弱，胆囊排空时间延长。胃肠道平滑肌张力降低，贲门括约肌松弛，易使胃内容物反流至食管下部。胃酸及胃蛋白酶的分泌减少。

6. **激素**　雌激素、孕激素、胎盘激素的水平均较高。此外，为促进乳腺发育，为产后泌乳作准备，妊娠期母体的泌乳激素水平于妊娠第 7 周开始升高，至妊娠足月分娩前达到顶峰，约为 150μg/L，是正常生理水平的 10 倍。

7. **母胎循环**　妊娠期母体经胎盘向胎儿输送营养，并带走胎儿的代谢废物。同时，胎盘的屏障作用使母胎双方保持一定的独立性。此外，胎盘能够产生多种维持妊娠的激素。

（二）胎儿生理特点

胎儿生长发育迅速，各个器官系统不断发生明显的生理改变。其中，可能影响药物代谢动力学的胎儿主要生理改变讨论如下。

1. **体重及身体成分**　体重增加较快。体液量却随体重增加而减少，从胎儿开始发育至妊娠终止，胎儿体液量由其体重的 95% 降至 75%。脂肪量随体重增加而增加，当胎儿体重为 300g 时，脂肪量仅为其 0.5%；当妊娠结束时，脂肪量增加为体重的 12%。

2. **肝脏**　肝脏功能尚未健全，CYP 酶活性低下。

3. **肾脏**　胎龄 11~14 周时，胎儿的肾脏开始具有泌尿功能。

4. **胃肠道**　胎龄 11 周时，胎儿的肠蠕动开始；胎龄 16 周时，胃肠功能基本建立，胎儿可以吞咽羊水,吸收水分、氨基酸、葡萄糖及其他可溶性物质。

5. 羊水肠道循环 胎龄约 16 周时,从母体经羊膜转运或从胎儿体内排泄进入羊水的一些物质,可经胎儿吞饮后,通过胃肠道吸收或重吸收而进入胎儿体内。

(三) 哺乳期妇女生理特点

哺乳期妇女的生理状态从分娩后开始逐渐恢复正常,同时通过泌乳为婴儿提供营养。可能影响药物代谢动力学的哺乳期妇女主要生理改变讨论如下。

1. 肝脏 泌乳激素水平升高、雌激素水平下降,CYP 酶活性受到影响。

2. 激素 泌乳激素的分泌旺盛并维持在较高水平,以启动并维持泌乳。分娩后,雌激素和孕激素的水平均迅速下降。

二、妊娠期母体药物代谢动力学

妊娠期母体的药物吸收、分布、代谢和排泄过程受到妊娠期生理变化的影响,这种影响约从妊娠 3 个月后开始,直至妊娠结束。

妊娠期间,母体、胎盘、胎儿作为一个整体,共同处置药物。所以,妊娠期妇女用药后,药物不仅存在于母体内,还可能穿过胎盘屏障进入胎儿体内,影响胎儿的生长发育。按照对胎儿不良影响逐渐加强的顺序,美国食品和药品监督管理局(U.S. Food and Drug Administration,FDA)于 1979 年将药物分为 A、B、C、D、X 共 5 类。但是,多数药物对胎儿的影响尚不清楚。一项调查显示,FDA 在 2000—2010 年间批准上市的 172 个药物中有 168 个药物(97.7%)的致畸性不明确。而且,部分无致畸性的药物也可能增加自发流产、早产和低出生体重儿的发生率。

(一) 药物吸收

1. 口服给药 妊娠期母体的胃排空时间延长 30%~50%,肠蠕动减弱,影响依赖胃排空速率和肠蠕动速率而吸收的阿司匹林、吲哚美辛、酮洛芬等药物,使其达峰时间(t_{max})延迟、峰浓度(C_{max})降低。但是,由于在肠道停留的时间延长,药物吸收总量可能增加。妊娠期(尤其是妊娠早期)母体的胃肠道平滑肌张力降低、贲门括约肌松弛,胃内容物易反流,不时引发恶心、呕吐,也可能使药物吸收量减少。此外,妊娠期母体的胃酸分泌减少,胃内 pH 升高,弱酸性药物的解离增加,吸收减少;相反,弱碱性药物的解离减少,吸收增加。

2. 吸入给药 妊娠期母体的潮气量增加,使吸入给药的吸收相应增加,应该适当减小用药剂量。例如,给妊娠期母体氟烷、异氟烷和甲氧氟烷等吸入麻醉药时,剂量通常低于非妊娠期妇女。

3. 经皮给药 妊娠期母体的皮肤血流量、细胞外水量及皮下脂肪量均增加,使其经皮给药的吸收增加。

(二) 药物分布

妊娠期母体的药物分布过程主要受到身体成分、心脏循环血容量、药物血浆蛋白结合率、母胎循环的影响。

1. 身体成分 妊娠期母体的脂肪量平均增加 25%,使脂溶性药物在脂肪中分布的总量增加,血药浓度降低,表观分布容积(V_d)随之增大。

2. 心脏循环血容量 妊娠期母体的血容量增加 30%~45%,血液被稀释,血药浓度降低,V_d 增大。因此,妊娠期妇女使用青霉素类及头孢菌素类药物时,常常增加用药剂量以达到有效治疗浓度。

3. 药物血浆蛋白结合率 ①妊娠期母体的血浆白蛋白浓度下降 30%,使结合型药物的浓度降低、游离型药物的浓度升高,导致作用靶位的药物浓度增加。②妊娠期母体的雌激素、孕激素、胎盘激素等水平较高,许多血浆蛋白的结合位点被内源性激素占据,降低了药物血浆蛋白结合率,使血液中的游离型药物浓度升高。这些药物主要为高血浆蛋白结合率(>80%)的药物,例如,苯妥英钠、苯巴比妥、地西泮、利多卡因、哌替啶、地塞米松、普萘洛尔、水杨酸等。

4. 母胎循环 母胎循环也在一定程度上影响妊娠期母体内药物及其代谢产物的分布。

(三)药物代谢

妊娠期母体的雌激素和孕激素分泌均增加,影响 CYP 酶的活性,随药物不同表现为 CYP 酶活性的激活或抑制,从而使药物代谢加快或减慢。

例如,妊娠期母体代谢苯妥英钠的 CYP 酶活性增强,苯妥英钠的代谢加快;而妊娠期母体代谢茶碱和咖啡因的 CYP 酶活性减弱,茶碱和咖啡因的代谢减慢。

(四)药物排泄

1. 经肾脏排泄 妊娠期母体的心排血量增加 30%~50%,肾血流量增加 25%~50%,肾小球滤过率增加约 50%,影响经肾小球滤过而排泄的青霉素类、氨基糖苷类、地高辛、注射用硫酸镁等药物,使其排泄速度显著加快。

但是,妊娠高血压综合征患者的肾功能受到损害,药物排泄减慢、减少,容易造成药物在体内的蓄积。妊娠晚期,母体的体位对药物经肾脏排泄也有一定程度的影响。仰卧位使肾血流量减少,药物经肾脏排泄减慢、作用时间延长;侧卧位则促进药物经肾脏排泄。

2. 经胆道排泄 妊娠期母体的胆囊排空时间延长,影响经胆汁分泌、从粪便排泄的利福平等药物,使其排泄速度减慢。

三、胎盘药物代谢动力学

胎盘由羊膜、叶状绒毛膜和底蜕膜构成。羊膜是胎盘的最内层,叶状绒毛膜是胎盘的主要功能部分,底蜕膜是胎盘的母体部分。从妊娠第 13 天起,绒毛开始形成血管,子宫内膜螺旋动脉伸入绒毛间隙;至妊娠第 4~5 周,胎盘循环开始建立并逐渐完善。

胎盘是隔离母体血液与胎儿血液的屏障,具有保护胎儿的作用;胎盘又是母体与胎儿之间进行物质交换的重要器官;胎盘还具有内分泌和代谢等功能,对药物的转运、吸收、代谢及排泄均具有重要作用。

(一)药物转运

胎盘药物转运是母胎循环的一部分,即母体或胎儿的体内药物及其代谢产物通过胎盘转运至对方。与其他跨膜转运类似,胎盘药物转运的主要方式为被动转运、主动转运及胞饮作用。

1. 被动转运 最重要的胎盘药物转运方式是被动转运,符合 Fick 定律。根据该定律,药物转运的速率与生物膜的表面积成正比、与生物膜的厚度成反比;与药物的脂溶性成正比、与药物的分子量成反比;与母胎之间游离药物浓度的梯度成正比。鉴于胎盘的表面积和厚度在某个发育阶段均相对恒定(随妊娠时间增加,胎盘的表面积增大、厚度减小,母胎接触增加),药物的理化性质(脂溶性和分子量)及母胎之间游离药物浓度梯度成为影响胎盘药物被动转运的主要因素。

胎盘是一种脂质生物膜,高脂溶性药物(如甾体激素类)容易通过,低脂溶性药物(如肝素、琥珀胆碱、筒箭毒碱)则不容易通过。由于胎盘两侧的血液 pH 不相等,胎儿血液的 pH 较低,使弱碱性药物容易以分子形式从母体血液通过胎盘转运进入胎儿血液并以离子形式存在,从而形成弱碱性药物从母体到胎儿的单方向转运;与此相反,弱酸性药物的胎盘转运方向则为从胎儿到母体。

小分子药物比大分子药物的扩散速度快,分子量小于 500 的药物容易通过胎盘,分子量大于 5000 的药物不容易通过胎盘。药物与血浆蛋白结合后,分子量增大,不容易通过胎盘。例如,甲氧西林和双氯西林的血浆蛋白结合率分别为 40% 和 90%,前者较容易通过胎盘。可见,血浆蛋白结合率高的药物不容易通过胎盘进行转运。

分子量小于 100 的电中性亲水药物(如乙醇),可借助胎盘两侧的流体静压或渗透压通过胎盘的亲水小孔,以膜孔滤过方式进行被动转运。

胎盘上的特异性载体还可以介导葡萄糖等药物以易化扩散方式进行快速被动转运。

2. 主动转运　主动转运的药物通常有益于胎儿的生长,例如氨基酸、水溶性维生素、电解质。

3. 胞饮作用　母体血浆中的大分子药物(如免疫球蛋白)通过胎盘的内吞作用直接进入胎儿血液。

胎盘组织或血流量的改变对胎盘药物转运的影响较大。例如,患感染性疾病的妊娠期妇女,其胎盘的病理组织学变化使胎盘的通透性增加时,原来不易通过胎盘屏障的药物可能透过屏障、损害胎儿。又例如,妊娠期妇女的子宫收缩、体位不当、脐带受压、麻醉、妊娠高血压综合征等导致胎盘循环障碍时,胎盘血流量下降,胎盘药物转运的速度减慢。

(二) 药物吸收

体外研究发现,灌注一定量的可卡因后,约有 1/3 的可卡因及 1/8 的可卡因代谢产物苯甲酰芽子碱被胎盘组织滞留,提示胎盘的药物吸收功能对胎儿有一定的保护作用。

(三) 药物代谢

胎盘的很多酶系统具有药物代谢功能。因为这些酶系统的主要作用是修饰内源性分子,所以其药物代谢底物仅为与内源性分子相似的药物,如肾上腺素、多肽激素。

有些药物经胎盘代谢后活性增强,例如血液中的葡萄糖经胎盘异构化为果糖后才能进入胎儿循环。有些药物经胎盘代谢后活性减弱,例如泼尼松经胎盘转化为失活的 11- 酮衍生物。还有一些药物不经胎盘代谢,直接从母体进入胎儿体内,例如地塞米松。所以,治疗妊娠期母体的疾病应该使用泼尼松,而治疗胎儿的疾病宜使用地塞米松。

(四) 药物排泄

胎盘是胎儿药物排泄最重要的器官。胎儿体内的药物及其代谢产物主要经胎盘转运至母体,再由母体清除。

值得注意的是,通常药物代谢产物的水溶性强、脂溶性弱,不易通过胎盘屏障,容易蓄积于胎儿体内。例如,地西泮的代谢产物去甲地西泮容易蓄积于胎儿的肝脏。

四、胎儿药物代谢动力学

胎儿处于子宫内,并通过胎盘与母体紧密相连;胎儿的各个器官尚未完善且发育迅速,故其药物代谢动力学与婴儿及成年人均有很大差异。

（一）药物吸收

大多数药物及其代谢产物从母体经胎盘转运进入胎儿体内。

少数药物及其代谢产物从母体经羊膜转运进入羊水，或从胎儿体内排泄进入羊水，经胎儿皮肤吸收或羊水肠道循环，吸收或重吸收进入胎儿体内。胎儿从羊水中吸收药物，增加了药物的吸收；而且，因为羊水中蛋白质极少，药物多呈游离状态，药效强。

（二）药物分布

影响胎儿药物分布的主要因素是胎儿发育过程中身体成分及其血浆蛋白含量的变化。胎儿体内的水分较多、脂肪量较少，因此水溶性药物的分布容积较大、脂溶性药物的分布容积较小。胎儿血浆蛋白的含量较低，故游离药物浓度较高。母胎循环在一定程度上影响胎儿体内药物及其代谢产物的分布。

特别需要注意的是，尽管胎儿的肝脏体积相对较大、血流充沛，进入脐静脉的药物有60%~80%随血流进入肝脏；但是在妊娠中期，胎儿脐静脉血流量的1/3~2/3绕过肝脏、经静脉导管分流，使未经代谢的活性药物直接到达心脏和中枢神经系统的比例大大增加。而且，胎儿的血脑屏障尚未发育完善，药物容易进入中枢神经系统。

（三）药物代谢

催化药物代谢反应的CYP酶系统，其活性主要由基因决定，而年龄则是影响其活性的主要因素。胎儿的肝细胞含有催化 I 相反应的CYP酶，以氧化反应较为活跃，其次是还原反应和水解反应。但是，胎儿的肝脏功能尚未健全，CYP酶活性低下。

妊娠早期，胎儿的肝脏缺乏催化 II 相反应的酶，药物代谢能力低下，使药物在胎儿体内容易达到中毒浓度。

从妊娠第 7~8 周起，胎儿的肝脏可以代谢少数药物。从妊娠第 12~16 周起，胎儿的肝脏可以氧化代谢氨基比林、氯丙嗪等药物，但代谢能力较弱。经胎盘转运进入脐静脉的药物，如果先在胎儿的肝脏代谢，再进入其全身循环，则这些药物在胎儿体内也存在首关效应。

多数药物经胎儿代谢后活性下降。但是，某些药物的代谢产物却具有毒性。例如，苯妥英钠在胎儿CYP酶的作用下代谢生成对羟基苯妥英钠，后者干扰叶酸代谢、竞争核酸合成酶，具有致畸性。尤其是与苯巴比妥合用时，由于CYP酶被诱导，苯妥英钠转化成对羟基苯妥英钠的量增加，致畸作用增强。

胎儿的肝脏功能尚未健全，代谢能力弱。胎儿体内的药物主要依靠胎盘排至母体，再由母体处置。因为胎儿药物代谢的能力弱于母体，胎儿体内的药物半衰期($t_{1/2}$)较长，血药浓度较高。例如，妊娠期妇女使用乙醚、巴比妥、镁盐及维生素类药物后，胎儿体内的药物浓度较母体高一至数倍。

（四）药物排泄

胎儿药物排泄的方式与新生儿不同，胎儿药物排泄最重要的器官是胎盘。

肾脏在胎儿药物排泄中仅起次要作用。胎龄 11~14 周时，胎儿的肾脏开始具有排泄功能。此时，由于胎儿的肾小球滤过率低，肾脏药物排泄能力差，容易导致药物及其代谢产物在胎儿体内的蓄积。例如，胎儿排泄四环素和氯霉素的速度远低于母体，反复或大量使用这些药物可能因其蓄积而损害胎儿。妊娠晚期胎儿肾脏的结构和功能均基本成熟。但是，经胎儿肾脏排泄的药物及其代谢产物进入羊水后，多被胎儿重吸收。

此外,胎儿的一些特殊药物排泄通道可能影响药物到达作用靶位。例如,含有蛋白质和盐的胎儿肺液可经气管排出体外。

五、哺乳期妇女药物代谢动力学

除高泌乳激素水平外,哺乳期妇女的生理状态从分娩后开始逐渐恢复正常。由于分娩后子宫内有较大的创面、各个系统变化较大、免疫功能低下,哺乳期妇女常常使用抗高血压药、平喘药、抗过敏药、抗精神病药、免疫抑制药、剖宫产围术期抗感染药等。哺乳期妇女药物代谢动力学主要受激素水平的影响。

哺乳期妇女用药后,其体内的药物可能随乳汁进入乳儿体内,对乳儿产生影响。因此,需要高度重视药物及其代谢产物在乳母、乳汁和乳儿之间的传递。

(一)药物分布

哺乳期妇女的药物分布容积通常较正常生理状态时大,因为她们的体重常常增加,泌乳也在一定程度上增大了药物分布容积。另一方面,哺乳期妇女的泌乳激素水平较高,其与血浆蛋白的结合使血液中游离药物的浓度升高,药物效应随之增强。

哺乳期妇女体内的药物在乳汁中的分布具有重要意义。大部分药物能够从哺乳期妇女的血液经乳腺被动转运进入乳汁,乳腺上皮细胞膜将血浆与乳汁隔离在其两侧。研究表明,哺乳期妇女的用药剂量越大、疗程越长,药物的 $t_{1/2}$ 越长,则乳母体内的药物浓度越高,进入乳汁的药物量越大。哺乳期妇女乳汁中的药物浓度与血浆中药物浓度的比值称为乳药/血药比(milk-to-plasma ratio, M/P ratio)。M/P 值越大,药物从血浆进入乳汁的比例越大。部分药物在乳母血浆与乳汁间的传递情况参见表 10-2。影响 M/P 值的因素主要包括药物的脂溶性、分子量及血浆蛋白结合率。

1. 药物的脂溶性 乳汁的脂肪含量高于血浆,因此脂溶性药物容易从血浆穿透生物膜进入乳汁。

乳汁的 pH 较血浆低。弱碱性药物在 pH 较高的血浆中多呈电中性,容易穿透生物膜进入乳汁,并在 pH 较低的乳汁中呈电离状态;而弱酸性药物(如青霉素类药物)在血浆中多呈电离状态,不容易进入乳汁。

2. 药物的分子量 分子量小于 200 的药物容易从血浆转运进入乳汁,其 M/P 值约等于1。

3. 药物血浆蛋白结合率 血浆蛋白结合率低的药物,其体内游离型浓度高,容易转运进入乳汁。

(二)药物代谢

哺乳期妇女的泌乳激素分泌增加、雌激素分泌减少,影响 CYP 酶的活性,从而影响药物在肝脏的代谢。

(三)药物排泄

除经肾脏排泄和经胆道排泄外,哺乳期妇女还通过乳腺排泄药物。

六、用 药 原 则

(一)妊娠期妇女用药原则

通常,胎龄 12 周内的妊娠期妇女不宜使用药物。但是当其所患疾病将损害胎儿时,必须用药。

　　制订妊娠期妇女的用药方案时,应综合考虑妊娠期母体、胎盘、胎儿的整体药物代谢动力学多种因素的复杂影响,选择对胎儿危害小(尤其是中枢神经系统)、对妊娠期母体疗效好的药物,并尽量减小用药剂量、缩短用药时间。用药后,密切观察胎儿的情况,以便及时救治。

(二)哺乳期妇女用药原则

　　哺乳期妇女必须用药时,优先考虑药物对婴儿的不良影响。因此,M/P 值成为选择哺乳期妇女用药的主要依据。但是,应该充分考虑 M/P 值的测定误差。此外,还应综合考虑哺乳期妇女药物代谢动力学各种因素的影响。

　　制订哺乳期妇女的用药方案时,应选择 M/P 值低、对婴儿危害小、对哺乳期妇女疗效好的药物;尽量采用局部用药方式以降低哺乳期妇女的血药浓度;尽量减小用药剂量、缩短用药时间;用药后,密切观察婴儿的情况,以便及时救治。对于 $t_{1/2}$ 较短的药物,可在哺乳后立即用药,或在用药期间减少甚至暂停哺乳。

第二节　儿童药物代谢动力学

　　儿童的许多组织器官正随其年龄增长而迅速发育,在解剖学和生理学上表现为一系列迅速的连续变化,使儿童的药物代谢动力学明显不同于成年人。儿童用药时,如果忽视其药物代谢动力学的特点,常常对儿童的身体健康造成广泛而长期的不良影响。遗憾的是,药物代谢动力学的研究绝大多数在成年人体内进行。

　　在过去 20 年中,针对儿童用药的研究日益得到重视。世界卫生组织(World Health Organization,WHO)于 2013 年发布的《世界卫生组织儿童基本药物标准清单》第 4 版(*WHO Model List of Essential Medicines for Children*,4th list)以及于 2010 年发布的《世界卫生组织儿童标准处方集 2010》(*WHO model formulary for children 2010*)为 0~12 岁儿童的常见疾病提供了标准的药物治疗方案。鉴于儿童处于迅速的生长发育阶段,不同年龄或不同成长阶段的药物代谢动力学具有不同的特点,《世界卫生组织儿童标准处方集 2010》将 0~12 岁的儿童按其年龄范围分为:0~28 天的新生儿(neonate),1~12 个月的婴儿(infant)和 1~12 岁的儿童(child)。

一、生　理　特　点

　　儿童生长发育迅速,各器官系统不断发生明显的生理改变。其中,可能影响药物代谢动力学的儿童主要生理改变讨论如下。

　　1. 身体形态　与成年人相比,儿童的体重轻、身高矮、体表面积大。从《世界卫生组织儿童生长发育标准 2006 年版》(*WHO Child Growth Standards*,27 April,2006)中可以看出,儿童的体重和身高随年龄增长迅速增加,且个体差异较大。

　　2. 身体成分　从出生到成年,人体的水分和脂肪量变化显著。新生儿的水分约占体重的 80%,之后迅速降至 12 个月时的 65%,再缓慢降至成年时(年轻男性)的 60%;早产儿的脂肪量占体重的 1%~3%,足月新生儿为 12%~15%,12 个月时为 30%,成年时为 18%。

　　3. 肝脏　如前所述,年龄是 CYP 酶活性的主要影响因素。新生儿的肝脏尚未发育完善,CYP 酶活性低下。出生后 6 个月,催化 I 相药物代谢反应的 CYP 酶系统基本发育成熟;3~4 岁时,催化 II 相药物代谢反应的酶系统基本发育成熟。6 个月婴儿至青春期儿童的 CYP 酶活性高达成年人的 2 倍左右;青春期后,儿童的 CYP 酶活性迅速减弱,最终降至成年人水平。

4. 肾脏 新生儿的肾血流量为成年人的 20%~40%,肾小球滤过率约为成年人的 25%。所以,新生儿体内过多的水分和溶质不能有效地排出。另一方面,新生儿和婴儿的尿浓缩功能低于儿童和成年人,每排出 1mmol 溶质所需的水分为成年人的 2 倍以上。婴儿的肾功能需要 8~12 个月才能发育成熟。1 岁后,儿童的肾小球滤过率达到成年人的水平,此后,肾小管相继发育成熟。1~2 岁时,儿童的肾功能接近成年人水平。

5. 胃肠道 新生儿的胃排空时间为 6~8 小时;6~8 个月婴儿的胃排空时间接近成年人。0~3 岁儿童的胃酸分泌低下,且变化明显。刚出生的新生儿,胃中有碱性羊水,胃内 pH 为 6~8;随年龄增大,胃酸分泌增加,胃内 pH 逐渐降低;至 2~3 岁时,降低并稳定在成年人水平。儿童的肠道相对较长,利于吸收。

6. 血脑屏障 血脑屏障是维持脑组织内环境基本稳定的重要组织结构。新生儿的血脑屏障尚未发育完善,通透性强于成年人,药物等外源性物质容易到达脑部产生效应。当新生儿或婴儿处于脑膜炎等病理状态时,其血脑屏障的通透性增加,药物等外源性物质更容易进入脑组织。

二、药 物 吸 收

(一)口服给药

口服药物制剂的吸收受到许多因素的影响。其中,儿童的生理因素主要包括胃排空时间、胃内 pH、吸收面积。

新生儿的胃排空时间为 6~8 小时,延迟现象较为明显。由于此时的患儿多采用非口服方式给药,其胃排空延迟现象多不影响药物的吸收。6~8 个月婴儿的胃排空时间缩短至接近成年人。

刚出生的新生儿胃中有碱性羊水,胃内 pH 较高,为 6~8,不利于弱酸性药物(如苯巴比妥)的吸收,利于弱碱性药物的吸收,也利于遇酸分解药物(如青霉素)的稳定与吸收。2~3 岁儿童的胃内 pH 降低至成年人的水平。

儿童的肠道相对较长,吸收面积较大,利于药物吸收。

值得注意的是,如果乳母服用了药物,则乳儿可视为口服了其中部分药物。药物在乳母、乳汁及乳儿间的传递情况可以分为以下 3 种:①药物进入乳汁和乳儿体内的比例均较大,乳儿血药浓度达到或接近乳母血药浓度,例如红霉素;②药物进入乳汁的比例较大,但随乳汁进入乳儿体内的比例较小,例如氯霉素;③药物进入乳汁和乳儿体内的比例均较小,例如青霉素。一些药物在乳母、乳汁及乳儿间的传递情况按降序顺序列于表 10-2。

表 10-2 乳母、乳汁及乳儿间的药物传递

传递程度	药物名称	乳母血药浓度(μg/ml)	乳汁药物浓度(μg/ml)	乳儿血药浓度(μg/ml)
乳母(++)	红霉素	5~20	20~50	10~20
乳汁(++)	卡马西平	6~12	5~10	5~7
乳儿(++)	苯巴比妥	20~50	20~50	10~20
	地西泮	0.5~1.5	0.2~1.0	0.2~0.8

传递程度	药物名称	乳母血药浓度（μg/ml）	乳汁药物浓度（μg/ml）	乳儿血药浓度（μg/ml）
乳母（++）	氯霉素	20~40	13~30	2~5
乳汁（++）	链霉素	20~30	10~30	0.01~0.02
乳儿（+）	异烟肼	6~12	6~12	3~6
乳母（++）	青霉素	60~120	5~35	0.2~1.0
乳汁（+）	氨苄西林	20~35	5~10	0.5~1.0
乳儿（+）	卡那霉素	5~35	2~5	0.05
	氯丙嗪	1	0.3	0.05~0.1
	丙米嗪	2~13	0.5~1.5	0.05~0.5
	碳酸锂	2~11	0.7~4	0.5~1.5

注：24小时婴儿哺乳量为500~700ml

（二）其他给药方式

1. 静脉给药　吸收速度快，量效关系相对准确，是危重患儿的首选给药方式。但是，应注意高渗透性药物及刺激性药物的不良影响。

2. 肌内注射　婴儿肌肉尚未发育完全，肌肉血流量不恒定，末梢血液循环不良，影响药物吸收。

3. 皮下注射　新生儿皮下脂肪量少，皮下注射容量有限，注射后吸收较差。

4. 经皮给药　儿童（特别是新生儿）的皮肤黏膜薄，体表面积大，药物吸收良好。烧伤、表皮脱落及敷料封闭包扎时，药物吸收增加。例如，用甾体激素软膏治疗婴儿湿疹和尿布疹时，密闭塑料裤包裹的治疗部位吸收良好。但是，阿托品滴眼液等药物在透皮吸收过多时，可能引起严重的全身性不良反应。

5. 直肠给药　常用于呕吐及不愿口服药物的婴儿和儿童，且可避免首关效应。但是，直肠静脉血流量的个体差异使直肠给药的吸收不稳定，导致血药浓度低于治疗水平或高达毒性水平，故治疗指数小的药物不宜采用直肠给药。药物在直肠的滞留时间一般较短，也影响了药物的吸收。

三、药　物　分　布

新生儿的药物分布与成年人明显不同。儿童的药物分布主要受到儿童身体成分、药物血浆蛋白结合率、血脑屏障的影响。

（一）身体成分

新生儿和婴儿的体液量均较大，故水溶性药物的分布容积较大，C_{max} 较低，需要考虑适当增加用药剂量以获得有效治疗浓度。

新生儿的脂肪量少，脂溶性药物的分布容积较小，血药浓度较高，易发生药物中毒事件。

（二）药物血浆蛋白结合率

新生儿的血浆蛋白（特别是白蛋白）的浓度低，新生儿的血浆蛋白与药物的亲和力弱，新生儿血浆中的内源性物质（如胆红素）与药物竞争血浆蛋白的结合位点，使新生儿的药物血浆蛋白结合率较成年人低,游离药物浓度较高。例如,游离型苯妥英钠在新生儿血浆中占11%,而在成年人血浆中仅为7%。表10-3按药物血浆蛋白结合率升序顺序列举了部分药物在新生儿体内与成年人体内的血浆蛋白结合率和V_d。

表10-3　新生儿与成年人的药物血浆蛋白结合率和表观分布容积

药物名称	药物血浆蛋白结合率(%)		表观分布容积(L/kg)	
	新生儿	成年人	新生儿	成年人
地高辛	14~26	23~40	4.9~10.2	5.17~7.35
苯巴比妥	28~36	46~48	0.59~1.54	0.5~0.6
磺胺异噁唑	65~70	86	0.35~0.43	0.16
水杨酸盐	63~84	80~85	0.15~0.35	0.13~0.2
苯妥英钠	80~85	89~92	1.2~1.4	0.6~0.67
地西泮	84	94~98	1.4~1.82	2.2~2.6
保泰松	65~90	96~98	0.2~0.25	0.12~0.15

新生儿用药时,一方面要注意其药物血浆蛋白结合率低,游离药物浓度高,药物效应强的风险;另一方面,临床上很少给新生儿使用血浆蛋白结合率高的药物,例如地西泮、苯妥英钠、水杨酸类和磺胺类药物。如果必须使用这些药物,应特别注意避免这些药物与内源性胆红素竞争血浆蛋白,使血液中胆红素含量过高,导致高胆红素血症。这是因为新生儿体内的葡萄糖醛酸转移酶不足,不能及时将大量的内源性胆红素转化为葡萄糖醛酸盐而排出体外。人体中,这些胆红素与血浆蛋白结合,以降低血中游离胆红素的浓度,避免中毒。

（三）血脑屏障

新生儿的血脑屏障尚未发育完善,通透性强于成年人,脂溶性药物容易透过屏障进入脑组织。例如,较大量的镇静催眠药、全身麻醉药、吗啡类镇痛药、四环素类抗生素等进入脑组织时,新生儿或婴儿容易出现中枢神经系统的不良反应。

当新生儿或婴儿在脑膜炎、酸中毒、缺氧、低血糖等病理状态时,其血脑屏障的通透性增加,药物更容易进入脑组织。例如,青霉素类、头孢菌素类、利福平和万古霉素等药物透过正常儿童血脑屏障的能力很差;但是,这些药物均能够透过脑膜炎患儿的血脑屏障,在脑脊液中达到有效治疗浓度。

四、药 物 代 谢

儿童的肝脏不断发育、完善,CYP酶活性随之发生相应变化,用药剂量需要及时调整。

（一）新生儿

新生儿的肝脏尚未发育完善,CYP酶活性低下,药物代谢速率慢,$t_{1/2}$长,较低的用药剂量即可达到有效治疗浓度,需要适当降低用药剂量以防止蓄积中毒。影响新生儿血药浓度的因素较多,应综合考虑以指导用药方案的制订。

1. 催化Ⅰ相反应的CYP酶　新生儿体内催化Ⅰ相反应的CYP酶活性低下,使巴比妥类、地西泮等药物的氧化代谢受阻,$t_{1/2}$明显长于成年人。表10-4按降序顺序列举了部分需经氧化代谢的药物在新生儿体内与成年人体内的 $t_{1/2}$。

表 10-4 经氧化代谢的药物在新生儿体内与成年人体内的血浆半衰期

药物名称	半衰期（h）	
	新生儿	成年人
地西泮	25~100	15~25
咖啡因	95	4
戊巴比妥	17~60	12~27
哌替啶	22	3~4
吲哚美辛	14~20	2~11

2. 催化 II 相反应的酶 新生儿体内催化 II 相反应的酶中，葡萄糖醛酸转移酶的分泌量及活性均不足，使氯霉素、吲哚美辛、水杨酸盐等药物的结合代谢受阻，$t_{1/2}$ 明显长于成年人。例如，氯霉素的 $t_{1/2}$ 在新生儿体内为 25 小时，而在成年人体内仅为 4 小时。

另外，某些药物在新生儿体内的代谢途径与成年人不同，使代谢产物及代谢速度均有明显差异。例如，茶碱在新生儿体内有相当数量转化生成咖啡因，而成年人体内的代谢途径则与此不同；茶碱的 $t_{1/2}$ 在新生儿体内为 24~36 小时，而在成年人体内仅为 3~9 小时。

（二）婴儿

与新生儿相比，6 个月婴儿的 CYP 酶活性有所提高，催化 I 相药物代谢反应的 CYP 酶系统基本发育成熟，需要适当增加用药剂量以达到有效治疗浓度。6 个月婴儿至青春期儿童的 CYP 酶活性高达成年人的 2 倍左右，需要较大的用药剂量才能达到有效治疗浓度。

部分口服药物在婴儿的胃肠道代谢。例如，婴儿的胃酸可使母乳中的胰岛素变性失活。

（三）儿童

儿童的肝脏随年龄增长逐渐发育、完善，药物代谢能力增强。3~4 岁时，催化 II 相药物代谢反应的酶系统基本发育成熟。

由于 6 个月婴儿至青春期儿童的 CYP 酶活性高，但青春期后，儿童 CYP 酶活性迅速减弱，最终降至成年人水平，所以宜依据 TDM 数据制订这个阶段儿童的用药方案，及时调整用药剂量以适应 CPY 酶活性的迅速变化，避免达不到药物的有效治疗浓度或因药物浓度迅速升高而引起毒性反应。

五、药 物 排 泄

儿童药物排泄最重要的器官是肾脏，胆道和肺也可以排泄少量药物。由于婴儿的肾功能在 8~12 个月能够逐渐发育成熟；1~2 岁的儿童，肾功能已经接近成年人的水平，所以新生儿的药物排泄最需要给予重视。

早产儿和足月新生儿的肾功能均显著低于年长儿童和成年人。新生儿的肾小球滤过率低至成年人的 25% 左右，体内过多的水分和溶质不能有效地排出。另一方面，新生儿的尿浓缩功能差，每排出 1mmol 溶质所需的水分为成年人的 2 倍以上。结果，药物排泄受阻，血药浓度较高，$t_{1/2}$ 较长。经肾脏排泄的部分药物在新生儿体内与成年人体内的血浆 $t_{1/2}$ 按降序顺序列于表 10-5。

表 10-5　经肾脏排泄的部分药物在新生儿体内与成年人体内的血浆半衰期

药物名称	半衰期（h）	
	新生儿	成年人
地高辛	35~88	30~60
苯妥英钠	25~100	2~18
对乙酰氨基酚	49	3.6
庆大霉素	3~6	1~2.5

新生儿随周龄增大其肾功能迅速增强，$t_{1/2}$ 迅速缩短；满月时的 $t_{1/2}$ 接近成年人。例如，青霉素的 $t_{1/2}$ 出生 0~6 日为 3 小时，7~13 日为 1.7 小时，≥ 14 日为 1.4 小时，1~2 个月接近成年人。

【临床案例 10-1】

哌拉西林 - 他唑巴坦是 β - 内酰胺类与 β - 内酰胺酶抑制剂的复方制剂，对儿童医院内感染肠杆菌科细菌具有较好的抗菌活性。哌拉西林和他唑巴坦在不同年龄儿童体内的 $t_{1/2}$ 见表 10-6。

表 10-6　哌拉西林和他唑巴坦在不同年龄儿童体内的消除半衰期

年龄	半衰期（h）	
	哌拉西林	他唑巴坦
2~5 个月	1.4	1.6
6~23 个月	0.9	1
2~12 岁	0.7	0.8~0.9
成年人	0.7~1.2	0.7~0.9

【案例分析】

儿童的肾功能较成年人低下，但发育迅速，在 1~2 岁时接近成年人的水平。案例中，哌拉西林和他唑巴坦的 $t_{1/2}$ 随儿童年龄增大迅速缩短。

临床上给低龄儿童使用哌拉西林和他唑巴坦时，应减小用药剂量、延长用药间隔时间，以防止药物蓄积中毒。

六、用药原则

儿童的许多组织器官正在随其年龄增长而迅速发育，儿童药物代谢动力学的特点对儿童身体健康的影响常常具有广泛性和长期性。因此，必须综合考虑各方面的因素，慎重设计儿童的用药方案。

(一) 儿童基本药物标准清单及儿童标准处方集

WHO 于 2013 年发布的《世界卫生组织儿童基本药物标准清单》第 4 版 (*WHO Model List of Essential Medicines for Children*, 4th list) 以及于 2010 年发布的《世界卫生组织儿童标准处方集 2010》(*WHO model formulary for children 2010*)，为 0~12 岁儿童的常见疾病提供了标准的药物治疗方案。《世界卫生组织儿童基本药物标准清单》第 4 版中有年龄限制的药物见表 10-7。

表 10-7　有年龄限制的药物

药物名称	年龄限制
阿托品	>3 个月
苯甲酸苄酯	>2 岁
头孢唑林	>1 个月
头孢曲松	>41 周折算胎龄
氯苯那敏	>1 岁
二氯尼特	体重 >25kg
多西环素	>8 岁 (除非严重感染, 如霍乱)
依非韦仑	>3 岁或体重 >10kg
恩曲他滨	>3 个月
氟西汀	>8 岁
布洛芬	>3 个月 (除静脉注射用于动脉导管未闭)
甲氟喹	>3 个月或体重 >5kg
甲氧氯普胺	不用于新生儿
昂丹司琼	>1 个月
磺胺嘧啶银	>2 个月
丁卡因	不用于早产儿
甲氧苄啶	>6 个月
赛洛唑啉	>3 个月

(二) 给药途径

1. **口服给药**　患儿首选。按照《世界卫生组织儿童标准处方集 2010》的建议, 除异烟肼、卡托普利、利福平、青霉素 V 和四环素类 (多西环素和米诺环素例外) 以外, 儿童的口服药物应该与食物一起服用, 以避免药物的胃肠道刺激, 且有助于按时服药。但是, 须注意婴儿食物中高含量的蛋白质及钙对药物吸收的较大影响。

2. **静脉给药**　危重患儿首选。但是, 须注意高渗透性药物及刺激性药物的不良影响。

3. **经皮给药**　儿童 (特别是新生儿) 的经皮给药吸收良好。但是, 阿托品滴眼液等药物在经皮吸收过多时可能引起严重的全身性不良反应。

4. **直肠给药**　常用于呕吐及不愿口服药物的婴儿和儿童, 且可避免首关效应。但是,治疗指数小的药物不宜采用直肠给药。须注意药物在直肠的滞留时间一般较短。

（三）给药剂量

由于儿童的年龄、体重、体质等差异,使给药剂量的确定成为儿童药物治疗中既重要又复杂的问题。通常,新生儿的用药剂量宜小;用药间隔时间宜长,一周内的新生儿(尤其是早产儿)间隔 12 小时,一周后的新生儿间隔 8 小时。之后,逐步增加用药剂量,缩短用药间隔时间。

临床常用的儿童用药剂量计算方法主要包括:按体重计算法、按体表面积计算法、按年龄计算法、按血药浓度计算法。这些方法各有优缺点,分别适用于不同的情况。近年来,利用药物代谢动力学的研究结果指导儿童用药剂量的设计日益增加。尤其是治疗指数小、量效关系明确的药物,例如氨基糖苷类抗生素和地高辛,多根据治疗药物监测的结果调整用药剂量,制订个性化的儿童用药方案。

（四）给药后的处理及观察

由于新生儿和婴儿的尿浓缩功能低于年长儿童和成年人,每排出 1mmol 溶质所需的水分为成年人的 2 倍以上,所以给药后应及时补充水分。

儿童尤其是低龄儿童的陈述能力差,必须严密观察给药后的各种变化,以尽早发现可能出现的药物不良反应。

第三节　老年人药物代谢动力学

WHO 多将年龄超过 65 岁的人称为老年人。增龄过程中,组织器官衰退、功能退化、免疫力下降等诸多因素使许多疾病的发生率增加,且多种疾病同时罹患的情况在老年人中较为普遍。此外,老年疾病多为慢性疾病,药物治疗的周期长。所以,老年人用药的种类多,用药的时间长。在工业化国家,老年人的药品消耗占总药品消耗的 1/4~1/2。

由于老年人的生理功能发生退行性变化,用药情况复杂,用药时间长,使老年人药物代谢动力学具有一定的特殊性。

一、生 理 特 点

老年人组织器官衰退及功能下降的速度较快。其中,可能影响药物代谢动力学的老年人主要生理改变讨论如下。

1. 身体成分　体液量减少,80 岁老年人较 20 岁成年人的体内水分下降 10%~20%(主要是细胞内液减少);脂肪量随年龄增长而增加,男性从 18% 增加到 36%,女性从 33% 增加到 48%;非脂肪组织则随年龄增长而减少。

2. 心脏　心排血量明显减少。

3. 肝脏　肝脏逐渐萎缩,重量减少。CYP 酶活性下降。由于心排血量减少,使肝血流量减少 40%~50%。

4. 肾脏　肾单位逐渐减少,肾脏的重量减少 10%~20%。65 岁老年人的肾血流量减少为成年人的 40%~50%,肾小球滤过率下降约 50%,肾小管分泌和重吸收功能下降约 40%。

5. 胃肠道　胃黏膜逐渐萎缩,胃酸和胃蛋白酶的分泌均减少,消化功能下降。胃排空速率减慢。肠吸收面积缩小,肠蠕动减弱。胃肠道血流量较成年人减少 40%~50%。

二、药物吸收

(一) 口服给药

老年人的胃排空速率减慢、肠蠕动减弱,使依赖胃排空速率和肠蠕动速率而吸收的药物(包括阿司匹林、吲哚美辛、酮洛芬等)的 t_{max} 延迟、C_{max} 降低。但是,由于药物在肠道停留的时间延长,吸收总量可能增加。

老年人的胃酸分泌减少,仅为 20 岁成年人的 25%~35%。胃内 pH 升高,影响酸性和碱性药物的解离度,从而影响其吸收。例如,苯巴比妥等弱酸性药物在老年人体内的吸收减少。

肠吸收面积缩小,药物的吸收减少。

(二) 其他给药方式

老年人的皮肤黏膜吸收能力降低,口腔舌下给药的吸收较差。老年人的局部血液循环较差,皮下及肌内注射给药的吸收较差。急症患者宜采用静脉给药。

三、药物分布

老年人体内的药物分布主要受身体成分和药物血浆蛋白结合率的影响。

(一) 身体成分

老年人的体液量减少,使水溶性药物(如苯妥英钠、锂盐)的分布容积减小,血药浓度升高。

老年人的脂肪量增加,男性从 18% 增加到 36%,女性从 33% 增加到 48%,使脂溶性药物(例如,地西泮、利多卡因)的分布容积增大,药物作用持续时间延长,用药剂量过大或用药时间过长均容易在体内蓄积。

(二) 药物血浆蛋白结合率

老年人的血浆白蛋白合成减少,浓度下降 15%~20%,营养状态差、体质虚弱或病情严重时下降更显著。结果,血浆蛋白结合率高的药物(如地西泮、苯妥英钠、水杨酸盐、地高辛、华法林)游离型浓度增加,药物作用增强。所以,老年人使用成年人剂量的华法林抗凝血时,血浆游离药物浓度高,药物作用强,有出血的危险。

老年人的血浆 α_1- 酸性糖蛋白(AAG)浓度逐渐上升。由于 AAG 易与碱性药物结合,所以当老年人服用利多卡因或普萘洛尔等碱性药物时,这些药物的游离浓度较低,作用较弱。

老年人容易同时罹患多种疾病,因此常常同时服用多种药物。药物之间相互竞争蛋白结合部位时,药物的游离浓度增大,容易引起或加剧药物的不良反应。例如,保泰松与华法林合用时,华法林的游离浓度上升,作用增强,容易引起严重出血反应,应进行治疗药物监测。

四、药物代谢

老年人的药物代谢主要受到 CYP 酶活性、肝血流量的影响。

(一) CYP 酶活性

老年人的 CYP 酶活性降低,药物代谢能力减弱。例如,异戊巴比妥在年轻人肝脏中氧化代谢的量约为 25%,而老年人仅为 12.9% 左右。因此,服用相同剂量的异戊巴比妥等药物后,老年人的血药浓度约高于年轻人 1 倍,药物作用增强。

【临床案例 10-2】

3 个年龄组的全麻手术患者,行手背静脉穿刺,以 2mg/kg 的剂量恒速静脉推注丙泊酚,30~45 秒内推注完毕。结果,随年龄增长,半衰期延长,清除率降低,血药浓度 - 时间曲线下面积增加,见表 10-8。

表 10-8 年龄对丙泊酚药物代谢动力学参数的影响

年龄（year）	$t_{1/2}$（min）	CL[L/（min·kg）]	AUC（mg·min/L）
18~44（n=11）	220 ± 32	0.0239 ± 0.0016	90 ± 7
45~59（n=13）	252 ± 48	0.0220 ± 0.0015	91 ± 6
≥60（n=12）	285 ± 30	0.0184 ± 0.0010	115 ± 10

【案例分析】

丙泊酚羟基化代谢的速度主要由催化 I 相反应的 CYP 酶活性决定。老年人的肝脏功能衰退,CYP 酶活性下降,丙泊酚代谢速度随年龄增加而逐渐减慢,故 AUC 升高。

因此,丙泊酚用于老年人时需酌情减量。

但是,老年人服用可的松和泼尼松时,药物作用减弱。这是因为可的松和泼尼松需在肝脏转化为氢化可的松和泼尼松龙而产生药理作用,老年人的 CYP 酶活性降低,故可的松和泼尼松的转化速度减慢,作用减弱。

（二）肝血流量

老年人的肝血流量较年轻人减少 40%~50%,使到达肝脏的药物量减少,$t_{1/2}$ 延长。例如,由肝脏代谢的保泰松,在年轻人体内的 $t_{1/2}$ 为 81 小时,在老年人体内则为 105 小时。

老年人口服普萘洛尔后,表现为血药浓度高于年轻人。这是因为老年人的肝血流量减少,首关效应减弱。

此外,部分药物在胃中代谢,例如,地西泮可在胃酸中转化为活性代谢产物去甲地西泮。老年人服用地西泮时,由于胃酸分泌减少,胃内 pH 升高,地西泮的代谢产物浓度较低,药效减弱。

五、药 物 排 泄

老年人的心排血量明显减少,65 岁老年人的肾血流量减少为成年人的 40%~50%,肾小球滤过率下降约 50%,肾小管分泌和重吸收功能下降约 40%,使药物的清除率（CL）下降,主要经肾脏排泄的药物容易在体内蓄积。

例如,老年人使用贝那普利、西拉普利和雷米普利等血管紧张素转换酶抑制剂（angiotensin-converting enzyme inhibitors, ACEI）时,最容易发生急性肾功能损害,多见于原有肾功能不全或肾动脉狭窄的患者。临床实践表明,老年人从小剂量开始试用这类药物,可防止肾脏损害。

六、用药原则

(一) 给药途径

以口服给药为主。吞咽有困难时,可选用液体口服制剂。必要时注射给药。病情严重时采用静脉给药。

(二) 给药剂量

老年人宜减少给药剂量,延长给药间隔时间。起始剂量一般推荐用成年人剂量的 1/2 或 1/3;多次给药的剂量应为成年人剂量的 1/2~2/3。

老年人用药剂量的个体差异较大,同龄老年人的剂量有时相差数倍。可按肌酐清除率计算用药剂量。对于治疗指数小的药物,应该进行治疗药物监测。

第四节　嗜烟及嗜酒者药物代谢动力学

嗜烟或嗜酒均可能在一定程度上导致生理学改变,影响药物的吸收、分布、代谢和排泄。

一、嗜烟者药物代谢动力学

烟草烟雾中含有多环芳香烃类(polycyclic aromatic hydrocarbons,PAHs)化合物(如 3,4-苯并芘、3-甲基胆蒽)、生物碱类化合物(如烟碱)、焦油、一氧化碳等 4000 多种化学物质。其中,250 多种为已知有害物质,50 多种为已知致癌物质。

(一) 药物吸收

嗜烟者的胃排空时间明显延长,影响依赖胃排空速率而吸收的口服药物,使其吸收减慢、t_{max} 延迟、C_{max} 降低。

(二) 药物分布

研究显示,用利福喷丁治疗病毒感染所致免疫缺陷患者时,嗜烟者的 V_d 增大 39%,需要增加用药剂量以达到相同的治疗效果。

(三) 药物代谢

PAHs 是 CYP 酶的同工酶 1A1、1A2 和 2E1 的强诱导物,可增强这些酶的活性,促进药物代谢。例如,咖啡因、茶碱等许多药物是 CYP1A2 的底物,这些药物在嗜烟者体内的血药浓度降低、CL 升高、$t_{1/2}$ 缩短、药效减弱。

(四) 药物排泄

嗜烟者维生素 C、肝素、地西泮等药物的消除较不吸烟者快 20% 以上。

二、嗜酒者药物代谢动力学

(一) 药物吸收

嗜酒者的胃排空延迟,影响依赖胃排空速率而吸收的口服药物,使其吸收减慢、t_{max} 延迟、C_{max} 降低。而且,血浆中的酒精(alcohol)浓度与胃排空时间密切相关。

(二) 药物代谢

1. 非微粒体酶系　酒精主要由人体胞质、线粒体和血浆内的非微粒体酶系(醇脱氢酶、醛脱氢酶、单胺氧化酶等)代谢:酒精先由醇脱氢酶(ADH)氧化代谢为乙醛;乙醛再由醛脱氢酶继续氧化代谢为 CO_2 和 H_2O。酒精对醇脱氢酶的亲和力较强,嗜酒者体内的酒精可以通过与醇脱氢酶的竞争性结合,抑制维生素 A 转化成维生素 A 醛。

2. 微粒体酶系 CYP2E1 也参与酒精的代谢。因饮酒状态不同,酒精对 CYP2E1 可能产生诱导或抑制。

长期大量饮酒可能导致酒精慢性中毒,肝脏内质网增生,CYP2E1 的含量和活性增加,促进药物代谢,通常生成比原形药物毒性更大的代谢产物。例如,苯妥英钠、苯巴比妥、安乃近、苯乙双胍、甲苯磺丁脲、华法林、丙酮双香豆素、普萘洛尔等药物是 CYP2E1 的底物,这些药物在嗜酒者体内的 CL 升高,$t_{1/2}$ 缩短,血药浓度降低,药效减弱。

短时间内大量饮酒,酒精与 CYP2E1 竞争性结合,抑制 CYP2E1 的活性;另一方面,嗜酒可能导致脂肪肝或肝硬化,肝脏内质网脱粒,CYP2E1 的含量下降。结果,使巴比妥类、抗凝血药等药物的代谢减慢,在嗜酒者体内的 CL 降低,$t_{1/2}$ 延长,血药浓度升高,药效增强。急性戒酒可迅速恢复 CYP2E1 的活性。

(三) 药物排泄

酒精可使甲硝唑、四环素等药物的消除速度减慢,体内作用时间延长。

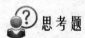思考题

1. 简述妊娠及哺乳期妇女药物代谢动力学的特点。
2. 简述儿童药物代谢动力学的特点。
3. 简述老年人药物代谢动力学的特点。

(范 琦)

第十一章　药物代谢动力学方面的药物相互作用

学习要求

1. 掌握药物代谢动力学范畴内药物相互作用的分类以及不良药物相互作用的预防原则。

2. 熟悉药物代谢酶和转运体介导的药物相互作用机制和临床意义。

3. 了解药物相互作用预测方法。

多种药物合并使用在临床上是常见的,主要原因包括:①合并用药对某种疾病的治疗有利,如心血管疾病、感染性疾病及肿瘤;②同时患多种疾病或有多种临床症状;③可能同时接受多个医师的治疗,而医师之间可能互相不知晓对方的治疗方案;④患者可能同时使用非处方药和营养保健品。

合并用药可能导致药物相互作用(drug-drug interaction, DDI)。其概念是指几种药物同时或前后应用时药物的理化性质、药物代谢动力学或药效学发生改变。对于制药工业、药品监督管理部门、临床药理学家、临床医师和药师,药物相互作用均是一个重要的关注点,它与药物的市场竞争力和合理用药密切相关。

第一节　药物相互作用的分类

一、体外物理化学因素介导的药物相互作用

静脉给药时发生的输液配伍禁忌是最常见的体外物理化学因素介导的药物相互作用。在抗真菌药注射用醋酸卡泊芬净的药品说明书中,注明"本品在含有葡萄糖的输液中不稳定",并规定不得配伍。

药物和肠内营养剂有时需经鼻饲管给药。片剂在碾碎后用适量的溶媒制成混悬液,该混悬液与肠内营养剂混合给药时可能发生药物相互作用。体外研究显示,卡马西平与安素(一种肠内营养混悬液)混合时,卡马西平的回收率会显著下降。环丙沙星片(500mg)或左氧氟沙星片(500mg)碾碎后与240ml安素混合后,药物的损失分别为82.5%、61.3%。将加替沙星片压碎后分别与安素或水在体外混合,然后给健康志愿者口服。与水溶液相比,用安素混合后口服加替沙星的药物代谢动力学参数发生显著改变(表11-1)。这提示安素与上述氟喹诺酮类抗菌药存在物理化学因素介导的相互作用,应避开混合或同时给药。

表 11-1 加替沙星与安素体外混合后口服给药的药物代谢动力学参数变化

参数	压碎后与安素混合	压碎后与水混合
C_{max}（mg/L）	2.41 ± 0.58	4.35 ± 0.90
$AUC_{(0-\infty)}$（mg·h/L）	31.3 ± 8.3	42.4 ± 10.1
T_{max}（h）	2.5	1.0

注：表中数据以 $mean \pm SD$ 表示

二、药物代谢动力学方面的药物相互作用

在吸收、分布、代谢和排泄环节均可发生药物相互作用，其综合结果可能造成药物代谢动力学参数显著改变，继而可能引起疗效和毒性的改变。本章主要讨论药物代谢动力学的药物相互作用，其机制主要涉及药物代谢酶、药物转运体的诱导或抑制。一些物理化学因素、胃液 pH 和胃肠蠕动的改变均可导致胃肠道吸收环节的相互作用。也存在一些由于影响肝血流量、肾血流量而改变药物消除的相互作用。

在药物代谢动力学相互作用中，药物代谢动力学被改变的药物称为受变药（recipient drug），而促使其改变的药物称为促变药（precipitant drug）。按相互作用中的关系划分，药物代谢动力学相互作用也可分为：①单向相互作用，例如依诺沙星可抑制氨茶碱的代谢，而氨茶碱并不影响依诺沙星的药物代谢动力学和反应；②双向相互作用，例如口服抗癫痫药丙戊酸钠能显著地降低拉莫三嗪的清除率，而拉莫三嗪也能显著地增加丙戊酸钠的清除率。

需要注意的是，有许多引起药物代谢动力学参数显著改变的药物相互作用并不具有临床意义。药物代谢动力学相互作用的程度和临床结果受多种因素的影响。药物因素包括剂量、疗程、给药时间、给药顺序、合并用药个数、给药途径、药物代谢动力学特性（经药物代谢的比例、生物利用度、消除半衰期、达稳态血药浓度时间、是否存在剂量和时间依赖性）、对映体选择性、治疗窗大小、药品不良反应性质、是否存在多种相互作用机制；患者因素包括年龄、性别、体重、遗传多态性（代谢酶、转运体和药效学靶点）、用药依从性、饮食、吸烟史、饮酒史、疾病等。还包括医师处方行为、药师审核处方的能力、临床对相互作用知识的了解程度和是否实施有效的药物治疗监测计划。医师和药师在鉴别患者用药方案中的相互作用时，需要综合考虑。

三、药效学方面的药物相互作用

药效学方面的药物相互作用主要是指通过对受体、离子通道、酶、神经递质和内环境等的影响而发生的一种药物改变了另一种药物药理效应的现象，对药物代谢动力学并无明显影响。可分为"相加"、"协同"和"拮抗" 3 种情况。

相加作用指的是两种性质相同的药物联合应用所产生的效应相等或接近两药分别应用所产生的效应之和。协同作用指的是两药联合应用所产生的效应明显超过两者之和。例如，阿片类药物和苯二氮䓬类药物能对中枢神经系统产生协同作用，卡托普利与氢氯噻嗪联合治疗高血压有协同作用。拮抗作用指的是两药联合应用所产生的效应小于单独应

用一种药物的效应。例如阿托品对 M 胆碱受体激动剂的拮抗作用,纳洛酮对阿片类镇痛药的拮抗作用。

药效学相互作用具有两重性。其有利的一面是可以用来提高疗效。例如临床应用 β 受体阻断药美托洛尔和钙通道阻滞药硝苯地平,两者分别通过阻断 β 受体和阻滞钙离子通道而发挥在抗高血压方面的协同作用。同时,硝苯地平通过扩血管使交感兴奋、加快心率的作用可抵消美托洛尔心率减慢的作用,消除因心率方面的不利影响给患者带来的不适,成为合理的联合用药。其不利的一面是可能降低疗效或产生严重不良反应。例如应用磺酰脲类降糖药可引起低血糖而产生心悸、出汗反应,使用普萘洛尔可掩盖这些反应,而且普萘洛尔可阻抑肝糖的代偿性分解,而使血糖更加降低,增加了发生虚脱反应的危险性。

值得注意的是,药效学相互作用与药物代谢动力学相互作用可同时发生在两种药物之间。例如,对于混合型血脂异常,使用他汀类药物不能满意降脂时,可联合使用合理剂量的贝特类药物。在大多数患者中这两类药物的联合使用是安全的,具有药效学的协同作用。但是吉非贝齐与西立伐他汀联合使用却具有较高的发生横纹肌溶解不良反应的风险,研究揭示这与药物代谢动力学相互作用密切相关。吉非贝齐可抑制有机阴离子转运多肽 2(organic anion transporting polypeptide 2,OATP2)介导的肝脏对西立伐他汀的摄取,减少首关效应。另外,西立伐他汀主要由 CYP2C8 介导代谢,吉非贝齐及其葡萄糖醛酸苷代谢物可强烈抑制西立伐他汀经 CYP2C8 代谢,合并使用使西立伐他汀血药浓度大幅度升高。

第二节　药物体内过程的药物相互作用

一、吸收过程的药物相互作用

药物在吸收过程中的相互作用将影响其吸收。口服给药后在胃肠道发生相互作用的机制主要包括以下几方面。

(一)形成螯合物

由于在胃肠道中发生金属螯合作用,同时服用含多价金属离子(钙、镁、铝、铋、铁)的药物会降低四环素类、氟喹诺酮类、膦酸盐类、左甲状腺素钠、青霉胺等药物的生物利用度。因此,应保证合适的服药间隔或尽量避免同时服用。

【临床案例 11-1】

　　一项在 12 名健康男性志愿者中的研究表明,与单独服用 400mg 莫西沙星相比,同时服用硫糖铝(含铝 190mg)使得莫西沙星的 $AUC_{(0-\infty)}$ 从 32.2mg·h/L 下降到 12.9mg·h/L,相对生物利用度仅为 40%。T_{max} 从 1.0 小时延长到 3.5 小时,C_{max} 从 2.83mg/L 显著下降到 0.82mg/L。也有人研究了不同服药方法下司帕沙星片与尿囊素铝片的相互作用程度,发现两药服药间隔时间为 4 小时时对司帕沙星生物利用度的影响最小(表 11-2)。

表 11-2 不同服药方法下司帕沙星片与尿囊素铝片的相互作用程度

服药方法	C_{max} (mg/L)	$AUC_{0-\infty}$ (mg·h/L)
单用司帕沙星	1.49 ± 0.21	47.1 ± 5.2
同时服用尿囊素铝	$0.85 \pm 0.17^{*}$	$23.3 \pm 3.7^{*}$
两药服药间隔时间为 2h	$1.18 \pm 0.19^{*}$	$33.6 \pm 5.2^{*}$
两药服药间隔时间为 4h	1.5 ± 0.3	46.0 ± 6.5

注:司帕沙星片和尿囊素铝片的服药剂量均为 400mg。$^{*}P < 0.01$(与单用司帕沙星组比较)。数据以 $mean \pm SD$ 表示

【案例分析】

含铝制剂与氟喹诺酮类抗菌药能在胃肠道发生金属螯合作用,从而严重影响氟喹诺酮类的吸收,应尽可能避免同时服用(间隔 4 小时可避免相互作用),或改用其他胃黏膜保护剂。

(二)吸附

活性炭、蒙脱石、抗酸药氢氧化铝、铝碳酸镁、三硅酸镁复方制剂等均可吸附多种药物,导致合用药物生物利用度的降低。活性炭还可以通过阻断一些药物的肠肝循环,降低血药浓度。

【临床案例 11-2】

一名 78 岁的女性患者,在接受了神经外科手术后口服苯巴比妥 120mg(日剂量)以治疗术后癫痫。苯巴比妥血清浓度为 24.8mg/L(治疗浓度范围 10~30mg/L)。之后,该患者出现肾功能恶化,开始接受活性炭 6g(2g,每日 3 次)治疗。治疗 4 个月后药物监测显示苯巴比妥血清浓度仅为 4.3mg/L。苯巴比妥剂量增加到 150mg/d。进一步的评估发现活性炭与苯巴比妥同时服用,可能存在相互作用。服药方法调整为两药的服药间隔 1.5 小时以上,苯巴比妥血清浓度在 3 周内升至 11.9mg/L。另有研究考察了活性炭与受变药的服药间隔对相互作用程度的影响。32 名健康志愿者单独服用 10mg 氨氯地平片(300ml 水吞服),或合并使用活性炭(25g 分散于 300ml 水中)。合并用药的服药间隔:0 小时(立即同时吞服)、2 小时和 6 小时。立即同时吞服和 2 小时间隔服用使得氨氯地平的 $AUC_{(0~96h)}$ 分别下降 99% 和 49%,但 6 小时间隔服用时氨氯地平的 $AUC_{(0~96h)}$ 未明显下降。氨氯地平为长效钙拮抗剂,一天一次给药,且其药物代谢动力学无明显的时辰节律差异,因此,与活性炭服药间隔大于 6 小时在临床上是可行的。

【案例分析】

活性炭在胃肠道内对苯巴比妥和氨氯地平均有强吸附作用,导致后两者的生物利用度显著下降。保证一定的给药间隔,有助于降低吸附作用的发生。

(三)影响胃液 pH

胃液 pH 改变会影响一些药物的解离度或溶解度,从而影响其吸收。例如,酮康唑、伊曲康唑的吸收依赖于足够的胃液分泌,因此应避免与抑制胃液分泌的药物(如抗胆碱能药、

抗酸药、H$_2$受体阻断药、质子泵抑制剂)同时服用。

研究表明,调整服药间隔对于减弱上述抗真菌药相互作用程度的效果有限。例如,连续服用法莫替丁片 20mg 每天 2 次(06:00 和 21:00)和伊曲康唑胶囊 200mg 每天 1 次(午餐后服用)10 天,伊曲康唑的平均稳态谷浓度从 332ng/ml 降至 204ng/ml。比较实用的方法是调整伊曲康唑的剂量,必要时进行药物监测。

(四)影响胃肠蠕动

促胃肠动力药如甲氧氯普胺、多潘立酮和莫沙必利,可促进胃排空,使主要在小肠吸收的药物起效快,但吸收可能不完全。缓释制剂由于释药缓慢,加速胃肠运动可使药物吸收减少。促胃肠动力药与地高辛合用,可减少地高辛在小肠的主动吸收。而接受环孢素治疗的肾移植患者合用甲氧氯普胺,环孢素的吸收显著增加。总体来说,促胃肠动力药所致的吸收环节的相互作用文献不多见。

抗胆碱药阿托品、山莨菪碱和止泻药地芬诺酯可通过延长合用药物在胃肠内的停留时间,增加其吸收。如地芬诺酯与呋喃妥因合用,使后者的吸收增加 1 倍。

(五)影响肠壁转运体

肠细胞膜上存在多种药物转运体,这些转运体可分为两类:①介导药物吸收的转运体,包括有机阴离子转运多肽(OATP)和寡肽转运体 1(PEPT1);②介导药物外排的转运体,包括 P-gp、多药耐药相关蛋白 2(MRP2)和乳腺癌耐药蛋白(BCRP)(见第二章)。在相互作用机制的阐明中,应该考虑是否涉及肠壁转运体表达和活性的改变。

P-gp 介导的相互作用最为常见。P-gp 的底物、诱导剂和抑制剂见表 11-3。P-gp 抑制相互作用往往会使其底物的疗效增加,生物利用度提高,但要注意毒性也可能增加。基于 P-gp 诱导机制的相互作用往往使其底物的疗效减弱。肠壁细胞的 CYP3A4 与 P-gp 是一些药物经肠道吸收的主要屏障。当药物分子横跨小肠上皮细胞的腔膜面后,大部分药物分子可被 P-gp 从小肠上皮细胞外排泵出到肠腔中,其中一部分药物分子在肠腔中又会被重吸收。由于 CYP3A4 与 P-gp 的底物存在显著的重叠性(例如环孢素是 CYP3A4 和 P-gp 共同底物),因此在反复的外排泵出和吸收过程中,药物在小肠上皮细胞内的停留时间延长,与细胞内 CYP3A4 的接触时间增加,从而使得药物在肠道的代谢增加(图 11-1)。

表 11-3 P-gp 的底物、诱导剂和抑制剂

类别	药物
P-gp 底物	• 抗癌药:长春新碱,多柔比星,米托蒽醌,长春碱,放线菌素 D,柔红霉素,依托泊苷,丝裂霉素 C,紫杉醇,表柔比星
	• β 受体阻断药:塞利洛尔,他林洛尔
	• 强心苷:地高辛
	• 他汀类:洛伐他汀,辛伐他汀,普伐他汀,阿托伐他汀,瑞舒伐他汀
	• 蛋白酶抑制剂:茚地那韦,利托那韦,沙奎那韦,奈非那韦
	• 免疫抑制药:环孢素,他克莫司,西罗莫司
	• 抗菌药物:红霉素,左氧氟沙星,利福平
	• 其他:吗啡,苯妥英,多潘立酮,地塞米松,西咪替丁,奎尼丁,维拉帕米,非索非那定,银杏黄酮,芦丁硫酸酯

续表

类别	药物
P-gp 抑制剂	• 激素:黄体酮,睾酮 • 抗真菌药:伊曲康唑,酮康唑 • 钙拮抗剂:非洛地平,尼卡地平,硝苯地平,尼群地平,维拉帕米* • 抗心律失常药:胺碘酮,利多卡因,奎尼丁* • 蛋白酶抑制剂*:奈非那韦,利托那韦,沙奎那韦,茚地那韦 • 免疫抑制药*:环孢素,他克莫司 • 大环内酯类抗生素:红霉素*,罗红霉素,克拉霉素 • 其他:米非司酮,特非那定,卡维地洛*,葡萄柚汁
P-gp 诱导剂	利福平、贯叶连翘提取物

注:* 表示既是 P-gp 抑制剂,又是 P-gp 底物

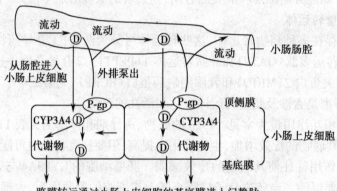

D:药物分子（P-gp与CYP3A4的共同底物）

图 11-1　小肠上皮细胞中 P-gp 和 CYP3A4 在肠道吸收屏障中的协同效应

【临床案例 11-3】

地高辛治疗有效浓度范围为 0.9~2.2μg/L。稳态血药浓度若大于 2.2μg/L,则可能会出现中毒症状(恶心、呕吐、食欲不振、心动过缓、室性期间收缩、二联律、黄视症等)。合用利福平能使地高辛的 C_{max} 及 AUC 分别下降 52% 和 31%,十二指肠 P-gp 含量增加 3.5 倍。当地高辛与奎尼丁、维拉帕米、硝苯地平、胺碘酮、克拉霉素、罗红霉素和伊曲康唑合用时,地高辛吸收增加,血药浓度增加 50%~300%。研究还发现,并用 P-gp 抑制剂越多,地高辛血清浓度增加得更多(表 11-4)。

表 11-4　并用 P-gp 抑制剂个数与地高辛血清浓度之间的关系

并用 P-gp 抑制剂个数	地高辛平均血清浓度(nmol/L)
0	1.26
1	1.51
2	1.59
3	2.00

【案例分析】

肠壁 P-gp 的表达和活性对 P-gp 底物地高辛的生物利用度起关键作用。利福平为经典的 P-gp 诱导剂，可显著诱导 P-gp 的表达和活性，促进了小肠上皮细胞 P-gp 对地高辛的外排，从而降低生物利用度。奎尼丁、维拉帕米、硝苯地平、胺碘酮、克拉霉素、罗红霉素和伊曲康唑均为 P-gp 抑制剂，可抑制小肠上皮细胞 P-gp 对地高辛的外排，从而增加地高辛的生物利用度。

【临床案例 11-4】

抗癌药托泊替康的口服生物利用度较低。合并使用依克立达口服制剂后，托泊替康的口服生物利用度明显增加（表 11-5）。而依克立达与静脉给药的托泊替康合用，依克立达对托泊替康 C_{max} 的影响无统计学意义，对 AUC 的影响虽有统计学意义，但影响程度要小得多。

表 11-5 依克立达对托泊替康药物代谢动力学的影响

托泊替康给药方式	药物代谢动力学参数	单用组	合用组	P
口服	$AUC(\mu g \cdot h/L)$	32.4 ± 9.6	78.7 ± 20.6	0.008
	$C_{max}(\mu g/L)$	4.1 ± 1.5	11.5 ± 2.4	0.008
	表观口服生物利用度	40%（32%~47%）[*]	97.1%（91%~120%）[*]	0.008
静脉	$AUC(\mu g \cdot h/L)$	82.2 ± 32.5	96.3 ± 31.6	0.02
	$C_{max}(\mu g/L)$	26.6 ± 6.2	24.2 ± 3.0	0.15

注：受试者为癌症患者，$n=8$。依克立达口服剂量为 1000mg，托泊替康口服剂量为 $1mg/m^2$。[*] 为 95% 置信区间。数据以 $mean \pm SD$ 表示

【案例分析】

小肠上皮细胞膜富含 P-gp 和 BCRP，这两种转运体的外排作用是造成口服托泊替康低生物利用度的主要原因。依克立达是一种 P-gp 和 BCRP 的抑制剂，合并使用该药物可通过抑制 P-gp 和 BCRP 的外排作用继而增加托泊替康的口服吸收。托泊替康静脉给药时，由于不涉及肠道吸收，因此和依克立达的相互作用并不明显。

二、分布过程的药物相互作用

药物在分布过程中的相互作用方式，可表现为相互竞争血浆蛋白结合部位，改变游离型药物的比例，或者改变药物在某些组织的分布量。

（一）药物与血浆蛋白结合及其替代作用

一种药物造成另一种药物与血浆蛋白结合下降称为替代作用。合并使用具有替代作用的药物，使得一些结合率高的药物的游离型浓度会增加。一般情况下，白蛋白结合位点很难被饱和。只有少数几种药物（如水杨酸类、丙戊酸及保泰松）真正具有替代作用，因为这些药物的治疗血浆浓度可以达到或超过白蛋白浓度。

替代作用是否显著改变临床疗效和毒性取决于多种因素，包括血浆蛋白结合率、给药途

径、药物清除方式(包括肝清除和非肝清除)、抽提比(extraction ratio，ER)、药动-药效平衡时间(PK/PD equilibrium half-time)、分布容积和治疗浓度范围等。只有血浆蛋白结合率高(80%以上)的药物才可能发生替代作用。

替代作用引起游离药物分数(f_u)改变，而f_u改变对AUC和AUC_u的影响取决于药物的给药途径、清除方式和抽提比(表11-6)。由表11-6可见，f_u的改变不会对游离型低抽提比药物的AUC产生影响；仅高抽提比药物在静脉给药或口服给药且非肝清除占主导时，f_u的改变才可能有临床意义。

表 11-6　f_u 对 AUC 和 AUC_u 的影响

给药途径	清除方式	抽提比	AUC	AUC_u
口服给药	肝清除	低抽提比	$F_x \cdot D/(f_u \cdot CL_{int,H})$	$F_x \cdot D/CL_{int,H}$
		高抽提比	$F_x \cdot D/(f_u \cdot CL_{int,H})$	$F_x \cdot D/CL_{int,H}$
	非肝清除	低抽提比	$F_x \cdot D/(f_u \cdot CL_{int})$	$F_x \cdot D/CL_{int}$
		高抽提比	$F_x \cdot D/Q$	$F_x \cdot D \cdot f_u/Q$
静脉给药	肝清除	低抽提比	$D/(f_u \cdot CL_{int,H})$	$D/CL_{int,H}$
		高抽提比	D/Q_H	$D/(Q_H \cdot f_u)$
	非肝清除	低抽提比	$D/(f_u \cdot CL_{int})$	D/CL_{int}
		高抽提比	D/Q	$D/(Q \cdot f_u)$

注：Q_H为肝血流速度，f_u为血浆游离药物分数，$CL_{int,H}$为肝内在清除率，D为药物剂量，CL_{int}为内在清除率，F_x为口服药物进入体循环前各个环节，如进入消化道、通过胃肠壁等过程的利用分数。E_H为肝抽提比。口服药物生物利用度$F=F_x \times (1-E_H)$。AUC_u为游离药物的AUC。

肝抽提比是指药物从门静脉(口服途径)通过肝脏消除的分数。可介于0~1。如ER为0.5，表示该药从门静脉进入肝脏后有一半被消除，其余(1 - ER)通过肝脏进入大循环。肝抽提比 > 0.7 的药物，称为高肝抽提比药物，如利多卡因、哌替啶、吗啡、硝酸甘油、普萘洛尔、维拉帕米等。肝抽提比 < 0.3 的药物，称为低肝抽提比药物，如苯妥英、卡马西平、地西泮、硝西泮、萘普生、华法林、茶碱、普鲁卡因胺、洋地黄毒苷等。

【临床案例 11-5】
　　长期服用苯妥英的患者加用丙戊酸钠时，引起苯妥英钠的稳态血浆总浓度和AUC降低，但不会引起苯妥英游离药物浓度和AUC_u的变化。
　　【案例分析】
　　苯妥英钠的血浆蛋白结合率为90%，属于血浆蛋白高结合率的药物。丙戊酸钠可以替代苯妥英与白蛋白的结合，使苯妥英血浆蛋白结合率下降，引起苯妥英钠的稳态血浆总浓度和AUC降低。苯妥英钠的清除方式主要为肝清除，又属于低肝抽提比药物，根据"f_u的改变不会对游离型低抽提比药物的AUC产生影响"的原理，因此丙戊酸钠不会引起苯妥英游离药物浓度和AUC_u的变化，临床治疗中无须调整苯妥英的给药剂量。

药动 - 药效平衡半衰期很短的药物,如一些抗心律失常药、麻醉药以及镇痛药等,血中游离药物浓度的变化可很快引起药物效应的变化,因此在使用这些药时则应注意血浆蛋白结合率变化可能引起的不良后果。

不少与疗效或毒性相关的游离血药浓度的变化并非由于血浆蛋白结合变化引起,而主要由其他的机制所引起。例如,低清除药物华法林(肝抽提比仅为 0.002)在体内与血浆蛋白结合可被许多其他药物所替代,但很少出现华法林药理效应持续增强。合用保泰松可使华法林出现严重持续的不良反应,这主要是因为保泰松抑制了华法林经 CYP2C9 的代谢,即降低了华法林的内在清除率,而不是由于单纯的血浆蛋白结合替代作用的机制。

(二) 改变脑内分布的相互作用

亲脂性强的药物如环孢素、多柔比星、替尼泊苷和长春新碱等不能有效通过血脑屏障,该现象除了受血浆蛋白结合率、分子量等因素影响外,主要是由血脑屏障中外排转运体(例如 P-gp、MRP、BCRP 等)引起。有关 P-gp 的研究最为广泛。合用 P-gp 抑制剂可增加 P-gp 底物进入脑内的量,降低血脑屏障的外排作用。

三、代谢过程的药物相互作用

大多数药物在体内会发生药物代谢,因此,药物代谢性相互作用(metabolic drug interaction)即在代谢过程中的药物相互作用,可能具有重要的临床意义。药物代谢性相互作用分为酶抑制作用(enzyme inhibition)和酶诱导作用(enzyme induction),其中酶抑制作用约占 70%。

(一) 药物代谢酶介导的相互作用

1. CYP 介导 大部分代谢性相互作用都是基于 CYP450 酶机制的,因此,熟悉 CYP450 酶的常见底物、诱导剂和抑制剂(表 11-7、表 11-8)是十分必要的。

表 11-7 常见 CYP450 酶底物

CYP450 酶	底物
CYP1A2	利多卡因,非那西汀,萘普生,美西律,普罗帕酮,维拉帕米,氟他胺,咖啡因,茶碱,齐留通,褪黑素,氯氮平,氟哌啶醇,他克林,利鲁唑,石杉碱甲
CYP2C8	西立伐他汀,紫杉醇,罗格列酮,吡格列酮
CYP2C9	磺酰脲类降糖药,氯沙坦,苯妥英,S- 华法林,氟伐他汀,双氯芬酸,布洛芬,氟比洛芬,塞来昔布,托拉塞米,扎鲁司特
CYP2C19	丙米嗪,氯米帕明,氯胍,阿米替林,西酞普兰,地西泮,奥美拉唑,兰索拉唑,泮托拉唑,托吡酯,美芬妥英,普萘洛尔
CYP2D6	可待因,曲马多,抗心律失常药,抗抑郁剂,利培酮,奋乃静,β 受体阻断药,卡托普利,右美沙芬,异喹胍,甲氧氯普胺,地昔帕明,昂丹司琼
CYP2E1	含氟吸入麻醉药,氯唑沙宗,对乙酰氨基酚
CYP3A4	利多卡因,普罗帕酮,奎尼丁,氯吡格雷,阿司咪唑,特非那定,西沙必利,氯雷他定,莫沙必利,多潘立酮,环孢素,他克莫司,西地那非,洛伐他汀,辛伐他汀,阿托伐他汀,咪达唑仑,阿普唑仑,三唑仑,卡马西平,丁螺环酮,麦角类药物、蛋白酶抑制剂,美沙酮,二氢吡啶类钙拮抗剂,多柔比星,紫杉醇,长春新碱,他莫昔芬,雌二醇,西布曲明,可的松,甲泼尼龙,地塞米松,瑞格列奈,睾酮,非那雄胺

表 11-8　常见 CYP450 酶抑制剂和诱导剂

CYP450 酶	抑制剂	诱导剂
CYP1A2	西咪替丁,氟伏沙明,异烟肼,干扰素,红霉素,克拉霉素,依诺沙星,环丙沙星,诺氟沙星	苯妥英,利托那韦,利福平,苯巴比妥,奥美拉唑,兰索拉唑
CYP2C9	胺碘酮,氟伐他汀,氟伏沙明,氟康唑,甲硝唑,磺胺甲噁唑,利托那韦,异烟肼,氟西汀	卡马西平,苯巴比妥,苯妥英,利福平,利托那韦,奈非那韦
CYP2C19	氟伏沙明,氟西汀,利托那韦,奥美拉唑	利福平,苯巴比妥,阿司匹林
CYP2D6	氟西汀,帕罗西汀,苯海拉明,塞来昔布,普罗帕酮,奎尼丁,特比萘芬,利托那韦	
CYP2E1	双硫仑	异烟肼,乙醇
CYP3A4	酮康唑,伊曲康唑,葡萄柚汁,环孢素,氟西汀,氟伏沙明,萘法唑酮,地尔硫草,维拉帕米,利托那韦,茚地那韦,奈非那韦,红霉素,克拉霉素	卡马西平,苯巴比妥,乙琥胺,利福平,利福喷丁,地塞米松,奈韦拉平,依法韦瑞

2. 其他代谢酶介导　UGT 的诱导剂包括利福平、苯妥英钠、苯巴比妥、卡马西平、口服避孕药等。UGT 的抑制剂包括丙磺舒、丙戊酸钠、氟康唑、雷尼替丁、双氯芬酸等。UGT 介导的相互作用近年来报道也较多。例如,丙磺舒对对乙酰氨基酚葡萄糖醛酸化的抑制作用,利福平对拉莫三嗪葡萄糖醛酸化的诱导作用。对 UGT 体外相互作用的研究,目前也已经深入到 UGT 同工酶的研究。例如,依折麦布是 UGT1A3 和 UGT1A1 的底物,吗啡是 UGT2B7 的底物,SN-38(伊立替康代谢物)是 UGT1A1 的底物。

别嘌醇是黄嘌呤氧化酶抑制剂,可影响巯嘌呤和硫唑嘌呤经黄嘌呤氧化酶的代谢。合用别嘌醇后,巯嘌呤的代谢减少,骨髓抑制的毒性可能增加。若必须合用,巯嘌呤的剂量应减少 25%。

肠道菌群中有许多种药物代谢酶,它们在一些化学药物和天然药物的吸收和处置中发挥重要作用。通常这些反应以还原和水解为主。合并用药若能影响肠道菌群的活性,则可能产生具临床意义的相互作用。

【临床案例 11-6】

延迟性腹泻是限制抗癌药伊立替康用药剂量的关键因素之一。国外报道 20%~40% 的患者接受本品治疗可出现 3-4 度腹泻,并致化疗方案提前中止。临床研究证实,在接受伊立替康($350mg/m^2$,每 3 周 1 次静滴)的癌症患者中,口服新霉素(每日 3 次,每日 1000mg)后腹泻发生率显著下降。

【案例分析】

伊立替康的活性代谢物为 SN-38。SN-38 经肝脏 UGT 灭活生成 SN-38 葡醛酸苷(SN-38G)。伊立替康、SN-38 和 SN-38G 经胆汁分泌进入肠道。SN-38G 部分随粪便排出,另一部分能被肠道细菌的 β-葡醛酸苷酶水解生成 SN-38。SN-38 直接作用于肠道上皮细胞产生损害作用是引起伊立替康肠毒性的主要原因。新霉素对肠道菌丛有直接杀灭作用,可以抑制 β-葡醛酸苷酶活性,使得粪便中 SN-38G/SN-38 比值显著升高,利用这一点可以有效预防伊立替康的肠毒性。

(二) 酶抑制作用和酶诱导作用

1. 酶抑制作用　酶抑制作用可分为可逆性抑制作用(reversible inhibition)和不可逆性抑制作用(irreversible inhibition,mechanism-based inhibition)。可逆性抑制作用最为常见。如用动力学方法来区分,可逆性抑制作用可分为竞争性、非竞争性和反竞争性 3 种类型,其中竞争性抑制最为常见。其特点是:抑制剂和底物对游离酶的结合有竞争作用,酶结合底物后就不能结合抑制剂,酶结合抑制剂后就不能结合底物。往往是抑制剂和底物争夺药物代谢酶的同一结合位置。竞争性抑制的动力学特点为:当抑制剂存在时,K_m 增大而 V_m 不变,K_m/V_m 也增大。抑制程度与抑制剂浓度成正比,而与底物浓度成反比。不可逆性抑制作用则由 CYP 介导生成的具反应活性的代谢物引起。

一些具有孤对电子的化合物是潜在的 CYP 抑制剂。例如,西咪替丁具有咪唑环,对 CYP3A4 和 CYP2D6 有抑制作用。奎尼丁是喹啉类衍生物,是一个很强的 CYP2D6 抑制剂。茚地那韦含嘧啶环,对 CYP3A4 显示出很强的抑制作用。

2. 酶诱导作用　对酶的诱导作用促使药物代谢增加,母体药物的血药浓度下降,但不一定导致药物作用下降和维持时间缩短。因为有些药物的代谢物与原药的药理活性相同,甚至大于母体药物的药理活性(例如通过代谢激活的前药)。这种情况下,酶诱导作用可加强药物疗效,或引起毒性增加。

典型的 CYP 诱导方式包括:①芳香烃受体(AhR)介导型,主要介导 CYP1A1/2 的诱导;②乙醇诱导型,主要诱导 CYP2E1;③组成型雄甾烷受体(CAR)介导型,主要介导 CYP2B、CYP3A、CYP1A2 的诱导;④孕烷 X 受体(PXR)介导型,主要介导诱导 CYP3A。

(三) 药物代谢性相互作用的影响因素

1. 给药顺序　药物代谢性相互作用按给药顺序分为 6 种(表 11-9)。值得注意的是,在开始加用或撤除促变药时比较容易检测到这种相互作用。假如患者已接受或适应了促变药的治疗,然后再加用受变药,则不易检测到相互作用。因为一旦显示较突出的不良反应或疗效不佳,往往被临床医师归咎于受变药作用的个体差异。

表 11-9　药物代谢性相互作用类型与给药顺序

类型	实例
• 底物基础上加用酶抑制剂	长期应用辛伐他汀的高脂血症患者由于急性上呼吸道感染接受克拉霉素治疗。克拉霉素可抑制辛伐他汀经 CYP3A4 代谢,增加后者血药浓度和肌病不良反应的风险
• 酶抑制剂基础上加用底物	长期应用氟西汀的抑郁症患者开始接受美托洛尔降压治疗。氟西汀抑制美托洛尔经 CYP2D6 代谢,引起后者 β 受体阻断作用增强
• 底物基础上加用酶诱导剂	长期接受硝苯地平治疗的高血压患者由于患结核性胸膜炎接受利福平治疗。利福平诱导硝苯地平经 CYP3A4 代谢,可使后者血药浓度和降压效果显著下降
• 酶诱导剂基础上加用底物	长期应用苯妥英钠的女性癫痫患者开始采取口服避孕药方式避孕。苯妥英钠诱导避孕药经 CYP3A4 代谢,导致避孕失败
• 撤除酶抑制剂	接受他克莫司和氟康唑治疗的肝移植患者,停用氟康唑后他克莫司血药浓度低于治疗浓度范围。氟康唑抑制他克莫司经 CYP3A4 的代谢。停用酶抑制剂后,他克莫司的代谢加快,血药浓度下降

类型	实例
• 撤除酶诱导剂	癫痫性精神病患者接受奎硫平和苯妥英的合并用药,3 个月后停用苯妥英钠,换用丙戊酸钠。苯妥英钠诱导奎硫平经 CYP3A4 代谢,在合并用药时奎硫平应用了较高的剂量,酶诱导作用消失后高剂量的奎硫平会产生较高血药浓度,出现毒性反应

2. 促变药相关因素

(1) 促变药的半衰期:酶诱导作用的发生时间与诱导剂的半衰期有关。以与华法林相互作用为例,利福平酶诱导效应在 4 天内即可发挥,而苯巴比妥的诱导效应则需 2~3 周才能体现。

单剂量的氯霉素对 CYP2C9 的抑制作用,在 24 小时内即可显现。而胺碘酮由于其长半衰期,导致对 CYP2C9 的酶抑作用需要数个月才发生。酮康唑、伊曲康唑、氟康唑和特比萘芬的 $t_{1/2}$ 分别为 8 小时、32 小时、24 小时和 16.5 天。酮康唑撤药后 48 小时,即丧失了代谢抑制能力。而对于伊曲康唑、氟康唑和特比萘芬,则需数周才丧失代谢抑制能力。

【临床案例 11-7】

一名 79 岁女性高血压患者停用 β 受体阻断药米贝拉地尔后,次日应用硝苯地平,结果这名患者出现严重低血压症状。

【案例分析】

米贝拉地尔为强 CYP3A4 抑制剂,半衰期长(17~25 小时),停药后次日体内仍有较高的抑制剂浓度,能与 CYP3A4 底物硝苯地平发生严重的代谢性相互作用,使得硝苯地平血药浓度显著增加,继而产生的降压作用过强。这个案例提示若患者停用具有长半衰期的酶抑制剂后,再接受受变药的治疗,应注意仍可能发生相互作用。临床上应注意受变药的选择,在本案例中硝苯地平可以换用其他不经 CYP3A4 代谢的降压药例如厄贝沙坦、β 受体阻断药、血管紧张素转换酶抑制剂等。

(2) 促变药的血药浓度达到稳态的时间:一般来说,抑制剂血药浓度达到稳态时其抑制能力最强。伊曲康唑血药浓度达到稳态一般需要 10~14 天,氟康唑需要 5~7 天。在伊曲康唑相互作用研究中,若伊曲康唑在受变药使用前应用时间较短,那么实际相互作用的程度将被低估。酶诱导作用与诱导剂使用时间也密切相关。例如,贯叶连翘提取物(St. John's Wort)是一种抗抑郁药。顿服贯叶连翘提取物 900mg,对咪达唑仑的口服清除率无显著影响,但连续服用(每次 300mg,一日 3 次)2 周后,咪达唑仑的口服清除率显著增加。

(3) 促变药的剂量:在一定剂量范围内,抑制剂剂量增加伴随着抑制能力的增强。例如,合用不同剂量的伊曲康唑口服溶液(50mg、200mg 和 400mg)后,口服咪达唑仑的 $AUC_{(0-\infty)}$ 分别增加了 2.0、4.7 和 5.4 倍,清除率分别下降了 27%、74% 和 83%。

3. 受变药相关因素

(1) 受变药的消除途径:只有受变药的主要消除途径被促变药影响时,才需要考虑调整受变药的剂量方案。例如,降胆固醇药物瑞舒伐他汀基本不经 CYP 代谢,90% 的药物主要以原形经粪便排出,小部分主要经 CYP2C9 代谢。合用氟康唑(CYP2C9 强抑制剂),只引起

瑞舒伐他汀 AUC 和 C_{max} 轻度增加,因此,两者相互作用缺乏临床意义。而氟伐他汀的主要消除途径是经 CYP2C9 代谢,与氟康唑合用则能发生显著的代谢性相互作用,氟伐他汀的 AUC 增加 84%,C_{max} 增加 44%。合用时要注意剂量调整或加强药品不良反应监测。

(2) 受变药血药浓度达到新稳态的时间:这与相互作用发生的时间有关。例如,依诺沙星与茶碱相互作用需合并用药 4 天后才观察到。因为合用依诺沙星后茶碱血药浓度达到新稳态的时间需要 4 天。

(3) 受变药的肝抽提比:低抽提比药物的肝清除主要受酶活力限制,而受肝血流量影响较小,这些药物被称为能力限制性药物(capacity limited drugs),其肝脏首关效应较小。高抽提比药物的肝清除主要受肝血流量限制,这些药物被称为流速限制性药物(flow limited drugs),其肝脏首关效应较为明显。一般来说,低抽提比药物较高抽提比药物易发生酶抑相互作用。若合用高抽提比药物和能引起肝血流量改变的促变药(通常是一些作用于心血管系统的药物),那么高抽提比药物的代谢将会改变。例如,静脉滴注异丙肾上腺素增加肝血流量,使高肝抽提比药物利多卡因在肝脏的分布和代谢增加,利多卡因的血药浓度降低;反之,去甲肾上腺素减少肝血流量,减少利多卡因在肝的分布和代谢,增加其血药浓度。

(4) 受变药的给药途径:酶诱导作用与受变药的给药途径也可能相关。例如贯叶连翘提取物顿服 900mg 或连续服用(每次 300mg,一日 3 次)2 周,咪达唑仑静脉给药后的清除率均无显著改变,但咪达唑仑的口服清除率却显著增加。相互作用机制:贯叶连翘提取物主要诱导肠 CYP3A4,而不是肝脏 CYP3A4。

(5) 个体的生理与病理:酶诱导作用与年龄和某些疾病有关。例如,老年人受酶诱导影响较小。肝硬化或肝炎患者不易发生酶的诱导作用。酶的受诱导程度与酶的基础活性也有关系。例如,CYP3A4 的基础活性与受诱导程度成反比。因此,与肝药酶活性高的个体(例如快代谢者)相比,在肝药酶活性低的个体(例如慢代谢者)中,酶诱导作用对药物代谢动力学的影响将更突出。

四、排泄过程的药物相互作用

药物排泄的主要方式有肾脏排泄和胆汁排泄。对于那些排泄是主要消除方式的药物来说,排泄过程的药物相互作用对于疗效和毒性改变起到关键作用。

(一)肾脏排泄的药物相互作用

药物经肾脏排泄是肾小球滤过、肾小管重吸收以及肾小管主动分泌的综合结果。该过程的相互作用通过影响肾小球滤过率、肾血流量、肾小管被动重吸收和主动分泌来体现。肾病患者或老年患者常表现出低的药物排泄率,因此,肾清除依赖性药物在这些个体中的血药浓度会升高,可能引起药品不良反应。对于主要以原形经肾排泄的药物来说,肾排泄环节的相互作用对其药物代谢动力学影响较大。

1. 转运体介导 药物的肾小管分泌主要由有机阴离子转运体(OAT)和有机阳离子转运体(OCT)介导。OAT 和 OCT 又分为多种亚型。OAT 的主要功能是在肾脏主动分泌弱酸性药物,如甲氨蝶呤、西多福韦、阿德福韦、阿昔洛韦、更昔洛韦、丙磺舒、氨苯砜、β-内酰胺类和非甾体类抗炎药等。OCT 主动分泌弱碱性药物,如齐多夫定、拉米夫定、沙奎那韦、茚地那韦、利托那韦、奈非那韦、普鲁卡因、普鲁卡因胺、氯苯那敏等。

肾排泄过程中转运体介导的相互作用较为常见,其中一些可被临床利用。例如,丙磺舒可与氨苄西林竞争肾排泄,显著延长氨苄西林的血浆消除半衰期,并使氨苄西林的血药浓度提高30%~40%。已上市的氨苄西林丙磺舒胶囊正是利用该原理而开发的。相反的是,一些相互作用的结果对临床不利。

【临床案例11-8】

60岁克罗恩病(一种肠道炎症性疾病)稳定期女性患者每周皮下注射甲氨蝶呤。因出现关节痛,开始服用非处方药物布洛芬。4周后自觉疲乏无力并出现发热、咳嗽,诊断为卡氏肺囊虫肺炎。白细胞计数 0.9×10^9/L[正常参考值为 $(4~10) \times 10^9$/L],给予亚叶酸后白细胞计数迅速恢复正常。一名16岁的男性骨肉瘤患者,已接受9个周期的高剂量甲氨蝶呤静脉输液化疗。在第10个周期的化疗过程中,合用了口服阿莫西林(1g/6h),结果导致了甲氨蝶呤血清浓度的显著增加,药物代谢动力学参数明显不同于前9个化疗周期。患者出现了肾功能损害、骨髓抑制、恶心、呕吐、发热、黏膜炎等毒性反应。

【案例分析】

甲氨蝶呤属弱酸性药物,主要经肾小球滤过和肾小管分泌排泄。布洛芬和阿莫西林均能竞争性抑制甲氨蝶呤的肾小管分泌。布洛芬还可降低肾血流量。这些机制使得甲氨蝶呤的肾排泄减慢,产生药物蓄积,从而引起骨髓抑制和感染易患性增加。

2. 影响肾小管重吸收 药物重吸收的程度主要取决于药物的脂溶性、pK_a、尿量和尿液pH。当肾小管滤液的pH下降时,弱酸性药物易被肾小管重吸收,弱碱性药物不易被肾小管重吸收。当肾小管滤液的pH提高时,则与上述情况相反。例如,苯巴比妥是弱酸性药物,尿液的pH对苯巴比妥的排泄影响较大。用碳酸氢钠碱化尿液,使苯巴比妥的解离增多,肾小管的重吸收减少,可以加速苯巴比妥从尿中的排泄。因此,苯巴比妥中毒昏迷抢救时,碳酸氢钠静滴可作为解救措施之一。

3. 降低肾血流量 心排血量的20%~25%血液进入肾脏。人体肾血流量约为1200ml/min。非甾体类抗炎药能抑制肾前列腺素合成,从而降低肾血流量,影响肾功能。合用非甾体类解热镇痛药能减少碳酸锂和甲氨蝶呤等药物的肾排泄。

(二)胆汁排泄过程的相互作用

分子量300以上并含有极性基团的药物主要从肝进入胆汁排泄。药物向胆汁转运的机制有被动扩散和主动转运。被动扩散型的转运受药物分子量大小、脂溶性等因素的影响。主动转运型的排泄受转运体饱和现象和竞争性抑制等因素的影响。小管膜上转运体介导的主动运输是最有效的分泌途径。P-gp、MRP2和BCRP是药物及其结合物经胆汁排泄的主要转运体。MRP2对加替沙星及其葡醛酸苷、伊立替康、SN-38、SN-38G、头孢地嗪、对乙酰氨基酚葡醛酸苷的胆汁排泄发挥了重要作用。若经胆汁排泄是药物的重要消除途径,或者说肝排泄能力存在饱和度,那么药物经胆汁排泄时会由于相互竞争而发生相互作用。

【临床案例11-9】

一项在34名癌症患者中的临床研究结果显示,口服环孢素(一日2次,每次5mg/kg,在伊立替康用药前1天开始服用,连续3天)能降低依替立康引起的腹泻发生率。

【案例分析】

在本节"代谢过程中的药物相互作用"的临床案例中已经说明了伊立替康引起腹泻的机制。从药物转运相互作用的角度看,伊立替康、SN-38 和 SN-38G 的胆汁分泌由 MRP2 介导,环孢素是一种强的 MRP2 抑制剂,合并使用环孢素可通过抑制 SN-38 的胆汁分泌,从而减少 SN-38 的肠毒性。

第三节 天然产物、食物与药物的相互作用

天然产物 - 药物相互作用、食物 - 药物相互作用越来越引起人们的重视。功能食品、新型食品添加剂和保健营养产品中存在的天然物质可能对药物代谢和转运产生干扰作用,导致治疗失败或毒性增强。另外,在药物代谢动力学研究中,若对志愿者的饮食要求不严格,将会对研究结果的可信度产生影响。

一般情况下,即使食物中含有对药物代谢和转运有调节作用的化学物质,它们在血中浓度很难达到有效水平;而且从膳食中往往同时摄入多种不同的化学成分,它们共同产生的综合作用往往不像单一化学成分那么明显。因此,在一般情况下,膳食来源的天然物质可能不会对药物代谢酶产生显著的影响。但是,从保健食品或植物源性药品中摄入天然物质的情况就不一样。反复大量摄入单一或少数几种植物化学物,其血浆浓度可能达到有效水平,从而对一些重要的药物代谢酶和转运体产生影响。

一、天然产物与药物的相互作用

一种天然产物可以诱导某几种同工酶,也可以抑制另外几种同工酶。有的天然产物能刺激某种同工酶基因的转录,却不一定能促进其酶蛋白的表达,对酶的活性也可以有不同的影响,包括增强、抑制或无作用。体外试验和体内试验的结果也可能不一致。例如,槲皮素可以诱导 CYP1A1 活性并促进 mRNA 表达,却降低 CYP1A2、CYP3A4 的活性;水飞蓟宾在低浓度时可诱导 CYP3A4 活性,高浓度时却降低了 CYP3A4 的活性。贯叶金丝桃素在体外可以抑制 CYP3A4 的活性,但是可以促进其 mRNA 的表达,在体内则可诱导 CYP3A4 的活性。另外,同类天然产物和功能食品中化学成分的含量和相对比例可能与产地、工艺有关,这些方面存在的差异会影响药物代谢动力学相互作用的结果。

(一)呋喃香豆素类与药物的相互作用

葡萄柚汁(grapefruit juice)与 CYP3A4 底物具有显著的相互作用,引起后者血药浓度、*AUC* 显著增加。曾有过敏性鼻炎患者服用特非那定期间饮用葡萄柚汁引起特非那定中毒死亡的报道。饮用葡萄柚汁能使辛伐他汀的 C_{max} 增加 12 倍,*AUC* 增加 13.5 倍。研究表明,饮用完整的葡萄柚汁能与非洛地平(一种 CYP3A4 探针底物)发生显著的药物代谢动力学相互作用,而在饮用不含呋喃香豆素果汁的志愿者中并没有发生与非洛地平的相互作用。该研究具有重要启示,包括:①可能会有不含呋喃香豆素的葡萄柚汁上市,以适合需忌用葡萄柚汁患者的需要;②通过确定是否含有呋喃香豆素,来明确新型食物是否有发生类似药物相互作用的风险;③可将呋喃香豆素作为赋形剂,以改善那些由于肠道代谢所致吸收差的药物生物利用度。

CYP3A4 参与了近 50% 临床应用药物的代谢,因此葡萄柚汁与 CYP3A4 底物相互作用

的临床意义不容忽视。葡萄柚汁引起的相互作用有时还涉及另一机制,即葡萄柚中一些化学成分(如柚苷、呋喃香豆素类衍生物和类黄酮化合物柑橘素)也是 P-gp 抑制剂,合用 P-gp 底物可引起后者血药浓度显著增加。葡萄柚汁的半衰期约为 12 小时,饮用市售葡萄柚汁(约 250ml)后其作用足以维持 24 小时。在停用葡萄柚汁后 2~3 天仍有可能与 CYP3A4 和(或)P-gp 底物发生相互作用。

(二)贯叶连翘提取物与药物的相互作用

贯叶连翘提取物具有抗抑郁、抗病毒作用,含有贯叶金丝桃素、Ⅰ3,Ⅱ 8-biapigenin、金丝桃素和槲皮素等化合物。体外试验表明,初提取物对 CYP2C9、CYP2D6、CYP3A4、CYP1A2 和 CYP2C19 有不同程度的抑制作用。但几项志愿者试验表明,连续 2 周服用贯叶连翘提取物(900mg/d)对 CYP3A4 却有显著的诱导作用,而且也显著诱导 CYP2E1 活性和 P-gp 表达。一般认为,合用贯叶连翘提取物能引起 P-gp 和(或)CYP3A4 底物的血药浓度下降。

【临床案例 11-10】

一名 29 岁的女性接受肾、胰腺移植后,器官功能和抗排斥药环孢素的全血浓度稳定,控制良好。开始自行服用贯叶连翘提取物,4 周后环孢素全血浓度低于治疗浓度范围,并出现了器官排斥症状。停用贯叶连翘提取物后 4 周,环孢素血药浓度恢复至治疗浓度范围。

【案例分析】

环孢素是 P-gp 和 CYP3A4 的共同底物。贯叶连翘提取物显著地诱导了环孢素在小肠和肝脏中经 CYP3A4 的代谢以及小肠上皮细胞 P-gp 的外排作用,结果造成口服生物利用度降低、清除加快,最终引起血药浓度降低。提示在应用环孢素时,应避免服用贯叶连翘提取物。

(三)银杏叶提取物与药物的相互作用

临床研究表明,长期服用银杏叶提取物(280mg/d)可引起 CYP2E1 和 *N*-乙酰基转移酶活性显著下降,CYP2C19 活性显著增加,而对人体内 CYP2C9、CYP2D6 和 CYP3A4 活性无显著影响。实验发现,银杏叶中有效成分槲皮素、山奈酚和异鼠李素均是 P-gp 底物,槲皮素和山奈酚对 P-gp 活性有抑制作用,异鼠李素对 P-gp 活性有诱导作用,但银杏提取物对 P-gp 底物地高辛的人体药物代谢动力学无显著影响。不同研究结果的原因可能包括:几种活性单体化合物对 P-gp 活性的影响有拮抗作用、粗提取物和原生药中各有效成分的含量不同。

异烟肼所致肝损害与肝内乙酰化代谢物乙酰肼有关,快乙酰化者的代谢速度快,形成较多的乙酰肼,所以快乙酰化者的肝毒性要大于慢乙酰化者。利福平通过诱导肝药酶,加速异烟肼代谢产生毒性物质,而且两种药物联用后肝毒性增加与肝细胞脂质过氧化及 CYP2E1 活性的增加有密切关系。利用银杏叶提取物对 CYP2E1 和 *N*-乙酰基转移酶的抑制作用及它的抗自由基和对线粒体膜 Ca^{2+}-ATP 酶保护作用,临床上可以合用银杏提取物来降低快乙酰化者和异烟肼-利福平合用患者中肝毒性的发生率。已有人证明了在小鼠中银杏叶醇提取物对异烟肼和利福平的肝毒性具有保护作用。

(四)人参与药物的相互作用

人参与药物的相互作用已有多个病例报道。例如,1 名主动脉瓣修复术后患者在华法林维持治疗时，因服用一种人参制剂而致血栓症。一项随机、安慰剂对照的临床试验证实，健康志愿者服用西洋参(2g/d)2 周后能引起华法林血药浓度、AUC 和 $t_{1/2}$ 显著降低，继而引起反映凝血功能的重要药效学指标—国际标准化比值(international normalized ratio, INR)显著下降。停用西洋参后 INR 又迅速恢复正常，因此建议服用华法林的患者应尽量避免服用人参，如需使用，也应先征求医师的意见，同时监测 INR。人参引起华法林药物代谢动力学变化的机制尚未完全清楚，可能与代谢酶诱导有关，因为已有体外诱导试验表明，人参皂苷 Rc 能诱导 CYP2C9 的活性。

二、食物 - 药物的相互作用

(一)食物对药物吸收的影响

1. 进食对药物吸收的影响　食物可显著减少某些药物的吸收，使 C_{max} 下降，T_{max} 增加，且 AUC 和生物利用度下降。对于这些药物，宜空腹给药。减少吸收的机制包括：食物中的二价或三价金属离子能与药物发生螯合作用；一些药物在食物存在时吸收极不规则；食物中一些化学成分影响药物(如茚地那韦、培哚普利和左旋多巴等)的吸收。

而对于有些药物，食物能显著增加其吸收，提高其生物利用度。机制包括：进食时胃酸分泌增加，而酸性条件下有利于一些药物(例如三唑类抗真菌药)的吸收；进食时胆汁分泌增加，有利于脂溶性药物的吸收；进食引起一些药物(如异维 A 酸、洛伐他汀、沙奎那韦等)溶解度增加。由于与食物同服，还能避免药物对胃肠道的刺激，故对于这些药物主张餐中或餐后即服。表 11-10 列出了吸收受食物显著影响的药物。

表 11-10　吸收受食物显著影响的药物

进食对吸收影响	常用药物
进食显著减少药物吸收	阿替洛尔、对乙酰氨基酚、卡托普利、培哚普利、硝酸异山梨酯、角鲨烯、氢化麦角隐亭、地尔硫䓬、胰激肽释放酶、索他洛尔、稀化黏素、扎鲁司特、利福喷丁、异烟肼、诺氟沙星、洛美沙星、阿奇霉素、交沙霉素、罗红霉素、利福平、氨苄西林、氟氯西林、头孢克洛、去羟肌苷、茚地那韦、青霉胺、左甲状腺素钠、阿仑膦酸钠、丁苯酞、曲司氯铵、他克莫司、左旋多巴
进食显著增加药物吸收	舍曲林、丁螺环酮、酒石酸美托洛尔、普萘洛尔、氨基葡萄糖、普罗帕酮、美西律、尼群地平、螺内酯、非诺贝特、洛伐他汀、阿米洛利、氨苯蝶啶、氯雷他定、头孢呋辛酯、酮康唑、伊曲康唑、更昔洛韦、阿苯达唑、特比萘芬、沙奎那韦、替普瑞酮、异维 A 酸

2. 饮料对药物吸收影响　高钙橘子汁、牛奶及矿物质水能降低氟喹诺酮类、四环素类抗菌药、青霉胺的生物利用度，其机制是吸收过程中的金属螯合作用。服用铁剂应忌饮浓茶，以免与鞣酸形成难溶性铁盐，妨碍铁的吸收。伊曲康唑和酮康唑在酸性条件下吸收有利，当患者胃酸分泌不足或合用胃酸分泌抑制药时，伊曲康唑和酮康唑的生物利用度和抗真菌疗效会降低，但以可乐(pH 约 2.5)吞服能瞬间降低胃液 pH，从而提高上述两种药物的生物利用度，这种食物 - 药物相互作用具有一定的临床价值。但有研究表明，以可乐吞服卡马西平片，能显著增加卡马西平的生物利用度，提示癫痫患者以可乐吞服常规剂量的卡马西平可能引起药物中毒。

（二）食物对药物代谢的影响

食物对药物代谢的影响主要取决于饮食中的糖、蛋白质、微量元素和维生素等营养成分。植物油或多不饱和脂肪酸能增加微粒体中 CYP 含量和代谢活性。缺乏亚油酸能引起乙基吗啡和环己巴比妥代谢显著减少。饮食中的维生素与药物代谢有密切关系。但饮食中蛋白质对药物代谢的影响比其他营养成分更为突出。蛋白质营养缺乏能降低大多数药物代谢酶的活性。

烹调方法对药物代谢也有影响。例如，肉类食物经过碳烤可能形成多环芳烃类化合物，这些化合物能明显刺激药物的氧化代谢，恢复正常饮食后又可回升。一些果蔬由于富含对代谢酶有调节作用的化学物质而起作用。大量食用十字花科蔬菜能使药物氧化代谢（主要是 CYP1A2）、结合代谢增加。长期少量饮酒可提高肝脏药物代谢能力，但暴饮或肝脏产生病理变化则 I 相代谢受损。食用绿豆食品可明显降低肾移植患者中环孢素全血谷浓度，增加了急性排斥反应的风险。

第四节　药物相互作用的预测

药物相互作用预测在药物研发的早期阶段进行具有战略意义。美国食品和药品监督管理局、欧洲药品评价署和日本官方分别于 1997 年、1998 年和 2001 年发布了相应指南，提供了研究体外药物代谢和药物相互作用的一些建议。

一、体外筛选方法

（一）f_m 和 $f_{m,CYP}$ 的测定

f_m 表示药物经 CYP450 酶代谢的量占剂量的百分比。在 I 期临床药物代谢动力学研究中，通过测定尿液中原形药物浓度可测得 f_m 值。也可通过人体放射性标记药物代谢动力学研究获得。$f_{m,CYP}$ 表示在 CYP450 酶介导代谢中经某 CYP450 酶亚族（如 CYP3A4）代谢的比例，可通过 CYP450 酶代谢表征试验（CYP reaction phenotyping）测得。如果 $f_m > 25\%$，建议进行体外 CYP450 酶代谢表征试验。

CYP450 酶代谢表征试验分 4 种，分别为：①应用特异性化学抑制剂；②应用人重组 CYP450 酶；③应用特异性 CYP450 酶抗体；④应用不同个体来源的人肝微粒体，考察试验药物的代谢与 CYP450 酶探针底物代谢之间的相关性。至少要用两种方法进行代谢试验。实验应在多种药物浓度和孵育时间下进行，药物浓度范围应参考其体内稳态血药浓度。

CYP450 酶代谢表征试验能说明某种代谢酶的贡献，可免除某些临床研究，或有助于集中进行某些临床研究。例如，若体外试验证明 CYP2D6 不参与试验药物的代谢，则没有必要开展 CYP2D6 遗传多态性对试验药物药物代谢动力学影响的研究和 CYP2D6 抑制剂与试验药物相互作用的临床研究。相反，若具有遗传多态性的代谢酶（例如 CYP2C9、CYP2C19、CYP2D6 等）在某试验药物代谢中的 $f_{m,CYP}$ 较高，则在后续的相互作用临床研究中，应注意区分不同基因型或表型的受试者，否则会降低相互作用研究的可信性。

（二）试验药物对 CYP 抑制能力的体外评估

仅仅鉴定试验药物的主要代谢酶是不够的，某药物可能是一种代谢酶的底物，却是另一种代谢酶的强抑制剂。例如，奎尼丁主要经 CYP3A4 代谢，在治疗剂量下，它对其他 CYP3A4

底物的代谢无抑制作用,却是 CYP2D6 的强抑制剂。因此,需要开展试验药物对 CYP450 酶抑制能力的体外评估。

1. **实验条件优化** 在进行体外 CYP450 酶探针抑制试验(P450 probe substrate inhibition assays)前,首先应对代谢测试系统(如人肝微粒体、重组 CYP450 酶)进行优化。测定 CYP450 酶探针底物的酶动力学参数(K_m、V_m 值)和特异性 CYP450 酶抑制剂的半数抑制浓度(IC_{50})或抑制常数(K_i)值,一般要求这些数据在文献报道平均值的 3 倍以内。首选的体外 CYP450 酶探针底物、抑制剂见表 11-11。

表 11-11 用于体外试验的 CYP 探针底物和抑制剂

CYP450 酶	首选底物	K_m(μmol/L)	首选抑制剂	K_i(μmol/L)
CYP 1A2	非那西汀(O-脱乙基)	10~50	呋拉茶碱	0.6~0.73
CYP 2C8	紫杉醇(6α-羟化)	5.4~19	槲皮素	1.1
CYP 2C9	甲苯磺丁脲(4'-羟化)	100~200	磺胺苯吡唑	0.3
	双氯芬酸(4'-羟化)	10		
	S-华法林(7'-羟化)	1~5		
CYP 2C19	S-美芬妥英(4'-羟化)	40	噻氯匹定	1.2
CYP 2D6	右美沙芬(O-脱甲基)	5	奎尼丁	0.027~0.4
	丁呋洛尔(1'-羟化)	4~10		
CYP 2E1	氯唑沙宗(6β-羟化)	40	氯美噻唑	12
CYP 3A4	睾酮(6β-羟化)	50~100	酮康唑	0.0037~0.18
	咪达唑仑(1'-羟化)	2.5~5	伊曲康唑	0.27、2.3

测定条件应选择初速度相,即代谢物形成速率应与酶浓度、孵育时间(至少 4 个时间点)和底物浓度呈线性关系。一般按代谢物形成速率来表示反应活性。可以选择特异性抑制剂作为阳性对照。微粒体酶蛋白浓度一般为 0.01~0.5g/L。底物消耗应小于 20%。另外,为了准确测定 K_m 值,底物的浓度范围一般为 1/3K_m~3K_m,且至少需要 6 种不同浓度。

2. **IC_{50} 和 K_i 的测定** 在体外代谢系统中,将底物浓度固定,与系列浓度(至少应覆盖可预期的血药浓度)的抑制剂共孵育,测定代谢酶的剩余活性,将剩余活性与抑制剂浓度的对数值进行线性回归,即可求出 IC_{50} 值。在高通量筛选中测定 IC_{50} 可快速了解药物对 CYP450 酶是否有强抑制作用。若 IC_{50}<1μmol/L,则表明药物对该 CYP450 酶抑制能力强;若 IC_{50}>50μmol/L,则表明药物对该 CYP450 酶抑制能力弱。可通过系列浓度的抑制剂与系列浓度的底物共孵育,求出 K_i。

以 IC_{50} 估算 K_i 的方法有:①测定底物浓度 [S]=K_m 时的 IC_{50}。若为非竞争性抑制机制,则 IC_{50}=K_i;若为竞争性抑制,则 IC_{50}=K_i(1+[S]/K_m);若为反竞争性抑制,则 IC_{50}=K_i(1+K_m/[S]);若为竞争性抑制和反竞争性抑制,IC_{50} 均为 K_i 的 2 倍。②测定 [S]<<K_m 时的 IC_{50}。若为竞争性抑制机制,则 IC_{50}=K_i。

测定一种试验药物是否为不可逆型抑制剂时,最好对抑制剂先进行 30 分钟的预孵育。任何时间和浓度依赖性起始产物生成率的降低都预示着机制依赖性抑制。由于 CYP3A4

有底物依赖性,一种体外抑制剂与 CYP3A4 探针底物的相互作用并不能真正代表它与其他 CYP3A4 底物相互作用的情况。因此,CYP3A4 体外抑制试验中应使用至少两种探针底物。

应用人肝微粒体为代谢酶源,进行鸡尾酒探针体外试验(Cocktail-probe approach),以液相色谱 - 串联色谱分析各种母体药物和代谢物,这种技术已被用于快速筛选药物代谢抑制能力。

二、体外代谢数据预测临床代谢相互作用

(一)酶抑相互作用预测的模型

预测抑制剂与受变药的体内代谢性相互作用常采用以下两式:

$$R = \frac{AUC'}{AUC} = 1 + [I]/K_i \tag{11-1}$$

$$FDCL = \frac{CL_{(0)} - CL_{(I)}}{CL_{(0)}} = \frac{[I]}{[I] + K_i} \tag{11-2}$$

式中,AUC' 和 AUC 分别表示合用抑制剂或单用受变药时受变药的药 - 时曲线下面积。$[I]$ 是指酶活性位点抑制剂的浓度,可以采用以下数据进行估算:血浆药物总浓度、血浆游离药物浓度、肝组织 - 血浆分配比与血浆药物总浓度的乘积、肝内游离药物最大浓度。K_i 为抑制常数。FDCL 为受变药清除率下降分数。$CL_{(0)}$ 和 $CL_{(I)}$ 分别表示单用和合用抑制剂时受变药的内在清除率(代谢物形成)。

应用上述公式来预测相互作用的条件是:①假设受变药的酶动力学为一级动力学。②酶抑作用类型为可逆性抑制。③受变药清除应依赖于 CYP450 酶活性。若受变药的肝清除是流速依赖性的,即肝清除率高的药物静脉给药时,则模型不适用。如利多卡因和芬太尼的静脉清除率不受伊曲康唑的影响。④不考虑小肠壁 CYP450 酶与 P-gp 对受变药系统前清除的贡献。

FDA 建议,在开展药物临床试验前应进行 CYP1A2、CYP2C9、CYP2C19、CYP2D6、CYP2E1、CYP3A4 相关的体外抑制试验,得到 $[I]/K_i$ 数据。$[I]/K_i$ 值如为 0.1~1.0,体内发生相互作用的风险程度为中等。若 $[I]/K_i$ 值 <0.1,则风险较低,相应 CYP 的代谢性相互作用人体研究可免做。若 $[I]/K_i$ 值 >1.0,则风险较高,应进行人体相互作用研究。

近年来越来越多的研究者认为式(11-3)能更好地将体外数据与体内相互作用程度相关。应用式(11-3)的前提条件同式(11-1)。抑制剂对受变药物 AUC 的影响仅取决于 $f_m f_{m,CYP}$ 和 $[I]/K_i$ 的大小。

$$\frac{AUC'}{AUC} = \frac{1}{\left[\dfrac{f_m \times f_{m,CYP}}{1 + [I]/K_i}\right] + [1 - f_m \times f_{m,CYP}]} \tag{11-3}$$

注:f_m 表示药物经 CYP450 酶代谢的量占剂量的百分比。$f_{m,CYP}$ 表示在 CYP450 酶介导的代谢中经某 CYP450 酶亚族(例如 CYP3A4)代谢的比例。AUC'、AUC、$[I]$ 和 K_i 的含义同式(11-1)。

若临床相互作用结果以 FDCL 表示,则该值可按式(11-4)来估算。

$$FDCL = \frac{f_m \times f_{m,CYP} \times [I]/K_i}{1 + [I]/K_i} \tag{11-4}$$

体外 CYP 抑制试验预测新化学实体体内代谢性相互作用的一般步骤:

第一步:体外 CYP450 酶抑制试验测定新化学实体对某一 CYP450 酶亚族的 K_i 值,结合新化学实体在体内的 [I] 的估算值,求出 $[I]/K_i$。

第二步:若 $[I]/K_i$ 值大于 0.1,则通过与相应体内 CYP450 酶探针底物(表 11-12)的相互作用试验,明确新化学实体对体内 CYP450 酶是否有强抑制作用。

第三步:利用数据库获取临床上可能合用受变药的 f_m 和 $f_{m,CYP}$ 值。

第四步:应用模型预测这些受变药的 AUC 增加值。

第五步:筛选出 $AUC'/AUC \geq 2.0$、临床可能合用的受变药。

表 11-12 作为专属工具药的体内 CYP 探针底物

CYP450 酶	探针
CYP1A2	咖啡因(替代品:茶碱)
CYP2B6	依法韦仑
CYP2C8	瑞格列奈、罗格列酮
CYP2C9	甲苯磺丁脲(替代品:氟比洛芬、双氯芬酸、苯妥英、华法林)
CYP2C19	美芬妥英、奥美拉唑、兰索拉唑、氯胍
CYP2D6	异喹胍(替代品:右美沙芬、美托洛尔、地昔帕明)
CYP2E1	氯唑沙宗
CYP3A4	咪达唑仑、辛伐他汀、丁螺环酮、非洛地平、阿普唑仑

(二) [I] 的估算

在利用体外代谢数据预测临床代谢性相互作用时,[I] 的估算对于相互作用预测的准确性至关重要。一般认为,与血浆药物总浓度和游离药物浓度相比,以肝内游离药物最大浓度估算预测体内相互作用要更真实一些。

肝内游离药物最大浓度 $[I]_{in,max,u}$ 可用式(11-5)和式(11-6)表示:

$$[I]_{in,max,u} = f_u \cdot [I]_{in,max} \tag{11-5}$$

$$[I]_{in,max} = [I]_{max} + (K_a \cdot D/Q_H) F_a \tag{11-6}$$

式中,f_u 为药物游离分数,$[I]_{in,max}$ 为药物肝内最大浓度,$[I]_{max}$ 为血浆药物体循环中药物的最大浓度。K_a 为一级吸收常数,由 $T_{max} = \ln(K_a/K_{el})/(K_a - K_{el})$ 求得。其中 K_{el} 为清除常数。若未能获取 K_a 值,则通常把它设为最大值即 $0.1 min^{-1}$,以避免从体外试验得到假阴性判断。D 为口服剂量,Q_H 为肝血流量 [正常成人为 $23.8 ml/(min \cdot kg)$],F_a 为经胃肠道进入肝门静脉的吸收分数。若已知抑制剂从血浆到达肝脏存在主动转运机制,则有必要以 $[I]_{in,max,u}$ 和假设的浓度比例相乘得到一个合适的 [I] 估算值。

【临床案例 11-11】

临床研究表明,合用磺胺苯吡唑 500mg 后甲苯磺丁脲的 AUC 从 587μg·h/L 增加至 3100μg·h/L。请问如何利用体外代谢数据和药物代谢动力学的知识来预测这个临床药物相互作用?

【案例分析和相互作用预测】

磺胺苯吡唑是一种 CYP2C9 抑制剂,甲苯磺丁脲是 CYP2C9 的经典底物,从药物代谢酶学角度看,两者可发生酶抑制相互作用,相互作用的结果造成甲苯磺丁脲的清除减慢,血浆暴露增加。磺胺苯吡唑对人肝微粒体中甲苯磺丁脲 4′- 羟化(CYP2C9)抑制作用的 K_i 为 0.1~0.2μmol/L。$[I]_{max}$ 用 C_{max} 估算为 70μmol/L,$K_a=0.0095min^{-1}$,$D=500mg$,$Q_H=1610ml/min$,$F_a=0.85$,$f_u=0.32$,计 算 出 $[I]_{in,max}=78μmol/L$,$[I]_{in,max,u}=25μmol/L$,$[I]_{in,max,u}/K_i$ 为 125~250。甲苯磺丁脲的 $f_m \times f_{m,CYP}=0.8$,按式(11-3)

$$\frac{AUC'}{AUC} = \frac{1}{\left[\dfrac{f_m \times f_{m,CYP}}{1+[I]/K_i}\right]+[1-f_m \times f_{m,CYP}]}$$

预测 $AUC'/AUC \approx 4.9$,符合该临床案例中 AUC 的变化结果($AUC'/AUC=5.3$)。

(三)试验药物对酶诱导能力的体外评估

研究一种药物的诱导能力时,比较可靠的方法是测定酶活性。用已知具有诱导能力的药物处理肝细胞培养物,作为阳性对照。用没有处理过的肝细胞作为酶活性测定的阴性对照。CYP3A4、CYP2C8、CYP2C9 和 CYP2C19 的首选诱导剂为利福平,CYP1A2 的首选诱导剂为奥美拉唑、β- 萘黄酮和 3- 甲基胆蒽。目前原代人肝细胞已经广泛地用于人 CYP450 酶诱导的评价。

试验药物的浓度确定应参考其体内的最大血药浓度和给药剂量。至少要使用治疗药物浓度范围周围 3 个浓度进行实验,其中要包括一个至少大于平均血药浓度 1 个数量级的浓度。如果结果不理想,可以考虑大于 2 个数量级的浓度。诱导试验若以原代肝细胞为模型通常需要 6~7 天。酶活性的测定应使用 CYP 特异性探针药物。鉴于个体差异性,实验要用至少 3 个肝供体的肝细胞来进行实验。

表示试验药物的酶诱导能力的指标包括:①诱导倍数。诱导倍数 =(试验药物处理后肝细胞的代谢活性)/(阴性对照的活性)。②阳性对照的百分比。% 阳性对照 =(试验药物处理后肝细胞的代谢活性 ×100)/(阳性对照的活性)。③ EC_{50} 值。EC_{50} 为最大诱导作用 50% 的有效药物浓度,根据此数据可以比较不同化合物之间的诱导能力。如果一种试验药物能增加特定代谢酶活性大于 2 倍或超出阳性对照 40%,则可以认为它对 CYP450 酶具有诱导作用。若获得了可重复的阴性结果(即无诱导作用),则可以用于药品说明书的说明,而无须进行进一步的临床试验。若存在体外诱导作用,则进行多剂量给药临床研究。

其他鉴定酶诱导剂的体外方法包括:①利用 Western 免疫印迹法测定酶蛋白表达水平上的变化;②利用一些聚合酶链反应技术测定药物代谢酶在 mRNA 水平的变化;③使用报告基因试验(reporter gene assay)测定代谢酶的转录表达,如应用人 PXR 报告基因试验筛选 CYP3A4 诱导剂,用人 AhR 报告基因试验筛选 CYP1A 诱导剂;④应用人源化转基因小鼠模型来筛选 CYP450 酶的调节剂,如利用敲除小鼠自身 *PXR* 基因、转入人 *PXR* 基因的人源化转基因小鼠是用于体内筛检 CYP3A4 诱导剂的理想模型。

三、代谢性药物相互作用的临床研究

体外抑制或诱导研究中得到阳性结果时,建议进行临床研究。为了解试验药物的药物

代谢动力学是否受诱导剂和抑制剂的影响,可以采用以下步骤:①给予单剂量的试验药物,收集其药物代谢动力学资料;②给予多剂量的特异性CYP450酶诱导剂或抑制剂(表11-13),尽可能达到稳态浓度;③在诱导剂或抑制剂连续给药的最后一天,共服单剂量的试验药物,收集试验药物的药物代谢动力学资料(若有可能,同时收集试验药物代谢物的药物代谢动力学资料)。

表 11-13　推荐用于临床研究的特异性 CYP450 酶抑制剂和诱导剂

CYP450 酶	抑制剂	诱导剂
CYP1A2	氟伏沙明	吸烟
CYP2C8	吉非贝齐	利福平
CYP2C9	氟康唑,胺碘酮	利福平
CYP2C19	奥美拉唑、氟伏沙明、吗氯贝胺	利福平
CYP2D6	帕罗西汀、奎尼丁	
CYP2E1	二硫仑	乙醇
CYP3A4/3A5	克拉霉素、茚地那韦、伊曲康唑、酮康唑、奈法唑酮、奈非那韦、利托那韦、沙奎那韦、泰利霉素、伏立康唑	利福平、卡马西平

为了解试验药物是否为某CYP450酶亚族的诱导剂或抑制剂,可以采用以下步骤:①给予单剂量探针底物(表11-12),收集其药物代谢动力学资料;②给予多剂量试验药物,直至其稳态浓度的出现;③在试验药物连续给药的最后一天,共服单剂量探针底物,收集探针底物的药物代谢动力学资料。如果实验中最敏感的探针底物也是阴性结果,则可推测与不是很敏感的底物也不会发生相互作用。假如研究是阳性结果,则利用数据库获取临床上可能合用受变药的f_m和$f_{m,CYP}$值,估算合用后 AUC 的改变。必要时进一步进行体内相互作用研究。

在临床研究中,判断是否发生药物相互作用需由统计分析来确定。如果药物代谢动力学参数(C_{max} 和 AUC)比值的90%置信区间为0.80~1.25,那么药物相互作用通常被认为是阴性。

另外,鸡尾酒体内探针试验也常被用于预测体内相互作用风险。它指的是,同时给予多种低剂量的探针底物,测定生物样本中每个探针底物的代谢比,即代谢物与母体药物的浓度比值(metabolic ratio,MR),同时获取多种药物代谢酶的活性信息。在多剂量的试验药物给予前后应用鸡尾酒体内探针试验,可以明确对一些临床意义突出的药物代谢酶是否有诱导抑制作用,预测与相应代谢酶的底物发生相互作用的可能性。该法省时经济,但要求探针底物灵敏专属、探针间无相互作用、分析方法专属性强。鸡尾酒方案有多种,其组成有 2~6 种探针底物。

【临床案例 11-12】

小剂量阿司匹林是选择性 COX-1 抑制剂,具有抗血小板聚集作用,长期维持治疗可以降低脑卒中风险。临床常用剂量为 50~100mg/d。服用阿司匹林(50mg/d)7~14天前后,采用鸡尾酒探针法测定 5 种代谢酶的活性。鸡尾酒探针法:服用鸡尾酒探针

（咖啡因 100mg、美芬妥英 100mg、美托洛尔 100mg、氯唑沙宗 200mg 和咪达唑仑 7.5mg）后，收集志愿者服药后 0~8 小时的尿液和 1 小时、2 小时、6 小时 3 个时间点的静脉血。测定服药后 0~8 小时的尿液中美托洛尔 / α- 羟化美托洛尔比值（A）以及 4'- 羟基美芬妥英尿排泄量占剂量百分比（B），测定以服药后 1 小时血浆中 1'- 羟化咪达唑仑 / 咪达唑仑比值（C）、服药后 4 小时血浆中 6- 羟基氯唑沙宗 / 氯唑沙宗比值（D）和服药后 6 小时血浆中 1,7- 二甲基黄嘌呤 / 咖啡因比值（E）。结果发现服用阿司匹林 7 天后 4'- 羟基美芬妥英尿排泄量占剂量百分比显著增加，14 天后增加幅度更大。

【案例分析】

　　鸡尾酒探针法中 A、B、C、D 和 E 值分别反映 CYP2D6、CYP2C19、CYP3A、CYP2E1 和 CYP1A2 的活性。多剂量服用小剂量阿司匹林仅引起 4'- 羟基美芬妥英尿排泄量占剂量百分比显著增加，说明阿司匹林具有诱导 CYP2C19 的作用，对 CYP2D6、CYP1A2、CYP3A 和 CYP2E1 无诱导或抑制作用。与小剂量阿司匹林合用时应注意 CYP2C19 底物治疗反应是否发生改变，必要时调整 CYP2C19 底物的用药剂量。

四、转运环节药物相互作用的预测

　　与代谢酶介导的相互作用相比，转运体介导的药物相互作用报道得要少得多，但其临床意义已逐渐受到重视。在新药研发阶段，若有可能应尽量进行一些药物转运机制、转运体介导的相互作用研究，确定胃肠道吸收和泵出过程、肾和胆汁排泄过程以及透过血脑屏障过程中主动转运的贡献，并进行体内相互作用预测。常见的研究模型有：来自人体组织的样本、转运体基因敲除动物、重组表达转运体细胞系、脑微血管内皮细胞模型和人结肠癌上皮细胞（Caco-2 细胞）。Caco-2 细胞中存在与小肠上皮相同的各种转运系统、代谢酶，因此可以用来作为研究与吸收相关的药物相互作用的体外模型。

第五节　不良药物相互作用的预防原则

　　根据临床结果，可以将药物相互作用分为有益相互作用与不良相互作用。有益相互作用可被临床积极利用，以提高疗效，降低药品不良反应和药物治疗费用。例如，环孢素是一种免疫抑制剂，可以用于肝、肾以及心脏移植的抗排斥反应，但该药价格较贵，稳态药物浓度的波动性大。有研究表明，合用小檗碱可显著增加肾移植受者中环孢素全血浓度，而且减少稳态浓度的波动性。相互作用机制是小檗碱能强烈抑制环孢素经小肠、肝脏 CYP3A 的代谢。临床意义包括：减少移植受者服用环孢素的剂量，减轻经济负担；在确保抗排斥疗效的同时减少环孢素的药品不良反应。

　　不利相互作用可导致疗效降低或毒性增加。例如，美国 1976—1997 年，因药品不良反应死亡 447 例，其中 26 例（5.8%）为药物相互作用致死；发生 1520 例危及生命的药品不良反应，其中 184 例（12.1%）为药物相互作用所致。表 11-14 列举了其中一些致死和危及生命的药物组合及相互作用机制。

表 11-14　致死和危及生命的药物组合及相互作用机制

相互作用后果	药物组合	相互作用机制
致死的药物相互作用	米贝拉地尔 + 硝苯地平、特非那定 +CYP3A4 底物、阿司咪唑 +CYP3A4 底物	CYP3A4 代谢抑制
	氟尿嘧啶 + 索立夫定	二氢嘧啶脱氢酶代谢抑制
	西立伐他汀 + 吉非贝齐	CYP2C8 和 UGT
	对乙酰氨基酚 + 乙醇	谷胱甘肽损耗机制
	苯妥英 + 异烟肼	CYP2C9 代谢抑制
	三唑仑 + 阿米替林	镇静作用叠加
	庆大霉素 + 两性霉素 B	肾毒性叠加
危及生命的药物相互作用	伊曲康唑 + 特非那定、卡马西平 + 地尔硫䓬、克拉霉素 + 麦角胺、卡马西平 + 红霉素、西咪替丁 + 美沙酮、环孢素 + 地尔硫䓬	CYP3A4 代谢抑制
	吲哚美辛 + 环磷酰胺、萘普生 + 甲氨蝶呤、布洛芬 + 锂盐、胺碘酮 + 地高辛、红霉素 + 地高辛、罗红霉素 + 地高辛	影响肾排泄
	环丙沙星 + 茶碱、诺氟沙星 + 茶碱	CYP1A2 代谢抑制
	美托洛尔 + 氟西汀	CYP2D6 代谢抑制
	苯妥英 + 胺碘酮	CYP2C9 代谢抑制
	咪达唑仑 + 舒芬太尼	镇静作用叠加
	链霉素 + 泮库溴铵	神经肌肉阻断作用叠加

不良药物相互作用的预防原则包括以下几方面。

(一) 新药研发阶段重视相互作用预测

因发生代谢性相互作用所致严重不良反应而被 FDA 撤出市场的药物中,包括阿司咪唑(1988 年批准上市,1999 年撤出市场)、西沙必利(1993 年批准上市、2000 年撤出市场)、特非那定(1985 年批准上市,1998 年撤出市场)和米贝拉地尔(1997 年批准上市、1998 年撤出市场)。因此,在药物研发的早期阶段进行药物代谢研究与药物相互作用风险预测具有战略意义。这方面的研究包括正确认定何种代谢酶参与新药的代谢,新药对代谢酶和转运体有无诱导或抑制能力,利用体外代谢数据积极预测临床代谢性相互作用,对先导药物进行及时的结构修饰,或从几个药理活性相似的化合物中加以遴选以避免严重相互作用的发生等。

(二) 临床实践工作中加强相互作用的管理

1. 熟悉相互作用方面的知识　医师和药师要熟悉药物相互作用的基本原理,增强风险意识。有关药物代谢途径、代谢物和药物代谢动力学相互作用的资料在药品说明书的临床药理部分有说明。代谢和相互作用的结果在注意事项和警告、禁忌证、药物用法用量项下有说明。将几种情况介绍如下。

"药物相互作用" 项下可能有以下描述:

• 体内代谢性相互作用研究提示几乎没有药物代谢动力学影响。

• 体内代谢性相互作用研究提示存在有临床意义的药物代谢动力学相互作用。

• 参与试验药物代谢的酶被确定,但尚无进行体内或体外相互作用的研究。

• 体内、体外药物相互作用研究均未进行,试验药物未呈显著性代谢。

- 体外相互作用研究已进行,但体内研究尚未进行以证实或否定体外结果。
- 体外相互作用并不存在。

"注意事项和警告"项下可能有以下描述:

- 促变药物增加底物的血药浓度,但经剂量调整仍可合用。
- 促变药物由于能增加底物的血药浓度而增加风险,底物和促变药物不能合用。

"药物用法用量"项下可能有以下描述:促变药物由于能增加底物的血药浓度而增加风险,但经剂量调整仍可合用。

"禁忌证"项下可能有以下描述:促变药物由于能增加底物的血药浓度而增加风险,底物和促变药物不能合用。

2. 调整受变药的剂量,加强药物治疗监测 例如在环孢素和伏立康唑合并用药疗程中监测环孢素全血浓度(相互作用机制:伏立康唑抑制环孢素经 CYP3A4 的代谢),在氯氮平和氟伏沙明合并用药疗程中监测白细胞计数(相互作用机制:氟伏沙明抑制氯氮平经 CYP1A2 的代谢),在卡马西平和克拉霉素合并用药疗程中监测神经系统药品不良反应(相互作用机制:克拉霉素抑制卡马西平经 CYP3A4 的代谢)。

3. 合理选择替代药品 在保证临床疗效、适当兼顾药物费用的前提下,选用那些相互作用风险小的药物,以避免相互作用所致的药品不良反应或疗效下降。可以选择促变药的替代药,也可选择受变药的替代药,视临床实际情况而定。

【临床案例 11-13】

一名 67 岁的男性患者接受华法林和阿托伐他汀治疗,国际标准化比值(INR)控制在正常范围内。当停用阿托伐他汀、换用氟伐他汀时,发现 INR 增加。停用氟伐他汀、改用阿托伐他汀后 INR 又恢复正常。

【案例分析】

阿托伐他汀主要经 CYP3A4 代谢,华法林的活性对映体即(S)-华法林主要经 CYP2C9 代谢,两种药物之间不会发生显著的代谢性相互作用,也不会引起华法林抗凝药效学改变。但氟伐他汀是特异性强的 CYP2C9 抑制剂,合用华法林时氟伐他汀能引起(S)-华法林血药浓度增加,抗凝活性增强。

【临床案例 11-14】

2 名接受卡马西平维持治疗的癫痫患者被诊断为胃溃疡(幽门螺杆菌阳性)后,接受克拉霉素、阿莫西林和奥美拉唑三联方案治疗,结果引起卡马西平血药浓度增加并超出治疗浓度范围。停用克拉霉素后,卡马西平血药浓度恢复至正常范围。

【案例分析】

卡马西平为 CYP3A4 底物,克拉霉素是一种作用强的不可逆性 CYP3A4 抑制剂,能显著降低卡马西平的清除,引发药物过量症状。类似问题处理原则:当治疗窗窄的 CYP3A4 底物与大环内酯类抗生素合用时,应尽量不选用克拉霉素。阿奇霉素对 CYP3A4 无抑制作用,在适应证允许的情况下可以选择它作为替代药品。若必须使用克拉霉素,则应适当调整 CYP3A4 底物的剂量。例如将卡马西平剂量下调 40%~50%,而且应特别注意其不良反应的监测。

4. 精简用药　药物相互作用风险与药品种类密切有关。资料表明,合并使用5~9种药物时,药物相互作用风险为50%;合并使用10~14种时,风险为81%;合并使用15~19种时,风险为92%;合并使用20种以上时,风险为100%。老年人多重用药时,CYP450酶介导的药物相互作用的发生率是80%。因此,临床医师和药师需要尽可能精简用药方案,减少不必要的风险。

5. 信息化保障　已有多种智能型临床合理用药支持系统和相互作用审查软件上市。大型医院一般都在医嘱系统里安装了嵌入式的软件。按风险等级予以在线警示,对严重不合理的联合用药会有拦截和"过滤"作用。

6. 加强处方审核　国际医疗卫生机构认证联合委员会非常关注用药适宜性的审核,其中相互作用审核方面的描述包括:有无重复治疗(同一时间使用同一治疗类的两种或更多药物,以致增加药物毒性的风险和治疗费用,而无额外的治疗效果)？是否存在药物与其他药物或食物之间的相互作用？尤其强调审核药师应该对患者的"当前用药(current medications)"即正在使用的所有药物(口服、外用、注射药物)进行审核,以避免注射剂与口服药、外用药物与系统给药的药物(口服、注射)之间发生相互作用。

【临床案例 11-15】

某医师开具了氯吡格雷片抗血小板治疗,药师在医嘱审核中发现该患者正在接受奥美拉唑静脉输液治疗,于是药师与医师沟通,建议将奥美拉唑更换为相互作用风险小的泮托拉唑钠。再如,某老年患者长期辛伐他汀降血脂治疗,无明显不良反应,最近一段时间患者同时又接受外用咪康唑软膏抗真菌治疗,结果出现肝脏转氨酶升高和肌肉疼痛。

【案例分析】

氯吡格雷主要经CYP2C19代谢激活后发挥抗血小板活性,奥美拉唑是一种CYP2C19抑制剂,奥美拉唑可以严重抑制氯吡格雷经CYP2C19的代谢激活,会导致抗血小板疗效下降。因此,这份医嘱为不合理医嘱。泮托拉唑对CYP2C19的抑制作用较小,因此与氯吡格雷的相互作用风险低,是奥美拉唑的替代药物。在第二个例子中,咪康唑软膏经皮肤吸收后,抑制了辛伐他汀经CYP3A4的代谢。一般情况下外用药物吸收有限,体循环中难以达到具有酶抑制作用的血药浓度,但对于涂布量大、涂布部位皮肤较薄时,不良相互作用的风险会增加。肝脏转氨酶升高和肌肉疼痛是他汀类药物血药浓度依赖性的不良反应,可以考虑换用对CYP3A4无抑制作用的外用抗真菌药物。

思考题

1. 请阐述如何预防不良药物相互作用。
2. 影响药物代谢性相互作用临床结果的因素有哪些？

(周　权)

第十二章　遗传药理学与临床药物代谢动力学

 学习要求

1. 掌握遗传药理学相关概念。
2. 熟悉遗传药物代谢动力学研究内容。
3. 了解遗传多态性对药物代谢动力学的影响。

第一节　概　述

一、遗传药理学相关概念

遗传药理学(pharmacogenetics)是研究人体遗传变异引起的药物代谢和效应群体和个体差异的一门科学。由制剂因素或机体病理状态等非遗传因素引起的药物代谢和效应差异不是遗传药理学的研究范畴。

遗传药物代谢动力学(pharmacogenokinetics)是遗传药理学与临床药物代谢动力学的交叉学科,即研究遗传变异对药物代谢动力学影响的科学。目前国际上尚未建立遗传药物代谢动力学的完整理论体系。

1. 表型(phenotype)　外在的特征(性状)称为表型。就药物代谢动力学而言,表型常指机体对药物的代谢能力。

根据机体对药物的代谢能力可将个体分为不同的表型:弱代谢者(poor metabolizers, PM)、中代谢者(intermediate metabolizers, IM)、强代谢者(extensive metabolizers, EM)和超强代谢者(ultrarapid metabolizers, UM)。如人体对去甲替林的代谢(由 CYP2D6 介导)就存在 4 种表型,不同表型个体在使用去甲替林时剂量应进行相应的调整,即个体化用药(personalized medicine)(图 12-1)。

2. 基因型(genotype)　个体所拥有的等位基因类型被称作基因型。人类的染色体为二倍体,即有相似的(不是相同的)两套基因,因此每个人的基因实际上是一对,叫等位基因。这一对等位基因可相同也可不同;相同的叫纯合子,不同的叫杂合子。不同个体的基因型相同,表型一般相同;但基因型不同的个体,其表型并不一定不同。

3. 多态性(polymorphism)　自然界中同种生物群体某些特征存在两种以上不同类型的现象,称为多态性。不同表型称为表型多态性,如上述去甲替林的 4 种代谢类型;不同基因型称为基因多态性;如 CYP2D6 的基因有 *3、*4、*5 等多种类型。

4. 单核苷酸多态性(single nucleotide polymorphism, SNP)　指 DNA 序列上发生的单个核苷酸碱基之间的变异,且在人群中变异的发生频率 ≥ 1%。

5. 单体型(haplotype)　位于染色体上某一区域的一组相关联的 SNP 等位位点称作单

体型。比如:*SLCO1B1**15 是一单体型,它是 A388G 及 T521C 两个 SNPs 的组合。ABCB1 的 TTT 单体型由 3435T,1236T,2677T 三个 SNPs 组成。单体型中相关联的 SNP 等位位点并不一定位于同一基因。

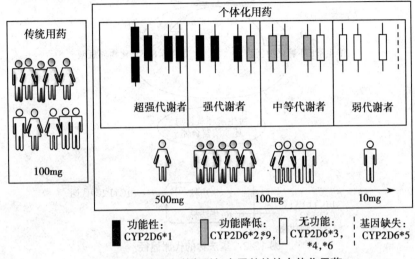

图 12-1 人体的代谢表型与去甲替林的个体化用药
(Xie HG, et al. Personalized Medicine, 2005, 2(4):325–337)

【临床案例 12-1】

抗凝药物华法林在临床上被广泛用于预防血栓栓塞,不同个体用药剂量相差达 20 倍。研究发现,维生素 K 环氧化物还原酶复合物 I 基因(*VKO-RC1*)的多态性可以解释华法林用药剂量 1/3,联合 CYP2C9 多态性可以解释患者之间 50% 的剂量个体差异。美国 FDA 已经批准华法林处方信息更改为:根据人类基因信息检测结果选择合理的给药剂量。华法林药物代谢动力学数据及代谢过程见表 12-1 和图 12-2。

表 12-1 华法林由 CYP2C9 代谢的药物代谢动力学数据

	CYP2C9 基因型				
	All	**1/*1*	**1/*x*	**x/*x*	*P* 值
病例数(男性/女性)	94/94	63/55	26/33	5/6	
华法林日常剂量(mg/d)	4.01(2.64)	4.88(2.78)	2.71(1.54)	1.64(1.03)	$P<0.001$[b]
华法林血药浓度(mg/L)	1.44(0.61)	1.57(0.62)	1.26(0.57)	1.04(0.24)	$P<0.001$[c]
R-华法林血药浓度(mg/L)	0.94(0.44)	1.08(0.43)	0.76(0.36)	0.44(0.11)	$P<0.001$[b]
S-华法林血药浓度(mg/L)	0.50(0.23)	0.49(0.22)	0.50(0.25)	0.60(0.21)	$P=0.22$
华法林 *CL/LBW* ml/(min·kg)	0.037(0.015)	0.039(0.014)	0.031(0.015)	0.021(0.010)	$P<0.001$[b]
S-华法林 *CL/LBW* ml/(min·kg)	0.028(0.012)	0.029(0.011)	0.026(0.012)	0.025(0.009)	$P=0.18$
R-华法林 *CL/LBW* ml/(min·kg)	0.055(0.027)	0.065(0.025)	0.041(0.021)	0.020(0.011)	$P<0.001$[b]

LBW:非脂体重(D Herman, et al. The Pharmacogenomics Journal, 2005, 5:193—202)

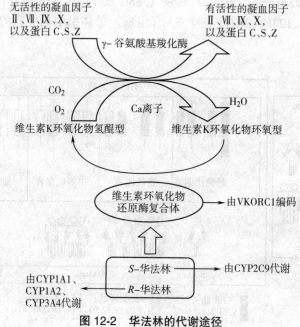

图 12-2　华法林的代谢途径

【案例分析】

华法林由 CYP2C9 催化代谢，呈现 EM、IM 和 PM 三种表型。其中，携带 *1/*1 等位基因的个体，华法林的药物代谢表型为 EM；携带 *1/*2 以及 *1/*3 等位基因的个体，表型为 IM；携带 *2/*2、*2/*3 和 *3/*3 等位基因的个体，则为 PM。

二、遗传药理学的起源及发展

法国 Cuenot 和英国 Garrod 是最早提出遗传物质在药物的体内转化中起决定作用的学者，他们同时将遗传物质和药物代谢酶联系在一起。Garrod 认为药物代谢酶参与了外源性物质在体内的转化，缺乏这类酶的个体不具有药物转化功能。他认为缺损基因的遗传可引起特异性酶缺失，从而导致诸如白化病、尿黑酸症等疾病，并在 1931 年提出，药物反应的个体差异是由遗传物质的个体差异所引起的。

1957 年，Motulsky 提出对药物的异常反应部分是由遗传决定的酶缺失所致。Vogel 则于 1959 年首次使用了"遗传药理学（pharmacogenetics）"一词。Motulsky 和 Vogel 正式将遗传药理学作为药理学的分支。

人类基因组研究计划（human genome project，HGP）的实施，引发了众多与药物相关的基因及其变异的发现，对遗传药理学的发展产生了巨大的推动作用。遗传药理学与功能基因组学结合产生了药物基因组学（pharmacogenomics），药物基因组学主要采用基因组学的方法，研究引起药物反应差异的基因变异。

近 30 年来，遗传药理学发展迅速，主要表现在从分子水平阐明了具有功能缺陷的药物代谢酶、转运体和受体的遗传基础。目前，遗传药理学理论已开始为临床个体化用药提供帮助。

三、遗传药物代谢动力学

药物反应的个体差异是临床用药中的常见现象,遗传因素是造成个体间差异的主要原因。阐明药物反应个体差异的机制是提高药物疗效、降低药物不良反应的重要手段。

根据发生机制,个体差异可分为药物代谢动力学差异及药物效应动力学差异。前者主要表现为药物吸收、分布及消除的速度及程度差异,即药物代谢动力学参数(AUC、C_{max}、T_{max}、$t_{1/2}$、CL 等)的差异;后者主要是指非药物代谢动力学原因引起的药理作用强弱或性质差异。

遗传因素引起的药物代谢动力学个体差异,主要表现在介导药物吸收、分布、代谢、排泄过程中的各种蛋白质(代谢酶、转运体等)的结构、功能和表达水平的变异。这些蛋白包括细胞色素 P450 氧化酶、N- 乙酰基转移酶、磺基转移酶、UDP- 葡萄糖醛酸基转移酶、P- 糖蛋白、有机阴离子和阳离子的转运体、多药耐药蛋白等。

遗传因素导致药物效应动力学产生差异的原因,主要是药物靶点的结构和功能发生了变异。

遗传药物代谢动力学的主要任务是研究参与药物吸收、分布、代谢和排泄的药物代谢酶、转运体和药物结合蛋白及其相关基因的遗传变异,及其与药物代谢动力学的关系和临床意义。阐明药物代谢个体差异的遗传机制,为个体化医学提供药物代谢动力学上的依据。

第二节　药物代谢酶的遗传变异对药物代谢动力学的影响

药物在体内的代谢通常需要药物代谢酶的参与。药物代谢酶包括参与 I 相反应的细胞色素 P450 氧化酶(cytochrome P450,CYP)超家族、乙醛脱氢酶、乙醇脱氢酶、二氢嘧啶脱氢酶、酯酶、环氧化物酶、多巴胺 β- 羟化酶、超氧化物歧化酶等和参与 II 相反应的 N- 乙酰基转移酶、谷胱甘肽转移酶、儿茶酚胺氧位甲基转移酶、硫嘌呤甲基转移酶、组胺甲基转移酶、尿苷三磷酸葡萄糖醛酸基转移酶和酚磺酰基转移酶等。

CYPs 系由一基因超家族(superfamily)编码的酶蛋白所组成。1987 年开始按家族、亚家族和酶 3 级命名。

命名通则是:细胞色素 P450 缩写成 CYP(小鼠和果蝇用 Cyp),正体(CYP)表示酶而斜体(*CYP*)表示相应基因。根据酶蛋白一级结构中氨基酸同源度≤40% 者则归入不同家族(family),家族用阿拉伯数字表示,如 CYP1、CYP2。每一家族中氨基酸同源度 >55% 者归入同一亚家族(subfamily)。并用大写英文字母(小鼠和果蝇用小写英文字母)表示,如 CYP2C(Cyp2c)。在同一亚家族内根据酶被鉴定的先后顺序用阿拉伯数字编序区分,如 CYP2C19。不同的等位基因用"*"号加阿拉伯数字表示。如 *CYP2C19*1*、*CYP2C19*2* 和 *CYP2C19*3*。*1 代表野生型,其他为突变等位基因。

药物代谢酶的遗传变异非常普遍,但只有部分变异具有功能意义。如 CYP2C19 野生型纯合子代谢药物的能力比突变型个体强。药物代谢酶代谢能力的差异可能影响其底物的临床疗效。阐明药物代谢酶的遗传变异与药物代谢动力学的关系,可为临床根据患者的药物相关代谢酶的基因型选择合适的药物和剂量提供依据。

CYP 是人体内非常重要的药物代谢酶。其中 CYP2D6、CYP2C9 和 CYP2C19 等的遗传多态性目前被认为具有重要临床意义。

  N- 乙酰基转移酶(N-acetyltransferase,NAT)是大多数哺乳动物体内所具有的一种参与Ⅱ相乙酰化反应的代谢酶,其遗传多态性影响着包括异烟肼在内的多种药物代谢和反应。

  本节将以 CYP2D6、CYP2C19、NAT2 为代表,介绍药物代谢酶的遗传变异对临床药物代谢动力学的影响。

一、CYP2D6 遗传变异与临床药物代谢动力学

(一) CYP2D6 的遗传变异

  CYP2D6 是第一个被发现具有遗传多态性的 P450 酶。研究发现 CYP2D6 存在 75 个等位基因变异位点,多种突变等位基因与酶活性密切相关(表 12-2)。

表 12-2 人类 CYP2D6 主要突变等位基因及对酶的影响

等位基因	突变位点	突变形式	酶活性
*3A	2549Adel	点突变	无活性
*4	G1846A	点突变	无活性
*9	2615-2617delAAG	缺失	活性降低
*10	C100T	点突变	活性不稳定
*14	G1578T	点突变	无活性
*17	C1023T	点突变	活性降低
*18	4125-4133dupGTGCCCACT	468-470dupVPT	活性降低
*29	C2850T	点突变	活性降低
*41	G2988A	点突变	活性降低

  并且各突变等位基因的频率在不同人群中存在差异(表 12-3)。

表 12-3 CYP2D6 主要突变等位基因在不同人群中的分布

CYP2D6 等位基因	瑞典	中国	津巴布韦
*3	2	0	0
*4	22	0~1	2
*5	4	6	4
*10	-	51	6
*17	-	-	34

(二) CYP2D6 遗传变异对临床药物代谢动力学的影响

  CYP2D6 参与了多种抗心律失常药、β 受体阻断药、三环类抗抑郁药、阿片类药物等的代谢。CYP2D6 的遗传变异可能对上述药物的体内代谢具有重要影响。下面以中国人发生频率较高的 CYP2D6*10 为例说明 CYP2D6 的遗传变异对临床药物代谢动力学的影响。

可待因是一种作用于 μ- 阿片受体的镇痛药,在体内主要由 CYP2D6 催化生成代谢物吗啡、吗啡 -3- 葡萄糖苷酸(M3G)、吗啡 -6- 葡萄糖苷酸(M6G)。其中吗啡为主要的活性代谢产物。口服可待因后,不同 *CYP2D6* 基因型个体可待因的代谢产物吗啡、M3G 和 M6G 的 *AUC*:CYP2D6*1/*10* 和 **10/*10* 个体与 CYP2D6*1/*1* 个体比较,吗啡的 $AUC_{0-\infty}$ 的比值分别为 0.93(0.26~1.59)和 0.494(0.135~0.853);M3G 的 $AUC_{0-\infty}$ 分别为 0.791(0.294~1.288)和 0.615(0.412~0.818);M6G 的 $AUC_{0-\infty}$ 分别为 0.643(0.39~0.957)和 0.423(0.267~0.579)(表 12-4、图 12-3)。这种改变可能直接影响可待因的疗效和安全性。

CYP2D6 的基因多态的存在,可引起众多由其代谢的药物代谢多态性的出现,从而可能导致药物临床疗效和不良反应出现差异。美国 FDA 已经明确提出托莫西汀盐和酸氟西汀等在临床使用时,应根据 CYP2D6 的基因型来调整剂量。可见,对由 CYP2D6 基因多态引起的药物代谢多态性的研究具有重要的临床意义。

表 12-4　不同基因型个体单次口服 30mg 可待因的药物代谢动力学参数

基因型	n		C_{max}(ng/L)	CL(L/h)	$AUC_{0-\infty}$(mg·h/L)
*1/*1	10	可待因	44.3 ± 11.3	0.18 ± 0.05	178 ± 51
		吗啡	2.06 ± 0.89	5.08 ± 3.39	8.52 ± 4.10
		M3G	36.0 ± 0.89	0.21 ± 0.10	209 ± 94
		M6G	10.5 ± 4.0	0.54 ± 0.30	73.7 ± 37.8
*1/*10	10	可待因	39.3 ± 7.3	0.17 ± 0.03	183 ± 31
		吗啡	0.96 ± 0.42	9.72 ± 8.72	5.05 ± 3.30
		M3G	18.2 ± 9.0	0.36 ± 0.31	134 ± 78
		M6G	6.4 ± 2.9	1.05 ± 0.89	41.3 ± 21.6
*10/*10	9	可待因	41.9 ± 15.6	0.17 ± 0.06	199 ± 81
		吗啡	0.68 ± 0.50	16.2 ± 12.3	3.26 ± 2.43
		M3G	14.2 ± 6.3	0.32 ± 0.12	109 ± 34
		M6G	4.4 ± 1.9	1.51 ± 0.93	27.7 ± 15.3

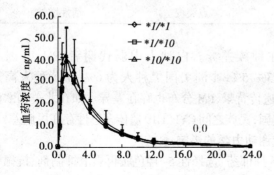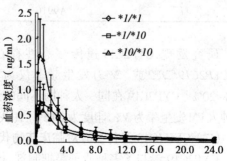

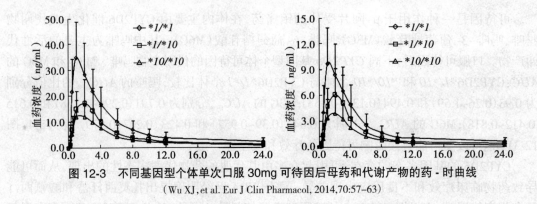

图 12-3 不同基因型个体单次口服 30mg 可待因后母药和代谢产物的药-时曲线

（Wu XJ, et al. Eur J Clin Pharmacol, 2014,70:57–63）

二、CYP2C19 遗传变异与临床药物代谢动力学

CYP2C19 即为 *S*-美芬妥英羟化酶。阐明抗癫痫药 *S*-美芬妥英羟化代谢遗传多态性及其种族差异的分子机制，是早期遗传药理学的重要成果之一。

（一）CYP2C19 的遗传变异

自 1993 年 Wrighton 等从人肝脏中首次分离 CYP2C19 以来，25 种突变等位基因被发现，多种突变等位基因具有功能意义（表 12-5）。

表 12-5 主要 CYP2C19 等位基因

等位基因	突变位点 cDNA	突变形式	酶活性
*1	无	野生型	活性正常
*2	G681A	点突变	无活性
*3	G636A	点突变	无活性
*4	A1G	点突变	无活性
*5	C1297T	点突变	无活性
*6	G395A	点突变	无活性
*7	T → A	剪切缺失	无活性
*8	T385C	点突变	活性降低
*9	G431A	点突变	活性降低
*10	C680T	点突变	活性降低
*17	A991G	点突变	活性增加

研究发现，CYP2C19 遗传多态性存在种族差异。白种人中弱代谢者（PM，基因型为 *CYP2C19**2/*2 或 *2/*3）发生频率仅为 3%~5%，非洲美国黑种人为 6%，而黄种人高达 15%~20%。CYP2C19 在同一人种因不同的遗传背景，PM 分布也存在差异。如在北美和欧洲白种人 PM 发生率为 3%，印度为 20.8%。在我国，民族之间 CYP2C19 遗传多态性存在民族差异。

（二）CYP2C19 遗传变异对临床药物代谢动力学的影响

CYP2C19 参与了多种质子泵抑制剂、抗抑郁药、选择性 5-羟色胺再摄取抑制剂、抗癫痫药、抗惊厥药、抗焦虑药、抗疟药和抗感染药物的代谢。下面以伏立康唑为例，阐明 CYP2C19

遗传变异对药物代谢动力学的影响。

伏立康唑是第二代三唑类抗真菌药,2002 年 5 月,美国 FDA 批准其上市。该药具有良好的药物代谢动力学特征,起效迅速,生物利用度高达 96%;分布广泛,可透过血脑屏障,组织浓度高,有利于深部真菌感染的治疗。

有研究表明,CYP2C19 的基因多态性影响伏立康唑的代谢。健康受试者口服伏立康唑后,PM(*CYP2C19*2/*2* 或 **2/*3*) 的 *AUC* 和 $t_{1/2}$ 明显高于 EM(*CYP2C19*1/*1*) 和 HEM(*CYP2C19*1/*2* 或 **1/*3*),PM 的口服清除率明显低于 EM 和 HEM(表 12-6,图 12-4)。美国 FDA 已将 *CYP2C19* 的基因检测建议写进了伏立康唑等的说明书。

表 12-6　*CYP2C19* 不同基因型受试者服用 200mg 伏立康唑的主要药物代谢动力学参数

	EM	HEM	PM
AUC_{0-24}(μg·h/ml)	7.05 ± 2.99**	8.60 ± 5.62**	24.23 ± 11.05
$AUC_{0-\infty}$(μg·h/ml)	7.70 ± 2.99**	10.75 ± 9.42**	30.95 ± 19.20
$t_{1/2}$(h)	3.72 ± 2.12*	4.09 ± 2.84*	8.69 ± 5.17
CL_{oral}/F(ml/min)	499 ± 228*	452 ± 233*	153 ± 110

*$P<0.05$,**$P<0.01$ compared with *CYP2C19* PM genotype

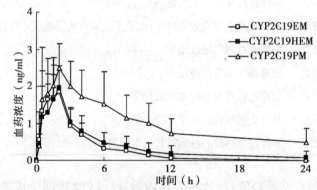

图 12-4　不同基因型个体单次口服 200mg 伏立康唑的药 - 时曲线

(Hui-yan Shi et al. Eur J Clin Pharmacol,2010,66(11):1131-1136)

三、N- 乙酰基转移酶遗传变异与临床药物代谢动力学

N- 乙酰基转移酶(N-acetyltransferase,NAT)是哺乳动物体内一种参与 Ⅱ 相乙酰化反应的代谢酶。人类 NAT 具有两种亚型——NAT1 和 NAT2。NAT1 在人体多数细胞有表达,特别是红细胞和淋巴细胞,参与催化对氨基水杨酸和对氨基苯甲酸等乙酰化代谢,但不催化异烟肼和磺胺类等药物的乙酰化代谢。NAT2 在体内参与 20 余种肼类化合物、致癌性芳香胺和杂环胺类化合物的生物激活或灭活代谢,与药物的疗效和毒副作用密切相关。

NAT1 和 NAT2 均具有遗传多态性,但由于 NAT2 的多态在药物代谢中更为重要,因此本节主要讨论 NAT2。

(一)NAT2 的遗传变异

NAT2 活性在人群中呈多态分布,根据乙酰化表型的不同可将个体分为慢代谢者和快代谢者。现已清楚编码人类 NAT2 的基因位于染色体 11q8,全长 1096bp。

人类 NAT2 的野生型基因被命名为 *NAT2*4*。快代谢者的基因型为 *NAT2*4* 的纯合子或杂合子,慢代谢者则为各种突变等位基因的组合。NAT2 的基因型与表型间有良好的相关性,其基因多态性几乎可以完全解释其表型多态性。

NAT2 慢代谢者的发生频率存在种族和地域差异。亚洲人慢乙酰化表型发生频率(10%~30%)显著低于白种人(40%~70%)。慢代谢者突变等位基因的频率具有随纬度增加而降低的趋势。

(二)NAT2 的遗传变异对药物代谢动力学的影响

异烟肼、肼屈嗪、柳氮磺吡啶、氨苯砜和普鲁卡因胺等多种药物在体内经乙酰化代谢,NAT2 通过影响这些药物的代谢动力学而影响其疗效和不良反应(表 12-7)。

表 12-7 乙酰化代谢多态性与药物效应

药物	表型	临床反应
异烟肼	慢代谢者	传统药物剂量易引起周围神经性疾病
	快代谢者	日本人和中国人易引起肝毒性;1 周 1 次的剂量治疗开放性肺结核疗效差
肼屈嗪	慢代谢者	产生抗核抗体,导致系统性红斑狼疮形成
	快代谢者	治疗高血压需加大剂量
柳氮磺吡啶	快代谢者	抗类风湿关节炎效果较好;血液系统和胃肠道系统不良反应严重
	快代谢者	高铁血红蛋白浓度增加
氨苯砜	慢代谢者	血液系统不良反应较多
	快代谢者	治疗疱疹性皮炎时需加大剂量
普鲁卡因胺	慢代谢者	易发生系统性红斑狼疮综合征
	快代谢者	常规剂量治疗心脏病时易发生期前收缩

异烟肼是一线的抗结核药物,吸收进入体内后,经 NAT2 代谢生成乙酰化异烟肼而灭活,乙酰化异烟肼又被代谢成乙酰化肼,后者一方面复合成二乙酰化肼,另一方面经 CYP 代谢生成具有肝毒性的产物(图 12-5)。慢代谢者与快代谢者相比,血药浓度增高,$t_{1/2}$ 延长,起效加快,尿中乙酰化异烟肼较多。

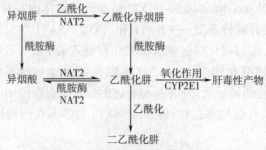

图 12-5 异烟肼在体内的代谢过程
(Anna Z et al. BioMed Research Inte,2013:1-5)

不同代谢型患者血药浓度的差异可能影响异烟肼的疗效和不良反应。采用常规治疗方案,与快代谢者相比,慢代谢者体内的异烟肼浓度相对较高,结核杆菌消失的时期较早。采用1周1次的治疗剂量时,快代谢者的疗效明显低于慢代谢者。使用异烟肼时,亚洲人中快代谢者发生肝毒性的可能性要大于慢乙酰化代谢者(表12-8)。

表 12-8 不同基因型个体口服异烟肼的药物代谢动力学参数

乙酰化类型	基因型	n	C_{max}(μg/ml)	AUC_{0-6}(μg·h/ml)	$AUC_{0-\infty}$(μg·h/ml)
快速	NAT2*4/*4	7	3.39	8.6	9.2
中速	NAT2*4/*5	25			
	NAT2*4/*6	13	5.80	15.4	17.5
	NAT2*4/*7	1			
慢速	NAT2*5/*5	22			
	NAT2*5/*6	45			
	NAT2*6/*6	10	7. 09	24.5	35.5
	NAT2*6/*7	5			
	NAT2*7/*7	2			

(Anna Z,et al. BioMed Research Inte,2013 : 1-5)

第三节 药物转运体的遗传变异与临床药物代谢动力学

一、有机阴离子转运多肽

有机阴离子转运多肽(organic anion-transporting polypeptides,OATP)为 Na^+ - 非依赖性摄入系统(见第二章),迄今在人类发现了 11 个 OATP 家族成员(表 12-9)。

表 12-9 OATP 家族及转运的底物

基因(旧称)	蛋白名(别名)	分布	底物
SLCO1A2 (SLC21A3)	OATP1A2 (OATP-A)	脑、肝、肾	非索非那定、N- 甲基奎宁、D- 盐酸青霉胺、罗苏伐他汀、四溴酚酞磺酸钠、胆汁酸盐、固醇类硫酸盐、罗库溴铵、维库溴铵、甲状腺激素、阿片类多肽
SLCO1B1 (SLC21A6)	OATP1B1 (OATP-C)	肝	利福平、D- 盐酸青霉胺、曲格列酮、罗苏伐他汀、帕伐他汀、阿伐他汀、普伐他丁、甲氨蝶呤、胆汁酸盐、硫酸盐、甲状腺激素、多肽、胆红素及其葡萄糖苷酸
SLCO1B3 (SLC21A8)	OATP1B3 (OATP-8)	肝	地高辛、利福平、N- 甲基奎宁、D- 盐酸青霉胺、甲氨蝶呤、罗苏伐他汀、帕伐他汀、普伐他丁、胆汁酸盐、硫酸盐、甲状腺激素、胆红素、多肽、环孢素
SLCO2B1 (SLC21A9)	OATP2B1 (OATP-B)	肝、胎盘 小肠、肾	青霉素、罗苏伐他汀、3- 硫酸雌酮、四溴酚酞磺酸钠
SLCO3A1 (SLC21A11)	OATP3A1 (OATP-D)	广泛	雌酮 -3- 硫酸盐、前列腺素 E_2、青霉素

续表

基因（旧称）	蛋白名（别名）	分布	底物
SLCO4A1（*SLC21A12*）	OATP4A1（OATP-E）	广泛	牛磺胆酸盐、雌酮-3-硫酸盐、T_3、T_4、前列腺素 E_2、青霉素
SLCO1C1（*SLC21A20*）	OATP1C1（OATP-F）	脑	雌酮-3-硫酸盐、E_2-17β-G、T_3、T_4

随着新的 OATP 的底物、诱导剂和抑制剂被发现，OATP 在药物代谢动力学中所起的作用日益引起重视。其遗传变异与临床药物代谢动力学之间的关系也成为近年来遗传药理学领域的重要研究内容。研究证实 OATP 的遗传变异可显著改变药物的代谢动力学过程（图 12-6）。

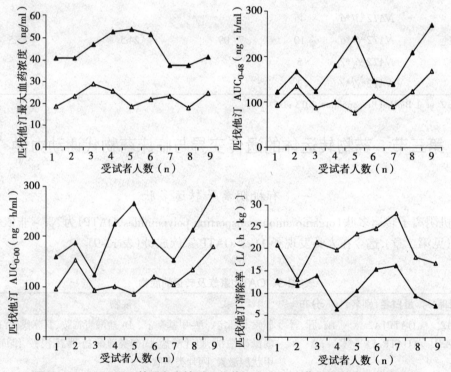

图 12-6 *SLCO1B1* 基因多态性对匹伐他汀（1×2mg）药物代谢动力学的影响
（△代表 388AA 基因型携带者，▲代表 388GA+388GG 基因型携带者）
（Wen J, et al. Journal of Clinical Pharmacy and Therapeutics, 2010, 35：99–104）

二、有机阴离子转运体

有机阴离子转运体（organic anion transporter，OAT）主要参与肝细胞的摄取和肾小管的分泌。OAT 转运的底物主要为抗病毒药物如阿德福韦、西多福韦、替诺福韦、齐多夫定，β-内酰胺类抗生素等。但是 OAT 家族的非同义突变频率低，其遗传变异在临床药物代谢动力学中的作用研究较少（见第二章）。

三、有机阳离子转运体

有机阳离子转运体(organic cation transporter,OCT)对体内有机阳离子的转运起着重要的作用(见第二章)。

对 OCT 遗传多态性的研究,多数围绕 OCT1 进行。OCT1 主要分布于肝脏,对小分子有机阳离子物质在肝细胞膜两侧的转运和胆汁流的形成起重要作用。基因突变所导致的氨基酸改变如 Cys88Arg、Arg61Cys、Gly220Val、P341L、Gly401Ser 和 Gly465Arg 均可引起 OCT1 转运功能降低,P283L 和 R287G 可导致 OCT1 的转运功能完全丧失。

四、多药耐药蛋白

多药耐药蛋白(multidrug resistance protein,MDR)是一种 ATP 依赖膜蛋白,能将细胞内的异物和外源性的化合物包括药物转运到胞外,由人类的 MDR(multidrug resistance gene)基因编码。人类 MDR 基因分两个基因亚型(MDR1,MDR2),编码产物为 P-糖蛋白(P-glycoprotein,P-gp)(见第二章)。

P-gp 最早在肿瘤细胞中发现,它可导致肿瘤细胞对抗癌药物产生多药耐药。MDR1 基因表达的 P-gp 主要与耐药性有关,而 MDR2 基因表达的 P-gp 可能主要与物质转运有关。过去对 MDR1 基因编码的 P-gp 的研究较多。

MDR1 基因位于 7 号染色体长臂 2 区 1 带(7q21),由 1280 个氨基酸组成。P-gp 的 6 条跨膜肽链是疏水区,具有结合药物与转运药物的功能(图 12-7)。已知其参与了心血管药物地高辛和维拉帕米,免疫抑制剂环孢素和他克莫司,HIV 蛋白酶抑制剂茚地那韦、那非那韦和沙奎那韦以及多种抗肿瘤药物的转运。

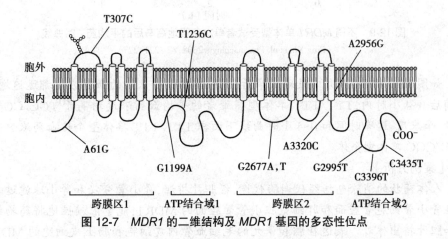

图 12-7　MDR1 的二维结构及 MDR1 基因的多态性位点

目前已发现 MDR1 基因有 50 种单核苷酸多态性,其中有多个非同义突变,如 21 号外显子存在单核甘酸多态性 G2677T/A,导致 Ala893Ser/Thr 的氨基酸改变,影响蛋白激酶 C 的磷酸化,从而改变蛋白质的功能。MDR1 的 SNPs 存在种族差异。C1236C 基因多态性在白种人和日本人中的发生率分别为 34.4% 和 14.6%。在非洲,C3435C 发生率高于白种人和亚洲人。

MDR1 的遗传多态性是造成其底物药物代谢动力学个体差异的重要原因之一(图 12-8)。近年发现,MDR1 的单核苷酸多态性具有强连锁不平衡,基于单核苷酸多态性的基因型

不能预测 *MDR1* 的功能，*MDR1* 单体型研究也引起了人们的关注。

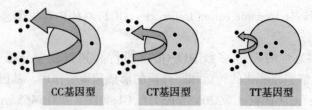

图 12-8　*MDR1* 3435 位突变对药物转运功能的影响

【临床案例 12-2】

单次口服地高辛后 *MDR1* 单体型对其血药浓度的影响（图 12-9）。

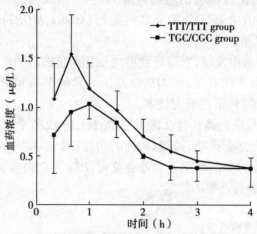

图 12-9　不同 *MDR1* 单体型受试者单次口服地高辛后的平均药 - 时曲线

(Ping Xu, et al. Pharmacology, 2008, 82 : 221–227)

　　如图 12-9 所示，单次口服地高辛后，两种单体型受试者的血药浓度都迅速增加，给药后 0~4 小时内，TTT/TTT 单体型携带者的平均血药浓度均高于 TGC/CGC 携带者，峰浓度、达峰时间和 0~4 小时曲线下面积 TTT/TTT 单体型个体血药浓度高于 TGC/CGC 单体型个体。

【案例分析】

　　人体药物的消除包括经代谢酶代谢，经胆汁排泄，肾小管分泌和肾小球滤过。表达在肾小管细胞管腔面和肝细胞胆小管管腔面的 MDR1，能量依赖性地将药物经尿液和胆汁排出体外。表达在脑和睾丸的毛细血管内皮细胞和肠上皮细胞的 MDR1，能够限制底物吸收进入这些组织。人类 MDR1 的作用是，一方面通过限制药物的吸收和促进药物的排泄保持机体稳态，另一方面通过减少药物向组织的分布导致较高的血药浓度。地高辛在体内经代谢消除的所占比例小，主要以原形药物从尿和胆汁中排泄，所以常用来作为 MDR1 的探针药物。

　　TTT/TTT 单体型携带者 MDR1 的表达较低，当口服地高辛时，地高辛吸收增加（吸收限制减少），排泄减少，平均血药浓度增加。

五、多药耐药相关蛋白

多药耐药相关蛋白(multidrug resistance-related proteins,MRP)属 ABC- 跨膜转运体家族中的有机阴离子外排泵。*MRP* 基因家族至少含有 7 个成员:*MRP1* 编码的多药耐药蛋白,*MRP2* 编码的管状多特异性有机阴离子转运体及其他 5 个同系物,即 *MRP3*、*MRP4*、*MRP5*、*MRP6* 和 *MRP7*。

MRP1、*MRP2* 和 *MRP3* 为有机阴离子和多种药物的转运体,也是介导恶性肿瘤耐药的重要蛋白。研究显示在 HepG2 细胞内导入 *MRP2* 基因可以显著增强细胞对化疗药物如长春新碱、喜树碱、多柔比星等耐药。相反,在 HepG2 细胞中导入 *MRP2* mRNA 的反义 cDNA 后,细胞对许多化疗药物的敏感性增加(见第二章)。

尽管在编码 *MRP* 的基因中发现了多个 SNP_s,但其在药物代谢动力学中的功能意义还有待阐明。

六、乳腺癌耐药蛋白

乳腺癌耐药蛋白(breast cancer resistance protein,BCRP)属于半转运流出泵,主要在乳腺和胎盘表达。BCRP 参与耐药性的分子机制与 P-GP 和 MRP 基本相似,但 BCRP 介导的 MDR 有其自身的特点。BCRP 单体之间通过二硫键形成同二聚体结构,近似于完整转运体。其底物包括硫酸化的化合物、盐酸米托蒽醌、托泊替康、多柔比星和柔红霉素等(见第二章)。

BCRP 由位于 4q22 的 *ABCG2* 基因编码。在 *ABCG2* 基因上已发现 34 个 SNP_s,其中 C421A 和 G34A 突变存在种族差异,在日本人群中的突变频率明显高于白种人和非裔美国人。

研究发现,BCRP 的基因突变可导致底物谱改变。如 482 位精氨酸突变为甘氨酸或苏氨酸,野生型 BCRP 的底物为米托蒽醌和甲氨蝶呤,突变的 BCRP 除对米托蒽醌转运增强外,还可将罗丹明、蒽环类抗生素如多柔比星、柔红霉素转运出细胞外,但不能转运甲氨蝶呤。

BCRP 编码基因 C421A 的变异也可能通过影响底物的药物代谢动力学而影响其底物疗效。最新的研究提示,421 位突变为赖氨酸的 BCRP 表现出对瑞舒伐他汀降低高血脂患者 LDL-C 水平更多(图 12-10)。

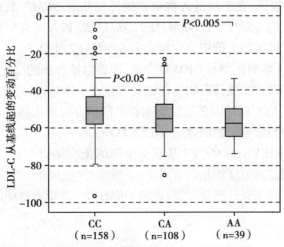

图 12-10 *ABCG2* C421A 基因型与瑞舒伐他汀降低高血脂患者 LDL-C 水平的关系

(Tomlinson B,et al. Clin Pharmacol Ther,2010,87(5): 558–562)

七、胆盐外排泵

肝脏胆盐外排泵（bile salt export pump，BSEP）最初从猪的肝脏中克隆得到。BSEP 基因（*ABCB1*）的变异可引起 Ⅱ 型家族性肝内胆汁淤积（PFIC-Ⅱ）。有研究显示 *ABCB1* 基因突变可导致所编码的氨基酸序列发生改变，使肝毛细胆管细胞表面缺乏功能性蛋白，干扰了 BSEP 的功能，从而导致胆汁淤积。此外，有研究提示 BSEP 的 SNPs 与妊娠期胆汁淤积症（intrahepatic cholestasis of pregnancy，ICP）相关，BSEP 是 ICP 易感基因。

目前对 BSEP 底物的了解还非常有限，有报道称长春碱和舒林酸可能是该转运体的底物。其在药物代谢动力学中的意义还有待阐明。

第四节　药物结合蛋白的遗传变异与临床药物代谢动力学

药物进入血液循环后，多数可与血浆蛋白不同程度地结合。只有游离的药物才能被代谢并在作用部位发挥作用。

由于血浆蛋白结合率决定血浆中游离药物浓度的高低，药物和血浆蛋白的结合强弱也与药物在体内的代谢和作用密切相关。因此，对于蛋白结合率高的药物，蛋白结合率的微小变化可能对药物的转运、分布及药物效应产生重要影响。

结合蛋白多态性则是导致血浆蛋白与药物结合能力个体差异的重要原因。人血清类黏蛋白和人白蛋白是两种最重要的药物结合蛋白。

一、人血清类黏蛋白

人血清类黏蛋白（orosomucoid，ORM），又称 α_1- 酸性糖蛋白。在血浆中，ORM 可与酸性药物如华法林结合，但主要是与碱性药物如奎尼丁、阿米替林、普萘洛尔、利多卡因等结合。

ORM 是一条含 183 个氨基酸和 5 个 *N*- 聚糖的多肽单链，包含 6 个外显子，由两个基因位点编码，*ORM1* 和 *ORM2*，两者紧密相连，位于 9 号染色体 34 区（9q34.1-34.3）。由于聚糖的高度异质性，ORM 蛋白存在多态性。在绝大多数人群中，*ORM2* 位点不具有遗传多态性，呈单态分布。近来有报道，在非洲等人群中发现等位基因 *ORM2*A*；而 *ORM1* 位点则具有人群多态性，目前已发现 *ORM1*F1*，*ORM1*F2*，*ORM1*S1* 以及非常罕见的 *ORM1*S2*。然而在我国、印度及东南亚地区的人群中极少能检出 *ORM1*F2* 纯合子。

ORM1 的多态性可影响药物与 ORM 结合率，而蛋白结合率的变化将明显改变药物在机体内的药物代谢动力学行为，使得药物的代谢具有显著个体差异。

研究发现，*ORM1* A113G 基因多态性影响替米沙坦在健康人体内血药浓度、*AUC* 等药物代谢动力学参数，进而影响药物的效应（图 12-11）。

此外，口服阿米替林后，*ORM1*F1* 基因型个体的蛋白结合率比 *ORM1*S* 和 *ORM*F1S* 个体低，而阿米替林的血药浓度则较两者高。

因此，临床应用此类弱碱性药物时，应监测 *ORM1*F1* 携带者血中游离药物的浓度。

二、白　蛋　白

人白蛋白（human serum albumin，HSA）是由 585 个氨基酸残基组成的一条非糖基化肽链，其相对分子质量为 65 000，主要在肝脏合成，编码基因位于 4 号染色体 q11-22。

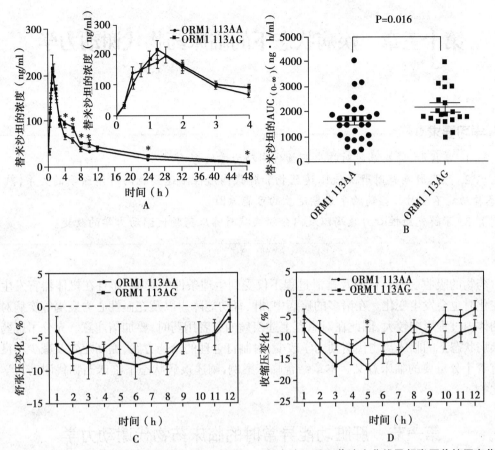

图 12-11　不同 *ORM1* 基因型健康受试者口服 40mg 替米沙坦后血药浓度曲线及舒张压收缩压变化图

（Chen WQ,et al. PLoS One,2013,8(8):e70341）

白蛋白与药物分子的结合位点有 6 类,现在认为多数药物的结合主要集中于两大位点：Sudlow Ⅰ（华法林结合位点）和 Ⅱ（地西泮 / 吲哚结合位点）。

在血浆中,白蛋白可与大多数药物结合,其中以弱酸性药物为主。

到目前为止,已经发现 60 多个位点的氨基酸突变。由于白蛋白的突变位点多分布在分子表面,且很少发生在结合配体的特异位点,一般不影响白蛋白的生物功能,但可能影响其与药物的结合。多数变异型白蛋白能提高游离药物浓度。

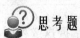 **思考题**

1. 遗传药物代谢动力学研究的主要内容是什么？

2. 为什么口服相同剂量的奥美拉唑,不同个体血药浓度相差很大？

3. 某患者镇痛使用可待因无效,后改用吗啡有效,试分析可能原因。

4. 举例说明遗传药物代谢动力学与个体化医学的关系。

（欧阳冬生）

第十三章　疾病状态下的临床药物代谢动力学

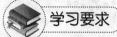**学习要求**

1. 掌握肝、肾疾病时对临床药物代谢动力学的影响。

2. 熟悉肝疾病时肝血流限速药物和肝代谢活性限速药物与肝清除率的关系,熟悉肾功能不全时某些药物半衰期延长的可能原因。

3. 了解充血性心力衰竭以及内分泌疾病时临床药物代谢动力学的改变。

药物的吸收、分布、代谢及排泄过程不仅受到生理条件的影响,而且在机体器官发生病理变化时也会发生变化。在诸多的疾病中,肝、肾功能障碍以及充血性心力衰竭等疾病对药物的体内过程影响较大,因此在对患有上述疾病的患者用药时,要加倍注意。充分了解药物在疾病状态下的临床药物代谢动力学改变,对制订合理的给药方案、提高疗效及减少不良反应有着十分重要的临床意义。本章结合临床案例,阐述疾病状态下临床药物代谢动力学的变化。

第一节　肝脏功能异常时的临床药物代谢动力学

肝脏是机体最大的代谢、解毒器官,也是最重要的药物代谢部位。虽然许多组织都能进行药物代谢,但是肝脏是药物最主要的代谢器官。因此,肝脏发生病理变化时,会导致其代谢药物能力的降低。一般来说,肝脏疾病状态下,下述因素会引起药物代谢动力学发生改变:①肝清除率下降;②CYP含量和活性下降;③药物与血浆蛋白结合率降低;④肝血流量减少;⑤首关效应降低和生物利用度增加。

一、肝清除率下降

药物的肝清除率是指单位时间内肝脏清除药物的总量与当时血药浓度的比值。然而该值受到多种生理因素的影响。根据药物的肝清除率公式(4-16):$CL_H = Q_H \cdot E_H = \dfrac{Q_H f_{ub} CL_{int,H}}{Q_H + f_{ub} CL_{int,H}}$ 可知,药物的肝清除率 CL_H 与 Q_H、f_{ub} 和 $CL_{int,H}$ 有关。在肝疾患情况下,若能掌握这3种因素的变化动向,便可在一定程度上计算 CL_H 的变化。当 $f_{ub} \times CL_{int,H} \gg Q_H$ 时,$CL_H = Q_H$,即药物的肝清除率与肝血流速度相等,符合这种条件的药物被称为肝血流限速药物(flow-limited drug);当 $f_{ub} \times CL_{int,H} \ll Q_H$ 时,$CL_H = f_{ub} CL_{int,H}$,符合这种条件的药物被称为肝代谢活性限速药物(capacity-limited drug)。此时药物的肝清除率受肝药酶和血浆游离药物比例分数的影响。当血浆蛋白结合率 >90% 时,肝代谢活性限速药物的蛋白结合变化对药物的肝清除率有很大影响。这类药物被称为蛋白结合敏感型药物(protein binding sensitive drug)。

进入肝脏的药量为肝脏血流速度(Q_H)与进入肝脏时的血药浓度(C_A)的乘积,肝脏摄取药物的速度为$Q_H(C_A-C_V)$,C_V是离开肝脏时的血药浓度(图13-1A)。如果将进入肝脏的药物量设定为1,被肝摄取药物的百分比为E_H,则从肝脏排除药物的百分比为$1-E_H$(图13-1B)。E_H的定义及它与清除率的关系(图13-1C),可用以下两式表示:

$$E_H = \frac{Q_H(C_A-C_V)}{Q_H \times C_A} = \frac{C_A-C_V}{C_A} \tag{13-1}$$

$$CL_H = Q_H \times E_H = Q_H\frac{(C_A-C_V)}{C_A} \tag{13-2}$$

根据式(4-16),E_H也可以表示为

$$E_H = \frac{f_{ub}CL_{int,H}}{Q_H + f_{ub}CL_{int,H}} \tag{13-3}$$

如果药物仅从肝脏清除,则药物的生物利用度(F)与E_H的关系为:

$$F = 1 - E_H \tag{13-4}$$

当$C_A=C_V$,则表明肝脏几乎没有摄取药物,根据式(13-2),$CL_H=0$;当$C_V<<C_A$,$C_V=0$,则表明药物几乎均被肝脏摄取,此时根据式(13-2),$E_H=1$,$CL_H=Q_H$。

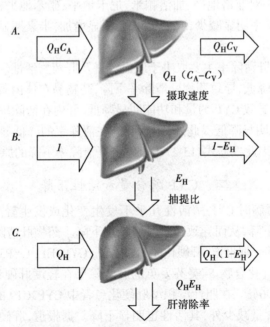

图13-1 肝血流速度、药物的肝抽提比与药物肝清除率的关系

根据E_H值的高低,经肝清除的药物可以分为低抽提比和高抽提比两类。一般认为,$E_H<0.3$为低抽提比药物、$E_H>0.5$为高抽提比药物。低抽提比药物的$CL_{int,H}$也较低,其肝清除率受f_{ub}和$CL_{int,H}$控制,即肝脏代谢这类药物的能力较低,受肝血流影响较小,口服后首关效应不明显,生物利用度较高;高抽提比药物的$CL_{int,H}$较高,即肝脏代谢这类药物的能力较强,受肝血流影响较大,口服后首关效应明显,生物利用度较低。常见的低抽提比和高抽提比药

物如表 13-1 所示。

表 13-1 常见的低抽提比和高抽提比药物

低抽提比（<0.3）药物				高抽提比（>0.5）药物	
卡马西平	萘普生	硝西泮	可卡因	地昔帕明	哌替啶
普鲁卡因胺	氯丙嗪	地西泮	尼古丁	去氧肾上腺素	吗啡
克林霉素	保泰松	洋地黄毒苷	拉贝洛尔	利多卡因	美托洛尔
呋塞米	茶碱	异烟肼	硝酸甘油	去甲替林	普萘洛尔
林可霉素	华法林	苯巴比妥	喷他佐辛	维拉帕米	非那西丁
水杨酸	丙磺舒	灰黄霉素	哌替啶	异丙肾上腺素	丙米嗪
硫喷妥	奎尼丁	泼尼松龙	阿普洛尔	阿糖胞苷	氧化可的松
甲苯磺丁脲	苯妥英钠	西咪替丁			
对乙酰氨基酚	异戊巴比妥	氯霉素			
奥沙西泮					

　　肝硬化患者的肝脏对非洛地平、加洛帕米、尼卡地平、硝苯地平、尼莫地平、尼索地平及尼群地平等药物的清除率明显减少，AUC 及 C_{max} 明显增加，半衰期显著延长，从而加大了药物中毒的危险性。

　　综上所述，药物的肝清除率主要取决于肝血流量及肝药酶活性。肝脏疾病状态下，肝血流量减少、肝药酶活性降低，导致药物肝清除率下降，药物易在体内蓄积。例如肝硬化时，由于肝细胞广泛被破坏，导致 CYP 的量和功能明显降低，肝内在清除率下降，同时肝血流速度大幅度下降，肝清除率明显降低。此外，由于肝内在清除率的降低导致肝抽提比下降，再加上肝血流速度的减少，因此根据式（13-2）也可解释肝清除率下降的原因。

二、CYP 酶含量和活性下降

　　一般认为，急性肝病时 CYP 酶活性几乎不发生变化或发生轻度改变，而慢性肝病时 CYP 酶的活性则明显下降，从而导致药物肝清除率下降。药物肝清除率减少的程度以肝脏病变严重的肝硬化为甚。据报道，肝硬化时 CYP1A2、CYP2E1、CYP3A、CYP2C19 含量明显降低。CYP2C19 的探针化合物 S- 美芬妥英的肝清除率在轻度肝硬化患者中降低 63%，中度肝硬化患者中降低 96%。在胆汁淤积型肝硬化患者中 CYP2C19 的含量也明显降低。肝硬化时，除了 CYP 酶含量减少外，其活性也明显下降。据报道，肝硬化时 CYP 酶的总量及 CYP2D6、CYP2E1、CYP3A4 的活性均明显降低。

【临床案例 13-1】

　　表 13-2 为临床常见案例，脂肪肝、酒精性肝炎和肝硬化患者肝脏 CYP 酶含量仅为正常肝脏的 63%、36% 和 47%。由于 CYP 酶含量的减少，脂肪肝、酒精性肝炎和肝硬化患者安替比林的血浆半衰期明显延长、AUC 值增大、清除率下降。

表 13-2　脂肪肝、酒精性肝炎、肝硬化患者体内安替比林的药物代谢动力学参数

临床分类	CYP (nmol/g)	安替比林药物代谢动力学参数			
		$t_{1/2}$(h)	CL(ml/min)	AUC(mg·h/ml)	V_d(L/kg)
正常肝	12.6	6.5	79	355	0.57
脂肪肝	7.9	8.1	58	491	0.54
酒精性肝炎	4.5	22.3	29	1681	0.47
肝硬化症	5.9	28.9	15	1965	0.46

（Sotaniemi EA,et al. Eur J Clin Invest,1977,7：269）

【案例分析】

脂肪肝、酒精性肝炎和肝硬化时，由于肝脏发生病理改变，代谢药物的 CYP 酶含量明显减少，因此肝脏代谢药物能力下降，致使循环血中药物浓度增高，AUC 增大，由于总体清除率为给药剂量与 AUC 的比值，因此总体清除率减小，血浆半衰期延长，这种情况在肝脏严重受损的肝硬化患者中表现尤为突出。因此，对于肝功能障碍特别是肝硬化患者，在用药时容易因为肝清除率的下降而导致药物中毒，在临床药物治疗时一定要严加注意。

经肝代谢的药物主要受肝功能障碍的影响，这些药物有苯巴比妥类、苯二氮䓬类、镇痛药、β 受体阻断药等。由于肝疾患时 CYP 酶含量和活性下降导致某些药物的肝清除率下降、AUC 增大、C_{max} 增高，因此在肝疾患、特别是肝硬化时药物的剂量应视肝脏的损害程度而相应减少，避免出现药物中毒反应。

【临床案例 13-2】

罗哌卡因是一种新型、长效的纯左旋体酰胺类局部麻醉药，具有起效快、作用维持时间长、对心血管和中枢神经系统毒性低等优点，是临床硬膜外麻醉常用药物。罗哌卡因主要由肝脏 CYP 酶代谢，其代谢产物经肾排泄，故人体肝功能状况直接影响罗哌卡因的代谢过程。罗哌卡因的药物代谢动力学符合二室模型。肝功能正常和异常时，罗哌卡因的药物代谢动力学参数见表 13-3。

表 13-3　肝功能正常和异常时罗哌卡因药物代谢动力学参数比较

肝脏状态	罗哌卡因药物代谢动力学参数					
	$t_{1/2\alpha}$(h)	$t_{1/2\beta}$(h)	T_{max}(h)	C_{max}(mg/L)	AUC_{0-t}(mg·h/L)	CL(L/h)
正常	0.30±0.38	3.42±0.43	0.23±0.08	0.95±0.29	3.22±1.06	0.61±0.18
异常	0.55±0.77	7.39±2.18	0.65±1.20	1.07±0.44	5.85±4.06	0.29±0.12

【案例分析】

罗哌卡因在肝功能异常时 $t_{1/2\beta}$ 大于正常时的 $t_{1/2\beta}$，AUC_{0-t} 明显大于正常时的 AUC_{0-t}，清除率 CL 明显小于正常组。原因在于肝功能异常时，代谢罗哌卡因的 CYP

酶活性降低,药物消除变慢,AUC_{0-t}增大,清除率变小,易导致药物在体内蓄积中毒。因此,对于肝功能异常患者,临床应用罗哌卡因麻醉时应减少给药剂量,延长给药间隔时间,防止药物蓄积中毒。

三、药物与血浆蛋白结合率降低

肝功能障碍时,药物与血浆蛋白结合率降低,原因可能是:①肝病时,肝脏蛋白合成功能下降,因此多数药物的血浆蛋白结合率降低,致使血浆中游离型药物增多。游离型药物浓度增加可使表观分布容积增大,药物消除减慢,容易在体内蓄积。②肝疾患时由于肝脏的功能下降,血浆中游离脂肪酸、胆红素以及尿素等内源性抑制物可蓄积。这些内源性抑制物能与药物竞争血浆蛋白的结合部位,从而使药物血浆蛋白率降低。由于肝疾患时多数药物血浆中游离型药物增多,容易导致药物过量和中毒,因此应该引起重视。

【临床案例 13-3】

肝硬化患者利多卡因血浆蛋白结合率降低,血浆中游离型利多卡因浓度增加,该增加与肝硬化患者血浆中 α_1-酸性糖蛋白的浓度呈负相关(图 13-2)。

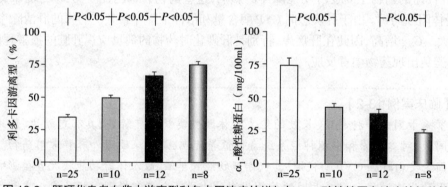

图 13-2　肝硬化患者血浆中游离型利多卡因浓度的增加与 α_1-酸性糖蛋白浓度的相关性

(Barry M, et al. Clin Pharmacol Ther, 1990, 47 : 366)

【案例分析】

肝硬化时蛋白合成功能下降,血浆中与弱碱性药物利多卡因结合的 α_1-酸性糖蛋白浓度明显降低,导致游离型利多卡因的血浆药物浓度增加,且该增加与 α_1-酸性糖蛋白浓度呈负相关(图 13-2)。因此肝硬化时由于蛋白合成减少,要警惕因游离型药物浓度升高而导致的药物中毒。

四、肝血流速度降低

正常人肝脏血流速度约为 1.5L/min。肝脏血流的 75% 由门静脉供给,25% 来自肝动脉。肝脏疾病特别是肝硬化时由于肝外侧支循环的形成,门静脉血流的 50%~75% 不经肝脏而进入体循环,导致肝血流速度明显降低。肝脏疾病时肝血流速度的减少对于游离型肝血流限速药物和肝代谢活性限速药物浓度的影响是不同的。通过下述案例可清楚地解释此原因。

【临床案例 13-4】

肝硬化患者肝血流速度降低,肝血流限速药物利多卡因的肝清除率明显降低,而肝代谢活性限速药物华法林的肝清除率下降则不明显。试解释其原因。

【案例分析】

对于肝血流限速药物,由于$CL_{int,H}$与肝血流速度相比,肝血流速度可以忽略不计,即$f_{ub} \times CL_{int,H} >> Q_H$,根据式(4-16),$CL_H = Q_H$,因此,当肝血流量明显减少时,肝清除率也随之显著下降,表现为血中游离型药物浓度明显升高(图13-3A)。例如肝硬化时肝血流速度下降,肝血流限速药物利多卡因的肝清除率明显降低。而对于肝代谢活性限速药物,$f_{ub} \times CL_{int,H} << Q_H$,$f_{ub} \times CL_{int,H}$可以忽略不计,$CL_H = f_{ub} \times CL_{int,H}$,与肝血流速度无关,因此,即使在肝硬化时肝血流速度下降,肝清除率的变化也不明显(图13-3B)。如肝硬化时肝代谢活性限速药物华法林的肝清除率下降不明显。

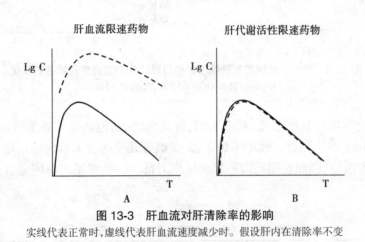

图 13-3　肝血流对肝清除率的影响

实线代表正常时,虚线代表肝血流速度减少时。假设肝内在清除率不变

五、首关效应降低和生物利用度增加

肝硬化时门静脉回流受阻,肝血流量减少。此外,肝内在清除率也明显降低,肝抽提比下降,导致药物的首关效应低下。由于首关效应的低下,致使生物利用度增加。此外,肝脏疾病时由于肝外侧支循环的形成,血液被分流,门静脉中的药物不经过肝脏而经侧支循环转运,不经肝细胞作用,这也是药物首关效应低下的原因。

【临床案例 13-5】

α、β 受体阻断药拉贝洛尔易从肝脏清除,慢性肝疾病患者静脉注射后药物代谢动力学参数无明显变化,但口服后由于首关效应低下,拉贝洛尔的C_{max}和AUC分别增加 4 倍和 2.9 倍,生物利用度也增加 33%~63%（图 13-4）。

【案例分析】

首关效应是指口服药物在胃肠道吸收后,在通过肠黏膜及肝脏时,部分药物被肠道或肝脏中的酶代谢,致使进入体循环的药量减少的现象。因此,健康人或慢性肝病患者静脉注射拉贝洛尔后药物代谢动力学参数无明显变化(图 13-4)。然而,慢性肝病患者由于门静脉回流障碍,致使肝血流量明显减少,肝脏内在清除率和抽提比下降,导致药物的首关效应降低,因此口服拉贝洛尔时,C_{max} 和 AUC 增大,生物利用度增加。

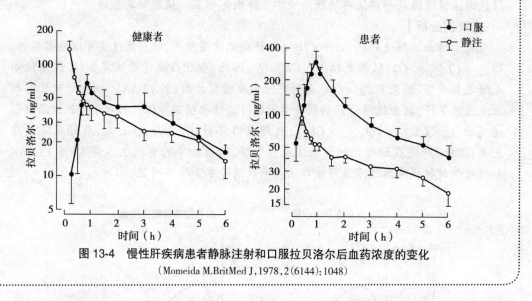

图 13-4 慢性肝疾病患者静脉注射和口服拉贝洛尔后血药浓度的变化

(Momeida M.BritMed J,1978,2(6144):1048)

除高抽提比药物拉贝洛尔外,利多卡因、普萘洛尔、喷他佐辛等首关效应也非常明显,AUC 和生物利用度增加显著。而甲苯磺丁脲、茶碱等几乎无首关效应的药物,其 AUC 和生物利用度变化不明显,因此在用药时一定要区别对待。一些常见的有明显首关效应的药物如表 13-4 所示。

表 13-4 常见的有明显首关效应的药物

维拉帕米	尼非地平	氯丙嗪	地尔硫䓬	右丙氧芬
喷他佐辛	拉贝洛尔	哌甲酯	异丙肾上腺素	阿司匹林
吗啡	哌唑嗪	利多卡因	硝酸甘油	对乙酰氨基酚
哌替啶	米帕明	色甘酸钠	普萘洛尔	氯美噻唑
阿普洛尔	氢化可的松	多塞平	左旋多巴	咪达唑仑
美托洛尔	螺内酯	去甲替林	丙米嗪	甲睾酮
环孢素	阿普洛尔	硝苯地平		

六、肝疾患用药时的注意事项

肝疾患时,许多药物的体内代谢动力学发生变化,表现在药物的肝清除率下降、蛋白结合率降低、C_{max} 和 AUC 增大、药物的血浆半衰期延长等,导致药物在体内蓄积,血药浓度升高,甚至发生药物中毒。为了安全有效用药,对于肝病患者,应对其用药剂量进行调整,特别是在使用一些治疗指数低的药物时应尤为注意。对于肝硬化患者,应从小剂量开始用药,密切观察临床反应,随时调整剂量或给药间隔时间,必要时应进行治疗药物监测,而且应避免使用对肝细胞有毒性的药物。

但是根据肝病对临床药物代谢动力学的影响而调整给药方案远比肾病复杂,因为缺乏像肌酐清除率那样能够评价肝清除药物功能的临床指标。因此,不能像肾疾患那样用比较简单的公式进行给药剂量或给药间隔调整,临床上往往要靠医师的经验调整给药方案。临床经验表明,有两个临床检验值的降低,可间接提示肝药酶活性低下,一是血清白蛋白浓度低于 30g/L,反映了肝脏蛋白合成功能的低下;二是凝血酶原时间低于正常值的 80%。表13-5 列举了治疗中度肝硬化患者时给药剂量至少应降低 50% 的药物。

表 13-5　治疗中度肝硬化患者时给药剂量至少应降低 50%的药物

药物	健康者生物利用度	肝硬化时产生的变化		
	$F(\%)$	$F(\%)$	清除率下降(%)	f_u 升高(%)
吗啡	47	100	50	
哌替啶	47	91	46	
喷他佐辛	17	71	50	
普罗帕酮	21	75	24	213
维拉帕米	22	52	51	无变化
硝苯地平	51	91	60	93
尼群地平	40	54	34	43
尼索地平	4	15	42	
洛沙坦	33	66	50	
奥美拉唑	56	98	80	
他克莫司	27	36	72	

第二节　肾脏功能异常时的临床药物代谢动力学

肾脏功能异常时,肾小球滤过率、肾血流量、肾小管分泌及肾小管重吸收等功能发生变化,从而导致药物代谢动力学过程的变化。肾脏功能异常导致药物代谢动力学变化的程度取决于药物种类和肾疾患类型。一般来说,肾疾患时主要以原形药从肾脏排泄的药物,由于肾血流量的减少,导致肾清除率下降;而脂溶性高、主要经肝脏代谢和排泄的药物,血浆清除率一般不受影响。

一、肾脏功能异常时临床药物代谢动力学的变化

(一) 药物的吸收减少以及生物利用度改变

严重的肾功能障碍可导致肾衰竭,产生尿毒症。尿毒症导致的胃炎可使消化道管壁发生水肿,药物的吸收减少。此外,肾功能障碍导致肾脏对废物的排泄功能下降,使血氨和胃

内氨浓度升高,结果导致胃内 pH 升高,使弱酸性药物的解离度变大,影响口服弱酸性药物从胃肠道的吸收,从而使生物利用度降低。但是由于肾功能不全时消化道吸收障碍而导致首关效应降低,也可使某些药物的生物利用度上升。如 β 受体阻断药、双氢可待因及右丙氧芬等。慢性肾衰竭患者单次口服普萘洛尔后的 AUC 及 $C_{\max}$ 明显高于健康受试者,肾功能损害者单次口服双氢可待因的 AUC 比正常人的 AUC 高 70%。有报道,与正常受试者相比,慢性肾衰竭患者对 D- 木糖醇(一种用于评价小肠吸收功能的标记化合物)的吸收减慢,吸收率亦降低。

（二）药物的血浆蛋白结合率以及分布容积的改变

肾功能障碍时,药物的血浆蛋白结合情况视药物的性质而异。一般来说,弱酸性药物主要与血浆白蛋白结合,而弱碱性药物主要与 α_1- 酸性糖蛋白结合。肾功能障碍时弱酸性药物与血浆白蛋白结合率降低,而弱碱性药物与血浆 α_1- 酸性糖蛋白结合率在肾脏疾病时可能不变(如普萘洛尔、d- 筒箭毒等),也可能降低(如地西泮、吗啡等)。肾功能障碍时药物的血浆蛋白结合率降低的原因有以下几种:①肾功能障碍导致蛋白合成功能下降,产生低白蛋白血症,使蛋白数量减少,药物的蛋白结合位点数下降。②诱发尿毒症的内源性物质(如脂肪酸、芳香氨基酸、肽类等)以及某些药物代谢产物蓄积,从而竞争药物与蛋白的结合位点。肾功能障碍透析后,由于诱发尿毒症的内源性物质被清除,所以某些药物的蛋白结合率可恢复。③尿毒症时药物的白蛋白结合部位发生结构或构型改变,使药物的亲和力降低。值得注意的是,肾功能不全导致的蛋白结合率低下可通过肾移植而改善,但是由于肾移植产生的排斥反应还会导致蛋白结合率低下复发。

肾功能不全时,由于低白蛋白血症,导致某些药物的蛋白结合率降低,游离型药物升高,容易向组织中分布而使药物表观分布容积增大,如苯妥英钠、多西霉素、头孢菌素类等。有人发现,肾功能不全时,苯妥英钠的游离药物百分比和表观分布容积均为正常受试者的2.2 倍。但是很多药物的表观分布容积无明显变化,如地高辛的表观分布容积不仅不增加反而减少。有人解释,晚期肾病时地高辛的表观分布容积值减少可能与地高辛与其他组织蛋白结合减少有关,因为随着地高辛的表观分布容积值降低,心肌摄取地高辛的量也较正常人少。

肾功能不全时,肾脏排泄药物功能下降,容易导致血浆中药物浓度或组织内药物浓度升高而引起全身中毒或器官中毒,因此对肾功能不全的患者进行血药浓度监测是非常重要的。

（三）药物的代谢发生改变

主要经肝脏代谢而消除的药物,在肾功能不全时其消除速度发生变化。例如主要经氧化反应(第 I 相反应)代谢的安替比林和苯妥英钠在肾功能不全时其消除速度增大。这是由于血浆白蛋白浓度下降,蛋白结合率降低,游离型药物的比例增加,从而导致肝脏代谢药物功能亢进所致。药物经第 II 相反应如葡萄糖醛酸或硫酸结合反应代谢后,其消除几乎不受肾功能不全的影响,但在肾功能不全时药物经乙酰化代谢后,其消除速度减慢。肾功能不全时,肾脏的代谢能力亦会降低,如伊米配能(imipenem,亚胺培南),其在肾脏可被脱氢肽酶水解,当肾功能下降时,肾脱氢肽酶活性亦随之降低。

对于肝功能正常的肾脏疾病患者,当代谢是药物的主要消除途径时,可出现多种结果,情况较难预测。虽然大多数药物的代谢物是药理非活性的,但它们在体内的过量蓄积可能干扰母体药物与血浆蛋白的结合,从而导致药物在体内的分布特性改变;代谢物还可竞争主动转运系统或抑制药物的进一步代谢。所以,肾功能失常对不同药物的代谢速度有不同的影响,可使之减慢、不变或加速。活性代谢物在体内的蓄积则将导致药理作用增强。

(四) 药物的排泄发生改变

药物从肾脏排泄一般有两种形式,一是以原形药物排泄,另一种是经过代谢后变成极性高、水溶性强的代谢产物后经肾脏排泄。一般来说,经肾脏排泄比例高的药物,在肾功能不全时,药物排泄的影响较大,而经肾脏排泄比例低的药物,其排泄的程度受影响较小。如抗高血压药替莫普利(temocapril)18%~24%从尿中排泄,36%~44%经粪便排出,即除了经肾排泄外还可以经胆汁排泄,因此当肾功能不全时,尽管尿中排泄率降低,但是由于还可经胆汁排泄,所以对血浆中替莫普利拉的浓度影响不明显。然而,主要经肾脏排泄的依那普利(enalapril),当肾功能不全时,血浆中其活性代谢产物依那普利拉(enalaprilat)的浓度明显增加。原形药或其代谢产物在血中蓄积,容易导致药物中毒。

一般来说,主要经肾脏排泄的药物,在肾功能不全时原形药或其活性代谢物在体内蓄积,使其消除变慢、消除半衰期延长、C_{max} 和 AUC 增大、药理作用增强,甚至产生毒性反应。肾功能不全时消除半衰期延长的部分药物见表 13-6。

表 13-6　肾功能不全时消除半衰期延长的部分药物

药物	消除半衰期(h)	
	肾功能正常者	肾功能不全者
阿莫西林	1.0	12.5
头孢呋辛	1.6	14.0
庆大霉素	2.7	42.0
红霉素	1.8	3.2
四环素	6.0	65.0
环丙沙星	4.6	8.0
氧氟沙星	5.5	32.5
氟康唑	25.0	125.0
地高辛	30.0	85.0
依那普利	24.0	40.0
阿替洛尔	6.0	15.0

肾功能不全时,某些药物消除半衰期延长的可能原因总结如下。

1. 肾小球滤过减少　某些主要经肾小球滤过而排出体外的药物排泄变慢。一般来说,当原形药物或其代谢产物的 40%以上经肾排出时,有效肾单位数的减少就会使药物血浆消除半衰期延长,如地高辛、普鲁卡因胺、利尿药、氨基糖苷类和大环内酯类抗生素等。

2. 肾小管分泌减少　尿毒症患者体内蓄积的内源性有机酸物质与弱酸性药物在有机酸转运系统发生竞争,使药物经肾小管分泌减少而导致药物血浆消除半衰期延长,如对氨基马尿酸、青霉素类等。

3. 肾小管重吸收增加 肾功能不全时,由于体内酸性产物增加,尿液 pH 下降,解离型的弱酸性药物减少,重吸收增加,使药物消除半衰期延长。而当尿液 pH 上升时则相反。

4. 肾血流量减少 可使肾小球滤过功能及肾小管分泌功能发生障碍,从而导致药物排泄减少而导致血浆消除半衰期延长。

二、肾功能不全时给药方案的调整

肾功能不全时,使用经肾排泄的药物容易导致药物在体内的蓄积和中毒反应,因此必须根据患者的肾功能变化及药物的特性调整给药方案。临床上常用血清肌酐清除率作为测定肾小球滤过率的指标。血清肌酐清除率正常值男性为 85~125ml/min,女性为 75~115ml/min。许多药物的肾清除率与肌酐清除率成正比关系。临床上肌酐清除率(creatinine clearance, CL_{cr})的计算主要有 2 种:①仅根据血清肌酐值估算;②根据尿肌酐、尿量和血清肌酐值计算。

1. 仅根据血清肌酐值计算

成人男性

$$CL_{cr}(\text{ml/min})=\frac{(140-Y)\times T}{72\times S_{cr}} \tag{13-5}$$

式中,Y 为年龄(岁);T 为体重(kg);S_{cr} 是血清或血浆肌酐值(mg/dl)。

成人女性

$$CL_{cr}(\text{ml/min})=\frac{(140-Y)\times T}{85\times S_{cr}} \tag{13-6}$$

2. 根据尿肌酐、尿量和血清肌酐值计算

$$CL_{cr}(\text{ml/min})=\frac{U_{cr}\times V_{u}}{S_{cr}\times t} \tag{13-7}$$

式中,U_{cr} 是尿肌酐浓度,V_{u} 是尿量,S_{cr} 是血清或血浆肌酐浓度,t 是收集样品的间隔时间。

肾脏疾病时,调整给药方案考虑的因素较多,如肾功能损伤程度、原形药从肾排泄的比例、药物的治疗指数等。如果肾功能损害严重,药物从肾排泄的比例大或者治疗指数低,应调整给药剂量。如果药物从肾排泄量低于给药剂量的 25%,且代谢是灭活反应,一般无须调整给药方案。或者患者肾功能是正常人的 70%,也不必调整剂量。经验上,医师在临床治疗时可根据肾功能损害程度而酌减药物剂量。如肾功能轻度障碍时,药物维持量减为正常量的 1/2~2/3,或给药间隔时间延长至正常的 1.5~2 倍;中度障碍时,药物维持量减为正常量的 1/5~1/2,或给药间隔延长至正常的 2~5 倍;重度肾功能障碍时,药物维持量减为正常量的 1/10~1/5,或给药间隔延长至正常的 5~10 倍。

常用的调整剂量方法有以下几种:①减少给药剂量而给药间隔时间不变;②延长给药间隔时间而剂量不变;③既减少给药剂量又延长给药间隔。无论哪一种方法都需计算出剂量调整系数(dosage adjustment coefficients),即肾脏排出给药剂量的百分数(或分数),可由式(13-8)求得:

$$\text{剂量调整系数} =1-F(1-CL_{cr}/100) \tag{13-8}$$

式中,F 代表肾功能正常时经肾脏排出给药剂量的百分数(或分数)。剂量调整系数非常重要,通过计算剂量调整系数可了解肾功能异常时药物经肾脏排出给药剂量的百分数,将其与肾功能正常时相比,可间接了解肾功能损害的程度。如某男性肾功能不全患者的血清肌酐清除率降低,仅为30ml/min,F值为0.9,即肾功能正常时该药物经肾脏排出给药剂量的90%。代入式(13-8),求得剂量调整系数为0.37,即肾功能不全时该药物仅经肾排出给药剂量的37%,为正常时的41%。剂量调整系数可经式(13-8)计算出,也可在剂量调整系数表中查到。表13-7为剂量调整系数表。

表 13-7　剂量调整系数表

尿中排出原形药(%)	肌酐清除率(ml/min)						
	0	10	20	40	60	80	120
10	1.1	1.1	1.1	1.1	1.1	1.0	1.0
20	1.3	1.2	1.2	1.1	1.1	1.1	1.0
30	1.4	1.3	1.3	1.2	1.2	1.1	1.0
40	1.7	1.6	1.5	1.4	1.3	1.1	1.0
50	2.0	1.8	1.7	1.5	1.3	1.2	1.0
60	2.5	2.2	2.0	1.7	1.4	1.3	1.0
70	3.3	2.8	2.3	1.9	1.5	1.3	1.0
80	5.0	3.7	3.0	2.1	1.7	1.4	1.0
90	10.0	5.7	4.0	2.5	1.8	1.4	1.0
100	12.0	6.0	3.0	2.0	1.5	1.0	

肾疾患时,给药方案可根据药物性质分为肝代谢型、肾排泄型和肝代谢、肾排泄的混合型。在此仅介绍肾排泄型药物常用的调整剂量方法。

【临床案例13-6】

肾功能不全患者服用某主要经肾脏排泄的药物,已知该药对肾脏有损害,临床给药时,应如何设计给药方案?

【案例分析】

肾排泄型药物几乎100%以原形药从肾脏排泄。患者在肾功不全时服用这类药物时,给药方案有以下两种方式。

(1) 剂量不变,给药间隔时间延长。

首先求出患者肌酐清除率$CL_{cr(p)}$和正常人的肌酐清除率$CL_{cr(n)}$比值R:

$$R=\frac{CL_{cr(p)}}{CL_{cr(n)}} \tag{13-9}$$

$$T=\frac{t}{R} \tag{13-10}$$

式中,T为患者的给药间隔,t表示正常人的给药间隔。

例如对肾功能正常者,庆大霉素每 8 小时给药一次。$CL_{cr(n)}$ 为 100ml/min,肾功能不全时患者 $CL_{cr(p)}$ 为 40ml/min,代入式(13-9)和式(13-10),则 T 为 20 小时。即肾功能不全时,当肌酐清除率仅为正常时的 40%,此时如不改变给药剂量,在给予主要从肾脏排泄的庆大霉素时,其给药间隔应延长 2.5 倍。

(2) 减小剂量,给药间隔时间不变。

$$D=dR \tag{13-11}$$

式中,D 为患者剂量;d 为正常人给药量;R 如式(13-9)所示。如庆大霉素每次给药量为 160mg,肾功能不全时患者 $CL_{cr(p)}$ 为 40ml/min,R 为 0.4,则 $D=160mg \times 0.4=64mg$。即肾功能不全时,当肌酐清除率仅为正常时的 40%,此时如不改变给药间隔时间,庆大霉素的给药量应为正常人剂量的 40%。

在肾功能不全时,如 CL_{cr} 降低为 26~74ml/min 时,不仅肾小球滤过率减少,肾小管的主动分泌和重吸收功能都可能明显下降,尿药排泄速率会大幅度降低。因此在设计给药方案时,不仅要考虑肾小球滤过率,还应同时考虑肾小管功能指标酚红试验值(phenolsulfonphthalein,PSP),至少对于主动分泌较多的药物应该如此。

肾脏病患者的剂量调整有很多方法,而且很多方法都建立在一些条件假设基础之上,因此在应用时有时受到条件假设的限制。总而言之,无论哪一种方法,都不应该生搬硬套,而应紧密地与患者的临床表现相结合,配合临床治疗药物监测等手段,以期达到减少不良反应、提高药物疗效、安全合理用药的目的。

第三节 充血性心力衰竭和心肌梗死的临床药物代谢动力学

一、充血性心力衰竭时临床药物代谢动力学的改变

充血性心力衰竭时,心肌收缩无力、心排血量明显减少、交感神经功能亢进、水与钠潴留、静脉压升高等原因导致一系列病理改变,使药物的吸收、分布、代谢和排泄受到不同程度的影响。

(一) 药物吸收减少

充血性心力衰竭时,由于肠黏膜水肿、淤血、胃排空速度减慢、肠管蠕动减弱、胃肠道分泌液减少等,导致口服药物在胃肠道的吸收减少、生物利用度降低。例如,充血性心力衰竭患者口服普鲁卡因胺,其吸收量可减少 50%,吸收速率也明显减慢。正常人口服后 t_{max} 约 1 小时,而心力衰竭患者则需 5 小时。心力衰竭时,地高辛、呋塞米、布美他尼、氢氯噻嗪等吸收速度减慢。充血性心力衰竭时,由于循环血量减少而导致肌肉组织血流灌注减少,因此肌内注射时药物的吸收可能减少,如地高辛、奎尼丁或地西泮等。由于以上原因,充血性心力衰竭时应该尽可能避免口服或肌内注射给药。

(二) 表观分布容积减少

理论上,充血性心力衰竭引起的水肿可导致血管外组织液增加,由充血性心力衰竭引起的肝脏淤血可导致肝功能下降而使白蛋白合成减少、药物的血浆蛋白结合率下降,游离型药物浓度增加。上述原因均可导致药物的表观分布容积增大。但是充血性心力衰竭时,由于有效循环血量的明显减少而使药物的表观分布容积减少的药物比较常见。由于最初血药浓

度 C_0 等于给药剂量与分布容积的比值,因此,如果常规剂量给予充血性心力衰竭患者上述药物时,可使血药浓度明显增加而导致药物中毒。心功能不全对某些药物体内分布的影响见表 13-8。

表 13-8　心功能不全对药物体内分布的影响

药物	分布容积的变化率(%)
氨基比林	↑20
双氢奎尼丁	↓43
丙吡胺	↓12
利多卡因	↓42
普鲁卡因胺	↓25
奎尼丁	↓41
茶碱	无变化

(三)药物的代谢能力下降

充血性心力衰竭时,由于肝脏瘀血、低氧血症及营养不良等原因导致 CYP 酶活性下降,肝内在清除率降低。如氨基比林的脱乙酰化活性和苯胺类的氧化活性减少 25%~40%。充血性心力衰竭时,肝代谢活性限速药物安替比林的血浆清除率下降 19%、半衰期延长 40%、 AUC 增大 32%。由此可见,充血性心力衰竭导致的代谢能力下降可导致药物清除率降低,使药物在体内蓄积,严重者发生药物中毒。此外,充血性心力衰竭时也可由于心排血量下降导致肝血流量减少,从而使肝血流限速药物在肝脏的代谢受到抑制。如在健康者,利多卡因的血浆半衰期为 1~2 小时,而在重症充血性心力衰竭患者,利多卡因的血浆半衰期可长达 10 小时。

(四)脏器血流减少,药物消除变慢

充血性心力衰竭时,由于心排血量下降,引起肝、肺、肾、胃肠道、肌肉等消除器官血流量减少;其次,充血性心力衰竭时,由于代偿性交感神经亢进而导致上述器官血流量进一步下降;再次,充血性心力衰竭时静脉系统的瘀血也促使器官血流量减少。充血性心力衰竭导致的肝血流量减少使高抽提比药物的消除下降;而静脉压升高使肝细胞萎缩、肝血窦水肿、肝内在清除率下降,从而导致低抽提比药物的消除也减少。肝血流量和肝清除率的关系通过下述实验阐明:异丙肾上腺素给药后,由于扩张血管,使肝血流限速药物利多卡因的肝血流量增加,利多卡因的肝清除率增加,血药浓度下降。而当去甲肾上腺素给药后,由于收缩血管,使利多卡因的肝血流量减少,利多卡因的肝清除率下降,血药浓度上升。充血性心力衰竭时肾血流量也减少,肾小球滤过率下降。主要经肾排泄的药物,其肾清除率受肾血流量影响较大,如氨基糖苷类抗生素和头孢菌素类。充血性心力衰竭时,肾血流量下降,肾清除率减少。

一般来说,充血性心力衰竭时器官血流量减少,肝药酶活性降低,体内药物的消除速率下降,总体清除率减少,如普萘洛尔、哌替啶、利多卡因、普鲁卡因胺、奎尼丁、喷他佐辛、哌唑嗪等。心力衰竭患者的非洛地平和利多卡因的消除速率均可降低约 50%,血药浓度及 AUC 明显增加,半衰期延长,容易导致药物在体内蓄积。心脏疾患时对某些药物全身清除率的影响见表 13-9。

表 13-9 心脏疾患时对药物全身清除率的影响

药物	心脏疾患	全身清除率的变化率（%）
氨基比林	CF	↓76
双氢奎尼丁	CF	↓53
		↓49（CL_R）
丙吡胺	CF	↓65
	MI	↓31
利多卡因	CF	↓37
美西律	CF	无变化
哌唑嗪	CF	↓53
普鲁卡因胺	MI	↓38
	CF	无变化
奎尼丁	CF	↓36
		↓49（CL_R）
茶碱	CF	↓40

注：CF，心功能不全；MI，心肌梗死；CL_R，肾清除率

（五）首关效应减少、生物利用度增加

如前所述，充血性心力衰竭时肝 CYP 酶活性降低，肝内在清除率下降而导致肝脏的首关效应减少，生物利用度增加。例如心力衰竭患者口服哌唑嗪后首关效应明显降低，生物利用度增加，半衰期延长，AUC 明显增加。

（六）药物的排泄减少

充血性心力衰竭初期，由于代偿功能未被破坏，心排血量的减少和肾血流量的减少对肾小球滤过率影响不大。随着病情的加剧，肾局部的肾素、血管紧张素被激活，使肾小球输出小动脉的收缩程度大于输入小动脉，导致肾小球高压、肾小球滤过率明显减少而使药物的排泄降低。

二、心肌梗死时临床药物代谢动力学的改变

心肌梗死急性期，由于胃内容物排空速度减慢，使药物的消化道吸收变慢。此外，心肌梗死急性期常同时合并心功能不全，导致肝血流量明显减少，使高抽提比药物的消除下降。如心肌梗死时，普鲁卡因胺和丙吡胺的清除率降低31%~38%。值得注意的是，心肌梗死患者血浆中 α_1-酸性糖蛋白含量的变化也会影响某些药物的体内过程。

【临床案例 13-7】

心肌梗死时，丙吡胺的血浆游离型药物减少，结合型药物增多，而美西律则无此现象。试解释其原因。

【案例分析】

心肌梗死患者血中 α_1-酸性糖蛋白增加，使某些弱碱性药物蛋白结合率增加，导

致血中游离型弱碱性药物减少,分布容积下降。如与 α_1- 酸性糖蛋白结合性强的丙吡胺,在心肌梗死时,随着 α_1- 酸性糖蛋白的增多,其血中游离型药物减少。美西律不与 α_1- 酸性糖蛋白结合,故在心肌梗死时,美西律的血浆游离型药物无上述变化。

有人报告,非心肌梗死患者的 α_1- 酸性糖蛋白平均浓度为 83mg/100ml,而在心肌梗死患者则为 153mg/100ml。因此,在临床上应用 α_1- 酸性糖蛋白结合性强的药物治疗心肌梗死患者时,一定要注意是否能够达到疗效。

三、充血性心力衰竭和心肌梗死时用药的注意事项

由于上述原因,充血性心力衰竭和心肌梗死的患者体内,药物的吸收、分布、代谢和排泄发生改变,因此在临床用药时要尤为注意。如给充血性心力衰竭患者服用地高辛时,由于肾清除率下降,因此给药速度较正常人要慢。此外,由于充血性心力衰竭时肾清除率下降而导致很多药物的消除半衰期延长,因此在静脉滴注和长期连续给药时要警惕药物蓄积的出现。如给充血性心力衰竭患者静脉滴注抗心律不齐药物时,显效后一定要将滴注速度放慢,否则容易出现因药物蓄积而发生中毒。对于充血性心力衰竭和心肌梗死患者,减小给药剂量,进行治疗药物监测是防止药物蓄积、安全有效用药的重要措施。

第四节　内分泌疾病的临床药物代谢动力学

人体内分泌疾病的药物代谢动力学研究主要见于甲状腺疾患和糖尿病,其他内分泌疾病和药物代谢动力学关系的研究目前多见于动物。甲状腺疾患和糖尿病时,由于体内激素水平发生了变化,使影响药物代谢动力学的主要器官如肾、肝、心等的功能发生了改变,从而影响了药物的体内过程。

一、甲状腺疾病的临床药物代谢动力学

甲状腺功能异常主要包括甲状腺功能亢进和甲状腺功能减退,前者对药物代谢动力学的影响较明显,后者则较轻微。甲状腺疾病时由于各方面的原因而使药物的吸收、分布、代谢和排泄发生变化。

(一)甲状腺功能亢进和减退时临床药物代谢动力学的改变

1. 吸收　甲状腺功能亢进症(简称甲亢)时由于胃排空速度加快,使普萘洛尔、对乙酰氨基酚、奥沙西泮等药物在小肠的吸收加快。甲亢还可导致肠蠕动加快,其对药物吸收的影响表现为两方面:一是可能使药物吸收速度增加;二是由于肠蠕动加快,缩短了药物与吸收部位的接触时间而使药物吸收减少,例如维生素 B_2 及地高辛在甲亢患者吸收减少。

甲状腺功能减退(简称甲低)时往往由于消化道运动减弱而使某些药物的吸收速度减慢。如普萘洛尔、对乙酰氨基酚等药物的吸收在甲低时减少,但维生素 B_2 的吸收增加。

2. 分布　甲亢时表观分布容积的变化主要有两方面:一是表观分布容积增加,如普萘洛尔,原因可能是甲亢时血浆白蛋白及 α_1- 酸性糖蛋白水平降低,导致药物的血浆蛋白结合率下降,游离型药物增加,表观分布容积增大;二是表观分布容积不变,如苯妥英钠、茶碱及丙硫氧嘧啶的表观分布容积在甲亢时未发现有明显变化。

甲低时某些药物的表观分布容积可减少,如地高辛,由于表观分布容积的减少,可导致血药浓度增高,因此在用药时应加以注意。

3. 代谢 由于甲亢时甲状腺素对 *CYP* 酶等有诱导作用,使肝脏 *CYP* 酶活性及葡萄糖醛酸转移酶活性明显增加,导致药物的氧化反应及结合反应增强。如甲亢时奥沙西泮及对乙酰氨基酚的葡萄糖醛酸结合物分别增加约65%及24%。肝药酶活性增加,使药物代谢速度加快而导致某些药物的清除率加大、半衰期缩短。例如甲亢时安替比林的血浆半衰期可由11.9小时缩短到7.7小时;普萘洛尔及美托洛尔的清除率可增加约50%;地高辛、甲苯磺丁脲、茶碱及丙硫氧嘧啶的半衰期均有不同程度的缩短。甲亢时,肝、肾血流速度有不同程度的增加。因此,甲亢时肝血流依赖性药物如利多卡因、普萘洛尔等药物的肝清除率增大。甲亢时甲状腺素、胰岛素、氢化可的松、三碘甲腺原氨酸等激素的清除率增加。

甲低时,很多药物的代谢速度减慢、清除率降低、半衰期延长,其原因与 CYP 酶活性下降,肝、肾血流量降低有关。如安替比林、普萘洛尔、丙硫氧嘧啶、氢化可的松、甲状腺素、三碘甲腺原氨酸等药物的代谢变慢、半衰期延长。

4. 排泄 甲亢时地高辛的尿中排泄率增加而血浆中药物浓度明显下降。有人认为这主要是甲亢使地高辛的肾小管分泌亢进所致。但是很多药物在甲亢时经肾排泄加快,被认为是肾小球滤过率增大及肾血流量增加所致。

与甲亢相反,甲低时某些药物(如地高辛及普萘洛尔)的肾清除率降低。

(二)甲亢和甲低时临床药物代谢动力学变化的临床意义

甲亢时,由于某些药物的表观分布容积加大、代谢亢进、尿中排泄增加等原因,可导致药物的清除率加大、半衰期缩短而达不到预期的治疗效果;甲低时则因为与甲亢相反的原因而导致药物在体内蓄积而导致不良反应发生甚至药物中毒。因此在临床上甲亢或甲低患者用药时,一定要掌握各种药物的药物代谢动力学特点,密切观察患者用药后的反应,及时作出判断,果断调整给药剂量,有条件时一定要做治疗药物监测。甲亢和甲低时,一些临床常用药物的药物代谢动力学变化见表13-10。

表13-10 甲亢和甲低时药物代谢动力学发生变化的常见药物

药物名称	药物代谢动力学参数	甲亢	甲低
对乙酰氨基酚	吸收速度	↑	↓
普萘洛尔		↑	↓
普萘洛尔	分布容积	↑	-
苯妥英		-	
地高辛		↑	↓
安替比林	氧化	↑	↓
普萘洛尔		↑	↓
美托洛尔		↑	↓
华法林		↑	
甲苯磺丁脲		↑	↓

药物名称	药物代谢动力学参数	甲亢	甲低
苯妥英		−	↓
甲硫咪唑		−	↓
地西泮		−	↓
对乙酰氨基酚	葡糖醛酸结合	↑	−
奥沙西泮		↑	−
地高辛	肾清除率	↑	↓
阿替洛尔		−	↓
索他洛尔		−	↓
普萘洛尔	蛋白结合	↓	↑
华法林		↓	−

注:↑,上升;↓,下降;−,不变

二、糖尿病的临床药物代谢动力学

(一)血浆蛋白结合减少

糖尿病时,由于血浆蛋白含量减少、游离脂肪酸增加而导致内源性结合抑制物蓄积以及血浆蛋白的糖基化等原因,而使某些药物与血浆蛋白结合减少,如苯妥英钠、地西泮、华法林、利多卡因等。糖尿病患者服用地西泮后产生的血浆蛋白低下可因使用活性炭除去游离脂肪酸后而缓解,说明游离脂肪酸是导致药物血浆蛋白降低的原因之一。此外,有人证明血浆蛋白的糖基化与游离型药物浓度的比例成正相关。

(二)代谢酶活性下降

糖尿病患者服用对乙酰氨基酚后,可导致对乙酰氨基酚的半衰期延长。这是由于糖尿病时葡糖醛酸转移酶活性降低,使肝脏代谢对乙酰氨基酚的功能减弱所致。此外,糖尿病患者尿苷二磷酸脱氢酶的活性下降而导致 UDPGA(尿苷二磷酸葡萄糖酸)的减少也与对乙酰氨基酚的代谢降低有关。

(三)肾清除率增加

由于糖尿病患者的血浆药物蛋白结合率下降,游离型增加,使蛋白结合率高的药物肾清除率增加。此外,由于糖尿病患者的尿流量增加,尿趋向于酸性,使弱碱性药物的尿排泄增加,弱酸性药物的尿排泄减少。有人报告,糖尿病患者发病 10 年内肾小球滤过率呈增加的趋势,发病 10 年后递减。如青霉素、阿米卡星等药物在糖尿病患者体内的肾清除率增加可能与糖尿病时肾小球滤过率增加有关。

三、糖尿病用药时的注意事项

由于糖尿病时某些药物的血浆蛋白结合率降低、代谢酶活性下降而导致一些药物容易在体内蓄积;此外,由于某些药物的肾清除率增加、尿量增加而促进一些药物的排泄等原因,又可使某些药物的有效血药浓度降低。因此糖尿病时药物代谢动力学改变比较复杂，应根据患者的具体情况和药物特点来调整给药剂量和给药间隔，必要时应进行治疗药物监测。

思考题

1. 是否在肝硬化时所有药物的肝清除率都降低？为什么？试举例根据生理学药物代谢动力学模型和示意图加以描述。

2. 慢性肝疾病患者静脉注射 A 药后血药浓度及药物代谢动力学参数与健康者无明显变化，但口服 A 药后其血药浓度明显高于健康者，*AUC* 明显增加，试分析其可能原因。

3. 肝脏疾病时药物代谢动力学的改变主要与哪些因素有关？这些因素的改变可能导致哪些临床后果？

（孟 强）

第十四章　群体药物代谢动力学

 学习要求

1. 掌握群体药物代谢动力学、固定效应和随机效应等基本概念。
2. 熟悉群体药物代谢动力学研究的基本步骤。
3. 了解群体药物代谢动力学方法的特点。

第一节　概　　述

群体药物代谢动力学（population pharmacokinetics，PPK）是研究药物体内过程的群体规律、药物代谢动力学参数的统计学分布规律及其影响因素的科学。这是 20 世纪 70 年代由 Sheiner 等药物动力学专家将经典的药物动力学理论与统计模型结合而提出的药物动力学理论。群体药物动力学可以将患者的个体特征与药物动力学参数联系起来，并作为患者临床个体化给药的依据。

PPK 作为药物代谢动力学研究领域中的一个分支，已逐渐发展成为药物代谢动力学研究与应用的主流方向之一。1999 年，美国 FDA 在新药研究开发指南中已要求新药申请提供 PPK 参数，并且，近年来美国批准上市的新药中已有数十个品种进行了 PPK 的研究。我国的 PPK 研究尚处于初期阶段，可以预计，随着 PPK 所具有的优越性逐渐为人们所认识及其原理与方法的普及，PPK 一定会对我国药学研究产生积极的影响。PPK 的主要研究内容概述如下。

一、观测患者群体的药物代谢动力学整体特征

PPK 可以揭示药物在指定对象的药物代谢动力学特征，这一研究内容与传统药物代谢动力学研究一致。

根据研究目的所确定的研究对象的全体被称为群体（population）；运用数学模型分析个体的观察值以描述和解释个体间的差异，说明群体行为的方法被称为群体方法（population approach）；在 PPK 的研究过程中，通常把由群体数据计算得到的药物代谢动力学参数平均值称为群体值（population parameters）或群体特征值（population typical value）；某一个体的药物代谢动力学参数与群体值间的差距称为群体变异性；将群体值与群体变异性结合构成药物代谢动力学参数的群体分布（population distribution）；药物代谢动力学参数的群体分布用于描述药物在某群体体内的特征。

通常，药物代谢动力学参数的分布规律一般符合正态分布或对数正态分布。将群体中的个体按其特征（如按年龄、性别、体重、病种等）进一步分类，使研究范围受到更加明确的限制，由此得到的研究对象称"次群体"，各类次群体所具有的药物代谢动力学参数称次群体药物代谢动力学参数（subpopulation parameters）。统计分析证明，次群体药物代谢动力学参

数标准差显著变小,分布更加集中。因此,利用次群体药物代谢动力学参数进行用药方案制订或调整的依据时,必然会提高用药的有效性与安全性。

根据研究目的,PPK 以各种药物代谢动力学参数为指标,把相似而不相同的个体定义为"群体"或"次群体"。此时,群体或次群体中有很多"相似"的特征,但也有一些"不同"的特征,这些特征构成了药物代谢动力学参数个体间差异的基础,特征的"相似"为估算特征的"不同"或变异奠定了基础。在 PPK 的研究中,明确研究对象,就是对群体或次群体作出明确、清晰的限定,使数据的采集与结果的解释更加科学合理,这也是研究结果推广应用的必要条件。

二、观察相关因素对于群体药物动力学的影响

药物体内过程受众多因素的影响,但 PPK 研究将其归纳为两类,一为固定效应(fixed effects),一为随机效应(random effects)。

固定效应指生理的(如年龄、性别、种族、体重、身高、体表面积等)、病理的(如肝、肾等主要脏器的功能、疾病状态等)及其他因素(如用药史、合并用药、吸烟、饮酒、饮食习惯等)对药物代谢动力学参数的影响。相对于随机效应,这些因素是相对固定的,其影响有一定规律,通常是导致个体间差异(inter-individual variability)的主要来源,因而被称为固定效应或确定性变异,是不同群体特征的函数,固定效应常用 θ_j 表示,θ_j 称为固定效应参数(fixed effect parameters),在 PPK 的回归方程中用来估算药物代谢动力学参数的群体值。尽管这部分内容在某种程度上可以用传统的药物代谢动力学进行描述,但是 PPK 却可以通过严谨的统计学筛选和处理,得出更加客观的结果。

近年来,随着遗传药理学、药物基因组学研究的发展,部分药物体内处置酶的表型、基因型分型逐渐清晰,因此,药物代谢酶的表型/基因型已经开始作为群体内细分"次群体"的标准,作为固定效应进行研究。

随机效应是导致药物代谢动力学特征随机变异性的一类未知的、难以预知与评估的效应,随机效应主要包括个体间及个体内变异,个体间变异是除固定效应外,不同患者之间的随机误差;个体内变异(intra-individual)是指研究者、实验方法及患者自身随时间的变异,以及模型选定误差等,这两种变异包括不能通过固定效应加以解释的药物代谢动力学差异性。PPK 通常将个体间变异用 η 表示,其方差表示为 ω^2,个体内变异用 ε 表示,其方差表示为 σ^2,η 和 ε 称为随机效应参数(random effect parameters)。传统的药物代谢动力学虽然也可以评估药物代谢动力学参数的个体间变异以及模型误差,但是与 PPK 的研究相比,就显得粗浅了。

在 PPK 中,固定效应和随机效应统称为混合效应,因此,PPK 也可以简单表述为研究指定群体的药物代谢动力学规律与混合效应对此规律影响的科学,它既研究群体的"共性"特征参数(群体值),也重点关注各个体间的"个性"(个体间差异)与药物体内过程间的关系。定量地描述固定效应与随机效应是 PPK 最突出的优点,在新药评价过程中,对于完整、准确地把握药物的特征及其可能的体内过程尤为重要,并且为临床药物评价和药物应用方法个体化打下了基础。

三、探索 PPK 规律在药物评价与应用中的途径与方法

研究 PPK 的重要目的是解决药物临床评价与临床用药的问题。

在新药临床评价中,传统的药物代谢动力学方法为个体全息法,即着眼于个体对象,在能从个体患者获得足够样本的情况下,传统药物代谢动力学的估计是很准确的。但是从临床实际情况出发,不可能在患者尤其是重病患者、儿童及老年人中按照严格的时间设计、频繁取血来观察药物的动力学过程,且Ⅲ、Ⅳ期临床研究中的受试群体由于管理和伦理的原因,最多期望获得1次或2次血样,面对如此稀少的资料进行分析使传统药物代谢动力学方法受到限制。尽管如此,药物在这些非均质群体中的药物代谢动力学参数对新药的评价及设计给药方案还是非常重要的。

PPK起因于对在新药研究早期阶段就有可能应用该药而未进行药物代谢动力学研究的人群的关注,PPK运用经典药物代谢动力学原理结合统计学方法,其基本的目的即用临床零散的数据就能精确、快速、简便地求算药物代谢动力学参数,以动力学参数的群体值和群体变异来定量描述药物在某群体体内的特征;PPK分析的是群体而不是个体,通常对每个个体只需较少几个数值点,但要求较多的病例数。因此,PPK涉及稀疏数据的设计、执行和分析。

1977年,Sheiner等提出用于临床监测稀疏数据的群体分析方法——非线性混合效应模型法(nonlinear mixed effects model method,NONMEM),并编制了NONMEM程序。该方法把每例患者的临床常规监测数据如血药浓度、各种相关信息如剂量、给药途径和各种病理生理学特征等和各种可能带入的误差,用一个药物代谢动力学统计学模型来处理,通过扩展的最小二乘法(ELS法),直接求算出PPK参数。由于NONMEN法能处理临床收集的零散数据,使每个个体取样点少,并定量考察各种病理生理因素对药物代谢动力学参数的影响,使PPK分析方法广泛应用于新药临床评价、分析药物代谢动力学参数的影响因素、治疗药物监测(therapeutic drug monitoring,TDM)及个体化用药等不同领域。

为了解决药物临床评价与临床用药的问题,PPK的理论与方法也在不断的完善和丰富过程中。

第二节　群体药物动力学模型中两大类因素的分析模型

一、固定效应模型

这是一类可测定、可衡量的因素,在模型中与这类因素相关的参数称为固定效应参数。在模型化的过程中,可以逐步将这些因素考虑进来,在拟合过程中进行定量化的研究。常用的固定效应基本模型包括以下4种。

(1) 线性模型

$$P_{pop}=\theta_1+\theta_2\cdot Var_j \tag{14-1}$$

(2) 乘法模型

$$P_{pop}=\theta_1\cdot Var_j^{\theta_2} \tag{14-2}$$

(3) 饱和模型

$$P_{pop}=\theta_1+\frac{\theta_2\cdot Var_j}{\theta_3+Var_j} \tag{14-3}$$

(4) 指示变量模型

$$P_{pop}=\theta_1+\theta_2\cdot Flag_i \tag{14-4}$$

式中，P_{pop}为群体典型值，θ_1为一级结构参数(群体标准值)，在不考虑固定效应影响的情况下，$\theta_1=P_{pop}$，Var_j为固定效应，θ_2、θ_3为二级结构参数(固定效应参数)，$Flag_i$为指示变量，只有 0 或 1 两种情况(如是否为心力衰竭患者)。

在群体药物动力学研究中，根据药物和群体数据特点，本着由简到繁的原则选择恰当的固定效应模型，需要时，可应用多个基本模型、引入多个固定效应类型以组合成更为复杂的固定效应模型。

二、随机效应模型

又称为统计学模型，是一类不可观测的因素，例如一些未知的病理生理学状态、无法测定的生物化学或病理学差异、分析测定误差等。根据个体间随机效应及残留随机效应的特点建立相应的统计模型。

1. 个体间随机效应　每个群体都有可以描述其整体特征的一组群体参数，而群体中的各个体又有各自的一组个体参数来代表特征。各个体参数在其所对应的群体参数的周围分布，影响这种分布的除了上述的固定效应因素之外，还有个体间的随机效应因素。个体间随机效应模型包括以下几种主要类型。

加法模型

$$P_i=P_{pop}+\eta_i \tag{14-5}$$

比例模型

$$P_i=P_{pop}\cdot(1+\eta_i) \tag{14-6}$$

对数加法模型

$$\ln(P_i)=\ln(P_{pop})+\eta_i \tag{14-7}$$

乘方模型

$$P_i=P_{pop}+P_{pop}^{k}\cdot\eta_i \tag{14-8}$$

式中，P_i为某一个体参数真值；P_{pop}为参数群体典型值，η_i服从均数为 0、方差为 ω^2 的正态分布；k 为随机效应参数，当 $k=0$ 时，乘方模型转为加法模型，当 $k=1$ 时，乘方模型转为比例模型。

2. 残留随机效应　残留随机效应是指由一些不可知因素导致的拟合值与观测值之间的差异，这些因素可以包括个体内和实验间的随机效应，以及用模型参数的个体间差异无法解释的成分(如模型本身的误差、测定误差以及不易觉察的环境噪声)。

残留随机效应或残留随机误差 ε 是个体内/实验间的随机效应与残留误差之和，其分布服从 $N(0,\sigma^2)$。ε 的误差模型有如下几种主要形式。

加和型误差(加和型误差 ε 是观测值与拟合值之间的差，又称绝对误差)

$$Obs_{ij}=Pred_{ij}+\varepsilon_{ij} \tag{14-9}$$

比例型误差(比例型误差 ε 大小与拟合值成比例变化，又称相对误差)

$$Obs_{ij}=Pred_{ij}\cdot(1+\varepsilon_{ij}) \tag{14-10}$$

对数加法型误差(指数型误差)

$$\ln(Obs_{ij})=\ln(Pred_{ij})+\varepsilon_{ij} \tag{14-11}$$

乘方型误差(结合型误差)

$$Obs_{ij}=Pred_{ij}+Pred_{ij}^{k}\cdot\varepsilon_{ij} \tag{14-12}$$

式中 Obs_{ij} 为第 i 个个体第 j 时间点的观测值，$Pred_{ij}$ 为该观测值的模型预测值。ε_{ij} 服从均数为 0、方差为 σ^2 的正态分布。

第三节　群体药物代谢动力学参数的测算方法与研究步骤

一、PPK 参数的测算方法

用于 PPK 参数估算的方法有单纯集聚数据法(naive pooled data，NPD)、标准二步法(standard two-stage，STS)、迭代二步法(iterative two stage method，ITS)、非线性混合效应模型法(nonlinear mixed effects model method，NONMEM)和人工神经网络法(artificial neural network，ANN)等几种。与传统药物代谢动力学研究一样，在数据的拟合中，也应用常规最小二乘法(ordinary least squares，OLS)、加权最小二乘法(weighted least squares，WLS)、扩展最小二乘法(extended least squares，ELS)和贝叶斯评估法(bayesian estimation)等方法。

1. 单纯集聚数据法　单纯集聚数据法是合并所有个体的原始数据后进行数据处理，确定群体参数的方法。此方法将这些数据视为来自同一个体，并将此虚拟的个体称为参比个体(reference individual)。此方法的最大特点就是简单易行，当实验设计合理，在各个时间段均有采集的数据，对于稀疏数据集也可以操作。然而，由于完全忽略个体，无视数据的各类差异来源，所有模型拟合的误差都混合在一起，只能估算单项参数的均值，无法区分固定效应(主要是个体间误差)与随机效应；虽然在拟合过程中可以给出观测值与拟合值之间的残留误差及其分布特征，但是这种误差是固定效应和随机效应的混合体，不能将两者进一步区分；同时，将数据合并之后进行处理，无法获得单个个体的药物代谢动力学特征；这种方法不能充分利用所得到的数据，浪费了相当部分的信息。尽管如此，在模型化的初始阶段，单纯集聚数据法对于求算参数的初始值，把握药物体内动态的基本特征仍不失为一个简单可行的方法。

2. 标准二步法　STS 法是传统的药物代谢动力学数据处理方法，其步骤如下。

第一步：对各个体数据分别拟合，得出每一个体的药物代谢动力学参数。

第二步：由个体参数求算群体参数，如代数平均值或几何平均值、方差和协方差等。

STS 法应用简单，一般药物代谢动力学软件均可以完成，STS 比 NPD 和 NAD 前进一步，其可以得到每一个体的药物代谢动力学参数，从而使得分析这些参数的分布特征成为可能，STS 实际上已经部分具备了 PPK 的因素，是 PPK 常用的预分析手段。由 STS 得到的参数可以用作模型化时的初始值，此外，由于是对多个个体进行研究，STS 法可以将相关因素对不同亚群的影响包括在模型中进行分析。STS 法的局限在于要求所有个体均须以相同的模型进行拟合，与其他的常规动力学分析方法一样，STS 也无法区分个体间和个体内误差，其求算出的是两者的混合体。

STS 要求每例受试者采集血样的次数较多，采样点应覆盖药时曲线全部的时间段，且采样点的分布大致相似，满足此要求时，受试者一般为健康志愿者或轻症病例，故适用于临床前药物代谢动力学评价、Ⅰ 期临床的临床药物代谢动力学试验及生物等效性评价等的研究。在 Ⅰ 期临床试验中，受试者通常为 8~12 人，个体特征具均质性(homogeneity)，所得药物代谢动力学参数值通常只显示有限的变异范围，在估算随机效应对动力学参数影响的方法上，因为每次参数估算都伴有误差,结果造成个体间变异估计过高;由于取多点血样的试验要求不易为患者接受,使此法在评估病理生理因素对药物代谢动力学参数的影响时存在困难,对于临床个体化给药方案的设计尚不具有实际意义。

3. 迭代二步法 ITS 法首先建立近似群体预模型(aprior population model),PPK 参数通过文献报道、STS 法和 NPD 法计算结果及对参数变异性的合理选择获得;将估计参数作为患者个体参数 Bayesian 估计值的初值,以新的个体参数重新计算得到的群体参数作为新的近似群体参数;再重复 Bayesian 估计步骤以得到更为准确的个体参数;如此重复直至新老近似值的差值最小。此法适合于稀疏数据、充足数据或混合数据,可同时求出个体参数与群体参数,可用支持 Bayesian 估计及最小二乘法的软件来求算,如 USC 软件包、PPAARM 软件。

4. 非线性混合效应模型法 NONMEM 法是目前应用最广的群体参数估算方法。该法将患者的药物浓度数据、生理病理因素(固定效应,fixed effects)和群体参数的个体差异(随机效应,random effects)及个体内差异(残余误差,residual errors)用一个药物代谢动力学 - 统计学模型(pharmaco-statistic model,PS)处理,通过最大似然法(maximum likelihood method,ML)直接求算 PPK 参数。尽管存在模型较复杂的缺点,但由于该方法能处理临床收集的零散数据、每例取样点少(2~3 次)、可直接估算各类参数并能定量考察各种病理因素对群体参数的影响,比较符合临床实际,从而得到了广泛的应用和发展。本章将以此法为例,介绍群体药物动力学的原理。

对于 NONMEM 模型,通常要求总体参数呈正态分布,而且固定效应的模型确定;在NONMEM 模型中,为求得群体参数的准确估计值,通常需要作很多次的模拟运算,这不仅耗费计算机资源,而且在运算过程中的错误可能使计算终止,目前,已有新的方法可以避免大量的模拟过程。

5. 人工神经网络法 ANN 是模拟生物的神经网络结构和功能而形成的一种对信息处理的方法,人工神经网络也是用软件或硬件等工程技术手段模拟生物神经网络结构和功能特征而形成的一类计算机系统,可用于模式识别、预测参数和建模等多个领域,尤其对非线性问题具有良好的处理能力,近年来越来越多地应用于药物代谢动力学,利用其非线性、学习性、适应性和自组织性对药物代谢动力学数据进行处理。

人工神经网络通常包含一个输入层、输出层以及一个或几个隐含层。输入层用于输入信息,与多元统计中的协变量向量相仿;输出层用于输出网络对信息的处理结果,与多元统计中的应变量相仿;隐含层位于输入层和输出层之间,它对输入的信息进行处理,并将其处理后的信息传给输出层(或下一个隐含层)。从信息处理的角度来看,把人体视为一个系统,给药剂量、剂型等相当于输入层;血药浓度相当于人体对输入信息(剂量)的处理结果,可看作是输出层;年龄、性别、体重、清除率或消除速率常数、吸收速率常数、肝肾功能状况等直接或间接影响血药浓度的病理、生理等因素则形成一个网络,将输入人体系统的信息(药物剂量)进行处理后传递给输出层,从而产生了网络对输入信息的处理结果——血药浓度,因此这些因素相当于隐含层。

人工神经网络由许多处理节点相互连接而成,每个节点输入值由前一层各节点输出值经加权后加和得到,而该节点的输入值经激励函数转换后得到该节点的输出值。通过训练调整网络各层节点间的权重系数,使得网络的节点经激励函数转换后的输出值与实际输出值之间的误差最小,从而在网络的输入与输出之间建立起稳定的关系,即在网络两端的输入值与输出值之间建立定量的响应关系。

　　人工神经网络能很好地模拟多变量系统,包括非线性系统,因此,特别适用于模拟复杂的动力学行为,同时它不需事先假定一个特定的模型,而只需从提供给它们的数据中学习建立输入与输出的关系,极大地简化了传统药物代谢动力学数据分析的建模过程。由于 PPK 数据多为稀疏数据,难以按传统药物代谢动力学数据的分析方法建立模型,同时有大量的生理、病理等多变量因素的数据被收集,在这些数据的处理中,人工神经网络有其重要作用。

二、群体药物代谢动力学参数的一般研究步骤

　　群体药物代谢动力学研究的内容及步骤可用图 14-1 表示,分成实验设计、数据收集、模型分析、群体药物代谢动力学参数计算和群体药物代谢动力学应用五部分。将这五部分归纳总结如下:

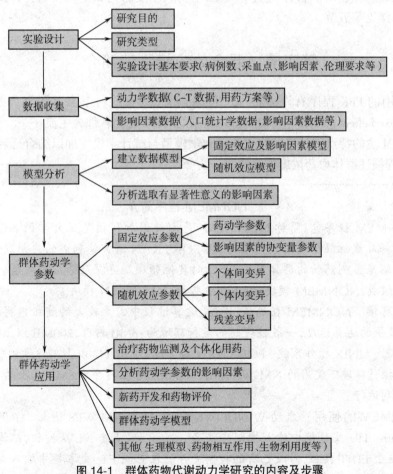

图 14-1　群体药物代谢动力学研究的内容及步骤

(赵香兰.临床药物代谢动力学基础与应用.郑州:郑州大学出版社,2002:84-85)

　　1. 实验设计与数据收集　严谨的实验设计和良好的数据质量是群体药物代谢动力学分析的基础。实验的类型可分为前瞻性研究和回顾性研究。因为需要分析各种变异,故与传统方法相比,群体药物代谢动力学所需数据更复杂,包括动力学数据和影响因素数据。动

力学数据是指时间 - 血药浓度数据、用药剂量、用药间隔等,是估算药物代谢动力学参数的基本数据;影响因素数据是指性别、身高、体重、各项生理病理指标、合并用药、是否吸烟饮酒等数据,用来分析这些影响因素中哪些对药物代谢动力学参数有统计学意义的影响。

2. 群体数据及模型分析 见本节测算方法。

3. 群体药物代谢动力学参数的分析 估算出的群体药物代谢动力学参数包括固定效应参数和随机效应参数。固定效应参数指药物代谢动力学参数及影响因素的协变量参数,随机效应参数包括个体间变异、个体内变异及残差变异等参数。这些参数全面反映特定患者群体药物代谢动力学参数的统计分布及影响因素,为临床合理化用药及其他药物代谢动力学研究打下良好的基础。在 TDM 应用中,这些参数既可直接应用,也可结合 Bayesians 反馈法求算更准确的个体参数,应用于个体化用药。

4. 群体药物代谢动力学的应用 主要应用于新药开发和临床药物代谢动力学评价、治疗药物监测及个体化用药、群体药动学模型、生物利用度研究和生理模型、药物相互作用研究等几方面,详见第五节。

第四节 混合效应模型法简介

目前应用的 PPK 程序有许多种,以 Sheiner 博士为首的科学家基于混合效应模型法(non-linear mixed effect modeling,NONMEM)编制的 NONMEM 软件为主流。

NONMEM 法的特点就是将药物代谢动力学模型与统计学模型加以结合,最终以混合效应的统一方程描述群体血药浓度的变化。

NONMEM 程序简介

NONMEM 程序包(简称 NONMEM)是由美国加利福尼亚大学的 NONMEM 课题组依据非线性混合效应模型理论,用 FORTRAN 语言编制成的应用软件,主要用于估算临床监测药物的群体参数,并已向其他领域及更深层的应用发展。主要由三大模块组成:NONMEM 模块;PREDPP 模块;NM-TRAN 模块。

运行环境 NONMEM 在编译、连结、运算过程中需要较大的随机内存,大量硬盘空间,较快的运算速度,一般较理想的运行环境为:8MB 内存、200MB 以上硬盘、浮点协处理器、UNIX 操作系统、FORTRAN 编译库,即 SUN3 以上工作站机型。在微机的窗口操作环境下使用的 NM-WIN,使 NONMEM 在内存为 8MB 以上的 486、586 微机上顺利运行。

NONMEM 的使用 启动 WINDOWS 系统,双击 NM-WIN 图标,打开程序窗口,在 control File 文件框中输入控制文件名 csaconl.txt,点击 NEW 按钮,编译新的控制文件;点击 EDIT 按钮,修改已有的控制文件。在 Data File 文本框中输入数据文件 csadata.txt,点击 NEW 或 EDIT 按钮进行编译或修改。在 REPORT FILE 文本框中键入结果输出文件 csarepl.txt,NONMEM 运行结束后将结果写入该文件。Working dir 是以上文件所在目录。建立 NM-TRAN 格式的 csaconl.txt 和 csadata.txt 后,点击 RUN NM-TRAN 按钮完成 NONMEM 运算。在 NM-WIN 窗口中还有 Advanced options 按钮,点击后进入另一级菜单,显示与修改 NM-TRAN 已处理过的控制和数据文件。

一、NONMEM 法的基本原理

NONMEM 法不测定个体药物代谢动力学参数,而是将患者的血药浓度、尿药浓度和肌酐清除率等常规监测数据和各种相关信息(如剂量、给药途径、病理生理特征)以及可能引入的误差用一个药物代谢动力学 - 统计学模型(pharmaco-statistic model,PS 模型)加以处理,采用扩展的最小二乘法(extended least square,ELS)一步求算出所需 PPK 参数。其数据来源于非均匀群体,对不同个体在不同时间取不同次数的血样测定,它用固定效应模型描述遗传、环境、生理或病理等因素对药物处置的影响;用假设检验以判断各因素是否存在显著性影响,并定量研究这些固定效应参数。

NONMEM 根据固定效应参数 θ_j 和两种类型的随机参数(个体间方差 ω^2 及个体内方差 σ^2)对所观察的血药浓度 - 时间数据进行描述。NONMEM 的重要功能是要获得 θ, ω^2 及 σ^2 的平均值。若资料是由一系列血药浓度 - 时间测定值 c_{ij} 组成(角注是指在第 j 个患者第 i 次测定),预期血药浓度为 $\hat{C}_{ij}$,则

$$\hat{C}_{ij} = F(dose_j, \tau_j, t_{ij}, CL_j, V_{dj} \cdots\cdots) \tag{14-13}$$

式(14-13)说明预期血药浓度为剂量(dose)、给药间隔(τ)、取样时间(t)、个体的清除率(CL)、表观分布容积(V_d)等的函数。NONMEM 能将这些参数值和患者的其他可确定性因素加以联系,例如,药物清除率可能与血清肌酐浓度有关,表观分布容积可能与体重有关等。

二、NONMEM 的特点

(一)适用于分析稀疏数据

在临床研究中,由于实际操作的困难,如在特殊患者或体弱患者人群身上采血以及伦理上的原因,难以在同一个体获得较多取样点(如 10~20 个),如果这些取样来自多个患者,每个患者仅 2~3 个或 1~2 个采样点,这便构成所谓的稀疏数据(sparse data),或称零散数据或不均匀数据。NONMEM 既可集合均匀数据,也可集合不均匀的数据,这是单纯聚集法和二步法不可能做到的。当病例数足够大时(如 100 例以上),虽然每例只测少数(如 2~3 个)血药浓度,但根据数理统计原理,可通过适当药物代谢动力学方程确定每个药物代谢动力学参数的平均值和标准差,因而该法适用于分析稀疏数据,可随机设计试验。

NONMEM 与经典药物代谢动力学不同,后者研究的方法个体全息法,研究着眼于个体对象,其群体代表性差,而前者则将群体当作一个分析单元而不是个体,能够同时对所有受试者的资料加以综合并拟合估算出参数,其群体代表性强。在治疗药物监测以及新药 Ⅱ、Ⅲ期临床试验中,采集与利用稀疏数据,研究受试患者群体的药物代谢动力学特征,对优化给药方案,提高药物治疗水平,提高新药试验的安全性,亦即"效益 / 风险"比值达最大尤为重要。因 NONMEM 法对每一个体只需要很少资料点,其操作比较简单且易为患者接受。

(二)直接估算药物代谢动力学群体参数

NONMEM 不需单独估算个体药物代谢动力学参数,它将患者群体的临床常规测定数据、各种相关信息和各种可能带入的误差,用一个药物代谢动力学 - 统计学模型来处理,通过最大似然法直接求算 PPK 参数,并可揭示 PPK 参数与患者的生理特性或病理状况之间的

定量相关关系。

NONMEM 法以群体作为分析单位,因此,通常最小二乘法的基本假设已不再成立,最小二乘法是基于参数单态以及通过适当的转换变为正态分布这一假设的,对于偏态分布或多态分布不适用。非参数极大似然法(non-parametric maximum likelihood,NPML)能够解决这一问题,应用此法不需对参数的分布类型作出预先假设。

(三) 对个体差异的分析能力强

通常,任何药物的药物代谢动力学参数均存在明显的个体差异,只有深入了解引起差异的原因才能自如地调整给药方案,达到个体化治疗的目的。PPK 的主要任务就是要研究分析这种差异,NONMEM 法能定量描述这种群体内差异,并定量考察生理因素与病理因素对药物代谢动力学参数的影响。药物代谢动力学参数估算中除了个体间误差外,还包括其他来源的误差,如测定误差、计算误差等,通称偶然误差。误差与血药浓度间存在部分的比例关系,故 NONMEM 程序中最后以药物代谢动力学 - 统计学相结合的统一方程来描述群体血药浓度的变化规律,如式(14-6)和式(14-8)所述。

三、NONMEM 的局限性

NONMEM 的局限性主要表现为:① NONMEM 程序的操作界面欠友好,需要严格的专业培训才有可能进行 PPK 课题设计、分析和评估,影响了应用和普及;②药理反应与血药浓度关系不佳时,该法不适用;③由于每例采样点少,因此,受试者例数需要较多,每个亚群通常就需积累 100 例以上的受试者;④由于 NONMEM 在 PPK 研究中使用最普遍,以至于有时忽略了应用前提,即药物代谢动力学参数的分布属于正态 / 对数正态分布,那么当药物代谢动力学参数不符合正态 / 对数正态分布时,NONMEM 并不能获得很好的参数估算。

NONMEM 是一种模型拟合的参数估算方法,因此,研究者必须花大量时间、精力进行模型的构建、优化、验证,尽管如此,有时效果仍不理想。基于 PPK 是从各种生理、病理参数、个体间差异等角度预测个体血药浓度(药物效应指标)的设想,将药物剂量作为输入端,各种生理、病理参数、个体间差异等作为"黑箱",药物效应指标——血药浓度作为输出端,采用神经网络的方法来对个体血药浓度进行预测。由于神经网络法无须事先假定模型,具有自学习、自组织能力,容错能力强,学习、判别速度快,能很好地模拟多变量系统,结合贝叶斯法运用于群体药物代谢动力学中的个体血药浓度预测的精度高,误差小,前景广阔。

第五节　群体药物代谢动力学的应用

PPK 发展很快,其应用范围也在不断拓宽,目前主要应用在新药Ⅰ期临床 PPK 研究、个体化用药、群体药效学研究、生物利用度研究和药物相互作用研究等几方面。

一、新药Ⅰ期临床 PPK 研究

PPK 方法可以应用于新药Ⅰ期临床试验,完成经典药物代谢动力学研究相同的任务,揭示药物在某群体中的药物代谢动力学规律。

【临床案例 14-1】

非线性混合效应模型 NONMEM 程序对重组葡激酶(r-SAK)进行 I 期群体药物代谢动力学试验。

方法:对 27 例健康男性受试者进行开放无对照、单次用药剂量递增的临床试验。由最小剂量组开始逐组进行试验,在确定前个剂量组安全耐受的前提下开始下一剂量组,每位受试者只接受一个剂量。静脉注射 r-SAK 后,采用自建夹心酶联免疫吸附(ELISA)方法测定血浆中 r-SAK 的含量,得到数据。采用群体药物代谢动力学数据处理方法,应用 NONMEN 程序进行数据分析,同时对结果进行统计。

1. 建立群体药物代谢动力学模型。所得药物代谢动力学模型为:

$$K = \theta(1)$$
$$k_{12} = \theta(2)$$
$$k_{21} = \theta(3) \times WET\theta(5)$$
$$V = \theta(4)$$

2. 进行统计学模型的分析。统计学模型包括个体间变异和个体内变异,在药物代谢动力学模型确立的基础上,确定最优统计学模型为乘法模型。

3. 进行模型评价。通过观察最终模型估算的预测浓度与观察浓度散点图,权重残差与预测浓度散点图,权重残差与时间散点图,预测值与观察值相关性较好,权重残差分布在零值附近,残差变异性较小,说明该模型比较符合该药物的实际情况,结果良好。

结果:得出的 PPK 参数估算结果,见表 14-1。表中 $\theta(1)$、$\theta(2)$、$\theta(3)$、$\theta(4)$ 和 $\theta(5)$ 分别为药物代谢动力学方程中的药物代谢动力学参数,$\eta\theta1$、$\eta\theta2$、$\eta\theta3$、$\eta\theta4$ 和 $\eta\theta5$ 分别为各个药物代谢动力学参数的个体间变异,ε 为个体内变异。

表 14-1 r-SAK 的群体药物代谢动力学参数

参数	数值	标准误	95%置信区间
$\theta(1)/h^{-1}$	0.19	9.54×10^{-3}	0.17~0.21
$\theta(2)/h^{-1}$	1.93	0.38	1.19~2.67
$\theta(3)/h^{-1}$	1.87×10^{-4}	0.026	−0.051~0.051
$\theta(4)/h^{-1}$	13.2	5.89	1.66~24.74
$\theta(5)/h^{-1}$	1.84	0.16	1.53~2.15
$\eta\theta1$	1.79×10^{-7}	0.20	−0.39~0.39
$\eta\theta2$	5.22	5.96	−6.46~16.90
$\eta\theta3$	1.16	0.32	0.53~1.79
$\eta\theta4$	5.53×10^{-7}	8.58	−16.82~16.82
$\eta\theta5$	0.32	1.28	−2.19~2.83
ε	2.10	2.18	−2.17~6.37

【案例分析】

对新药 r-SAK 进行 PPK 研究,通过考察不同固定效应对药物代谢动力学行为的影响,给出个体间和个体内差异,可以较全面地评价该新药的安全性和有效性。应用 NONMEM 法对一类新药 r-SAK 进行 PPK 研究是较新的方法,可以弥补传统药物代谢动力学方法的不足,全面考察新药的体内动态变化过程。通过 PPK 的研究可以系统掌握药物的动力学特征,避免一些客观因素对结果造成的影响。

参考文献:张招,翟所迪,杨丽,等.重组葡激酶群体药物代谢动力学研究.中国新药杂志,2004,13(4):341-344

二、个体化给药

PPK 方法在个体化给药中也取得了明显成果,其最重要的途径之一是 Bayes 法与 NONMEM 法相结合估算个体药物代谢动力学参数。该法对初始给药方案没有特殊的限制,对模型也没有限制,所需血样少,也不严格测定时间。大量实验表明,该法可以达到提高疗效和减少不良反应的目的。其基本过程是,首先根据群体数据库的信息,结合患者的生理、病理情况估算其药物代谢动力学参数;然后再结合其血药浓度用 Bayes 法求算出精确的个体药物代谢动力学参数,进而对给药方案进行调节,同时该患者的数据又可反馈回群体数据库中去,使数据库得到扩充。

【临床案例 14-2】

PPK 模型用于肾移植患者使用环孢素(CsA)的 TDM。

方法:以如下病例为例进行说明。

病例:女,43 岁,53kg,汉族,因慢性肾衰竭尿毒症行同种异体肾移植术。术前临床表现:发现血肌酐升高 2 年余,1 年前出现尿毒症,行血液透析。患者无家族病史,无吸烟史,无饮酒史。

行同种异体肾移植术后,对患者的 CsA 给药方案并没有按照体重计算(即日剂量 3~5mg/kg,对于该患者为 125mg,每日 2 次),而是按照肾移植患者 CsA 群体药物代谢动力学模型公式制订给药方案。肾移植患者 CsA 的 PPK 模型公式由式(14-14)表示:

$$CL/F=28.5-1.24 \times POD-0.252 \times (TBIL-1)+0.188 \times (Weight-58)-0.191 \times (Age-42)-2.45 \times INHI-0.212 \times (HCT-28) \tag{14-14}$$

式中,POD 为术后时间数值,术后 0~7 天为 1,术后 7~14 天为 2;TBIL 为血总胆红素(μmol/L);Weight 为体重(kg),58 为研究群体的平均体重;Age 为年龄(岁),42 为研究群体的平均年龄;INHI 为合并肝药酶抑制剂;HCT 为血细胞比容,28 为研究群体的平均血细胞比容值。

把患者的术后时间、身高、体重、合并用药及实验室检查值等相关数据代入可计算出 CL/F(1/h),而表观分布容积 V/F 和吸收速率常数 K_a 不受上述因素影响,可取其群体平均值为:V/F(L)=133,K_a(1/h)=1.28 进行计算,然后再推算出一室模型中其他药物代谢动力学参数 K_e,已知给药剂量后就可以模拟出 CsA 在此患者体内的药时曲线及血药浓度的变化过程。

【案例分析】

若将按照体重计算的给药方案,按照一室模型计算,预测术后第 4 天 CsA 结果为:ρ_0(谷浓度值)约为 115.00μg/L,ρ_2(给药 2 小时以后的峰浓度值)约为 760.00μg/L,而 CsA 在肾移植患者的目标浓度为谷浓度:250~300μg/L,峰浓度为 1200~1300μg/L,因此,此剂量偏低。而根据该公式计算出的结果,预测第 4 天 CsA 浓度为:ρ_0=195.06μg/L,ρ_2=1099.91μg/L。由于预测浓度 80% 置信区间已达到目标浓度,为保证患者的用药安全,预测时可预设剂量稍低,首剂量仍采取原来的治疗方案。

至第 4 天,血药浓度监测结果为 ρ_0:97.73μg/L,ρ_2:794.21μg/L。根据预测的群体药物代谢动力学参数和血药浓度测定结果,随后制订了 CsA 早 175mg、晚 200mg 的治疗方案(因为早上同时使用激素,有免疫抑制的协同作用,因此 CsA 的剂量可以稍低)。

随后在进行血药浓度监测的同时,维持该给药剂量。至术后第 10 天,血药浓度监测结果为 ρ_0:245.11μg/L,ρ_2:1116.92μg/L。患者的肾功能恢复较好,生命体征各项稳定。维持此剂量直至出院,出院后继续调整 CsA 给药剂量。

与传统的 TDM 相比,PPK 的益处有:①给临床医师提供个体化给药治疗方案,这将积极促进中国人安全有效地用药;②首剂量的预测改变经验用药的模式,极大地发挥药物的最大效应,减小药物的不良反应;③减少 TDM 的检测次数,减轻患者痛苦,降低医疗费用;④为国际 PPK 模型补充占世界人口 1/4 的中国人 PPK 数据,将为不同人种遗传药理学研究提供直接依据;⑤发挥药学人员的专业优势,提高医师认同感,使临床药师在个体化给药的多专业协作中发挥重要作用。

参考文献:周颖,崔一民,卢炜.1 例环孢素个体化治疗病例的用药讨论.中国药学杂志,2008,43(24):1925-1926

三、群体药效学研究

PK 结合 PD 原理进行药物的 PK/PD 分析,使临床药物监测(TDM)从单纯的血药浓度上升到浓度与效应的结合,并着重考察临床更有价值的药效指标。NONMEM 已用于多种药物的群体药效学研究。

【临床案例 14-3】

儿科抗癫痫药物丙戊酸钠(VPA)的群体药物代谢动力学、药效学模型建立。

方法:回顾性地收集患儿应用丙戊酸钠(VPA)的 570 个临床数据——常规监测的稳态血药浓度。然后分几步建立群体药物代谢动力学、药效学(PPK/PD)结合模型。

1. PPK 模型的建立与验证　将 246 例患儿分为两组:模型组 146 人,用于建立 PPK 模型;验证组 100 人,用于验证 PPK 模型,运用 NONMEM 软件建立 PPK 模型。

2. PPD 模型的建立　将 246 例中单用 VPA 的 69 例数据与已经建立的 PPK 模型结合,建立 PPK/PD 模型。药效学指标以临床评价抗癫痫疗效以发作次数减少百分比为主要标准,共分 5 级,见表 14-2,其中观察记录疗效至少 2 周以上,平均疗效随访 3 个月。

表 14-2 药效指标分级

	表现	发作次数减少率
1 级	完全控制,无发作	100%
2 级	显效	>75%
3 级	有效	50%~75%
4 级	效差	25%~50%
5 级	无效	<25%

3. 应用 Logistic 回归分析,拟合线性药效模型,得出群体线性药效模型的各级疗效评分概率值,见表 14-3。

表 14-3 群体线性药效模型的各级疗效评分、血药浓度与概率值

疗效 / 评分	血药浓度(μg/ml)	概率值(%)
1	140	99
1	115	95
1	105	89.5
1	100	84.2
1	80	55.5
1	78	50
2	65	36.5*
3	50	26.3*
4	30	32.3*
5	23	50

注:* 为峰值概率

4. PPD 模型的建立 通过比较群体的观测疗效评分与预测疗效评分(ESCR)的拟合情况进行。结果见图 14-2。

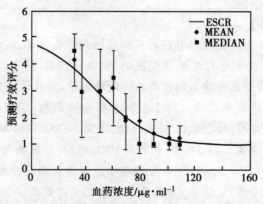

图 14-2 PPD 模型血药浓度的观测疗效评分与预测评分的比较

【案例分析】

图 14-2 表明，预测疗效评分(ESCR)线通过多数观测疗效评分的均值并在标准差范围内，同时，观测疗效评分的中间值，拟合在预测疗效评分(ESCR)线上，或其两侧对称分布，表明 PPD 模型拟合良好，模型成功建立。因此，可以通过该模型由血药浓度预测疗效评分。

大多数抗癫痫药的疗效与血药浓度比用药剂量更相关，血药浓度比剂量能更好地指导治疗。然而，患者对药物的敏感性不同，相同的血药浓度水平对不同个体产生的效应可以是千差万别的。因此，建立抗癫痫药血药浓度和疗效的定量关系，成为临床上进行个体化治疗与合理用药更深层次的问题。PPD 模型的建立，弥补了个体化给药中的不足，事实证明，临床实践中根据药效调整给药方案是进行个体化给药的最佳途径。

参考文献：姜德春、王丽、卢炜：用 NONMEM 法建立中国癫痫儿童丙戊酸钠的群体药物代谢动力学/药效学结合模型，中国临床药理学与治疗学，2005，10(11)：1279-1285

四、药物生物利用度研究

NONMEM 法已用于估算多种药物的相对生物利用度，与传统方法作比较，NONMEM 法优点为能处理零散数据，能比较个体间变异和直接进行统计分析中的假设检验。另外在模型中引入 F 参数，可一步得到相对生物利用度。

【临床案例 14-4】

用非线性混合效应模型估算环孢素两种制剂(普通乳剂和微乳剂)估算在人体相对生物利用度。

方法：20 名男性志愿者随机、交叉单次口服环孢素微乳剂和普通乳剂 500mg，HPLC 法测定血药浓度，经典药物代谢动力学方法和 NONMEM 法估算相对生物利用度。

1. 经典法 C_{max} 和 t_{max} 以实测值计算，$AUC_{0\sim24}$ 按线性梯形法计算，$AUC_{0\sim\infty}$ 用式 (14-15)计算：

$$AUC_{0\sim\infty}=AUC_{0\sim24}+C_{24h}/\lambda \tag{14-15}$$

式中，λ 代表末端消除相中时间和浓度对数的线性回归的斜率。两种制剂的 AUC 之比为相对生物利用度。

2. NONMEN 法 个体间变异和残差变异模型均采用指数模型，见式(14-16)和式(14-17)。残差指个体间变异以外的变异，包括取样、分析方法、模型等造成的误差。

$$P_j=P\times e^{\eta Pj} \tag{14-16}$$
$$C_{ij}=C\times e^{eij} \tag{14-17}$$

式(14-16)中，P_j 指第 j 个受试者的药物代谢动力学参数，P 为该群体药物代谢动力学参数的典型值，η^{Pj} 是呈正态分布，均数为 0、方差为 $\omega^2 p$ 的该参数的个体间变异。式(14-17)中，C_{ij} 是第 j 个受试者第 i 时刻的实际观察值，c 是相应的模型预测值，ε_{ij} 是呈正态分布，均数为 0、方差为 σ^2 的残差变异。

NONMEM 程序应用扩展最小二乘法,通过优化药物代谢动力学模型和统计学模型时的目标函数极小,从而得到药物代谢动力学参数。假设普通乳剂的生物利用度为1,在药物代谢动力学模型中引入微乳制剂的相对生物利用度参数 F,可直接估算两种制剂的相对生物利用度和药物代谢动力学参数均值及变异。

【案例分析】

经典法和 NONMEN 法都确认环孢素的药物代谢动力学模型符合及吸收和消除的二房室模型。两种方法估算的药物代谢动力学参数、相对生物利用度和参数的95%置信区间分别见表14-4。研究结果表明:微乳制剂的生物利用度优于后者,且个体间药物代谢动力学变异小。

本研究应用两种方法对环孢素微乳剂和普通乳剂的相对生物利用度进行了估算,NONMEN 在给出药物代谢动力学参数的同时,还给出各个参数估算的标准误,可以直接明了地看出每个参数估算的准确程度。在群体参数变异值的估算时,由于经典法无法区分个体间变异和残差变异,对个体间变异的估算有较大偏差。而 NONMEN 法可构建不同的变异模型,其估算值较经典法更为准确。且 NONMEN 程序在相对生物利用度的估算时,在药物代谢动力学模型中引入了生物利用度参数 F,直接求算出其结果和变异程度,较经典法的计算更为便捷。总之,NONMEM 法为药物生物利用度评价提供了新的简捷便利的数据分析途径,可为全面、综合地评价两种制剂的生物等效性提供更多的信息。

表 14-4 经典法和非线性混合效应模型计算环孢素相对生物利用度和药物代谢动力学参数(n=20)

参数	普通乳剂		微乳剂	
	$\bar{x} \pm s$	95%置信区间	$\bar{x} \pm s$	95%置信区间
经典法				
t_{max}/h	3.0 ± 0.8	2.62~3.44	1.7 ± 0.6^c	1.40~1.96
c_{max}/h	890 ± 274	762~1018	1948 ± 450^c	1738~2158
AUC_{0-24}/μg·h·L^{-1}	5187 ± 1914	4293~6081	10764 ± 2672^c	9515~12012
$AUC_{0-\infty}$/μg·h·L^{-1}	5689 ± 1944	4781~6597	11476 ± 2087^c	10164~12788
F_{0-24} / %	/	/	229 ± 95	185~273
$F_{0-\infty}$ / %	/	/	221 ± 90	179~263
V/F^*	0.34 ± 0.27	0.215~0.467	0.16 ± 0.06^c	0.130~0.186
K_a	0.38 ± 0.22	0.281~0.481	0.8 ± 0.4^c	0.608~0.970
K_e	0.16 ± 0.10	0.106~0.204	0.29 ± 0.10^c	0.244~0.340
K_{12}	0.20 ± 0.14	0.140~0.268	0.23 ± 0.12^a	0.171~0.287
K_{21}	0.027 ± 0.022	0.0170~0.0376	0.15 ± 0.10^c	0.0987~0.193
非线性混合效应模型				
F/%	/	/	209 ± 60	180~238

续表

参数	普通乳剂		微乳剂	
	$\bar{x} \pm s$	95%置信区间	$\bar{x} \pm s$	95%置信区间
V/F	0.30 ± 0.10^d	0.253~0.349	0.14 ± 0.06^{cd}	0.112~0.174
K_a	0.40 ± 0.11^d	0.346~0.449	0.9 ± 0.5^{cd}	0.632~1.10
K_e	0.16 ± 0.18^d	0.0752~0.247	0.32 ± 0.13^{cd}	0.254~0.378
K_{12}	0.23 ± 0.17^d	0.148~0.310	0.20 ± 0.17^{ad}	0.115~0.275
K_{21}	0.021 ± 0.021^d	0.0117~0.0312	0.17 ± 0.08^{cd}	0.134~0.210
ηF	/	/	0.2 ± 0.7	-0.0991~0.527
$\eta V/F*$	0.2 ± 0.5	-0.00114~0.433	0.059 ± 0.007^a	0.0247~0.0933
ηK_a	0.2 ± 0.6	-0.0444~0.484	0.3 ± 0.7^a	0.00951~0.666
ηK_e	$0.29 \pm 9.2 \times 10^3$	-1.93×10^{-4}~ 1.93×10^4	0.1 ± 0.4^a	-0.121~0.239
ηK_{12}	0.4 ± 1.0	-0.0669~0.903	$1.3 \times 10^{-3} \pm 1.8 \times 10^{3a}$	-3.73×10^3~3.73×10^3
ηK_{21}	$9.49 \times 10^{-3} \pm 5.63 \times 10^4$	-1.18×10^{-5}~ 1.18×10^{5a}	$6.7 \times 10^{-4} \pm 1.4 \times 10^{5a}$	-2.88×10^5~2.88×10^5
ε	0.29 ± 0.10	0.238~0.336	0.18 ± 0.17^b	0.0998~0.264

注:* 计量单位:L。2 种制剂比较,经 t 检验:$^aP>0.05$,$^cP<0.01$。经典法与非线性混合效应模型比,经 t 检验:$^dP>0.05$

参考文献:焦正,李中东,丁俊杰,等. 非线性混合效应模型估算环孢素在人体相对生物利用度和药物代谢动力学参数. 中国新药与临床杂志,2005,24(4):276-280

五、药物相互作用

在日常的给药方案中,特别是一些需要长期用药疾病的治疗,基本上都是采用联合用药的方式。因此,定量研究同时或序贯应用两种或两种以上药物时所发生的药物相互作用,对临床合理用药具有十分重要的意义。经典的药物相互作用的研究多停留在定性水平上,传统的药物代谢动力学研究方法也需要严格的分组试验设计,且不易获得相应的病例。NONMEM 法由于结合了药物代谢动力学模型和统计学模型,在考察固定效应时还引入结构模型(即回归模型),能够同时对多因素进行考虑。采用了扩展最小二乘法,解决了一般非线性最小二乘法中难以解决的权重问题,因而能够定量研究固定效应参数。

【临床案例 14-5】
利用非线性混合效应模型 NONMEM 程序分析丙戊酸(VPA)(表 14-5)和卡马西平(CBZ)(表 14-6)联合用药的相互作用。
方法:首先建立不含任何固定效应因素的最简模型,然后用加法、乘法或指数模型等逐一加入各种影响因素,得到卡马西平和丙戊酸药物代谢动力学的最终回归模型。

丙戊酸的清除率：

$$CL=0.00726 \times TBW^{0.890} \times (1+18.1DOSE) \times 1.36^{CBZ} \times 1.22^{CHILD} \tag{14-18}$$

表 14-5 丙戊酸最终模型的参数估算结果

参数	含义	结果	标准误	95%置信区间
θ_D	剂量的系数项	18.1	2.71	12.8~43.2
θ_{TBW}	体重的指数项	0.8900	0.0287	0.837~2.52
θ	系数	0.00726	0.000977	0.00535~0.0178
θ_{CBZ}	合用卡马西平	1.36	0.0327	1.30~3.90
θ_{child}	年龄小于6岁	1.22	0.560	1.11~3.40
Ω^2_{CL}	个体间变异	0.00655	0.00335	0~0.00652
Σ^2_{ε}	残差变异	145	36.6	73.3~289

卡马西平的清除率：

$$(CL=1.21 \times DOSE^{0.049} \times TBW^{0.292} \times 1.16^{VAP} \times 0.845^{ELDER}) \tag{14-19}$$

表 14-6 卡马西平最终模型的参数估算结果

参数	含义	估算值	标准误	95%置信区间
θ_D	剂量的指数项	0.409	0.0247	0.361~1.12
θ_{TBW}	体重的指数项	0.292	0.0232	0.247~0.776
θ	系数	1.21	0.122	0.971~3.12
θ_{VAP}	合用 AVP	1.16	0.0360	1.09~3.30
θ_{elder}	年龄大于65岁	0.845	0.0611	0.725~2.27
W^2_{cl}	个体间变异	0.0210	0.00682	0.00763~0.0360
6^2_E	残差变异	0.860	0.138	0.590~2.02

【案例分析】

当卡马西平和丙戊酸合用时，丙戊酸的清除率增加了36%，当丙戊酸的日剂量大于19mg/kg时，卡马西平的清除率增加16%。

合并用药是PPK研究中常需考虑的重要固定效应之一，因而通过PPK方法能够对药物相互作用做出更为可靠而精确的定量研究。

参考文献:焦正,钟明康,施孝全,等.重组葡激酶群体药物代谢动力学研究NONMEN法考察中国癫痫患者丙戊酸和卡马西平的药物代谢动力学相互作用.中国药学杂志,2004,39(2):130-132

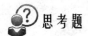思考题

1. 什么是群体药物代谢动力学、固定效应和随机效应?

2. 群体药物代谢动力学研究有哪些基本步骤?

3. 群体药物代谢动力学方法有哪些特点?

4. 请上网查找近 2 年群体药物代谢动力学研究论文,并归纳群体药物代谢动力学应用的领域。

(鲁澄宇)

第十五章　蛋白多肽类药物的药物代谢动力学

1. 掌握蛋白多肽类药物的体内过程特点。
2. 熟悉蛋白多肽类药物的药物代谢动力学特点及其影响因素。
3. 了解生物样品中蛋白多肽类药物的分析方法。

　　蛋白多肽类药物是生物技术药物的主要种类,其药物代谢动力学十分复杂,这类药物是生物大分子,与传统的化学合成的小分子药物在理化性质和体内过程等方面均有显著不同,其药物代谢动力学评价和解释常常面临更多的挑战,该类药物的动力学研究不仅要解决相关理论问题,而且要求发展和应用新技术、新方法并建立新体系。

第一节　蛋白多肽类药物的体内过程

　　该类药物化学结构特殊,其生理活性和体内过程不仅与其一级结构有关,而且与其二级和三级结构有关。其作用强,用药剂量小,生物体内存在大量相似物质的干扰,在体内经受广泛的蛋白降解作用以及血液中存在多种不同类型的结合蛋白如抗体、受体、受体拮抗剂等,从而使得蛋白多肽类药物的体内过程变得相当复杂。

一、蛋白多肽类药物的吸收

蛋白多肽类药物的吸收呈现明显的给药途径依赖性。

(一)口服吸收

该类药物在胃肠道中易受到多种屏障作用,导致口服生物利用度很低,致绝大多数蛋白多肽类药物口服后不能产生足够的有效血药浓度。这些屏障包括:

1. 吸收屏障　该类药物相对分子质量大,极性较强,具有较低的分配系数和扩散性能,使其不易为亲脂性生物膜摄取,对胃肠黏膜表现低渗透性,故很难通过胃肠道吸收。

2. 酸屏障　该类药物对胃液的强酸性(pH1~2)敏感,易被胃酸分解破坏。

3. 酶屏障　胃肠道存在大量的酶,如胰丝氨酸蛋白酶中的胰蛋白酶、胰凝乳蛋白酶及弹性蛋白酶以及胃液中的胃蛋白酶都对蛋白分子产生消化降解作用。此外,通过肝细胞CYP 和 P- 蛋白功能系统的体循环前代谢,进一步阻碍了本类药物的吸收。

　　由于以上的屏障作用,多数蛋白多肽类药物口服生物利用度很差,通常仅为 2%~3%,从而绝大多数这类药物不能采用口服途径给药。仅极少数肽类可供口服给药(如环孢素)。近年来,本类药物的口服递送系统研究不断取得进展,通过吸收促进剂可以暂时性地破坏肠内屏障,增加肠黏膜对药物的通透性,或者通过复合物形成药物转运载体;微粒和纳米粒等外包被也可提高药物的肠道抗酶性；此外，肠道淋巴系统已成为药物递送的靶标而受到了越来越多的关注。

（二）注射或输注给药

可以注射给药的蛋白多肽类药物可避免体循环前的首关效应，体内可以达到最高浓度。但静脉注射或滴注给药，不一定到达预期的时-效关系，此时皮下注射或肌内注射可能是更好的备选方案。皮下注射或肌内注射吸收明显好于口服给药，但由于受到局部血流量、注射组织存在的蛋白酶的代谢破坏等因素影响，导致其生物利用度亦不理想，如重组细胞因子皮下注射通常生物利用度低于70%。

（三）吸入给药

蛋白多肽类药物吸入给药具有以下优点：给药方便、痛苦小、肺泡吸收面积大血供丰富吸收快、避免肝首关消除等。缺点是：部分药物可能会受到肺内酶的降解、肺内局部不良反应以及药物制剂的分子量（粒径）限制等。吸入性重组人胰岛素是第一个批准上市的标志性产品，它有效地减轻了注射给药的痛苦，并且可以更有效地降低餐后血糖浓度的上升，其长期疗效与皮下注射给药相似，但患者表现出更好的依从性。

（四）鼻腔给药

鼻黏膜上皮存在众多微绒毛而且具有较大的表面积。鼻黏膜具有广泛的血管网和淋巴网络而成为亲脂性和亲水性药物的较好的吸收部位，与吸入给药一样可以绕过肝首关消除，若同时给予吸收促进剂，可使肽类药物经鼻吸收率远大于口服途径。给药的限制性因素包括：与部位相关的吸收率的高可变性、给药系统的类型、黏液分泌以及病理状态等。

鼻腔途径目前已成为肽类药物静脉外给药颇受重视的给药途径，不少这类药物已制成喷鼻剂或滴鼻剂用于临床实践。最早被采用的肽类药物为垂体激素，如催产素、加压素及其类似物，其中去氨加压素由于鼻腔吸收良好，不良反应少，已成为尿崩症治疗的首选给药方法。促黄体激素释放激素（luteinizing hormone releasing hormone，LHRH）类似物醋酸布舍瑞林已有鼻内喷雾剂商品，其鼻腔给药是仅次于注射的有效给药方式。

（五）透皮给药

透皮吸收给药途径已引起广泛关注，可避免肠道和肝脏对药物的首关效应，并可提供较好的传输控制和维持药物治疗水平于较长时间。通常认为皮肤的蛋白水解酶活性较低，故影响蛋白多肽类药物透皮吸收的因素主要来自吸收屏障。较大的分子量以及荷电性使这类药物很难通过被动转运吸收，为克服这种屏障作用，通常采用离子电渗疗法和超生促透法。如 LHRH 相对分子质量1182，在 pH 6.0 时带正电，可用这种方法通过皮肤吸收。

二、蛋白多肽类药物的分布

不同于对于传统小分子药物所要求的全面体内分布研究，蛋白多肽类药物的生物分布研究主要用于评价它对特异组织的靶向作用，以及鉴别主要的消除器官。

蛋白多肽类药物的分布容积主要取决于它的理化性质、蛋白结合以及对主动转运的依赖性。由于本类药物分子量较大，膜通透性低，所以其分布容积均较小，分布主要限制于细胞外液。

静脉注射蛋白多肽类药物后，其体内过程常表现为双室特征，其中央室主要为血流充分组织的血管容积和间质间隙,尤其是消除器官肝和肾,而外周室包括血流贫乏组织的间质间隙,如皮肤和(不活动)肌肉。

通常情况下,多数蛋白多肽类药物的中央室分布容积(V_c)为 3~8L,而稳态分布容积(V_{ss})近似于 14~20L,约为 V_c 的 2 倍。如生长抑素类似物奥曲肽 V_c 为 5.2~10.2L、V_{ss} 为 18~30L,t-PA 类似物替奈普酶 V_c 为 4.2~6.3L、V_{ss} 为 6.1~9.9L。V_{ss} 与 V_c 的数值与生理值的关联性,提示药物可能主要通过水性通道被动扩散,由血管内向组织间隙分布。

与传统小分子化学药物不同,蛋白多肽类药物的分布、消除和药物效应动力学通常是相互联系的。受体介导的特异性靶向结合可以产生治疗学上所需的有效血药浓度,尽管其分布容积相对较小。

内源性蛋白结合也是影响蛋白多肽类药物体内分布的因素,具有生理活性的内源性肽或蛋白质通常与其作用通路的特异性蛋白质相互作用。此外,蛋白多肽类药物的特异性及非特异性血浆蛋白结合,都将影响药物的血浆清除率,以及游离药物的浓度进而影响药物效应。

三、蛋白多肽类药物的消除

大多数蛋白多肽类药物的消除是通过与内源性蛋白或膳食蛋白一样分解代谢方式进行的,分解产生的氨基酸进入内源性氨基酸库,进而用于合成机体新的蛋白质。通过传统的药物排泄途径(如肾排泄和胆汁排泄)消除的蛋白多肽类药物,虽然非常少见,但不可忽视。

蛋白多肽类药物的生理功能常常可以用来预测其消除过程。例如,具有激素活性的肽类药物,且其半衰期一般较短,与其调控内源水平的预期一致。而转运蛋白类药物(如清蛋白)则具有更长的半衰期,使其可以维持更长时间的血药浓度。

蛋白多肽类药物的消除既可以发生于某些特定组织或器官(如肝、肾和肠道等),又可以非特异地发生于机体各处(如血液或其他组织)。其消除速率的主要影响因素包括分子量、理化性质及机体因素。消除速率常与药物分子量成反比,即大蛋白质 < 小蛋白质 < 多肽。在血浆中发生的非特异性降解速率可以超出血流速度。另一方面,由于蛋白多肽类药物的代谢研究因其代谢片段众多而变得艰巨。目前已确认的主要消除方式包括以下几种。

(一)蛋白质水解

蛋白水解酶(蛋白酶和肽酶)遍布于机体。除了肝、肾和肠道组织外,血液、血管内皮及其他组织和器官也分布广泛。一般细胞间隙中的蛋白水解酶具有一定的选择性,它决定了器官的特异性代谢模式。定位于细胞内的蛋白水解酶常表现出相对的非特异性,如溶酶体酶。

(二)胃肠道代谢

胃肠道是口服蛋白多肽类药物的主要体循环前代谢部位,会导致药物的生物利用度降低。对于非口服药物,肠分泌后也可能在肠黏膜被降解。研究表明,至少 20% 的内源性清蛋白的降解发生在胃肠道。

(三)肾消除

如果蛋白多肽类药物的分子量不超过肾小球的滤过极限(约 60kD),就可能通过肾排泄消除。虽然存在诸多争议,但研究证明白介素 -2、干扰素 -α 等存在肾排泄。

蛋白多肽类药物的肾消除是通过 3 种高效过程介导的(图 15-1),这三个过程会导致原形药物排泄量极少。

机制一:药物经肾小球滤过,接着通过重吸收进入近曲小管中内吞小泡,最后水解成小肽碎片和氨基酸。

机制二:药物经肾小球滤过后,产生管腔内代谢(主要由近曲小管内刷状边缘膜中肽链端解酶引起),代谢产物肽碎片和氨基酸被重吸收回体循环。

机制三:小管周基底外侧膜提取来自球后毛细血管的肽和蛋白质,进行泡内代谢。

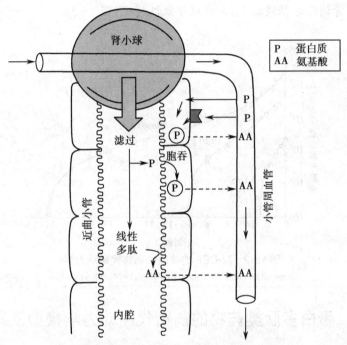

图 15-1　蛋白多肽类药物的肾消除过程
(Maack T, et al. The Kidney. New York: Aven Press, 1773)

(四)肝代谢

相对于小分子药物,肝代谢在蛋白多肽类药物的代谢过程同样发挥重要作用。在药物肝代谢中,重要的一步是肝细胞的摄入。对于小肽,如果它们具有足够的疏水性,可以通过被动扩散跨膜进入肝细胞内;对于较大的蛋白质,可以通过受体介导的转运途径进入胞内。进入胞内的药物通过内肽酶及肽链端解酶代谢成小肽碎片和氨基酸。

(五)受体介导的内摄作用

对于小分子化学药物,其药物动力学分析常常会忽略其受体结合药量,原因是它们对药物动力学的影响可以忽略不计。而蛋白多肽类药物大部分都可以与受体结合,若这种结合触发了胞吞作用,并进行后续的胞内代谢反应,就形成了一种特殊的药物消除途径。除了肝细胞外,其他机体细胞(包括靶细胞)也具有胞吞作用,由于受体的数量有限,其结合和内吞作用是一个可饱和过程,当在治疗剂量下出现饱和过程时,其消除过程常常表现为非线性特征。

【临床案例 15-1】

重组巨噬细胞集落刺激因子（macrophage colony stimulating factor，M-CSF）的体内药物代谢动力学的非线性过程分析。

【案例分析】

M-CSF 的体内消除存在两个主要途径，包括线性的肾消除途径和非线性的非肾途径。研究表明，非线性过程遵循米 - 曼动力学，由受体介导的可饱和的巨噬细胞内吞及胞内降解所致。在低浓度时 M-CSF 的体内过程符合线性动力学特征，但在高浓度时，由于非肾消除途径被饱和，而出现非线性转变（图 15-2）。

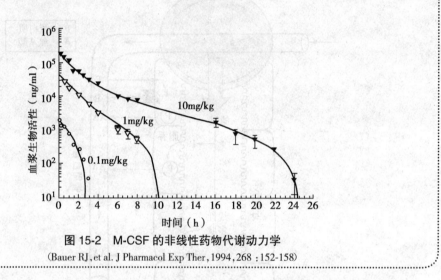

图 15-2　M-CSF 的非线性药物代谢动力学

(Bauer RJ, et al. J Pharmacol Exp Ther, 1994, 268：152-158)

第二节　蛋白多肽类药物的药物代谢动力学模型及影响因素

一、蛋白多肽类药物的药物代谢动力学模型

（一）非房室模型

在新药开发及药学研究中，非房室分析是药物代谢动力学研究的标准方法，而在蛋白多肽类药物的药物代谢动力学研究中常常作为首选方法。方法不需要对机体进行房室划分，而直接对试验所得的血药浓度 - 时间数据进行分析。分析方法常常依据统计矩理论（参见第五章）。通过测算 AUC 和 $AUMC$，再推算出半衰期（$t_{1/2}$）、清除率（CL）和分布容积（V）等药物代谢动力学参数。由于蛋白多肽类药物常表现出非线性特征，使得 $t_{1/2}$ 和 CL 等参数表现出剂量依赖性。

（二）房室模型

蛋白多肽类药物的消除途径较少依赖肾排泄和肝消除（小分子药物主要消除途径），其消除过程更为复杂，尤其是需要准确描述其非线性过程时。目前只有少部分蛋白多肽类药物的药物代谢动力学研究采用房室模型，包括线性模型和线性 - 非线性混合模型两类。

1. 线性模型　基于经典的线性乳突模型分析药物体内过程，一般选择经典二室模型（见第五章）。与非房室模型比较，线性模型可以获得完整的药物代谢动力学参数。

2. 线性 - 非线性混合模型　在经典线性模型基础上,通过在中央室或(和)外周室设置非线性消除途径,就可以构建出复杂的混合动力学模型。非线性过程通常选用米 - 曼动力学描述。这种模型引入了一组(或多组)非线性动力学参数——最大消除速度(V_{max})和米 - 曼常数(K_m)。这种模型可以显著改善试验数据与模型值的匹配性(见第六章)。

(三) 群体药物代谢动力学

在多重目的的新药开发中,群体药物代谢动力学分析被视为很有价值的工具,包括给药方案设计、特殊群体亚群鉴别及群体参数测定等。有多种方法可以用于评估群体参数,目前最常用的是 NOMEN 法(参见第十四章)。

二、蛋白多肽类药物的药物代谢动力学影响因素

(一) 结合蛋白的影响

蛋白结合是众所周知的小分子外源性化学药物的非特异性现象,但对蛋白多肽类药物而言,这一结合现象多为特异性蛋白引起的,且这种结合成为一种生理作用。这些结合蛋白往往是生理学上具有活性的蛋白多肽类物质的转运者、激活物以及调节剂。对于细胞因子,其结合蛋白还包括可溶性细胞因子的受体和细胞因子的抗体。它们可在细胞水平调节治疗性蛋白多肽药物的效能,亦可影响这类药物的体内过程和药物代谢动力学行为,特别是可影响治疗性蛋白多肽的体内清除并干扰其体液分析。在某些情况下,结合蛋白作为一种贮存库使其体内存留时间延长,相反,结合蛋白也可成为其清除机制而加速这类药物自机体的清除。

(二) 种属特异性

和小分子化合物不同,蛋白多肽具有结构和活性种属特异性,特别是氨基酸序列。对于相同的实体在不同种属之间有所不同,这就有可能使得一种活性蛋白在不同种属试验时变得无活性,且成为一种异物而导致免疫原反应。例如,干扰素或红细胞生成素天然情况下是糖基化的,而其他一些如生长激素和胰岛素则非糖基化。业已发现糖基化程度亦有种属特异性,加入糖基的缘由尚未充分了解,但据推测,这些糖基能够保护蛋白免遭降解和抗原识别。除去糖基后蛋白的清除率既可改变,也可不发生改变,因而在开发一种糖基化蛋白时需要对此进行研究,因为哺乳动物蛋白的克隆大部分是在细菌细胞中完成的,得到的是非糖基化产物。

(三) 给药方案依赖性药物作用

蛋白治疗药物的给药方案可影响该类药物的药效动力学,特别是蛋白激素类。这些激素生理情况下的分泌具有生理节律性,外源性蛋白治疗药不同的给药速率和方式可产生不同的作用。如生长激素释放激素(GHRH)半衰期很短,仅为数分钟,按传统的药物代谢动力学原理,GHRH 应连续或多次给药以维持恒定的血药浓度,但这与其作为生长促进剂的临床应用相矛盾。当连续或脉冲式静脉给药后,GHRH 变得无效,不能维持生长激素的释放,而每天一次或两次单剂静脉推注,则能刺激生长激素的释放。

(四) 蛋白的免疫原性

像所有的蛋白那样,蛋白治疗药物亦具有免疫原性,长期使用可诱发机体产生抗体。抗体的存在能够失活(中和)蛋白药物的生物活性,影响蛋白药物的体内分布、代谢和排泄,甚至或可能引起继发性不良反应和疾病,从而使得临床前和临床研究的结果变得难以解释。与药物结合蛋白相似,如果药物 - 抗体复合物成为药物暂时的存储形式,则会减缓药物的消除,可能延长治疗活性而产生有益的作用。

抗体对蛋白药物的失活可通过封闭蛋白药物分子中的活性中心或通过对活性以外更为远离部位的结合改变蛋白的三级结构,即立体效应而导致蛋白药物活性的丧失。

抗体除可中和蛋白药物的生物活性外,还可通过影响其药物代谢动力学而进一步影响蛋白的效能。这种影响表现为增加或减少抗原 - 抗体复合物的清除,如果生成的抗原 - 抗体复合物较未结合药物本身清除更快,则蛋白药物可因这种结合而失活,不论这种抗体是中和性的还是非中和性的。

(五)内源性干扰

一个主要的影响因素是不少蛋白治疗性药物就是机体中存在的物质,特别是蛋白激素、细胞因子等,这些内源性成分对外源性蛋白的药物代谢动力学产生干扰。因此,在阐明外源性给予的蛋白药物的确切药物代谢动力学特征时,内源性物质的影响必须予以控制。如通过静脉滴注葡萄糖和生长激素抑制素以抑制胰岛素和生长激素的内源性释放,从而使得有可能对外源性胰岛素和生长激素的药物代谢动力学作出确切解释。还要考虑的是外源性给予的是药理剂量,而非生理剂量。药理剂量的蛋白多肽类药物能改变生理性蛋白质(多肽)的体内过程,因机体会将药理剂量视为生成过度而作出反馈性调节反应。另外,机体暴露于高浓度的蛋白药物可能导致不可预测的不良反应。这些均可影响蛋白多肽类药物的体内过程。

(六)给药系统

给药系统可明显影响蛋白多肽类药物的体内过程和药物代谢动力学行为。近年来,人们应用现代生物工程技术和生物药剂学技术,广泛开展了蛋白多肽类药物给药系统的研究,以期改善这类药物的药物代谢动力学行为,方便临床用药,提高其临床药效。其中应用及研究较多的有:缓释注射给药系统、口服给药系统、吸入给药系统以及鼻黏膜给药系统等。

第三节 生物样品中蛋白多肽类药物的分析方法

和传统药物比较,蛋白多肽类药物的检测面临相当大的难度,其主要原因是:①这类药物多为生理活性物质,化学结构特殊,稳定性差,体内处置十分复杂。②生物体内存在大量干扰物质,如结构相同或相似的内源性蛋白多肽类物质、细胞因子、蛋白类治疗药物降解产物、体液基质、体内结合蛋白以及针对治疗药物的抗体等,故要求检测方法应高度特异。如何特异地将目标蛋白多肽分子与干扰物质区分是迄今为止尚未完全解决的一大难题。③该类药物生理活性强,用药剂量很小,通常为微克级水平,致使体液中药物浓度极低,故要求检测方法必须具有极高的灵敏度。目前尚无一种完全满足蛋白多肽药物代谢动力学研究要求的分析方法。人用药物注册国际协调会议(ICH)对生物技术药物临床前安全性评价提出"在科学基础上的灵活性和具体情节个别处理"的总则。目前,通常将几种方法联合使用、互为补充,以获得较可靠的结果。现代科技的发展已为蛋白多肽类药物代谢动力学研究提供了多种分析手段。

一、生物检定法

依据生物技术药物具有生物活性如抗菌、抗肿瘤、降压、凝血等药理学作用,就可以将其作为生物检定法的观察指标用于药物代谢动力学研究。其基本原理是在体内和(或)体外组织活细胞对被测生物技术药物的某种特异反应,通过剂量(或浓度)效应曲线对目标蛋白多肽进行定量测定的一种分析方法。这类测定方法又分为两类。

（一）离体效应分析法

本类方法测定含药血清的体外效应来推算体内药物浓度。通常采用细胞培养技术，以细胞增殖、分化或细胞毒性为基础，并以细胞数目的增减为量效指标。如通过测定体外抑菌环以测定血清抑菌肽的浓度。随着分子生物学的发展，许多依赖性细胞株被建立，从而增强了特异性和灵敏度。如 rhIL-6 和 rhTNF-Da 的药物代谢动力学研究文献报道，曾分别采用 rhIL-6 依赖性细胞株 7TD1 和 TNF-Da 敏感细胞株 L929 测定给药后血清药物浓度-时间变化。

体外效应也常采用非细胞培养方法而利用蛋白多肽的特异生物学反应，如水蛭素的药物代谢动力学研究可利用其抗凝活性进行，如凝血酶时间测定法、生色底物法和蝰蛇毒测定法等。纤溶酶原激活物利用其溶栓作用，采用纤维蛋白平板法测定。另外，还可用离体组织进行分析，如催产素采用离体子宫法。

（二）在体效应分析法

本类方法测定含药血清的体内效应来推算体内药物浓度。如胰岛素的小鼠血糖法等。

生物检定法的优点是测定药物的生物活性，包括原形药物和活性代谢物的药物效应，有临床参考价值。但此方法缺点也较突出，包括：①缺乏特异性，不能定量失去活性的代谢产物，不能区分内源性和外源性药物；②灵敏度差，为启动生物过程，药物的浓度必须在阈水平以上，低于阈水平的样品将不能被定量，从而降低了方法的灵敏度；③在体效应生物分析测定过程对实验条件的要求较严格，操作程序较多；④不同实验室的结果有很大差异性，致不同单位之间的比较难以进行。

由于受上述诸多缺陷所限及其他更精密方法的建立，生物检定法现已少用。

二、免疫测定法

该法是利用直接针对被分析蛋白质、多肽上的不同抗原决定簇部位的单克隆抗体或多克隆抗体特异地识别被分析的目标蛋白质，再以色度法、荧光法、化学发光、电化学和流式细胞仪等方法予以定量。该法系将抗原-抗体反应配以灵敏检测的方法。

（一）放射免疫测定法

放射免疫测定法（RIA）系将固定微量的标记抗原（多为 ^{125}I-Ag）和待测抗原（药物）与已知限量的抗体（Ab）起竞争性结合反应，待测抗原含量与标记抗原-抗体复合物的放射强度成反比。这是将放射性核素测量的高灵敏度和免疫学抗原-抗体结合反应的高度特异性相结合的一种超微量分析方法，方法的特异性取决于抗原的亲和力。

（二）免疫放射定量法

免疫放射定量法（IRMA）为近年发展的新方法，和 RIA 相似之处是同为竞争性蛋白结合测定法，但不同的是 IRMA 将已知的特异性单克隆抗体包被在固相载体上，形成固相抗体（Ab），加入待测血清（含待测抗原 Ag），Ag 与固相 Ab 结合形成 Ag-Ab 复合物，再加入过量的特异性 ^{125}I 标记单克隆抗体 Ab*，形成 Ab-Ag-Ab* 夹心状复合物，故具有较高的特异性，且灵敏度亦较 RIA 高。

（三）酶联免疫吸附测定法

酶联免疫吸附测定法（ELISA）的基础是抗原或抗体的固相化及抗原或抗体的酶标记，结合在固相载体表面的抗原或抗体仍保持其免疫学活性，酶标记的抗原或抗体既保持其免疫性,又保留酶的活性。在 ELISA 法中,以双抗体夹心法测抗原应用最广泛。将已知的特异性抗体包被在固相载体上,形成固相抗体,加入含 Ag 的待测样本,Ag 与固相 Ab 结合成复合物,再加入特异性酶标抗体,后者与已形成的 Ag-Ab 复合物结合,加入酶的相应底物,根据酶催化底物显示的颜色深浅对待测物进行定性和定量(图 15-3)。

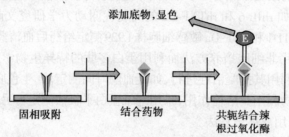

添加底物,显色

固相吸附　　　　结合药物　　　　共轭结合辣
　　　　　　　　　　　　　　　　根过氧化酶

图 15-3　ELISA 夹心分析法

目前,ELISA 法已成为一种"备选方法"而被广泛用于蛋白多肽类药物的药物动力学研究,这是由于该法具有以下优点:①高度的灵敏度(在已建立的可靠方法中具有最高的灵敏度):由于酶的催化效率很高,间接地放大了免疫学反应的结果。如白介素 -5,用双抗体夹心 ELISA 法的检测限低至 7.8pg/ml,较应用鼠 BCL1 细胞的生物检定法灵敏 10000 倍。②较高的特异性:由于应用抗原 - 抗体反应,故和生物检定法相比特异性较高,但略低于 LC-MS/MS 法。③易于操作,一致性好,快速,不使用放射性核素,无辐射源,适用于批处理。④试剂使用寿命长。⑤在大样本分析时有很好的费用效益。

免疫测定法存在以下缺点:①该法测定的是待测蛋白多肽的免疫活性而非生物活性;②该法不能对蛋白多肽作出阳性鉴定,如确切的生化组成和序列;③易受多方面因素的干扰:一种形式的干扰来自代谢产物,基因重组人干扰素(r-IFN)提供了一个极好的例证。

【案例 15-2】

在恒河猴静脉注射和皮下注射给予 r-IFN 发现,应用 ELISA 法测得的皮下注射生物利用度为 200%,明显有别于传统药物的生物利用度研究。

【案例分析】

这种非生理性的高生物利用度测定结果是可重复的。为查明其来源,静脉注射和皮下注射 ^{125}I 标记的 r-IFN,血浆样品做 SDS-PAGE 放射自显影。结果表明,两种途径均产生表观相对分子质量为 41 000~42 000、15 000~16 000 和 14 000 的蛋白带,但其比例随给药途径而不同,皮下注射后测得的放射活性中属于低分子质量的多于静脉注射给药。人们有理由怀疑,轻度降解型外源性 r-IFN 可能存在于血液循环中,这些代谢产物生成的速度和程度可能是途径依赖性的,且这些降解产物可能具有与原形药不同的处置特点,如果它们在原形药的免疫测定中具有交叉反应性,就能显著干扰生物利用度的测定。

另一种干扰来自抗体的形成,这在临床前研究尤为突出,因为给予的人蛋白对动物明显是外源性的。这些抗体可能是中和性的或非中和性的,它们可影响蛋白多肽类药物的清除和药理作用,并对其定量测定产生影响。

【案例 15-3】

研究表明,犬每天静脉注射重组人组织因子(rhTF)28 天,在第 3 周和第 4 周血样开始出现抗 rhTF 抗体,用 ELISA 法测得其血浆 rhTF 浓度异常地低于未出现抗体的第 2 周。

【案例分析】

结合蛋白的存在也能够构成蛋白多肽类药物测定的严重干扰,甚至可使直接的免疫学测定毫无价值。对于低亲和力结合蛋白的干扰可用稀释法加以克服,但样品的稀释可降低检测的灵敏度。稀释法不能克服高亲和力结合蛋白的干扰,可能需要采用抽提的方法以排除这些干扰。

免疫学测定还受基质特异的影响。生物体液以及缓冲液的不同往往能够改变蛋白的反应性,某些基质效应可通过向血清样品中加入免疫球蛋白予以处理,检测标准曲线必须用相关的生物体液加以建立。

三、放射性核素标记示踪法

放射性核素标记示踪法系在目标蛋白多肽分子上标记放射性核素,从而鉴别目标蛋白多肽与内源性蛋白多肽。因放射性核素的放射性可起到示踪作用,故该法是最常使用的研究蛋白多肽体内处置的方法。

(一) 蛋白多肽药物的放射性核素标记方法及其表征

该法需将目标蛋白多肽进行放射性核素标记,标记方法有外标法(化学联接法)和内标法(掺入法)两种。如蛋白中含有酪氨酸或赖氨酸等适宜的氨基酸,可用外标法,即将标记物如 ^{125}I 通过化学方法偶联至完整蛋白中,常用的化学方法有氯胺 T 或 Iodogen 法。在外标法不可行时,可用内标法,即将标记以 ^3H、^{14}C 或 ^{35}S 等放射性核素的氨基酸加入生长细胞或合成体系中,从而获得含放射性核素的蛋白多肽分子,但因其操作复杂而少用。

标记后的蛋白多肽在给药前必须充分予以表征,即必须测定其比放射性和放射纯度以及被标记的蛋白多肽的生物活性。比放射性过高可引起蛋白质三级结构的改变和变性,从而影响其生物活性、免疫活性和体内过程,过低则影响灵敏度。放射性纯度必须高于 95%,还必须表明标记的蛋白多肽与未标记的蛋白多肽具有相同的生物活性。

(二) 放射性核素标记示踪法的优缺点

放射性核素法具有极高的灵敏度,尤适用于药物组织分布的研究,但亦存在很多缺点,最突出的问题是它不适用于人体药物代谢动力学的研究以及特异性差。众多资料表明,蛋白多肽在体内迅速降解,测定样品总放射性不能代表原形蛋白多肽的浓度。再者,通过分解代谢释放出的标记氨基酸又可被机体重新利用,从而使得测得的结果可能代表了蛋白多肽的更新。

无论通过内标还是外标法标记的蛋白给予机体后,标记物在体内能够丢失。例如 ^{125}I 标记的蛋白质在体内可发生脱卤素而释放出游离的放射活性碘,如碘标记的人生长激素(GH)给药后数分钟血浆中即出现游离碘,给药后 60~90 分钟,游离碘已占血浆中总放射活性的绝大部分。

由上可知,测定总放射活性是不可取的,必须采用联合其他分析手段对组织中放射性活性的性质进行有效分离,才能保证测定结构的真实可靠。

四、理化分析技术

理化分析技术(physicochemical analysis techniques)主要包括色谱法、毛细管电泳、质谱法以及它们之间的联用技术。

(一) 色谱法

此法对混合物有良好的分离鉴定能力,这种方法因具有高度的特异性,能精确定量并能同时测定多种成分而在药物体内动力学分析上占有重要的地位。色谱法中最常用的是 HPLC 法,包括 RP-HPLC、SE-HPLC 和 IE-HPLC。HPLC 法具有分离效率高、分离速度快等优点,但对于多数蛋白多肽类药物而言,本法的灵敏度和选择性不够且分析时间较长,其应用较少。目前采用 HPLC 法直接进行药物动力学分析的蛋白多肽类药物只有胰岛素、生长激素等个别品种。

(二) 毛细管电泳(CE)法

此法具有分辨率高、分析时间短、样品用量少及操作简单等诸多优点。尤其是对于色谱法有挑战的大分子,如寡核苷酸和糖蛋白。蛋白多肽类药物具有扩散系数小的特点,而毛细管的柱效与样品分子的扩散系数成反比,这正好适合于此类药物的分析研究。高效毛细管电泳(HPCE)是电泳技术与色谱技术相结合的一种分析技术,以高压电场为驱动力,以类似于色谱柱的毛细管为分离通道,依样品中被测组分之间电泳淌度和分配系数的不同而达到分离目的。HPCE 分离效率高、上样量少、分析速度快,是一种灵敏的蛋白多肽类药物的分析方法,但该方法也存在检测灵敏度不足和重现性差等缺点。

(三) 质谱法(MS)

质谱法是小分子药物的主要分析方法。直到 20 世纪 80 年代末电喷雾电离(ESI)和基质辅助激光解吸电离(MALDI)两种“软电离”技术的出现,才使此法用于分析蛋白多肽类大分子物质成为可能。然而,生物样品的处理过程和生物样品中蛋白多肽类药物的含量太低都限制了其应用。将液相色谱的高分离能力与质谱的高灵敏度、强专属性结合起来的液质联用技术(LC-MS,LC-MS/MS)是近 10 年来迅速发展起来的蛋白多肽类药物体内动力学研究分析方法。这种方法具有很好的灵敏度和选择性,而且几乎是可以用于任何可电离分子的万能检测方法。因为蛋白多肽类药物常带有多电荷,其具有的 m/z 值在三级串联四级质谱仪的检测范围内。现在适于蛋白多肽类药物分析的色谱柱填充材料以进行了优化,使其在较短的时间和足够的分离峰形下达到快速溶质扩散。但有限的样本纯化、分析过程裂解和不一致的电离,将影响检测精度。随着更灵敏的 MS 仪不断上市,分析中遇到的这些问题将得到有效缓解。

思考题

1. 蛋白多肽类药物的药物代谢动力学特点及其影响因素有哪些?
2. 蛋白多肽类药物的常用给药途径有哪些? 它们各有何特点?
3. 比较常用蛋白多肽类药物分析方法的特点。

(鲁澄宇)

第十六章　手性药物的药物代谢动力学

学习要求

　　1. 掌握手性药物在吸收、分布、代谢和排泄过程中呈现对映体选择性的分子机制,自觉应用对映体选择性的药学思维去认识临床药物代谢动力学。

　　2. 熟悉手性药物药物代谢动力学相互作用的特点和机制。

　　3. 了解手性药物药物代谢动力学对映体选择性的影响因素。

第一节　手性药物相关的基本概念

一、手　性

　　在化学中,手性(chirality)是用来表示化合物分子由于组成原子的三维排列引起的结构不对称性的术语。一对互成镜像的化合物具有"对映关系",互称为"对映体(enantiomer)"。当药物分子中四面体 C、P、S 原子上连接有 4 个互不相同的基团时,该原子被称作不对称中心或手性中心,相应的药物称作手性药物(chiral drug)。分子中若含有 n 个手性中心,将产生 2^{n-1} 对对映体。对映体又称为光学异构体,是立体异构体(stereoisomer)中最常见的一大类,那些不是对映体的立体异构体称为非对映体(diastereomer)。对映体之间理化性质相同,对偏振光的偏转程度相同,但偏转方向相反,即具有相反的旋光性。

二、手性药物的表示方法

　　(一) 表示方法 I :d/l 或 +/- 系统

　　能使偏振光的偏振面按顺时针方向旋转的对映体称为右旋体(dextroisomer),在药名前用 d– 或(＋)– 表示,反之,称为左旋体(levoisomer),在药名前用 l– 或(−)– 表示。外消旋体(racemate)则是由等量的左旋体和右旋体构成,因此无旋光性。在药名前用(dl)– 或(±)–表示。这种表示方法直观地反映了对映体之间光学活性的差别,但是不能提供药物分子三维空间排列或绝对构型的信息。

　　(二) 表示方法 II :D 和 L 系统

　　易与表示旋光方向的小写字母 d 和 l 混淆。目前多限于糖和氨基酸的立体化学命名。

　　(三) 表示方法 III :R 和 S 系统

　　这种表示方法能显示药物分子的绝对构型。将手性中心连接的取代基按原子序数依次排列,a>b>c>d,把 d 置于离观察者最远的位置,然后按先后次序观察其他 3 个基团。如果轮转的方向是顺时针方向,则将该手性碳原子的构型标记为"R"(拉丁文 Rectus 的缩写,"右"的意思)。如果轮转的方向是逆时针方向,则将该手性碳原子的构型标记为"S"(拉丁

文 Sinister 的缩写，"左"的意思）。有些对映体的绝对构型目前尚未测出，因此文献中可见
（+）×××或（-）×××。图 16-1 为对映体互为镜像关系的示意图。

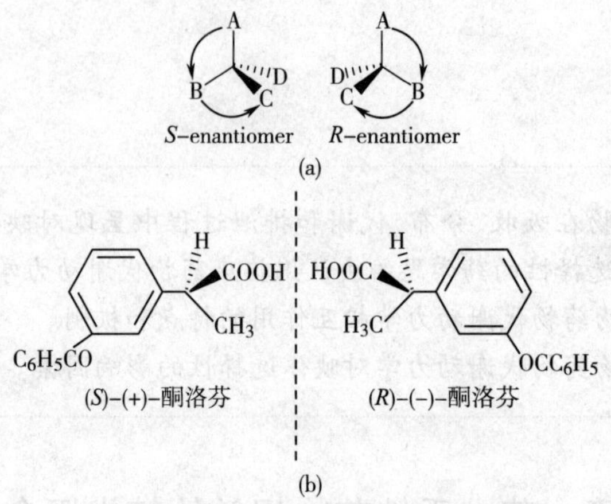

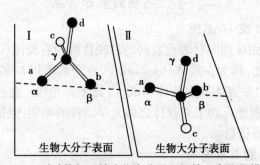

S-enantiomer   *R*-enantiomer

(a)

(*S*)-(+)-酮洛芬   (*R*)-(−)-酮洛芬

(b)

图 16-1 对映体互为镜像关系示意图

a:*R*、*S* 命名规则示意;b:酮洛芬的一对对映体

三、手 性 识 别

生物系统是由生物大分子组成的手性环境,如蛋白质、糖脂、多核苷酸、酶、受体等。这
些生物大分子是由 L- 氨基酸和 D- 糖类构成的。所谓手性识别(chiral recognition),是指手性
药物分子中的不同对映体与生物系统发生不同的相互作用。一般用"三点作用模式"来描
述手性药物与手性生物大分子的作用(图 16-2)。根据立体化学原理,手性药物的两个对映
体作用于机体后与生物大分子结合,形成不同性质的非对映体复合物,呈现作用机制和结合
力的差别,从而导致药效动力学和药物代谢动力学的对映体选择性(enantioselectivity,也称
立体选择性,stereoselectivity)。

图 16-2 对映体与手性生物大分子之间的三点作用模式

Ⅰ:手性分子的 a、b 和 c 三个基团与受体分子的活性作用点 α、β 和 γ 结合,是高活性对映体(优映体,eutomer);Ⅱ:手
性分子的 a、b 和 c 三个基团中只有 a 和 b 与受体分子活性作用点 α 和 β 结合,是低活性对映体(劣映体,distomer)

四、对映体的药理作用类型

对映体的药理作用类型包括以下几种。

(1) 药理活性相近。例如抗心律失常药普罗帕酮。

（2）药理活性的强弱程度有差异。例如抗凝剂华法林对映体活性比（S/R）为 5 左右、（–）-石杉碱甲对乙酰胆碱酯酶抑制活性是其对映体的 35 倍。

（3）药理作用主要由某一对映体产生。例如，左旋氨氯地平降压作用是右旋体的 1000倍，是外消旋体的两倍。

（4）都有治疗作用，而主要的副作用由其中一种对映体产生。例如，沙利度胺（反应停）的 R- 和 S- 对映体都有镇静作用，但 S- 对映体及其他两种代谢物具有很强的胚胎毒性和致畸作用。

（5）一种主要具有治疗作用，另一种主要产生副作用。例如，氯胺酮发挥麻醉或镇痛作用的是 S-（+）- 对映体，而兴奋中枢产生精神症状的是 R-（–）- 对映体。

（6）相反作用。例如，抗抑郁剂西酞普兰对 5- 羟色胺（5-HT）再摄取抑制的药理作用主要由 S- 对映体产生，而 R- 对映体能拮抗这种作用。

（7）药理作用类型不同，但都可作为治疗药。例如，右丙氧酚是镇痛药，左丙氧酚却是止咳药。

（8）外消旋体中单个对映体具有新的适应证。手性转换（racemic switch）是在临床已认可的外消旋体药物基础上开发单一对映体药物的技术。其临床意义：通过提高药效和选择性及降低毒副作用提高治疗指数；改善初始用药效果、延长作用时间；减少在药物代谢动力学的个体间变异或药物相互作用。例如，埃索美拉唑（esomeprazole）即奥美拉唑（S）- 对映体已上市，与外消旋体奥美拉唑相比，（S）- 对映体的药物代谢动力学较少依赖于 $CYP2C19$ 基因型，清除率个体间变异小。

（9）对映体作用的互补性。例如，反式曲马多的两个对映体具有协同镇痛作用。（+）- 对映体主要抑制 5-HT 的再摄取和加强 5-HT 的基础释放；（–）- 对映体主要抑制去甲肾上腺素的再摄取和加强刺激诱发去甲肾上腺素的释放。

第二节 对映体选择性药物代谢动力学

从立体化学角度看，外消旋体药物是混合物，这使得外消旋体药物的药效动力学和药物代谢动力学变得复杂。美国、欧盟和日本等国药政部门均要求在新药开发过程中对手性药物的研究必须深入到（R）- 和（S）- 对映体，我国在新药注册评审时也列入了手性研究内容。手性药物药物代谢动力学的对映体选择性是吸收、分布、代谢和排泄的综合结果，研究最多的是药物代谢过程的对映体选择性。近年来，手性药物与药物转运体之间相互作用和手性识别机制的研究倍受重视。

一、吸收过程中的对映体选择性

吸收过程中的对映体选择性通常是由于手性药物对映体与肠壁细胞转运体之间的对映体选择性相互作用引起。涉及的转运体包括质子偶联叶酸转运体（human proton-coupled folate transporter，PCFT）、PEPT1、P-gp 和 MRP 等。

例如，抗白血病药氨基蝶呤（aminopterin，AMT）的小肠吸收呈现对映体选择性，这与PCFT 的手性识别机制有关。21 名银屑病患者口服 L-AMT 和 L/D-AMT（L-AMT 等剂量），D-AMT 在血浆中未检测到，L-AMT 与 L/D-LMT 口服生物等效。利用 PCFT 转基因细胞

（PCFT-HEK293 细胞）研究两种对映体的转运动力学，发现 V_{max} 无对映体选择性，但 K_m 呈现强烈的对映体选择性（L- 对映体优先转运）。

应用人结直肠腺癌细胞（human colonic carcinoma cell line，Caco-2 细胞）体外吸收模型，可以模拟人体小肠上皮研究手性药物对映体的跨膜转运。研究者以 Caco-2 细胞为模型，发现人参皂苷 Rh_2（Ginsenoside Rh_2）在小肠吸收存在对映体选择性，（R）- 对映体的吸收明显差于（S）- 对映体（图 16-3）。

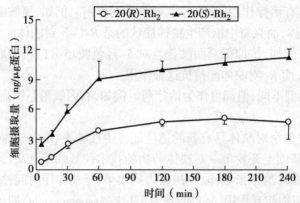

图 16-3 人参皂苷 Rh_2 经 Caco-2 细胞摄取的对映体选择性

注：人参皂苷 Rh_2 底物浓度为 $10\mu mol/L$，$n=4$，数据以平均值表示

利用 Caco-2 细胞模型，发现有多个外排转运蛋白如 P-gp、MRP 等参与西替利嗪（cetirizine）对映体的吸收转运。西替利嗪的转运存在对映体选择性，吸收方向 R- 西替利嗪的表观渗透系数（apparent permeability coefficient，Papp）大于 S- 对映体，分泌方向差异恰好相反。

头孢氨苄（cefalexin）的胃肠道吸收呈现高度的对映体选择性。l- 头孢氨苄和 d- 头孢氨苄均被刷状缘小肠上皮细胞吸收，PEPT1 起到重要作用。l- 对映体经历了迅速的小肠代谢，而 d- 对映体以原形形式吸收。因此，口服头孢氨苄后在血清和尿液中未能检测到 l- 对映体。

二、分布过程中的对映体选择性

影响药物分布的两个重要因素是药物的亲脂性和血浆 / 组织蛋白结合，前者无对映体选择性，而后者则具有明显的对映体选择性。表 16-1 列举了与血浆蛋白的结合可产生对映体选择性的几种手性药物。

表 16-1 血浆蛋白结合呈现对映体选择性的手性药物

酸性药物	对映体游离浓度比	碱性药物	对映体游离浓度比
布洛芬	1.70（$S:R$）	普萘洛尔	0.87（$S:R$）
氟比洛芬	0.58（$S:R$）	维拉帕米	1.72（$S:R$）
戊巴比妥	0.72（$S:R$）	美沙酮	0.74（$S:R$）
苯丙香豆素	0.67（$S:R$）	美西律	1.43（$S:R$）
依托度酸	4.40（$S:R$）	丙吡胺	0.30（$S:R$）

对映体与血浆蛋白结合的对映体选择性可能与血浆蛋白类型有关。例如，(R)-普萘洛尔对映体与 α_1-酸性糖蛋白的结合小于(S)-对映体；而它对白蛋白的结合则大于(S)-对映体。在整个血浆蛋白结合过程中，由于与 α_1-酸性糖蛋白结合起决定作用，导致了(R)-对映体与血浆蛋白结合小于(S)-对映体。

对映体与组织中蛋白亲和力的差异可导致手性药物分布的差异。有人研究了尼莫地平（nimodipine）在大鼠体内的组织分布，发现在主要的效应器官中，(S)-对映体的浓度高于(R)-对映体。在心脏和大脑中，对映体浓度比值(S/R)为 2.23 和 1.97 倍，在小脑中仅检测到(S)-对映体。在主要消除器官中(R)-对映体的浓度高于(S)-对映体的浓度。在肾、脾和肝中，(R)-对映体与(S)-对映体浓度比值(R/S)分别为 1.57、3.69 和 4.20 倍。有人研究了择期剖宫产硬膜外麻醉孕妇中布比卡因（bupivacaine）通过胎盘屏障分布的对映体选择性，发现合用肾上腺素的受试者中布比卡因从母体到胎儿的胎盘转运无对映体选择性，而未合用肾上腺素的受试者中呈现(S)-$(-)$-对映体优先转运的对映体选择性（表 16-2）。

表 16-2　布比卡因对映体通过胎盘分布的对映体选择性

	受试者人数	脐静脉血药浓度与孕妇静脉血药浓度的比值	
		(R)-$(+)$-对映体	(S)-$(-)$-对映体
合用肾上腺素	10	0.32（0.23~0.47）	0.33（0.23~0.48）
未合用肾上腺素	9	0.35（0.24~0.50）	0.40（0.27~0.53）[*△]

注：*$P<0.05$，Wilcoxon 成对检验对映体药物之间的差异。$P<0.05$，Mann-Whitney 未成对检验合用肾上腺素组和未合用肾上腺素组的差异。表内数据以中位数、95% 置信区间表示

OATP2B1 是主要表达在肝窦状隙膜的摄取型转运体，对药物在肝内的浓集和摄取有重要作用。已有研究证明 OATP2B1 呈现对非索非那定（fexofenadine）(S)-$(-)$-对映体优先转运的对映体选择性（$S>R$）。这些对映体与转运体相互作用和手性识别机制的研究，使得人们对手性药物药物代谢动力学的认识越来越深入。

三、代谢过程中的对映体选择性

代谢过程中的对映体选择性可分为 3 类：底物对映体选择性（substrate enantioselectivity）、产物对映体选择性（product enantioselectivity）和底物-产物对映体选择性（substrate-product enantioselectivity），其中最常见的是前面两种。

（一）底物对映体选择性

底物对映体选择性指的是手性药物对映体在相同条件下被药物代谢酶代谢时出现的质（代谢途径）和量（代谢速率）的差异。目前，在已研究的绝大多数手性药物中，都表现出不同的底物对映体选择性，主要集中在 CYP 参与的氧化代谢反应和 II 相代谢酶参与的结合反应。

例如，沙丁胺醇经人磺基转移酶 1A3 介导发生硫酸酯化（二相代谢），V_{max}、K_m 和 CL_{int} 的对映体比值(R/S)分别为 0.9、0.1 和 8.9，呈现(R)-沙丁胺醇优先代谢的对映体选择性。(S)-华法林在人体内主要进行 7-羟化代谢，而(R)-华法林则主要进行 6-羟化和酮基还原反应。$(-)$-西氯他宁主要通过葡萄糖醛酸化生成$(-)$-葡萄糖醛酸苷，而$(+)$-西氯他宁主要通过硫

酸酯化生成(+)-硫酸酯。

手性药物可能经几条代谢途径同时以不同的对映体选择性代谢,因而内在清除率的对映体选择性反映的是各种不同酶选择性代谢的综合结果。例如,奥美拉唑(omeprazole)在人体内主要经 CYP2C19 和 CYP3A4 代谢(图 16-4)。经 CYP2C19 羟化代谢的速率呈现对映体选择性($R>S$),而经 CYP3A4 磺化和脱甲基化的速率呈现相反的对映体选择性($S>R$)。在CYP2C19 快代谢者中,奥美拉唑代谢总的对映体选择性为(R)>(S),而在 CYP2C19 慢代谢者中,代谢的对映体选择性则相反。

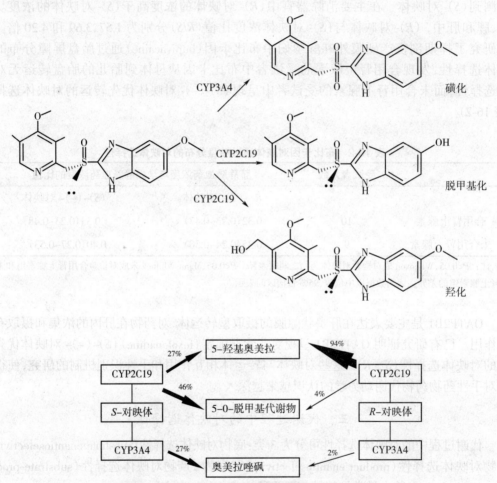

图 16-4 奥美拉唑的药物代谢途径及对映体选择性

(二) 产物对映体选择性

产物对映体选择性是指非手性药物(前手性药物)代谢形成一个新的手性中心,并以不同的速率形成对映体。

许多具有前手性中心或手性面的分子在代谢过程中可产生手性原子,如酮的还原、亚甲基氧化、叔胺氧化、双键还原和硫化物氧化等过程。氟哌啶醇、苯妥英、异喹胍和阿米替林等药物的代谢都存在产物对映体选择性。氟哌啶醇在肝和血中,99% 以上还原代谢为(S)-对映体。苯妥英的苯环对位羟化和异喹胍的 4-羟化反应均倾向生成(S)-对映体。

引起产物对映体选择性可能是不同同工酶的作用。例如,抗精神病药利培酮(risperidone)本身无手性,但在人体内可代谢生成具有药理活性的手性产物 9- 羟基利培酮(图 16-5)。该化合物已作为新药上市,通用名为帕利哌酮(paliperidone)。(+)-9- 羟基利培酮主要由 CYP2D6 催化生成,而(−)-9- 羟基利培酮则由 CYP3A4 催化生成。(+)-9- 羟基利培酮的代谢生成速率要高于(−)-9- 羟基利培酮。在 CYP2D6 快代谢者中, (+)-9- 羟基利培酮的血药浓度要高于(−)-9- 羟基利培酮。

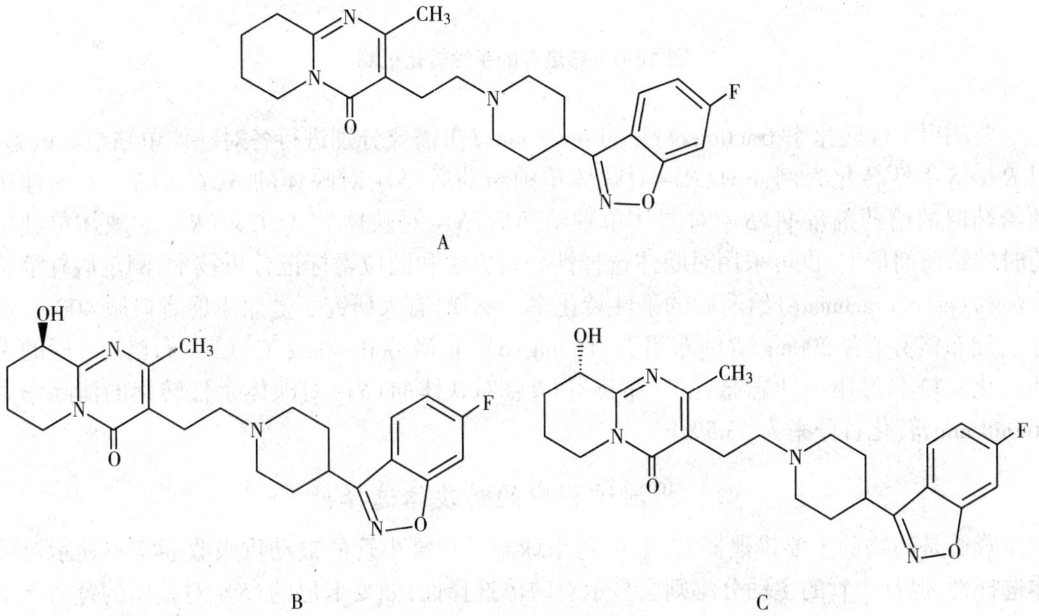

图 16-5 利培酮和 9- 羟基利培酮的化学结构

A. 利培酮(前手性);B、C. 9- 羟基利培酮的两个对映体

(三) 手性转化

手性药物在体内经酶促反应,其中的一个对映体转化为另一个对映体,这种对映体间的转化现象称为手性转化(chiral inversion)。

最典型的例子是某些非甾体抗炎药物 α- 芳基丙酸类如布洛芬、酮洛芬、非诺洛芬等,其(S)-(+)- 对映体具有生物活性(优映体),(R)-(−)- 对映体无生物活性(劣映体),但在体内可单向转化为(S)-(+)- 对映体。以布洛芬的手性转化为例说明。布洛芬的 I 相和 II 相代谢都对(S)-(+)- 对映体具有优先选择性,但口服或静脉注射外消旋体布洛芬后,都发现(R)-(−)- 对映体的 AUC 值低于(S)-(+)- 对映体,(R)-(−)对映体的表观清除率快于(S)-(+)- 对映体,显然这样的结果不是由于(S)-(+)- 对映体比(R)-(−)- 对映体消除慢,而是由于手性转化这一特殊代谢形式的存在,使得不断地有(R)-(−)- 布洛芬向(S)-(+)- 布洛芬转化。相对于其他代谢途径,手性转化代谢途径对布洛芬各对映体在生物体内的药物代谢动力学有着举足轻重的影响。

布洛芬的手性转化机制如图 16-6 所示:CoA 合成酶选择性地将(R)-(−)- 对映体先转化

为 CoA 硫酯而成为中间体,后者在乙酰基 α 位可发生脱质子和重新质子化的差向立体异构化,再水解生成 (S)-$(+)$- 对映体。由于 S 型不是 CoA 合成酶的底物,故形成了由 R 型向 S 型而不是 S 型向 R 型的单向转化。

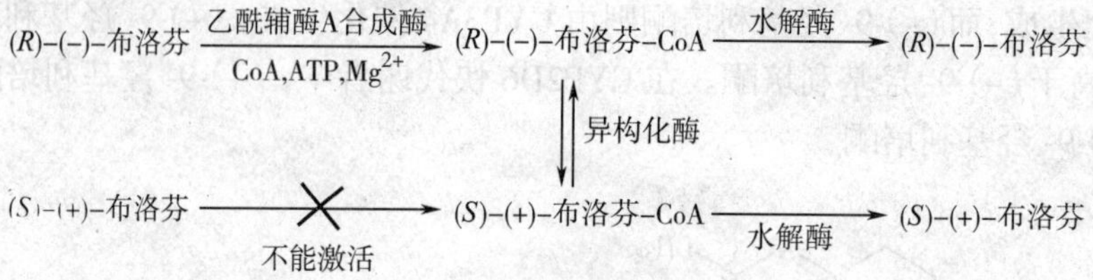

图 16-6 布洛芬的手性转化机制

要测得手性转化率(fraction of chiral inversion,F_i),需要分别进行各对映体单独给药试验。以 $R \to S$ 手性转化为例,F_i=[(R)- 对映体单独给药后 (S)- 对映体的 $AUC \times (S)$- 对映体单独给药时的给药剂量]/[(S)- 对映体单独给药后 (S)- 对映体的 $AUC \times (R)$- 对映体单独给药时的给药剂量]。也可采用对映体选择性分析方法和同位素标记分析技术,测定假外消旋体药物(pseudoracemate)给药后的手性转化率。例如,有人研究了健康志愿者口服 400mg 假外消旋布洛芬 [含 200mg(R)- 布洛芬、160mg(S)- 布洛芬和 40mg^{13}C-(S)- 布洛芬] 后的手性转化。12 名健康男性志愿者中,布洛芬(R)- 对映体向(S)- 对映体手性转化的清除率为 36.0ml/min,转化百分率为 53.5%。

四、排泄过程中的对映体选择性

肾脏是药物的主要排泄器官,其中肾小球滤过和肾小管的被动重吸收通常不显示对映体选择性,但肾小管的主动分泌则会显示对映体选择性,如妥卡尼的 (S)- 对映体的肾清除率为 1.70ml/(kg·min), (R)- 对映体为 2.62ml/(kg·min)。16 名中国汉族健康志愿者服用 20mg 普萘洛尔后,(R)-$(+)$- 普萘洛尔葡醛酸苷和 (S)-$(-)$- 普萘洛尔葡醛酸苷的 24 小时累积尿排泄总量分别为 (2.95 ± 0.61)μmol 与 (5.65 ± 0.98)μmol$(S>R)$。比索洛尔、福莫特罗、氯喹、丙吡胺、奎宁和奎尼丁等经肾小管主动分泌也呈现对映体选择性。

肾小管上皮细胞表达有机阳离子转运蛋白家族 OCTs、有机阴离子转运蛋白家族 OATs 和有机阴离子转运多肽家族 OATPs。它们能够主动转运极性的外源性和内源性的有机离子。将营养物质重吸收回血液而将外源性物质分泌到肾小管。还发现 ATP 结合转运蛋白如 P-gp、MRPs,它们将一些相对疏水性的化合物和结合物外排到肾小管。这些转运蛋白都有一定的转运底物特异性,是肾排泄对映体选择性产生的主要原因。

分子细胞膜亲和色谱法(molecule cellular membrane affinity chromatography,CMAC)可用于研究人有机阳离子转运蛋白 1(hOCT1)与对映体之间的手性识别差异。hOCT1 存在 G465R 和 R488M 的单核甘酸多态性,这两种突变转运蛋白的转运活性下降。以分别键合野生型 hOCT1、hOCT1-G465R 和 hOCT1-R488M 的固定相制备亲和色谱柱 CMAC$_{hOCT1}$、CMAC$_{hOCT1(G465R)}$ 和 CMAC$_{hOCT1(R488M)}$,以 1- 甲基 -4- 苯基吡啶离子($[^3H]$ MMP$^+$)作为同位素标记配体,可用于考察药物对映体与 3 种固定相的亲和力。研究发现,(S)-$(-)$- 维拉帕米与上述 3 种固定相的亲和力(K_d)分别为 3.46μmol/L、2.84μmol/L 和 8.12μmol/L。

(R)-(+)-维拉帕米与上述 3 种固定相的 K_d 分别为 0.04μmol/L、0.05μmol/L 和 1.82μmol/L。K_d 值的对映体比值(S/R)分别为 86.5、56.8 和 4.46,证明(R)-(+)-维拉帕米是 hOCT1 的优映体。

在药物胆汁清除过程中也涉及主动转运机制,同样可能存在对映体选择性。例如,酮洛芬在人体内经代谢后有 90% 以结合物形式经尿液排泄,但在大鼠体内该结合物主要经胆汁分泌,胆汁中对映体浓度比值(S/R)约为血浆中 S/R 的 2 倍,可见酮洛芬在大鼠中的胆汁分泌存在对映体选择性($S > R$)。

药物经唾液腺排泄可能呈现对映体选择性。例如,9 名精神或神经发育障碍的儿童患者接受口服利培酮治疗(一天 2 次,每次 0.01~0.07mg/kg)至少 4 周。活性代谢物 9- 羟基利培酮的血药浓度呈对映体选择性(右旋体 > 左旋体),但在唾液中的药物浓度未呈现对映体选择性(图 16-7),提示药物经唾液腺排泄呈现左旋体优先排泄的对映体选择性。

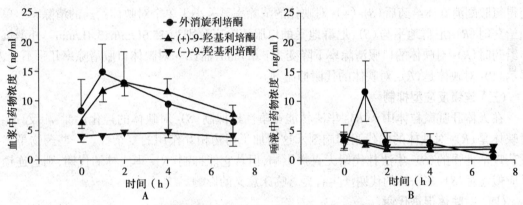

图 16-7 9- 羟基利培酮对映体在儿童患者血浆和唾液中的药物浓度
A. 血浆;B. 唾液。数据以 *mean* ± *SD* 表示

第三节 手性药物的药物代谢动力学相互作用

虽然人们已开始认识到手性药物各对映体的药效学或药物代谢动力学可能不同,但在许多相互作用的研究中外消旋体药物仍被当作单一化合物来处理,这样得到的研究结果可能与药物实际的疗效和不良反应的发生情况不一致,甚至会错误地指导临床用药;而引入对映体选择性概念后,就容易理解这些不一致现象。手性药物的药物代谢动力学相互作用,也称为手性药物相互作用(chiral drug interaction),包括对映体 - 对映体的相互作用、对映体与其他合用药物的相互作用。

一、对映体 - 对映体的相互作用

对映体 - 对映体之间的相互作用是令人感兴趣的,因为许多研究发现这种相互作用与一些药品不良反应、疗效改变以及增加相互作用的复杂性密切相关。代谢过程中的相互作用可分为以下几种类型。

(一)双向型抑制

双向型抑制指的是对映体之间存在相互的代谢抑制作用。例如,(R)- 普罗帕酮可竞争性地抑制(S)-对映体经人肝 CYP2D6 的代谢。由于(S)-对映体血药浓度的升高和 β 受体阻断作用存在明显相关性，因此对映体-对映体的相互作用可导致服用外消旋普罗帕酮比等量(S)-对映体表现出更明显的 β 受体阻断作用。而这种作用在 CYP2D6 慢代谢者中尤为突出，更易引起不良反应。我们还观察到普罗帕酮经 CYP3A4 和 CYP1A2 的代谢呈现对映体-对映体相互作用。

西沙必利在人肝微粒体中的代谢有对映体互相抑制现象，$(-)$-对映体对$(+)$-对映体的抑制作用更强。贝尼地平在大鼠肝微粒体中的代谢有对映体相互抑制现象，$(-)$-对映体对$(+)$-对映体的抑制作用更强，$(+)$-对映体是优映体，因此，贝尼地平以外消旋体给药较好。

（二）单向型抑制

单向型抑制指的是一个对映体对另一个对映体的代谢有抑制作用，但是其自身的代谢不会被另一对映体所抑制。例如，(R)-$(-)$-氯胺酮对映体能抑制(S)-$(+)$-对映体的代谢，使得氯胺酮消旋体给药后(S)-$(+)$-对映体的清除率显著小于单个对映体给药的清除率。单独给药时(R)-尼群地平与(S)-尼群地平的口服清除率分别为 15.6L/min、3.4L/min。外消旋体给药时(R)-对映体的口服清除率下降变为 6.6L/min，而(S)-对映体口服清除率几乎不变，提示(S)-对映体是(R)-对映体的代谢抑制剂。

（三）连锁反应型抑制

在人体肝脏微粒体中，(R)-华法林能竞争性地抑制(S)-对映体的羟化代谢，相反(S)-对映体是(R)-对映体的弱代谢抑制剂。这增加了药物相互作用的复杂性。一些药物虽然对药理活性强的(S)-华法林代谢无直接影响，但若它能抑制(R)-华法林的代谢，则会连锁反应似地对(S)-华法林的代谢产生有显著临床意义的影响。

（四）对映体促进代谢

齐留通的(R)-对映体不能在犬微粒体中被葡醛酸化代谢，但它可以促进(S)-对映体的葡醛酸结合反应。

若劣映体副作用少，且能抑制优映体的清除，那么这种相互作用是有益的，并且临床上该药可以继续以外消旋体给药（例如贝尼地平）。这样不仅可提高优映体的疗效，而且也无须为开发一个纯对映体而投入较大费用。对于氯胺酮而言，虽然(R)-$(-)$-对映体抑制(S)-$(+)$-体（优映体）的清除，但副作用（致幻现象等）主要由(R)-$(-)$-体（劣映体）引起。因此，单独使用(S)-$(+)$-氯胺酮更加安全。

人体内对映体-对映体相互作用往往需要进行单个对映体和外消旋体分别给药的临床试验才能探知。

【临床案例 16-1】

由图 16-8 可知，健康志愿者口服 20mg 硫酸反苯环丙胺外消旋体后，$(-)$-对映体的药-时曲线明显覆盖了口服 10mg$(-)$-对映体后$(-)$-对映体的药-时曲线（AUC 的算术平均值分别为 197ng·h/ml 和 130ng·h/ml），而口服 20mg 外消旋体后与口服 10mg$(+)$-对映体后$(+)$-对映体的药-时曲线几乎重叠（AUC 的算术平均值分别为 26ng·h/ml 和 28ng·h/ml）。

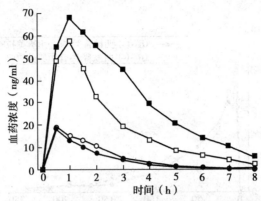

图 16-8　6 名志愿者口服硫酸反苯环丙胺单个对映体和外消旋体后的药 - 时曲线

■口服 20mg 外消旋体后（−）- 对映体的药—时曲线；□口服 10mg（−）- 对映体后（−）- 对映体的药 -
时曲线；●口服 20mg 外消旋体后（+）- 对映体的药 - 时曲线；○口服 10mg（+）- 对映体后（+）- 对映体
的药 - 时曲线；数据以平均值表示

【案例分析】

　　硫酸反苯环丙胺外消旋体给药后，发生了对映体 - 对映体的药物代谢动力学的相互作用，（+）- 对映体对（−）- 对映体的消除有单向抑制作用，使得（−）- 对映体的消除减慢。

二、对映体 - 其他并用药物的相互作用

（一）关注活性对映体的代谢是否改变

　　外消旋体药物与其他并用药物发生相互作用时，若活性对映体的代谢发生显著改变，则应注意调整外消旋体药物的剂量；若活性对映体药物代谢动力学未发生明显改变，则相互作用往往缺乏临床意义。例如，合用抗痛风药苯溴马隆可增加华法林抗凝活性，其机制是苯溴马隆立体选择性地抑制活性对映体(S)- 华法林经 CYP2C9 的 7- 羟化。两药合用时，华法林的剂量应减少 30%~60%。

　　心力衰竭患者如果在使用卡维地洛的同时合用抗抑郁药氟西汀，能使卡维地洛的总体血药浓度升高，但并不引起卡维地洛的药效增强。原因是氟西汀对映体选择性地抑制(R)-(+)- 卡维地洛经 CYP2D6 的代谢，而对(S)-(−)- 对映体（优映体）的氧化代谢影响不明显。

（二）关注药物代谢动力学的对映体选择性是否改变

　　药物相互作用可能改变药物代谢动力学的对映体选择性，因此，研究者可通过相互作用的临床研究来探索某种药物代谢酶或转运蛋白与药物之间是否存在手性识别机制。

　　有人研究了健康志愿者中抗抑郁剂西酞普兰 20mg 口服单剂量药物代谢动力学的对映体选择性，并考察了多剂量合用药物奥美拉唑（每天 20mg，连服 18 天）对西酞普兰对映体选择性的影响。结果发现，未合用奥美拉唑时，血浆中主要存在的是(R)-(−)- 西酞普兰，AUC 的对映体比值(S/R) 为 0.53。合用奥美拉唑后，(S)-(+)- 西酞普兰的血药浓度增加了 120%，而 AUC 的对映体选择性差异消失（图 16-9）。机制是奥美拉唑选择性地抑制了(S)-(+)- 西酞普兰经 CYP2C19 的代谢。

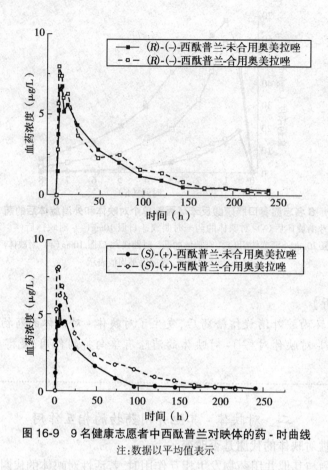

图 16-9 9 名健康志愿者中西酞普兰对映体的药 - 时曲线

注：数据以平均值表示

第四节 手性药物的药物代谢动力学对映体选择性的影响因素

一、遗 传 因 素

某些手性药物的药物代谢动力学呈现对映体选择性，而且与药物代谢酶的遗传多态性密切相关。在不同基因型和表型的人群中，对映体血药浓度及其比值可能不同。例如，在快代谢者中美托洛尔(S)- 对映体的血浆浓度和 AUC 均高于(R)- 对映体的值，但在慢代谢者则相反，结果使得在快代谢者体内优映体在"总"血浆浓度中的比例大于慢代谢者中的比例，这可用来解释浓度 - 效应关系为什么会随代谢类型发生改变。

在药物代谢表型分型试验(phenotyping)中，生物样本中对映体浓度或者对映体浓度比值有时可以作为探针。例如，通常以口服 100mg 外消旋体美芬妥英(mephenytoin, MP)为探药，以服药后 8 小时内 4'- 羟基美芬妥英(4'-OH-MP)尿排泄量 / 剂量比值来划分 CYP2C19 表型。也可利用 MP 代谢的对映体选择性差异，来判断 CYP2C19 表型。(R)-MP 主要通过脱甲基生成 5- 苯基 -5- 乙基乙内酰脲(PEH)。(S)-MP 主要经 CYP2C19 介导，发生芳香基对位羟化，快速代谢为 4'-MP。测定服药后尿中 MP 对映体浓度的比值，以 S/R 比值 0.95 为分界值(antimode)，$S/R > 0.95$ 为慢代谢表型，$S/R < 0.95$ 为快代谢表型。

代谢酶的基因型与手性药物相互作用程度密切相关。例如,在 CYP2D6 慢代谢者中,口服 100mg 酒石酸美托洛尔的 AUC 无对映体选择性差异,合用口服苯海拉明后,AUC 也没有对映体选择性差异即 R/S 比值为 1.0(图 16-10)。但在 CYP2D6 快代谢者中,AUC 有对映体选择性差异(R/S 比值为 0.67,$P<0.05$),合用苯海拉明后 AUC 的对映体选择性差异变得无统计学意义。机制分析:CYP2D6 优先代谢(R)- 美托洛尔,在快代谢者中表现明显,所以快代谢者中美托洛尔的代谢呈现 $R>S$ 的对映体选择性。合用 CYP2D6 抑制剂苯海拉明后,快代谢者体内 CYP2D6 对(R)- 对映体的选择性代谢被抑制,导致代谢的对映体选择性降低。

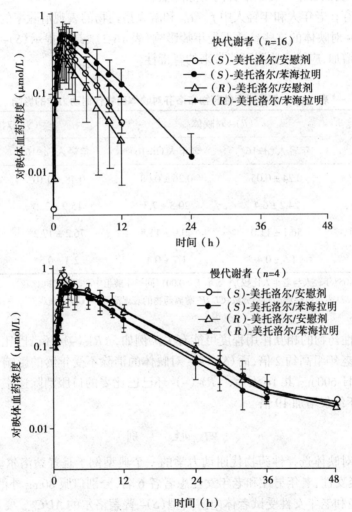

图 16-10 合用苯海拉明对美托洛尔对映体药 - 时曲线的影响

注:受试者为健康绝经前妇女,其中 CYP2D6 快代谢者 16 名,慢代谢者 4 名。美托洛尔给药剂量:单剂量 100mg;苯海拉明给药剂量:一天 3 次,每次 50mg,连服 5 天。数据以 $mean \pm SD$ 表示

二、种属差异

根据动物的对映体选择性药物代谢动力学结果来推测人体内动力学时,应考虑到可能

存在种属差异。例如,在大鼠中(S)-维拉帕米对映体的蛋白结合率高于(R)-对映体,而在人和比格犬中与血浆蛋白结合的对映体选择性与大鼠体内相反。卡洛芬的葡醛酸结合反应在鼠中有显著的对映体选择性,(R)-卡洛芬的结合速率明显高于(S)-卡洛芬,而在人体内几乎无对映体选择性。酮洛芬 $R \rightarrow S$ 的手性转化,在大鼠 >80%,兔为 10%,人很少。

三、年 龄

年龄可能对对映体的药物代谢动力学产生不同的影响。如健康年轻受试者和老年受试者单剂量或多剂量口服 37mg 右旋酮洛芬氨丁三醇盐(相当于 25mg 右旋酮洛芬)。与年轻受试者相比,老年受试者中右旋酮洛芬的消除降低。

(S)-布洛芬在老年人和年轻人中 f_u、$t_{1/2}$ 和游离型药物的表观清除率的差异均具有统计学意义,而 (R)-对映体的这些参数不受年龄影响(表 16-3)。结果提示 (S)-对映体在老年人中的血浆暴露增加,应注意监测可能带来的肾毒性。

表 16-3 年龄对手性药物布洛芬对映体药物代谢动力学的影响

参数	(R)-对映体		(S)-对映体	
	年轻人($n=16$)	老年人($n=16$)	年轻人($n=16$)	老年人($n=16$)
$f_u(\%)$	0.24 ± 0.05	0.26 ± 0.08	0.48 ± 0.10*	0.64 ± 0.20*†
CL_U/F(1/min)	24.2 ± 6.4	20.3 ± 7.3	15.9 ± 2.2*	11.5 ± 4.1*†
CL/F(ml/min)	56.1 ± 11.0	49.9 ± 11.8	76.2 ± 17.2*	69.2 ± 15.5*
$t_{1/2}$(h)	1.5 ± 0.4	1.7 ± 0.4	2.3 ± 0.5*	3.0 ± 0.7*†

注:†表示 $P < 0.05$(年轻人与老年人比较);* 表示 $P < 0.001$(同一年龄组中对映体之间比较)
数据以 $mean \pm SD$ 表示。f_u:游离药物分数;CL_U/F:游离药物的表观清除率;CL/F:表观清除率;$t_{1/2}$:消除半衰期

年龄与手性药物的相互作用程度可能有关。例如,(R)-$(-)$-环己巴比妥的口服消除速率在青年组比老年组高约 2 倍,而 (S)-$(+)$-对映体的消除不受年龄的影响。当给予药酶诱导剂利福平每日 600mg,共 14 天后,(R)-$(-)$-环己巴比妥的口服消除速率在青年组增加了89 倍,而在老年组仅增加 19 倍。

四、性 别

性别影响对映体选择性药物代谢动力学的一个典型例子是普萘洛尔。24 名受试者中年轻男性、年轻女性、老年男性和老年女性患者各 6 名,分别口服 80mg 外消旋普萘洛尔片。结果发现,年轻和老年女性受试者体内游离型 (S)-普萘洛尔的 $AUC_{0~8h}$ 要显著低于游离型(R)-普萘洛尔的 $AUC_{0~8h}$,但在男性受试者中游离型普萘洛尔对映体的 $AUC_{0~8h}$ 无对映体选择性差异(图 16-11)。

性别对手性药物代谢过程中相互作用的影响可用苯海拉明 - 美托洛尔的相互作用研究说明。健康年轻女性 CYP2D6 快代谢者中合用苯海拉明能使优映体 (S)-美托洛尔的 AUC增加 84%;但在健康年轻男性 CYP2D6 快代谢者中合用苯海拉明仅使 (S)-美托洛尔的 AUC增加 45%,性别之间的差异具有统计学意义($P<0.009$)。提示在合用 CYP2D6 抑制剂苯海拉

明的情况下,不同性别之间假如使用相同剂量的口服美托洛尔,会造成女性患者中的药理作用增强或不良反应增加。

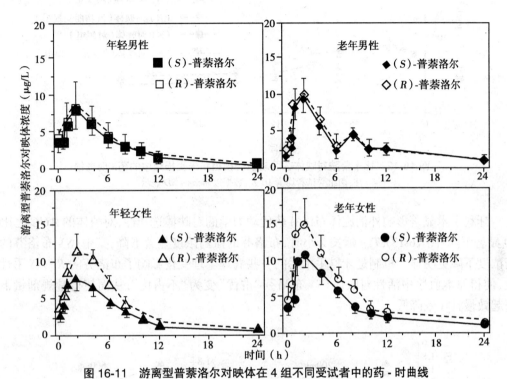

图 16-11 游离型普萘洛尔对映体在 4 组不同受试者中的药 - 时曲线

注:年轻男性、年轻女性、老年男性和老年女性受试者各 6 名。普萘洛尔口服剂量为 80mg。数据以 *mean* ± *SD* 表示

五、疾病状态

肝病患者的肝药酶活性、肝血流量和肝细胞功能都可能下降,这对于首关代谢显著且有对映体选择性差异的外消旋体药物如维拉帕米、卡维地洛等,会导致不同于正常人的药物代谢动力学对映体选择性。肝硬化患者与正常健康人比较,前者药物代谢动力学的对映体选择性程度一般有所降低。

然而,需要注意的是,外消旋体药物在肝功能受损人群中使用的临床结果与优映体的药物代谢动力学密切相关,需要开展与肝功能正常人群的对比研究才能确定是否需要调整用药方案。例如,比卡鲁胺是治疗前列腺癌的一种外消旋药物。有人研究了肝功能受损人群和正常人群中单剂量口服比卡鲁胺片的手性药物代谢动力学。试验组为 10 名肝硬化或纤维化脂肪肝男性患者,对照组为 10 名肝功能正常的男性受试者。比卡鲁胺在两组受试者中的药 - 时曲线见图 16-12。与(*R*)– 对映体相比,(*S*)– 对映体在两组中的血药浓度要低得多。(*R*)– 对映体的药物代谢动力学不受肝功能受损的影响,而(*S*)– 对映体在肝功能受损组中的血药浓度显著降低。比卡鲁胺的抗雄激素治疗作用几乎是(*R*)– 对映体产生的,(*S*)– 对映体的药理活性很低,因此,对于肝功能受损患者,比卡鲁胺的临床剂量无须调整。

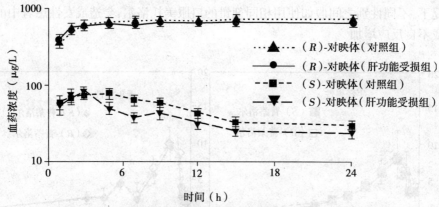

图 16-12 比卡鲁胺对映体在肝功能受损组和未受损组中的药 - 时曲线

注：两组受试者均为 10 人，数据以 $mean \pm SD$ 表示

牙科手术显著影响外消旋体布洛芬药代动力学的对映体选择性，对映体的 AUC 之比(S/R)显著下降（图 16-13），T_{max} 延长 2 小时，布洛芬的血药浓度显著下降，其中(S)- 布洛芬的血药浓度下降更明显。机制是牙科手术后的一些病理生理变化影响了布洛芬的 $R \rightarrow S$ 手性转化，使得原本血浆中活性对映体(S)- 布洛芬"占优"变为"不占优"，从而使得常规剂量下镇痛起效慢且疗效降低。

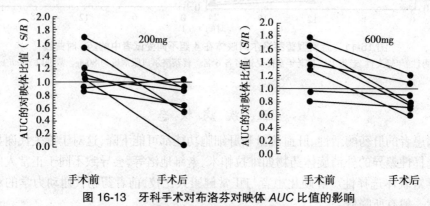

图 16-13 牙科手术对布洛芬对映体 AUC 比值的影响

注：受试者在术前 1 周、术后首次感到轻至中度疼痛后口服外消旋布洛芬，其中 7 名受试者口服 200mg 布洛芬，另 7 名受试者口服 600mg 外消旋布洛芬

六、给药途径和药物剂型

对映体选择性的药物代谢动力学还受给药途径的影响。假如一个外消旋体药物的肝抽提比高，并具有对映体选择性首关效应，那么不同给药途径（口服与注射给药）将会导致优映体与劣映体比例的不同。这种现象已见于维拉帕米、普萘洛尔和美托洛尔。例如，由于维拉帕米(S)- 对映体首关效应超过(R)- 对映体，故(S)- 对映体血药浓度较低，静脉注射维拉帕米消旋体后 S/R 比为 0.56，而口服仅为 0.23。

对于外消旋体药物的生物等效性评价，仅测血浆药物总浓度，可能无法真实地表征优映体的药物代谢动力学以及药物的生物等效性。一般认为，若对映体药效的种类和强度均相同,则在生物等效性评价时只测定总浓度是可以的。当主要由一种对映体产生药效时(如维拉帕米、普萘洛尔),或一种对映体影响另一种对映体的药物代谢动力学和药效学(如华法林),或非活性对映体转化为活性对映体时(如布洛芬),宜测定活性对映体。特别是在优对映体的浓度占总浓度份额较小时,更应测定优对映体浓度,这样才能较好地反映活性成分浓度与效应的相关性。

例如,依托度酸的优对映体的 AUC 仅为劣对映体的 1/10,总浓度的药 - 时曲线主要表征劣对映体,显然常规的总浓度评价方式是有缺陷的(表 16-4)。

表 16-4 总剂量相等的 3 种给药方法下依托度酸的生物等效性

给药方法	C_{max}(mg/L)		生物等效性结果判断	
	(R,S)- 依托度酸	(S)- 对映体	按 (R,S)- 依托度酸计算	按 (S)- 对映体计算
A	35.0 ± 6.0	7.55 ± 1.93	A,B>C	A>B>C
B	34.1 ± 6.1	6.25 ± 1.63		
C	27.0 ± 4.5	4.01 ± 1.14		

注:给药方法 1:单剂量口服 400mg 依托度酸。给药方法 2:每隔 8 分钟给药一次,每次 80mg,连续给药 5 次。给药方法 3:每隔 9 分钟给药一次,每次 40mg,连续给药 10 次

第五节 生物样品中手性药物的对映体选择性测定

常规的药物分析方法无法测得对映体浓度,也就无法探究手性药物的体内过程。在开展手性药物药物代谢动力学研究时,必须建立生物样品中对映体测定方法。

快速发展的手性色谱技术(chiral chromatography)包括手性气相色谱法、手性高效液相色谱法和手性毛细管电泳。对映体拆分的基本原理就是采用某种技术使对映异构体变成非对映异构体,后者具有不同的分子内能,从而具有可区分的理化性质。本节就手性高效液相色谱和手性毛细管电泳技术作一简要介绍。

一、手性高效液相色谱法

本法在手性药物拆分中应用最广,按其技术特点可分为手性衍生化色谱法、手性流动相色谱法和手性固定相色谱法。前者又称间接法,后两者称为直接法。

(一)手性衍生化色谱法

该法采用手性衍生化试剂将待分析物手性衍生化生成非对映异构体,通过常规的非手性色谱法予以分离。例如,我们实验室应用 2,3,4,6-O- 四乙酰基 - β -D- 吡喃葡萄糖苷基异硫氰酸盐(GITC)手性衍生化高效液相色谱法对普罗帕酮对映体进行拆分和定量测定,并用于手性药物代谢研究(图 16-14)。

(二)手性流动相色谱法

该法系在流动相中加入手性添加剂,后者与进入流动相中的待测手性对映异构体形成瞬间的非对映立体异构体络合物,从而实现手性拆分。按添加剂的不同,本法可分为以下几种。

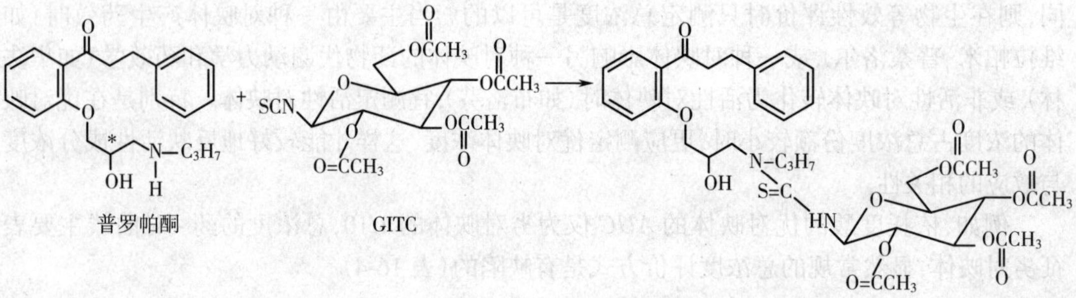

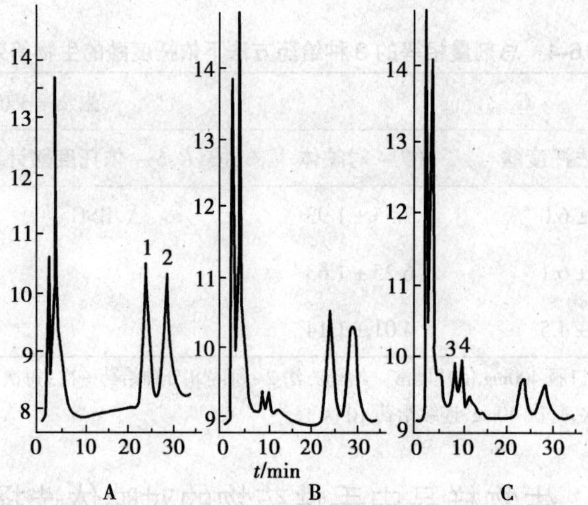

图 16-14 普罗帕酮与 GITC 手性衍生化反应及色谱图

注:* 为手性中心。色谱峰 1、2 分别为(S)和(R)- 普罗帕酮的非对映异构体,色谱峰 3、4 分别为 N- 去异丙基普罗帕酮的非对映异构体。色谱图 A、B、C 分别是大鼠肝微粒体中代谢 0 分钟、8 分钟和 30 分钟时的手性色谱图

1. 手性配合交换色谱法　该法系通过溶解在流动相中的配合物而实现的。如我们实验室以 L- 苯丙氨酸为配合剂,以 Cu^{2+} 为配合离子,使用 RP-HPLC 非手性固定相(ODS 柱)测定人尿中 R- 和 S- 氧氟沙星对映体。该法机制可用手性配合剂、金属离子和手性药物对映体之间形成三元配合物加以解释。Cu^{2+} 为最常使用的配位金属离子,L- 苯丙氨酸和 L- 脯氨酸为常用的配合剂。

2. 手性包含复合色谱法　最常用的添加剂是 β- 环糊精。这种添加剂的独特立体化学结构使其能够与各种极性、非极性分子以及离子形成包含复合物。例如,我们实验室采用 β-环糊精添加法,对苯妥英钠手性代谢物 p- 羟苯基 - 苯基乙内酰脲的对映体进行拆分。

3. 手性离子对色谱法　该法系在流动相中加入手性离子对试剂,与对映体生成非对映离子对,两种非对映离子对具有不同的稳定性和分配行为,从而得以在反相色谱柱上分离。

(三)手性固定相色谱法

该法系将手性试剂键合到固定相上,当与对映异构体反应时,则在固定相表面形成非对映异构体对,从而可根据其稳定性不同而得到分离。常用的手性固定相种类大致有以下几类:手性聚合物类、刷型手性固定相、蛋白质类、大环抗生素类、分子印迹聚合物、冠醚类、多糖类和环糊精类等。

1. 蛋白质类手性固定相　蛋白质是一类由手性单元 L- 氨基酸组成的高分子物质,分子中含有众多的手性中心,更由于其独特的一级、二级和三级结构,使蛋白质分子具有优良

的手性识别性能。将蛋白质固定于某种载体(如硅胶)上,从而形成手性固定相。常见的有 α_1-酸性糖蛋白(AGP)、卵黏蛋白(OVM),它们对有机碱类药物的分离特别有效。这类色谱通常在反相 HPLC 条件下操作,但要求低浓度和低荷载量,其选择性和保留时间易受 pH、有机调节剂以及离子强度等因素的影响。

2. 多糖类手性固定相　常见有纤维素-三(3,5-二甲基苯基氨基甲酸酯)涂敷型手性固定相(Chiralcel OD 柱)、直链淀粉-三(3,5-二甲基苯基氨基甲酸酯)涂敷型手性固定相(Chiralpak AD 柱)、直链淀粉-三(3,5-二甲基苯基氨基甲酸酯)键合型手性固定相(Chiralpak IA 柱)。

3. 环糊精手性固定相　本类固定相系手性环糊精(cyclodextrin,CD)通过某种方式键合到硅胶表面而成。CD 为环状低聚糖,分子呈桶状特殊结构。CD 分子中含有多个手性中心,其手性识别主要来自环内腔对脂肪烃和芳烃类侧链的包容作用以及环外侧羟基的氢键作用,从而显示对映体选择性。各类水溶性和不溶性手性药物均能与之形成非对映体复合物。CD 按其组成的不同分为 α-CD、β-CD、γ-CD 三种,以 β-CD 应用最广。

【应用举例】华法林为临床常用的一种抗凝药,它属于外消旋药物,抗凝活性主要来自 (S)-对映体。(S)-华法林主要经 CYP2C9 代谢为无活性的 (S)-7-羟基华法林。(S)-华法林的 7-羟化代谢是 (R)-华法林 7-羟化代谢速率的 8 倍,因此 (S)-华法林比 (R)-对映体代谢更快,稳态浓度下 (S)-对映体的浓度要低于 (R)-华法林。CYP2C9 基因型和药物相互作用是影响华法林血药浓度的重要因素。为避免药物相互作用,减少不良反应,保证疗效,需对华法林实施血药浓度检测。以下介绍一种固相萃取、手性固定相高效液相色谱法用于华法林对映体的血药浓度监测。

(1) 样品前处理:取 200μl 血浆,加内标氯华法林甲醇溶液 10μl(100ng),再以 800μl 水稀释,旋涡混合 30 秒。上样到 Oasis HLB 固相小柱(预先以甲醇和水各 1ml 活化)。固相小柱以 1ml 20% 甲醇水溶液冲洗,然后以 1ml 80% 甲醇洗脱。洗脱液在 40℃下真空挥干。残渣以 50μl 甲醇溶解,漩涡混合 30 秒,加 50μl 流动相,混合 30 秒。取 50μl 注入色谱系统。

(2) 色谱条件:分析柱为 Chiral CD-Ph(250mm × 4.6mm ID,Shiseido),流动相为 0.5% KH_2PO_4(pH3.5)-甲醇(41 : 59,*V/V*)。流速为 0.5ml/min。紫外检测波长为 305nm。

应用本方法监测了 68 名接受华法林维持治疗的患者,结果表明,(R)-华法林和 (S)-华法林稳态血浆浓度(服药后 3 小时)分别为 707ng/ml 和 332ng/ml。其中,服药后 3 小时时,67 名 *CYP2C9*1/*1* 快代谢基因型患者中华法林的对映体比值 (S/R) 为 0.24~0.75 ;(S)-华法林 /(S)-7-羟基华法林比值为 1.83~19.02。1 名 *CYP2C9*3/*3* 慢代谢基因型患者中华法林的 S/R 比值为 1.12,(S)-华法林 /(S)-7-羟基华法林比值为 17.02。口服华法林 3 小时后血浆的色谱图见图 16-15。

二、手性毛细管电泳法

高效毛细管电泳(high performance capillary electrophoresis,HPCE)具有分离模式多、分析速度快、分辨率高、操作简便和分析费用省等特点,已成为体液药物分析特别是体液手性药物分析的重要手段之一。它是以毛细管为分离通道、以高压电场为驱动力、依样品中各组分淌度(溶质在单位时间间隔内和单位电场下移动的距离)和分配行为的差异而达分离目的的一种液相分离技术。

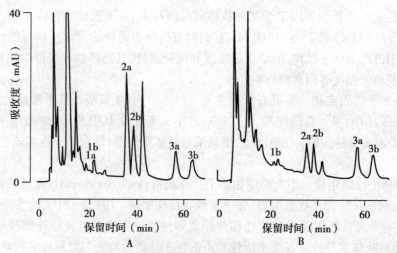

图 16-15 口服华法林 3 小时后血浆的典型色谱图

A. *CYP2C9*1/*1* 基因型患者口服 2.0mg 华法林,测得(R)– 华法林(2a):650ng/ml;(S)– 华法林(2b):378ng/ml;

(R)–7- 羟基华法林(1a):6.8ng/ml;(S)–7- 羟基华法林(1b):44.1ng/ml;

B. *CYP2C9*3/*3* 基因型患者口服 0.25mg 华法林,测得(S)–7- 羟基华法林(1b):12.4ng/ml;(R)– 华法林(2a):178ng/ml;

(S)– 华法林(2b):216ng/ml

CE 分离操作模式多样,以毛细管区带电泳(CZE)和毛细管胶束电动色谱(MEKC)应用最为广泛。

1. 毛细管区带电泳 在所使用的手性添加剂中,以环糊精及其衍生物使用最多。其机制是,CDs 内腔呈疏水性,与分析物发生疏水性相互作用,同时 CDs 外壳的羟基等与分析物存在氢键、静电等作用。由于分析物两对映体与 CDs 形成的复合物稳定常数不同,在电场与电渗流作用下对映体得以分离。影响 CD-CZE 手性分离的实验操作参数有缓冲液及其 pH 和离子强度、电压、温度和 CD 浓度等。CZE 不适于中性药物的手性分离。

2. 毛细管胶束电动色谱(MEKC) 该模式系将表面活性剂加至缓冲液中形成胶束,胶束在移动过程中与溶质发生疏水性和静电相互作用,溶质在胶束相和水相间分配。使用的手性添加剂有 CD、胆汁盐等,以 CD 应用最多。CD-MEKC 模式是在电泳流和电渗流驱动下,被分析物在水、胶束和 CD 之间进行分配,不同对映体因迁移速率不同而得以分离。MEKC 既能分离带电组分,又能分离中性溶质。

【应用举例】以毛细管区带电泳测定维拉帕米及其代谢物去甲维拉帕米对映体为例说明。用 pH 2.5,含 60mmol/L 三甲基 - β - 环糊精的 60mmol/L 磷酸盐缓冲液为手性拆分剂,在 75μm(ID)× 30cm 的聚丙烯酰胺涂渍柱(柱温 20℃)上,采用 12kV(7 秒)电压迁移方式进样,运行电压 14kV,紫外检测波长 200nm,能在 12 分钟内完成检测,且能同时测定维拉帕米和去甲维拉帕米的对映体。血浆样品碱化后经正己烷 - 乙酸乙酯 - 异丙醇(6:3:1)萃取,以内标法定量。各对映体的线性范围为 2.5~3000ng/ml。典型电泳图谱见图 16-16。

8 名汉族健康志愿者口服 80mg 外消旋维拉帕米后,维拉帕米对映体的平均 AUC 比值、CL 比值和 C_{max} 比值(R/S)分别为 3.66、0.3 和 4.82,去甲维拉帕米对映体的 AUC 比值和 C_{max} 比值(R/S)分别为 2.58 和 2.36,而当采用静脉滴注给药后 AUC、CL 和 C_{max} 的 R/S 比值接近 1(图 16-17),这些结果说明 R–(+)– 维拉帕米和 S–(–)– 维拉帕米的首关代谢存在对映体选择性（$S > R$）。

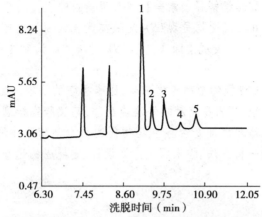

图 16-16　志愿者口服 40mg 外消旋体维拉帕米后血浆样品的电泳图谱

注：峰 1. 加洛帕米（内标）；峰 2.（R）– 维拉帕米；峰 3.（R）– 去甲维拉帕米；峰 4.（S）– 维拉帕米；峰 5.（S）– 去甲维拉帕米

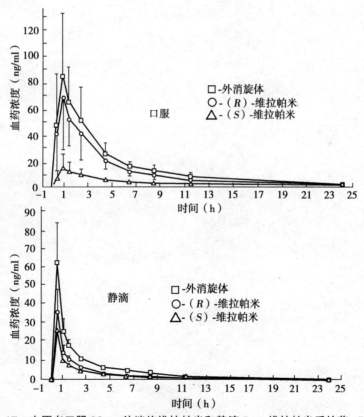

图 16-17　志愿者口服 80mg 外消旋维拉帕米和静滴 5mg 维拉帕米后的药 - 时曲线

注：数据以 $mean \pm SD$ 表示

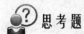 **思考题**

1. 请应用手性药物的思维解释埃索美拉唑与奥美拉唑之间的药物代谢动力学差异。

2. 布洛芬的Ⅰ相和Ⅱ相代谢均呈现(S)-对映体优先代谢的选择性,但口服或静脉注射布洛芬后却发现(R)-对映体的表观清除率高于(S)-对映体。请对这一奇特的药物代谢动力学特点予以解释。

3. 为什么对于肝功能受损的前列腺癌患者,比卡鲁胺的临床剂量无须调整?

4. 美托洛尔是主要经CYP2D6代谢的外消旋药物,某实验室接到一个研究任务,需要考察CYP2D6抑制剂与美托洛尔之间是否存在药物代谢动力学相互作用。请谈谈你是如何着手做这项研究的(从药物分析方法、临床研究方案设计、志愿者的选择等方面展开)。

(周 权)

第十七章 天然药物的药物代谢动力学

学习要求

1. 掌握天然药物在肠道的两种代谢处置方式；掌握生物碱类和黄酮类天然活性成分体内过程的特点，以及皂苷类、香豆素类、挥发油类的代谢特征。

2. 熟悉天然药物的肝肠循环及由此引起的 *C-T* 曲线的双峰和多峰现象；熟悉川芎嗪、甘草皂苷和黄芩苷的药物代谢动力学特点。

3. 了解天然药物对 CYP450 亚型的调控作用，生物碱类、黄酮类等天然药物在生物体液和组织中的测定。

第一节 概　述

天然药物是指动物、植物、微生物和矿物等自然界中存在的有药理活性的天然产物（natural product）。天然药物研发和应用顺应了回归自然、保护环境的潮流思想日益受到重视，并且随着现代微量分析技术和生物医学技术的发展，天然药物的药物代谢动力学研究已取得令人瞩目的进展。

一、天然药物在肠道的代谢处置

传统中草药多以口服形式给药，其主要代谢处置部位是肝脏和胃肠道。肝脏血流量高，并且含有机体大部分的药物代谢酶，是药物最主要的代谢器官。胃肠道也是天然药物代谢的主要器官，由于天然药物成分的消化道菌群代谢主要在肠内进行，并且肠道是营养成分消化吸收的主要器官，因此天然药物成分在肠道的代谢对其体内过程和药理活性产生重要影响。

天然药物成分在肠道的代谢处置过程可分为两类，即成分被吸收前的肠道菌群代谢和吸收过程中的肠壁代谢；前者以分解反应为主，使药物极性变小，向有利于肠道吸收的方向转化；后者是指成分进入肠上皮细胞后被细胞内代谢酶代谢的现象，其功能与肝脏相似。虽然多数上皮细胞代谢酶活性较低，但是肠壁特殊结构形成的吸收表面积很大，使代谢反应的总体规模很大。

从消化道最前端的口腔开始，消化道菌群就与健康人体形成了一个稳定的微生态环境。因药物在口腔中驻留时间很短，而胃液的强酸性使大多数菌群失去活性，因此天然药物的消化道菌群代谢主要还是在肠道进行。肠道菌群大体分为需氧菌类、兼性厌氧菌类和厌氧菌类三类，从小肠至大肠需氧菌逐渐减少，厌氧菌逐渐增多。肠道菌群介导的天然药物的代谢反应主要包括水解、还原两大类型以及杂环裂解、C- 葡萄糖苷的 C—C 裂解、脱官能团、芳香化、立体异构化等（表 17-1）。

表 17-1 肠道菌群对天然药物活性成分的主要代谢反应

反应类型	底物结构特征	产物	典型药物
水解			
糖苷类	苷元 -O- 糖苷	糖、苷元	七叶皂苷、麦冬皂苷 D、罗汉果皂苷Ⅲ、苦杏仁苷、人参皂苷、番泻苷、苏铁素等
葡萄糖醛酸苷类	药物 - 葡萄糖醛酸结合物	药物、葡萄糖醛酸	甘草皂苷、黄芩苷
酯类	RCOOR′	RCOOH+HOR′	绿原酸、东莨菪碱、白果五加苷
酰胺类	RCONHR′	RCOOH+H_2NR	华蟾素、乌头碱
还原			
双键结构	桂皮酸类衍生物、不饱和脂肪酸类化合物	双键加氢还原	咖啡酸、阿魏酸、亚麻油酸、厚朴酚
硝基结构	Ar-NO_2	相应胺类	氧化苦参碱、士的宁 N- 氧化物、番木鳖碱 N- 氧化物、马兜铃酸
杂环裂解	黄酮类化合物	酚酸类	槲皮素、芦丁、芹菜素
氧氮替换反应	环烯醚萜类、裂环环烯醚萜类	环氮化合物	桃叶珊瑚苷、哈巴苷
异构化	各种不同结构	异构体	甘草次酸、厚朴酚
结合反应	中药成分、活性中间体	酯类、稳定的反应终产物	乌头碱、紫草素

苷类天然药物的肠道菌群代谢引人注目,其治疗作用或毒性很多是通过肠内菌群的代谢作用而实现的。苷类天然药物极性较强,口服难以吸收。一些无活性的苷类天然药物(前体药物)经肠道菌群代谢后水解释放出活性代谢产物苷元,而后者脂溶性较强,且易为肠道吸收。与苷类天然药物代谢相关的代谢反应主要为水解、还原和裂解反应,其中水解反应对苷类天然药物具有重要的药理学和毒理学意义。天然药物中含有的甘草皂苷、人参皂苷、柴胡皂苷、黄芩苷、芦荟大黄苷、芍药苷、大丁苷、水杨苷以及京尼平苷等亦被证实为天然的前体药物。

肠道菌群介导的苏铁素(cycasin)致癌作用是一个典型例子。苏铁素为亚热带植物苏铁种子中含有的一种成分,化学结构为甲基氧化偶氮甲醇 - β-D- 葡萄糖苷,肠道菌群的 β- 糖苷酶将苏铁素水解为有毒的能吸收的苷元甲基氧化偶氮甲醇,并最终形成重氮甲烷而致癌(图 17-1)。

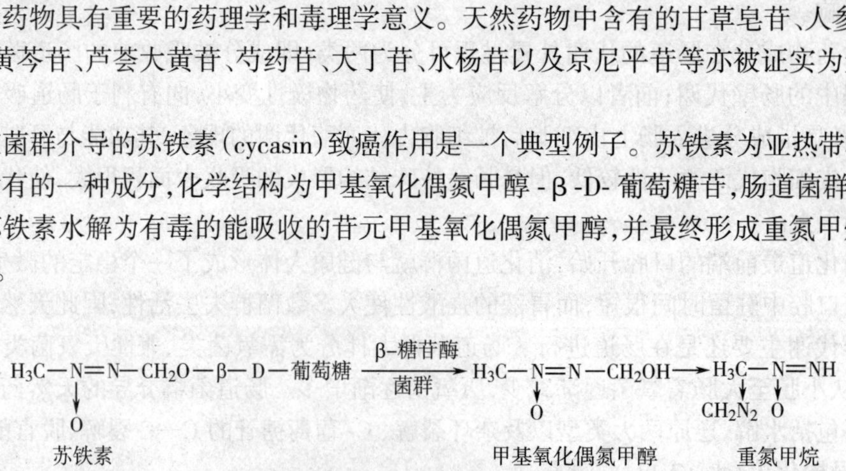

$$H_3C-N=N-CH_2O-\beta-D-葡萄糖 \xrightarrow[菌群]{\beta-糖苷酶} H_3C-N=N-CH_2OH \longrightarrow H_3C-N=NH$$

苏铁素　　　　　　　　　　　　甲基氧化偶氮甲醇　　　　重氮甲烷

图 17-1 肠道菌群对苏铁素的水解作用

【临床案例 17-1】

中药大黄为中医常用泻下药。一般认为大黄中所含活性成分为番泻苷(sennoside)，属蒽醌苷类。研究表明，静脉注射番泻苷无泻下作用，而经口给予则泻下作用显著；将番泻苷及各种可能的分解产物直接给入盲肠，以代谢物大黄酸蒽酮的泻下作用最强；用氯霉素抑制肠道菌群后，对大黄酸蒽酮的泻下作用无影响，但使番泻苷的作用大大减弱，且这种减弱的程度与大黄酸蒽酮生成量的减少相一致。

问题：番泻苷的泻下作用与给药途径密切相关，原因何在？番泻苷的真正泻下活性成分是什么？简述肠道菌群介导的代谢反应在天然药物新药研发方面的意义。

【案例分析】

番泻苷为大黄双蒽酮双糖苷化合物，属蒽醌苷类。番泻苷本身无导泻作用，口服后在小肠不被吸收，进入大肠经肠道菌群水解释放出苷元，才出现泻下作用(图17-2)，是肠道菌群介导其药理活性的一个典型例子。

将番泻苷及各种可能的分解产物直接给入盲肠，以代谢物大黄酸蒽酮的泻下作用最强；用氯霉素抑制肠道菌群后，使口服番泻苷的泻下作用大大减弱，且这种减弱的程度与大黄酸蒽酮生成量的减少相一致，而对大黄酸蒽酮的泻下作用无影响，表明番泻苷的真正泻下活性成分为大黄酸蒽酮。

大黄酸蒽酮在有氧环境中很不稳定，在空气中易被不可逆地氧化为无泻下作用的大黄酸，因此大黄酸蒽酮仅能在消化道下部厌氧条件下生成；由于其不稳定，难以将大黄酸蒽酮制成药品直接给药；若给予番泻苷元，由于苷元脂溶性强，口服后将从上述消化道吸收而难以到达大肠发挥泻下作用。因此，中药大黄中天然存在的番泻苷实际上是天然前体药物，这种独特的作用方式与肠道菌群的作用密切相关。

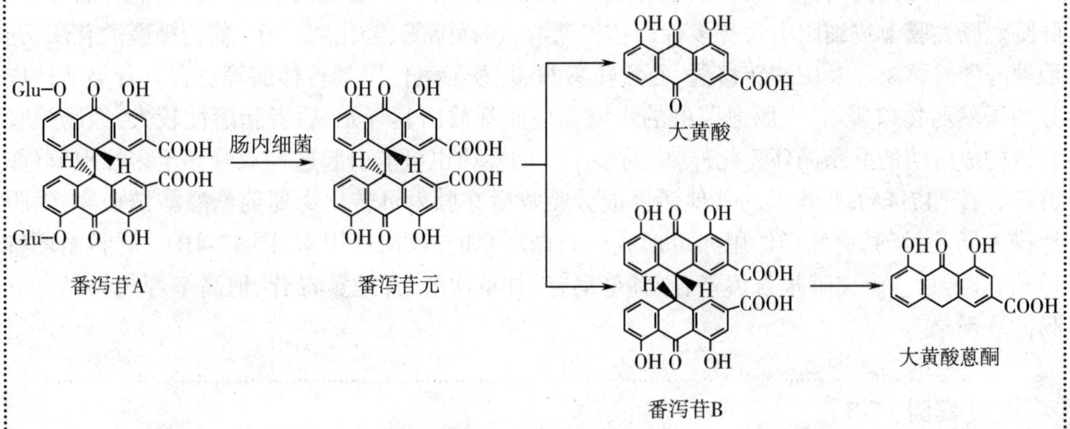

图 17-2　番泻苷 A 的代谢过程

【临床案例 17-2】

苦杏仁为中医常用止咳祛痰药，过量服用有毒。苦杏仁中所含活性成分为苦杏仁苷，属氰苷类。实验表明：给小鼠灌胃苦杏仁苷 500mg/kg 后约有 80% 小鼠死亡，但若相同剂量静脉注射则小鼠全部存活，若小鼠肌注 2500mg/kg×15d 亦未见明显毒性反应;又发现若事先给予抗生素再灌胃苦杏仁苷或给予无菌大鼠,则毒性减弱或无毒性反应。

问题:苦杏仁为何有毒? 其毒性成分苦杏仁苷显示了明显的给药途径依赖性毒性反应,原因何在?

【案例分析】

苦杏仁的毒性作用成分为苦杏仁苷(苯乙醇腈-β-龙胆双糖苷),而肠道菌群富含高活性的β-糖苷酶。口服后苦杏仁苷经肠道菌群的β-糖苷酶催化发生水解反应,释放出少量氢氰酸(HCN)而产生止咳祛痰作用(图17-3);口服中毒剂量的苦杏仁苷后,血中HCN浓度升高而致毒性反应;胃肠道外途径给药避开了肠道菌群中β-糖苷酶的作用,因此无明显毒性作用;预先给予抗生素抑制了肠道菌群,从而抑制了肠道菌群所介导的苦杏仁苷的毒性反应。

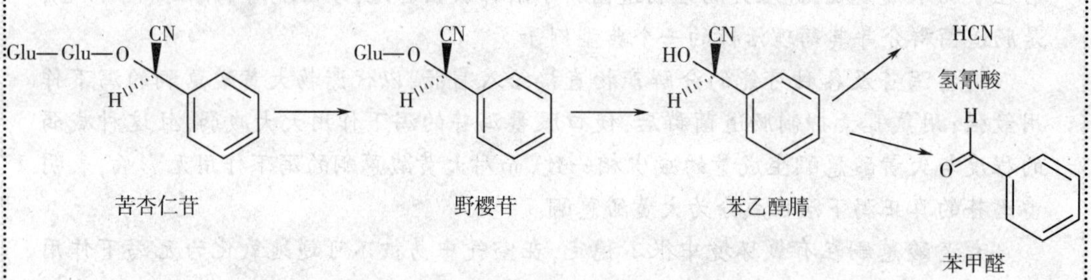

图 17-3 肠道菌群对苦杏仁苷的代谢作用

二、天然药物的肝肠循环及其引起的 C-T 曲线的双峰和多峰现象

药物口服给药后经由肠黏膜上皮细胞吸收进入血液,并随血液汇集到肝门静脉后,进入肝脏。肠黏膜上皮细胞中含有多种药物代谢酶,包括酯酶、羟化酶、β-葡萄糖醛酸苷酶、葡萄糖醛酸转移酶以及硫酸转移酶、乙酰转移酶、儿茶酚氧位甲基转移酶等。含有苷类活性成分的天然药物口服后,经肠道菌群的水解反应而释放出其苷元,后者脂溶性较大,经肠壁吸收后构成所谓的肝肠循环。此外,中药多组分的性质也可能引起这种双峰甚至多峰现象(如黄芩苷,图17-4A);非苷类的其他活性成分吸收后在肝内可转化为葡萄糖醛酸结合物,随胆汁排入肠腔,经肠道菌群作用亦可形成肝肠循环(如异汉防己甲素,图17-4B)。肝肠循环将导致 $t_{1/2}$ 延长。有文献报告黄芩苷、甘草皂苷、甘草次酸、洋地黄毒苷、地高辛等药物具有肝肠循环现象。

【案例 17-3】

图 17-4A 为大鼠灌胃清热合剂后黄芩苷的血药浓度-时间曲线(C-T 曲线),呈现多峰现象。图 17-4B 为大鼠灌胃异汉防己甲素 100mg/kg 与 250mg/kg 后,其 C-T 曲线呈现明显的双峰现象。

问题:多数药物口服后其 C-T 曲线为单峰曲线,为何图 17-4 中见到的为双峰或多峰 C-T 曲线?

【案例分析】

上述现象可用肝肠循环予以解释。

黄芩苷主要以非解离型吸收。大鼠灌胃黄芩苷后，黄芩苷在胃及十二指肠上部呈分子状态，易于吸收，快速出现第一个血药浓度峰；黄芩苷进入小肠消化液中呈离子状态，难于透过生物膜，故血药浓度逐渐下降，当其到达回盲部和结肠部位后，在肠道菌群水解作用下生成黄芩素，被吸收后在小肠上皮细胞中受葡萄糖醛酸转移酶催化，并重新转化为黄芩苷，于是出现第二个血药浓度峰。多峰现象可能是由于大鼠灌胃清热合剂后中药多组分相互作用所致。

大鼠灌胃异汉防己甲素后首先经门静脉进入肝脏并被肝脏大量摄取，之后以一定形式的结合型药物经胆汁排入肠道。经肠道菌群水解后释放异汉防己甲素，又重新被吸收，如此循环，造成双峰现象。

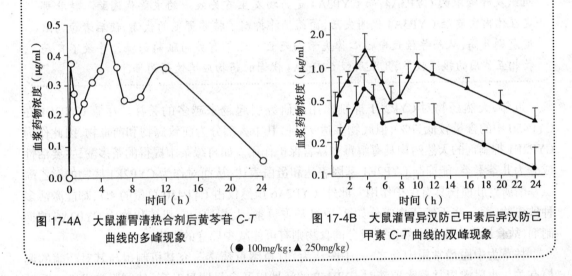

图 17-4A　大鼠灌胃清热合剂后黄芩苷 *C-T* 曲线的多峰现象

图 17-4B　大鼠灌胃异汉防己甲素后异汉防己甲素 *C-T* 曲线的双峰现象

（● 100mg/kg；▲ 250mg/kg）

三、天然药物对细胞色素 P450 酶的调控作用

细胞色素 P450 酶(CYP)也称单加氧酶(monooxygenase)，有一系列同工酶，在动物、植物、真菌、细菌中都有发现，并且在同一生物体的不同器官也都有发现。目前，已发现 74 个族、500 多种细胞色素 P450 酶同工酶，其中人类的细胞色素 P450 同工酶有 18 个族。98% 的天然药物成分氧化代谢与 CYP1A2、CYP2A6、CYP2C9、CYP2C19、CYP2D6、CYP2E1 和 CYP3A4 这 7 种细胞色素 P450 酶同工酶有关。在肝脏细胞色素 P450 中 CYP3A4 最多，可达约 40%。许多天然药物的活性成分、活性部位提取物、单方或复方对细胞色素 P450 酶及其亚型具有调控作用，它们对 CYP 酶亚型的诱导(上调)或抑制(下调)是导致药物相互作用的主要原因之一。

同一天然药物对 CYP 酶的不同亚型可表现为不同的影响，如黄芩苷对小鼠肝的 CYP1A1、CYP2B1 和 CYP2C11 表现为诱导作用，但对 CYP2E1 为抑制作用；甘草酸对 CYP3A 为诱导作用，对 CYP1A2、CYP2E1 为抑制作用。值得提出的是，CYP3A 是一种极为重要的 CYP 酶系，约占肝脏总 CYP 的 40%，占肠壁总 CYP 的 70%，在多数天然药物氧化、过氧化和还原代谢中充当重要角色。对 CYP3A 的抑制或诱导将影响合用药物的体内浓度，从而对药物合用(包括天然药物 - 天然药物、天然药物 - 合成药物)的有效性、安全性以及相互作用产生重要影响。例如盐酸小檗碱与环孢素组合对 CYP3A、CYP1A1、CYP2B1、CYP2C11 和 CYP2E1 有强抑制作用,使后者 T_{max} 滞后,$t_{1/2}$ 延长,清除率 CL 降低,曲线下面积 AUC 增大,生物利用度 F 增加,从而使环孢素抑制器官移植排斥反应的用药量降低,不良反应减少。

【临床案例 17-4】

　　某患者因患过敏性鼻炎服用特非那定,持续 1 年余。该患者习惯每周喝 2~3 次葡萄柚汁;某日连续服 2 杯葡萄柚汁后甚感不适,猝死。

　　问题:该患者在服用葡萄柚汁后死亡的可能原因是什么?

【案例分析】

　　葡萄柚汁中含呋喃香豆素类衍生物,为 CYP3A4 的强抑制剂,能选择性抑制肠壁组织及肝脏中的 CYP3A4,而 CYP3A4 是药物发生首关效应的主要代谢酶。特非那定在体内主要经 CYP3A4 代谢失活,葡萄柚汁抑制了特非那定的代谢,使后者血药浓度急剧升高,从而导致致命性心律失常而死亡。近年有关同服葡萄柚汁导致不良药物相互作用的报道较多,凡服用经 CYP3A4 代谢的药物应慎饮葡萄柚汁。

　　近年,天然药物对 CYP2E1 抑制作用的研究引起越来越多的关注。尽管 CYP2E1 在 CYP450 中的含量较低(7%),但底物多达 75 种,其中大部分为前致癌物和前毒物,因此作为 CYP2E1 抑制剂的天然药物具有解毒和器官保护作用。如自绿茶中提得的茶多酚,主要活性成分为儿茶素类,能抑制 CYP2E1 基因表达和蛋白表达,从而对作为 CYP2E1 底物的对乙酰氨基酚所致肝损伤具有保护作用。此外,CYP2A6 虽然仅占 CYP450 总量的 4%,却能激活多种致癌物,而一些天然药物成分如 8- 甲氧基香豆素,大蒜油中有机硫化物为 CYP2A6 的抑制剂,故食用含有这些天然活性成分的食物则有可能减少癌症的发生。

　　甘草为中医最常用中药之一,中医认为"甘草解百药毒",究其机制也与其对药酶的调控有关。小鼠灌胃甘草水煎液时 CYP450 的活性以及含量明显升高,使同服的戊巴比妥钠催眠时间明显缩短,具有解毒意义;甘草配伍甘遂为人所周知的"十八反"之一,现知与甘草对 CYP2E1 具有诱导作用,促进了甘遂中所含甘遂萜酯 B 等前毒物向毒物的转化有关。

第二节　生物碱类天然药物的药物代谢动力学

　　生物碱(alkaloid)为一类天然来源的含氮有机化合物。但不包括小分子生物胺、氨基酸、蛋白质、核酸、抗生素、维生素以及其他天然含氮的非生物碱化合物,如:吡嗪类、吡唑类、嘧啶类、蝶啶类、异噁唑、卟啉类、氰酸 / 氰苷类等。绝大多数生物碱具有氮杂环和碱性,主要来源于植物,是植物新陈代谢过程中的次生代谢产物(secondary metabolite)。

　　生物碱作为自然界中存在的一类化学成分,具有以下特点。

　　1. 生物来源的多样性　生物碱在植物体内绝大多数是与植物体共存的有机酸(如鞣酸、草酸、枸橼酸等)结合成盐,也有少数生物碱与无机盐结合成盐(如盐酸小檗碱、硫酸吗啡等),个别生物碱以内盐形式存在(如两性离子生物碱槟榔次碱、水苏碱等);从海洋生物中也分离得到不少生物碱,如从海绵中发现结构特殊的吲哚生物碱;在动物中也发现有生物碱,如中药蟾酥(蟾蜍浆汁)中的蟾酥碱、海狸中的海狸碱；微生物中亦发现有生物碱，如麦角中的麦角生物碱、虫草中的虫草素、薄盖灵芝中的灵芝碱甲。

2. 化学结构的多样性　生物碱是天然化合物中结构类型最多的一类化合物，细分可以达到200多类。

3. 生物活性的多样性　化学结构的多样性决定了生物碱具有广泛的生理活性，成为创新药物研究中发现先导化合物的重要来源。很多生物碱具有显著的生物活性物质。在阐明其化学结构的同时，研究构效关系，并通过进行结构改造寻求疗效好、结构简单的新化合物。

长期以来，有关生物碱的研究颇受关注，由于化学结构及成分多样，因此其性质也有所差异。但共同点在于不成苷，大多极性较小，被消化道吸收速度较快，以肝代谢为主。本章对生物碱沿用化学结构类型分类法，以中药中已被发现的、且有显著生物活性的生物碱为代表进行介绍。

一、生物碱类天然药物的体内过程

(一) 吸收

生物碱类天然药物的吸收与其理化性质密切相关，该类成分结构共同点在于不成苷，多数极性较小，容易被消化道吸收。通常生物碱可与酸形成盐，从而使其给药后较快溶于胃液和肠液中；其碱基具亲脂性，这一性质使其较易通过亲脂扩散方式被胃肠道吸收。例如乌头碱在食管和胃即可被大量吸收，所有肠内菌群代谢和肠壁代谢发生的机会相对减少。但为数较少的季铵型生物碱如小檗碱等，脂溶性较低，其盐酸盐在水中难溶，故口服后吸收较差，药物在肠道的浓度较高，常用于肠道感染的治疗。

【临床案例 17-5】
吗啡易经胃肠道吸收，但临床使用吗啡通常采用注射给药。
问题：为什么吗啡需采用注射方式给药？
【案例分析】
吗啡为苄基四氢异喹啉类生物碱，具有较好的脂溶性，故易从胃肠道吸收。口服给药后通过肠壁进入肝脏的吗啡绝大部分被代谢，其内在清除率很高，首关效应明显，口服生物利用度约为 25%，故不宜口服给药，常采用注射给药。

(二) 分布

生物碱类活性成分在体内的分布不仅与疗效密切相关，还关系到药物在组织的蓄积和毒副作用等安全性问题。该类药物多数在体内分布广泛，表观分布容积较大，特别是异喹啉类生物碱，如小檗胺的 V_d 值为 5.14L/kg，骆驼蓬碱为 22.6L/kg，异汉防己甲素高达 54.0~55.2L/kg，汉防己甲素为 56.9L/kg。这种高的 V_d 值可能与以下因素有关：①高脂溶性，使该类生物碱易从血液循环系统向组织分布以及被肝脏摄取，并易通过血脑屏障分布于脑组织；②细胞内外的 pH 差(细胞外为 7.4，细胞内为 7.0)有利于生物碱类药物从胞外进入胞内，但不利于反方向转运，从而使它们在胞内浓度较高。

(三) 消除

由于生物碱类化学结构的多样性，导致这类药物在体内的代谢消除依其化学结构而大为不同。某些酯型生物碱在血液及肝脏中受酯酶代谢分解，如利血平在体内酯酶作用下可水解生成 3 种代谢产物，又如可卡因系一种托品烷类生物碱，在体内迅速被代谢水解为苯甲酰爱康宁等多种代谢产物，后者均无生物活性。经酯水解代谢的生物碱类药物还有高三尖杉酯碱、海洛因等。某些生物碱经肝药酶催化，除了氮原子相关的 N- 脱烃、N- 氧化、脱氨基、酰胺水解等反应外，还有多种其他各类肝内代谢反应也可见发生，特点不一，共性特征不明显。如抗心律失常药奎尼丁的主要代谢产物为 3- 羟奎尼丁、2- 奎尼丁酮以及由奎尼丁形成的一种 N- 氧化物，其中 3- 羟奎尼丁具有抗心律失常活性；利血平分子中三甲氧苯甲酸部分的 4- 甲氧取代基在肝微粒体酶作用下发生脱甲基化。

生物碱及其代谢产物主要经肾排泄，少数药物存在肝肠循环。

二、生物碱类天然药物的药物代谢动力学特点

绝大多数生物碱 C-T 曲线可用二室模型一级动力学予以描述，由于碱基亲脂性，故其自中央室向周边室的分布十分迅速，$t_{1/2\alpha}$ 多为数分钟至半小时，少数消除半衰期较长，如异汉防己甲素长至 68 小时，因有肝肠循环之故，个别生物碱如氧化苦参碱较短，$t_{1/2}$ 仅为 27 分钟。

某些生物碱呈现非线性动力学性质，如异汉防己甲素当剂量为 25~50mg/kg 时表现为线性动力学，当剂量为 50mg/kg 以上时则表现为非线性动力学，$t_{1/2}$ 由原来的 68 小时延长至 97.6 小时；又如苦参碱，当剂量为 10~30mg/kg，$t_{1/2}$ 基本不变，但剂量达 60mg/kg 时，$t_{1/2}$ 显著延长，AUC 超过剂量的倍数关系，表明大剂量按非线性消除。

PK/PD 关系研究表明，不少生物碱的效应峰值滞后于血药浓度峰值，提示血浆与作用部位属于不同的房室，两者之间存在一个平衡时间，文献报道的药物有关附甲素、槐果碱、苦参碱等。

三、典型生物碱类活性成分——川芎嗪

川芎嗪为典型的生物碱类活性成分之一，系自活血化瘀中药川芎中提取的单一生物碱四甲基吡嗪（tetramethylpyrazine，TMPz）。川芎嗪具有钙通道阻滞药样心血管活性，已制成注射剂和片剂用于治疗心血管疾病，近期研究显示川芎嗪作为一种抗氧化剂，明显改善阿尔茨海默病症状。正常人口服磷酸 TMPz 的药物动力学为二室开放模型，血药浓度达峰时间 T_{max} 约为 30 分钟，说明该药口服吸收较快，$t_{1/2\alpha}$ 0.486 小时，V_d 66.77L，$t_{1/2\beta}$ 2.894 小时，说明 TMPz 在人体内分布较广，消除迅速；大鼠静脉注射盐酸 TMPz 后，肝脏中含量最高，其 AUC 为血浆的 3.15 倍，其次为心、脾、脑、睾丸、肺、肾、肌肉、血浆，说明该药在组织中分布广泛，组织中浓度超过血浆，并在脑组织中有较高分布，说明该药易通过血脑屏障。正常大鼠静脉注射 TMPz 后 C-T 曲线为二室模型，$t_{1/2\beta}$ 1.5 小时表明川芎嗪在体内消除快速，用药后 24 小时，尿中排出的原形药只占给药剂量的 2.76%，粪便中不能检出，提示主要经生物转化消除；家兔腹腔注射磷酸川芎嗪后，从血清中分离得到两种代谢产物 TMPzD$_1$ 和 TMPzD$_2$（图 17-5），由此推断 TMPz 在体内的主要代谢途径为氧化反应，首先其中一个甲基氧化成羟甲基生成 TMPzD$_1$，后者羟基进一步氧化成羧酸，即代谢产物 TMPzD$_2$，两种代谢产物都具有降低胆固醇和低密度脂蛋白等作用。另有叶云鹏、姜骥等对川芎嗪在人尿液中代谢产物的研究表明其代谢产物的结构主要为 4 个甲基不同程度地被氧化成醛基、羟基和羧基，其代谢转化的确切机制尚不明确。

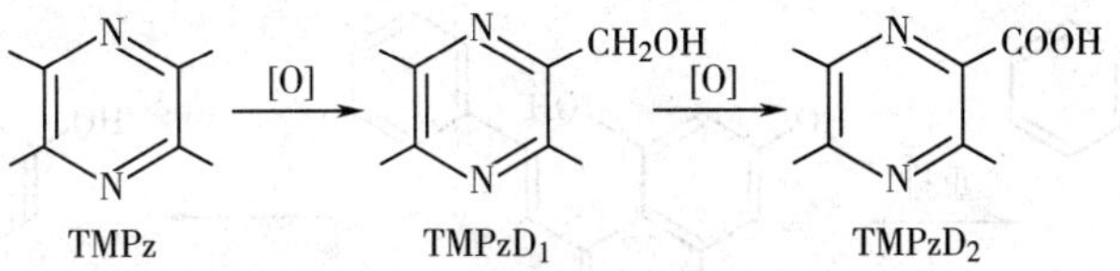

图 17-5　川芎嗪体内氧化代谢反应

四、生物样品中生物碱的测定

由于多数生物碱的整体结构中具有发色团,即分子骨架为共轭体系,故可采用高效液相色谱仪 HPLC 和紫外检测器在 λ_{max} 处检测。对于那些在 pH2~8 范围内完全解离而不能在 C_{18} 柱上保留的生物碱,用普通的反相 HPLC 难以测定,可改用反相离子对 HPLC 及其中的一种特例——皂色谱予以分析,如汉防己甲素、异汉防甲素等。生物碱盐基具有较好的亲脂性,故生物样品可通过有机溶媒进行液 - 液萃取予以净化和富集,某些生物碱如士的宁、槐果碱、槐定碱、川芎嗪等亦采用 GC 测定法,少数生物碱有报道采用免疫测定法如 RIA 予以测定,检测限量低至纳克水平。

第三节　黄酮类天然药物的药物代谢动力学

黄酮类化合物(flavonoids)为广泛分布于植物中的一类具有多种药理活性的物质,以游离态或与糖结合成苷的形式存在。目前中药中含有的黄酮类化合物总数已有 3000 多种,构成了天然产物化学中的重要分支之一。许多常用中药如黄芩、葛根、银杏、绿茶、槐米、桑叶、沙棘、陈皮、金银花、山楂、淫羊藿以及蔬菜如洋葱、芹菜等均含有黄酮类化合物,生物活性广泛,在疾病的防治和保健中发挥重要作用,已成为天然药物研发的热点。

黄酮类化合物是指以 1,3- 二苯丙烷 C_6-C_3-C_6 为基本骨架的天然产物(图 17-6)。天然存在的黄酮类根据其母核结构可以分为黄酮、双氢黄酮、查耳酮、黄烷、花青素、橙酮、异黄酮和双黄酮。20 世纪 90 年代,国际上对黄酮类化合物的生物化学及其代谢工程研究取得极大进展,其生物合成途径及生物转化(图 17-7)大部分已经在酶和基因水平得到阐明。

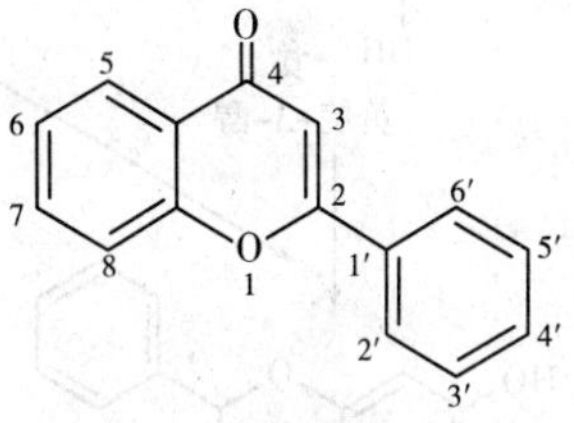

图 17-6　黄酮的结构

一、黄酮类天然药物的体内过程

黄酮类化合物多数吸收较差,生物利用度较低。日常摄取的黄酮主要从胃肠道吸收,在肠道细菌、酶的作用下,黄酮苷水解生成黄酮苷元,由胆汁乳化成微粒,由小肠上皮细胞吸收入血。进入血液的 80% 黄酮由肝、胆代谢,一部分与血浆蛋白结合,其抗氧化能力不变。苷元再由肝内酶氧化降解,降解为肉桂酸、咖啡酸等芳香酸和酚性化合物,后者具有抗氧化作用,吸收后作为氧自由基清扫剂,对人体发挥多种有益作用。降解产物再通过血液运转由肾脏经尿道排泄。

口服黄酮类化合物的大部分(> 80%)可在结肠被肠道菌群代谢,细菌酶类能够催化多种反应,其中对黄酮类化合物的环裂解反应的化学结构及代谢方式已有深入了解,依其氧化转化引起的骨架开裂的起始部位,可分为以下 4 种类型(图 17-8)。

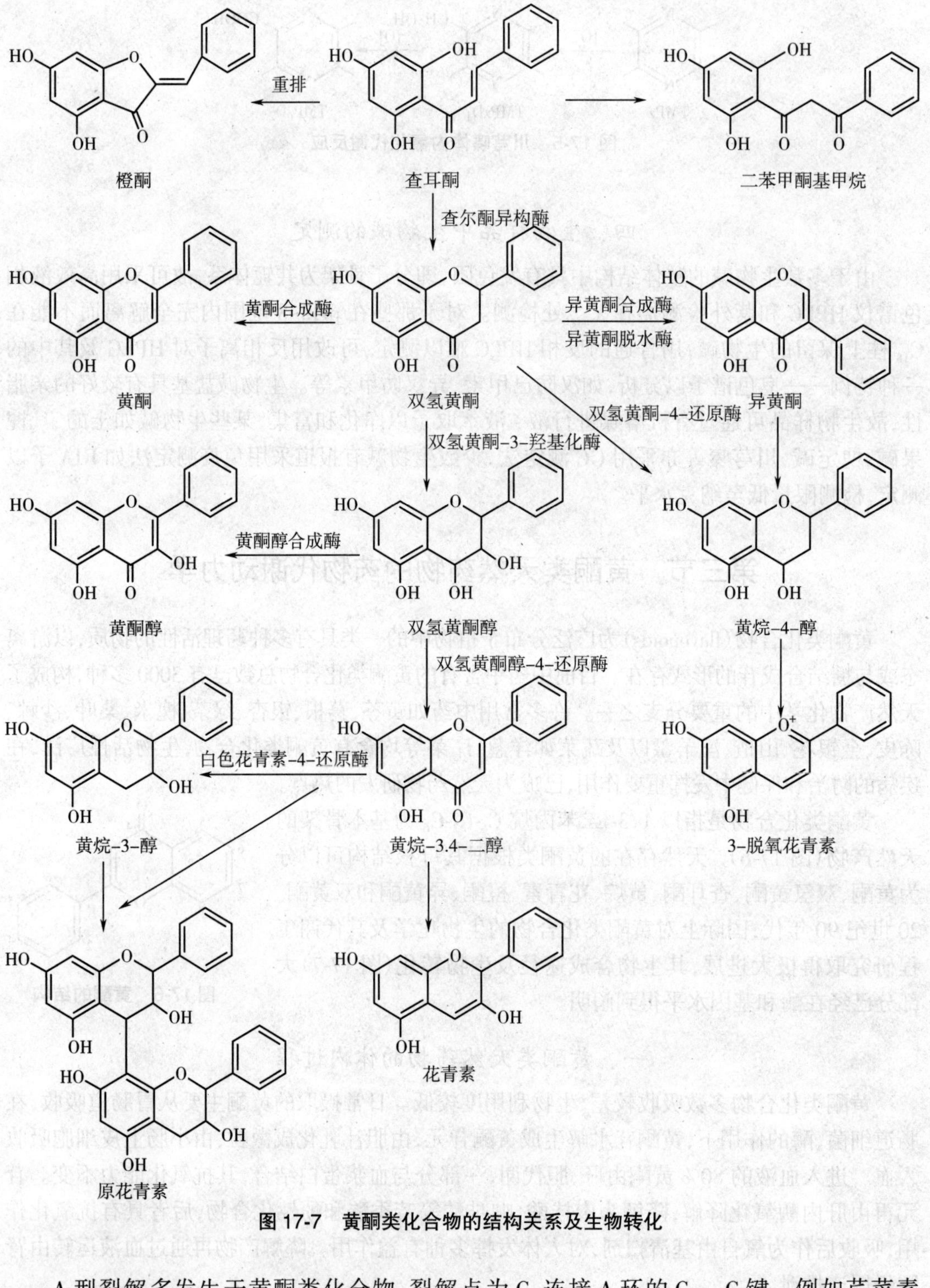

图 17-7 黄酮类化合物的结构关系及生物转化

A 型裂解多发生于黄酮类化合物,裂解点为 C_4 连接 A 环的 C - C 键。例如芹菜素 7-O-β-D-葡萄糖苷,在肠内菌群代谢作用下生成芹菜素,进一步转化为对羟基苯丙酸(图 17-9);B 型裂解多发生于黄酮醇类化合物,裂解点为 C_3 连接 C_4 环的 C - C 键。例如芦丁可被人结肠栖息的肠内混合菌丛完全水解,主要转化产物是 3,4- 二羟基苯乙酸,继续培养产生 3- 羟基苯乙酸和 4- 羟基 -3- 甲氧基苯乙酸(图 17-10);C 型裂解多发生于黄烷醇;D 型裂解多发生于异黄酮。

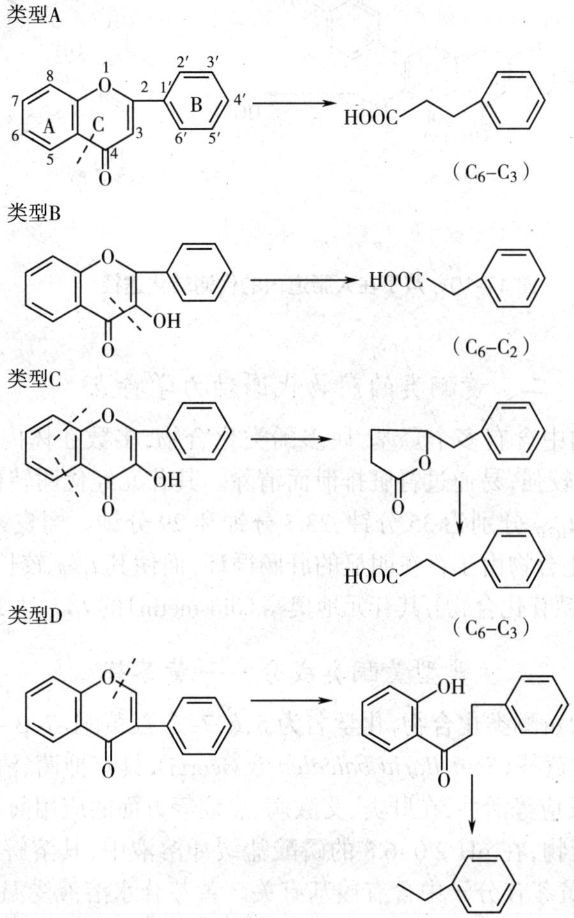

类型A

（C$_6$–C$_3$）

类型B

（C$_6$–C$_2$）

类型C

（C$_6$–C$_3$）

类型D

A型：黄酮和黄烷酮，生成C$_6$—C$_5$型酚酸（苯丙酸）
B型：黄酮醇，生成C$_6$—C$_2$型酚酸（苯乙酸）
C型：黄烷醇，经过苯基Y—戊酸内酯中间体生成C$_6$—C$_5$型酚酸（苯丙酸）
D型：异黄酮，生成乙基酚衍生物

图 17-8　黄酮类化合物环裂解的 4 种类型

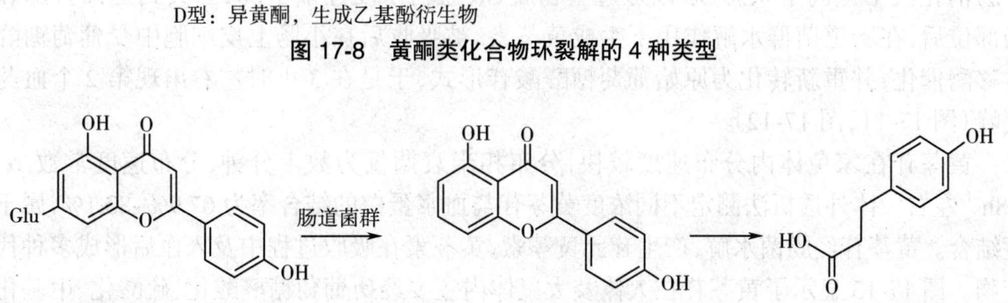

芹菜素7-O-β-D-葡萄糖苷　　　　　　　芹菜素　　　　　　　　对羟基苯丙酸

图 17-9　芹菜素 7-O- β -D- 葡萄糖苷在肠内的转化途径

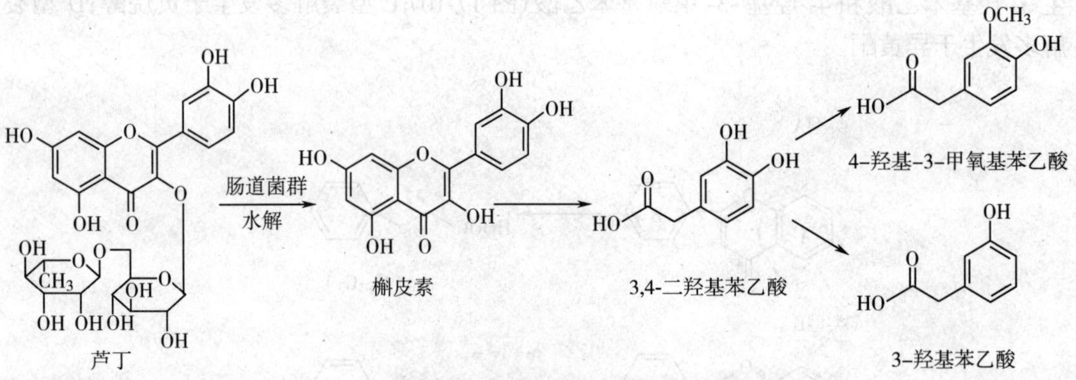

图 17-10 芦丁在人肠道内的代谢转化途径

二、黄酮类的药物代谢动力学特点

黄酮类化合物结构中含有多个羟基,属多酚类化合物,多数在体内消除快速,消除半衰期较短。其苷因极性较强,易通过肾脏排泄而清除。其苷元经代谢转化易被消除。如葛根素在大鼠、兔和犬的 $t_{1/2\beta}$ 分别为 35 分钟、23.7 分钟和 29 分钟。槲皮素在人体的 $t_{1/2\beta}$ 为 8.8 分钟。某些黄酮类化合物由于存在明显的肝肠循环,而使其 $t_{1/2\beta}$ 较长,如人口服地奥明(diosmin,一种脱氢黄酮糖苷化合物),其苷元地奥亭(diosmetin)的 $t_{1/2\beta}$ 达 26~43 小时。

三、典型黄酮类成分——黄芩苷

黄芩苷(baicalin)为黄酮类化合物,化学名为 5,6,7- 三羟黄酮 -7- β -D- 葡萄糖醛酸苷,主要来源于唇形科植物黄芩(*Scutellaria baicalensis* Georgi),具有抑菌、清热、降压、镇静、利尿、利胆、抗炎、抗变态反应等活性,在肝炎、艾滋病、癌症等方面的应用前景非常广阔。

黄芩苷为弱酸性药物,在 pH 2.0~6.8 的磷酸盐缓冲溶液中,其溶解度随溶剂 pH 升高而不断增大,这可能与黄芩苷分子中含有羧基有关。黄芩苷水溶液受温度和 pH 的影响很大,最稳定 pH 约为 4.28。黄芩苷主要以非解离型吸收,在胃、小肠内的吸收符合 pH 分配学说。黄芩苷血药浓度经时曲线具有典型的双峰现象,大鼠灌胃黄芩苷后,黄芩苷在胃及十二指肠上部呈分子状态,易于吸收,在 10 分钟左右出现第 1 个血药浓度峰,黄芩苷进入小肠消化液中呈离子状态,难以透过生物膜,故血药浓度逐渐下降,当其到达回盲部和结肠部位后,在肠道菌群水解作用下生成黄芩素,被吸收后在小肠上皮细胞中受葡萄糖醛酸转移酶催化,并重新转化为原始葡萄糖醛酸苷形式,于是在 3 小时左右出现第 2 个血药浓度峰(图 17-11,图 17-12)。

黄芩苷在家兔体内分布速度较快,分布相半衰期仅为数十分钟,分布速度常数 α 为 5.8h^{-1} 左右。体外透析法测定不同浓度黄芩苷与血浆蛋白的结合率为 67.9%~83.1%,属于高度结合。黄芩苷经肠菌水解,产生苷元黄芩素,黄芩素在吸收过程中及入血后形成多种代谢产物。图 17-13 显示了黄芩苷在人体及大鼠体内主要经历葡萄糖醛酸化、硫酸化、甲基化等的 Ⅱ 相代谢途径。黄芩苷静脉给药代谢消除较快,消除速度常数约为 0.3h^{-1};维持有效血药浓度的时间也较短,$t_{1/2}$ 约为 0.16 小时。口服黄芩苷生物 $t_{1/2}$ 较长,完全从体内消除需 36 小时以上,而其在脑脊液中的消除速率又较血浆中慢,$t_{1/2}$ 延长约 14%。

C/（μg/ml）
t/h
黄芩素
黄芩苷
0
2
4
6
8
10
12
0
5
10
15
20
25

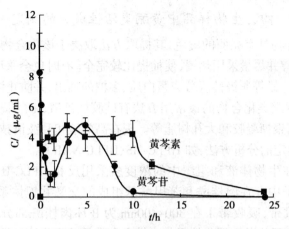

图 17-11　大鼠灌胃黄芩苷混悬液和黄芩素混悬液后的 *C-T* 曲线

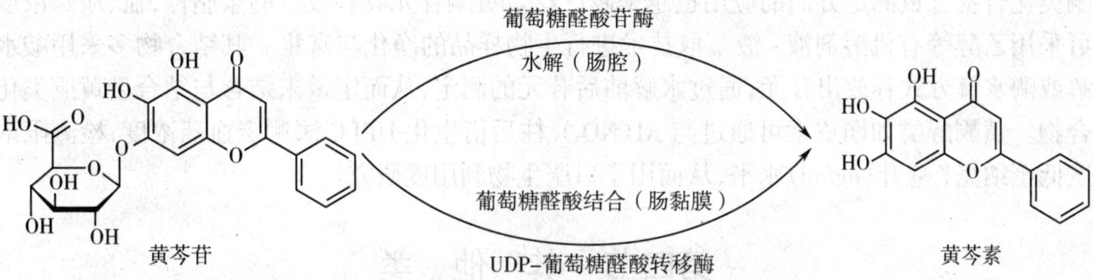

葡萄糖醛酸苷酶
水解（肠腔）
葡萄糖醛酸结合（肠黏膜）
UDP-葡萄糖醛酸转移酶
黄芩苷
黄芩素

图 17-12　黄芩苷在肠道吸收过程中的结构转化

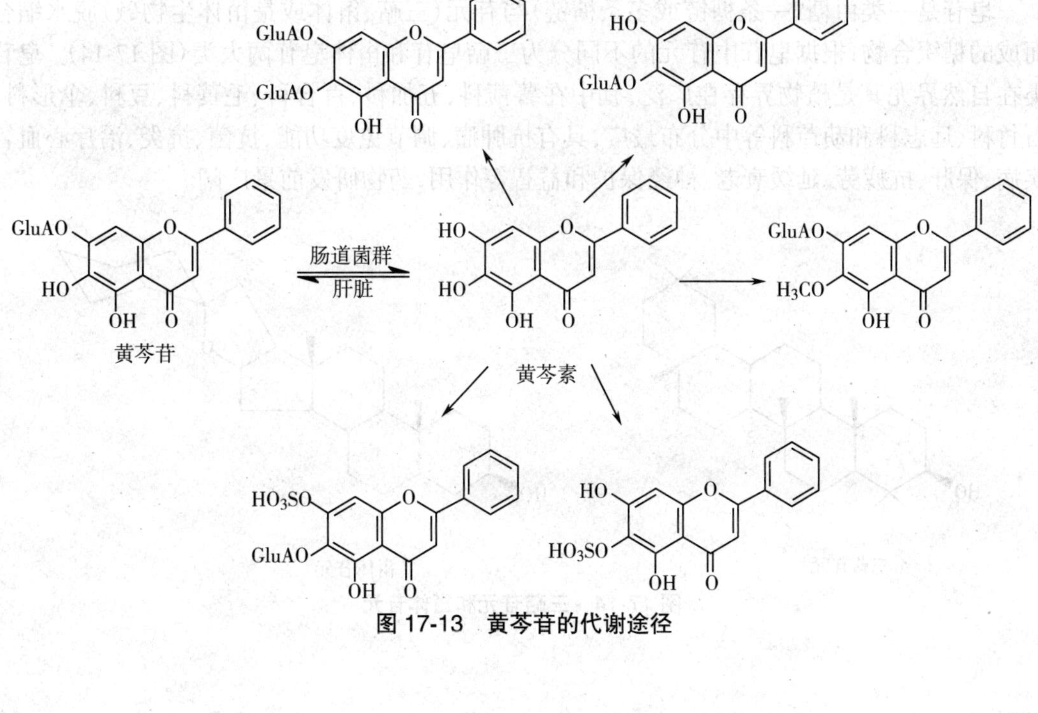

肠道菌群
肝脏
黄芩苷
黄芩素

图 17-13　黄芩苷的代谢途径

四、生物样品中黄酮类活性成分的测定

很多黄酮类化合物具有亮丽的黄色,其提取方法取决于该化合物的溶解度。一般常用乙醇、甲醇或含水乙醇并尽量采用热浸,使抽提比较完全。有时也会采用冷浸或渗漉的方法,目的是为了减少油脂、蜡等非极性成分或蛋白质、多糖的抽出,并防止淀粉糊化,有利于后续工作的分离。分离黄酮类化合物的最常用方法有硅胶柱色谱、聚酰胺色谱。而初步分离与富集的重要手段有葡聚糖凝胶和大孔树脂等。现在高效液相和波谱技术也逐渐成为分离分析有效成分和结构测定的分析方法,如 HPLC-MS、HPLC-NMR 等。

黄酮类化合物在生物体液和组织中的浓度多采用反相 HPLC-UV 法测定。由于大多数黄酮类化合物分子中存在肉桂酰和苯甲酰基组成的交叉共轭体系,在 200~400nm 区域内存在两个 UV 吸收带,吸收带 I 在 300~400nm 为 B 环肉桂酰部分的吸收,吸收带 II 在 240~300nm 区间为 A 环苯甲酰部分的吸收。带 I 和带 II 的吸收波长常是定性鉴定化学类型的重要手段,此两吸收带并因环上含氧基团的取代而发生转移。现在液 - 质联用技术在黄酮类化合物含量测定方面的应用也越来越广泛。黄酮苷元具有较好的亲脂性,血、尿药浓度可采用乙醇等有机溶剂液 - 液萃取技术进行生物样品的净化与富集。其结合物多采用酸水解或酶水解方式释放出苷元,通过水解前后苷元的测定,从而定量未结合与结合型黄酮类化合物。黄酮醇类如槲皮素可通过与 $Al(NO_3)_3$ 柱后衍生化 HPLC 法测定血药浓度,检测限浓度低至纳克 / 毫升(ng/ml)水平,从而用于口服生物利用度研究。

第四节 其 他 类

一、皂苷类天然药物

皂苷是一类由糖(一条糖链或多条糖链)与苷元(三萜、甾体或是甾体生物碱)脱水缩合而成的糖缀合物,根据皂苷中苷元的不同分为三萜皂苷和甾体皂苷两大类(图 17-14)。皂苷类在自然界尤其是植物界存在广泛,其中在薯蓣科、五加科、百合科、毛茛科、豆科、伞形科、石竹科、远志科和葫芦科等中分布最广,具有抗肿瘤、调节免疫功能、抗菌、抗炎、治疗心血管疾病、保肝、抗疲劳、延缓衰老、神经保护和益智等作用,药物研发前景广阔。

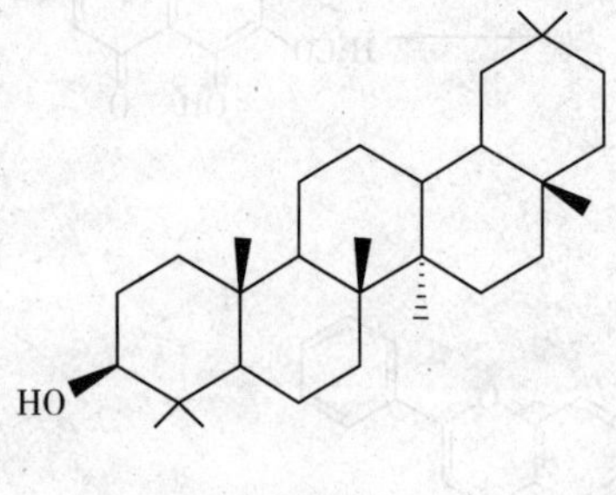

三萜苷元 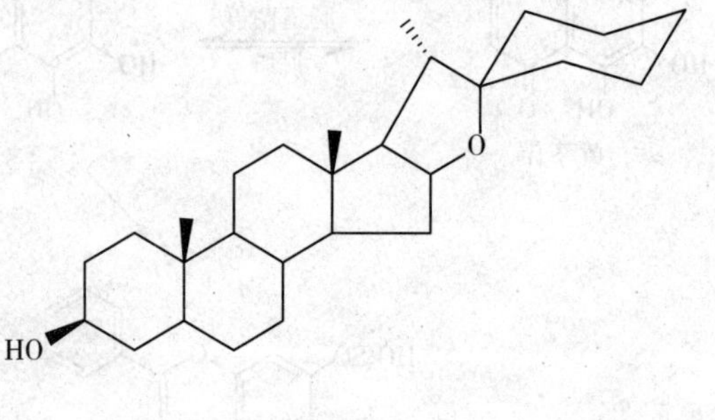　　　　　　　　　　　　甾体苷元

图 17-14　三萜苷元和甾体苷元

皂苷水溶液大多能破坏红细胞而具有溶血作用,因此不能用于静脉注射,肌内注射则易引起组织坏死。但口服则无溶血作用,可能因为皂苷的部分糖链在胃肠道被水解所致。此类化合物还可被肠黏膜和肝脏中的药物代谢酶代谢,产生不同程度的首关效应。

皂苷类化合物的药物代谢动力学与其理化性质密切相关。由于皂苷为大极性化合物,脂溶性差,故通常胃肠道吸收差,在动物实验中发现含苷类中药的煎剂口服给药后吸收良好,但是纯化的苷类化合物单独给药吸收差,生物利用度低,其原因就在于中药煎剂中的所谓杂质,如淀粉、糖类、树脂对活性成分有助溶和吸收促进作用。而苷类的水解产物——苷元因脂溶性较高,其吸收较好。

皂苷类化合物的体内代谢,特别是经肠道菌群的水解反应具有重要的药理学和毒理学意义。植物中存在的强心苷多以其前体形式存在,如洋地黄毒苷以其前体毛花一级苷 A 存在于植物毛花洋地黄中,当动物误食这种植物后,其中的毛花一级苷 A 水解失去一分子葡萄糖得乙酰基洋地黄毒苷,再去乙酰基得洋地黄毒苷,从而中毒。

皂苷类化合物主要采用 HPLC 法测定,但往往因缺少生色基团而致 UV 检出的灵敏度受限;可用末端吸收波长(如 210nm、220nm)以增加检测灵敏度,但此时基质干扰增强。也有采用蒸发光散射(ELSD)检测器,少数皂苷类化合物如地高辛、人参皂苷、甘草酸等已开发采用免疫测定法如 RIA、EIA 和 ELISA 等,从而获得较高特异性和灵敏度。近年来多采用气相质谱(GC-MS)、液相质谱(LC-MSn)以及毛细管电泳 - 质谱(CE-MS)联用法对皂苷类化合物进行定性定量分析,使这类活性成分药物代谢动力学研究迈入一个新的水平。

典型皂苷类活性成分——甘草酸

甘草酸(glycyrrhizic acid)属三萜皂苷,为 1 分子 18-β - 甘草次酸与 2 分子葡萄糖醛酸形成的苷,是中药甘草的主要活性成分,药理作用广泛。甘草酸本身在小肠不易吸收,主要以其苷元的形式吸收。其原形药的生物利用度极低(<1%),因具有明显首关效应,肠道菌群将甘草酸转化为 18-β - 甘草次酸及 3- 表 -18-β - 甘草次酸,体循环中甘草酸浓度极低,但测出高浓度的 18-β - 甘草次酸。腹腔注射能显著提高甘草酸的生物利用度。静注后甘草酸在血中最高,肝脏次之,脑中未测出。但静注 18-β - 甘草次酸后,可在脑中可测出 18-β - 甘草次酸,说明苷元脂溶性较强,可透过血脑屏障。甘草酸与血浆蛋白结合率高达 98%。甘草酸在体内经受肠菌的代谢和肝脏代谢,但前者更为重要。

有研究报道将甘草酸与人新鲜粪便温孵培养,12 小时以后才检测到 18-β - 甘草次酸,此后数小时可检测到 3- 表 -18-β - 甘草次酸,培养 48 小时后仍有约 30% 左右的原形成分残留,推测甘草酸的转化十分缓慢。此时两种转化产物的比例约为 1∶1。将 18-β - 甘草次酸再与人肠内菌丛温孵培养 48 小时,可检测到另一种转化产物 3- 去氢 -18-β - 甘草次酸。分析推断可知甘草酸在肠内被肠道菌群代谢为 18-β - 甘草次酸,并进一步经 3- 去氢 -18-β - 甘草次酸立体异构化为 3- 表 -18-β - 甘草次酸,吸收后又可经 3- 去氢 -18-β - 甘草次酸转变为原先的 18-β - 甘草次酸,进而在肝内形成结合物,经胆汁排入肠道,形成肝肠循环(图 17-15)。尿排泄在甘草酸的消除中并不重要。

甘草酸的药物代谢动力学十分复杂,不仅涉及原形药本身,而且涉及其代谢产物 18-β - 甘草次酸的药物代谢动力学行为,两者均具有肝肠循环,甘草酸在体内可水解为 18-β - 甘草次酸,18-β - 甘草次酸也可通过结合反应形成甘草酸。甘草酸静脉或口服均显示双峰

C-T 曲线,胆汁中排泄的药量的绝大部分(约 78%)被肠道重吸收。大鼠静脉注射甘草酸和 18-β-甘草次酸后的 C-T 曲线均可用二室模型加以描述,其 $t_{1/2\beta}$ 为 134 分钟(胆瘘大鼠)和 425 分钟(正常非胆瘘大鼠),可见在正常情况下甘草酸的肝肠循环使 $t_{1/2}$ 大大延长。稳态表观分布容积 V_{dss} 很小(111.7ml/kg 和 132.8ml/kg),说明甘草酸体内分布不广。甘草酸药物代谢动力学显示非线性动力学性质,即使在较低剂量,随剂量增加 AUC 超剂量增加,$t_{1/2}$ 延长,但 V_{dss} 基本不变。

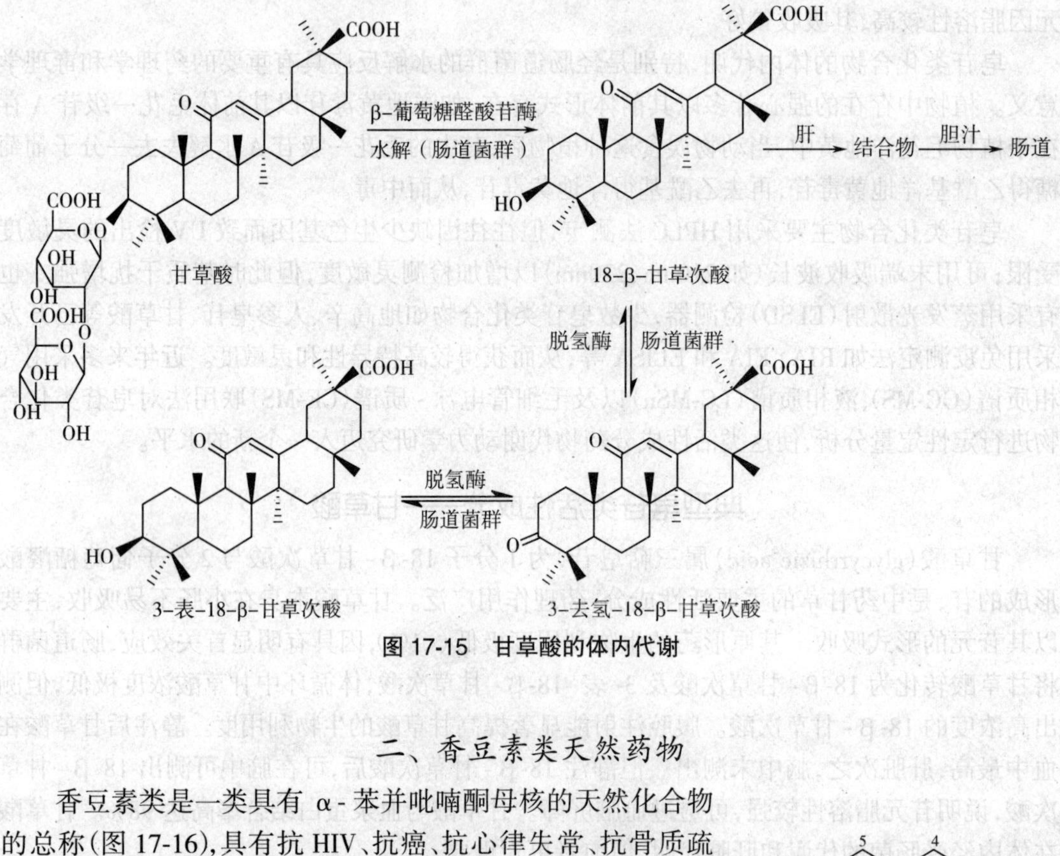

图 17-15 甘草酸的体内代谢

二、香豆素类天然药物

香豆素类是一类具有 α-苯并吡喃酮母核的天然化合物的总称(图 17-16),具有抗 HIV、抗癌、抗心律失常、抗骨质疏松、镇痛、平喘及抗菌等多方面的生理活性。中药蛇床子、独活、瑞香、柑橘类、白芷、前胡、补骨脂等富含香豆素并以其为主要药效成分。香豆素母核 α-苯并吡喃酮的苯环上常有羟基、烷氧基、苯基、异戊烯基等取代基,其中异戊烯基的活性双键又可与邻位酚羟基环合成呋喃或吡喃环,故常将香豆素分为简单香豆素、呋喃并香豆素类、吡喃并香豆素类和其他香豆素等 4 类。

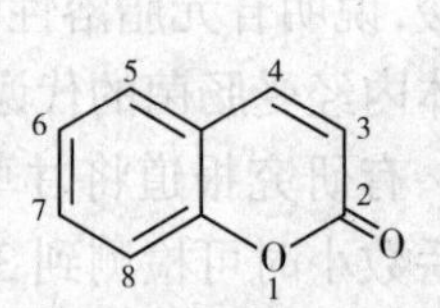

图 17-16 α-苯并吡喃酮母核

香豆素类化合物的分子量和极性均较小,多易于被肠道吸收,进入肝脏后代谢。部分在吸收前被肠道菌群酶解内酯键,内酯开环,转化成相应的酚酸类成分。

典型香豆素类活性成分——补骨脂内酯

补骨脂内酯(psoralen,图 17-17)为中药补骨脂的主要活性成分之一,属香豆素类,可影响肝微粒体中相关药物代谢酶的活性,对多药耐药具有逆转作用;能抑制 P-糖蛋白而减少药物的外排,提高化疗药物效果,具有协同抗肿瘤作用;有增加皮肤黑色素的作用,适用于白癜风,尚可用于斑秃、银屑病等。

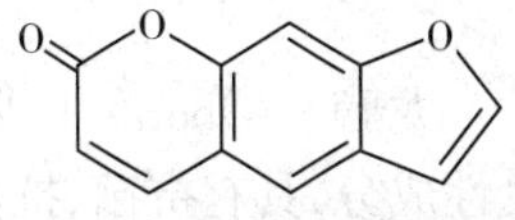

图 17-17　补骨脂内酯的结构

　　补骨脂内酯能够透过裸鼠皮肤。研究发现不同浓度补骨脂中补骨脂内酯在鼻黏膜中的吸收符合零级动力学特征,并且随着药液浓度的增加,补骨脂内酯的吸收存在饱和现象。pH=5.5 时,补骨脂内酯在大鼠鼻腔黏膜的吸收可被甘草提取物所促进。补骨脂内酯在大鼠小肠内通过率较高,吸收较好。不同浓度的补骨脂内酯灌流时均以约 30% 的比例吸收入血,且肠道与血管中药物通透率的变化在所测浓度范围内基本保持不变,提示补骨脂内酯在大鼠小肠的转运机制为被动转运。临床上血药浓度个体差异大可能与肝脏的首关效应有关,而非小肠吸收代谢所致。

　　家兔灌胃补骨脂水煎液 5g,显示补骨脂内酯在兔体内的处置过程为二房室模型,其药物代谢动力学参数分别为:K_a=3.2251h^{-1},$T_{1/2\alpha}$=0.1849h,$T_{1/2\beta}$=10.7065h,T=0.8200h,AUC=21.6104mg·kg/L。以溴代十六烷基三甲胺为胶束试剂,β-环糊精为包含试剂的荧光法,对主要脏器心、肝、肾、肺、胃、卵巢、睾丸中所含的补骨脂内酯进行测定,结果表明家兔灌胃补骨脂水煎液 24 小时后,组织分布高低依次是卵巢、睾丸、肝、心、肾、肺、胃。卵巢、睾丸中药物含量均比其他脏器高约 1 个数量级。

三、中药中的挥发性组分

　　"挥发性组分"是一个不按化合物结构特征基团分类,而按化合物物理性质——挥发性分类的方法,涵盖凡是具有挥发性的各种类型化合物。中药中的"挥发性组分"习惯上又常称为挥发油,亦称精油。通常由中药材用水蒸气蒸馏或由非极性溶剂提取得到的与水不相混溶并具有特殊气味(多数为芳香性气味)的挥发性油状物总称。统计资料表明,中药挥发油中其基本组成一般为脂肪族、芳香族和萜类化合物,此外还存在一些含硫含氮化合物。挥发油是中医中药临床的一类重要的活性成分,生物活性和药理作用表现多样。如薄荷油、肉桂油用于祛风,柴胡油用于退热,砂仁油用于芳香健胃,细辛挥发油可平喘,大蒜挥发油可抑菌杀菌,芹菜籽挥发油具有明显防治心血管疾病作用,莪术挥发油、薏苡仁油和鸦胆子油用于抗癌临床治疗,桉叶油对蠕形螨和滴虫均有较强的杀虫作用等。

　　挥发油种类繁多、组分复杂、结构多样、性质各异,但大多数在体内吸收迅速,半衰期短,消除快,其药物代谢动力学过程符合开放二房室模型。例如,对 β-细辛醚和石菖蒲挥发油中 β-细辛醚的药物代谢动力学研究显示,家兔灌胃 β-细辛醚后体内过程符合一级吸收二室模型,$t_{1/2\alpha}$ 为 7.5 分钟,$t_{1/2\beta}$ 为 69.6 分钟。家兔灌胃石菖蒲挥发油后,β-细辛醚在体内呈现线性动力学过程,同样符合一级吸收二室模型,$t_{1/2\alpha}$ 为 18.3 分钟,$t_{1/2\beta}$ 为 114.5 分钟。

　　由于挥发油类成分半衰期较短,在血浆内的滞留时间短,难以维持有效治疗浓度,故可制成微乳等制剂改善其体内过程。例如,当归、川芎挥发油给予家兔耳缘静脉注射给药后很快消除,4 分钟后检测不到药物。而同样注射当归、川芎挥发油微乳后,其主要有效成分藁本内酯在家兔体内分布符合二室模型,$t_{1/2\alpha}$ 为 1.37 分钟,$t_{1/2\beta}$ 为 10.48 分钟,主要浓集于肾脏,其他各个组织器官中分布较为均匀。藁本内酯在小鼠血浆中分布符合二室模型,与家兔体内结果基本一致。

典型挥发油类活性成分——龙脑

龙脑 [(−)borneol，艾片，图 17-18] 为存在于姜科、天南星科、唇形科、腊梅科植物中的挥发性成分，具有抗菌、抗炎、止痛等功效，作用与麝香相似。龙脑内服后可经消化道迅速吸收，并广泛分布于心肌、肺、脾，其药物代谢动力学过程符合开放二房室模型。极易透过血脑屏障进入脑组织，在脑组织的浓度为血清中的 3 倍，但消除速率常数相近，脑中浓度与血清中浓度平行下降。主要以原形随粪、便排泄，部分经肺随呼吸排出，或经毛孔等排泄。龙脑能促进川芎嗪、磺胺嘧啶、四甲基吡嗪的吸收，提高其在脑组织中的分布，这种促进作用与脑组织损伤无关。

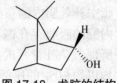

图 17-18 龙脑的结构

思考题

1. 试述肠道菌群对天然药物的代谢处置方式及其药理学和毒理学意义。
2. 简述天然药物对 CYP450 及其亚型的调控作用及其药理学和毒理学意义。
3. 如何通过简单的动物实验初步判断某一黄酮类化合物的药理作用是由肠道菌群介导的？

（何 新）

第十八章　新药的临床药物代谢动力学评价

第一节　新药临床药物代谢动力学评价的目的与基本方法

一、新药临床药物代谢动力学研究的目的和意义

　　新药的临床药物代谢动力学研究目的在于阐明新药在人体内的吸收、分布、代谢和排泄过程变化规律,它的研究成果成为临床上制订用药方案和个体化给药的科学依据。不同的临床阶段,其研究方法和作用是不同的。在Ⅰ期临床阶段,常以健康受试者为研究对象,研究单次给药和多次给药后的药物代谢动力学,饮食对口服药物的药物代谢动力学影响以及药物相互作用,其意义在于阐明药物人体中的吸收、分布、代谢和排泄动力学特征,以及饮食是否影响口服药物吸收行为和存在药物相互作用。根据临床药物代谢动力学和药物临床耐受性试验研究结果,设计Ⅱ期临床试验的剂量和用药间隔。研究主要代谢产物的结构和活性(或毒性),结合动物结果,分析药物在人体内是否产生活性(或毒性)代谢产物以及其代谢动力学行为特征,为药物的安全性评价提供依据。在Ⅱ期和Ⅲ期临床阶段,是以特殊人群为研究对象进行药物代谢动力学研究的。研究药物在患者中的药物代谢动力学,阐明药物在患者中临床药物代谢动力学的变化情况,确定患者是否需要调整用药方案。研究遗传因素对药物代谢动力学影响,目的在于药物代谢是否存在代谢多态性、代谢的种族差异以及程度大小,以便于临床实施个体化药物治疗方案。药物相互作用研究分析新药与其他药物间是否存在药物代谢动力学方面相互作用,其程度如何,在临床用药时如何回避这种相互作用的发生及其注意事项。

二、新药临床药物代谢动力学研究的前期准备与必要条件

(一) 实验前的准备工作

　　在确认具有临床试验和临床药物代谢动力学正式批件和合格的试验药品之后,首先应根据药物的药理学特点以及临床试验要求,由审办方、临床试验机构临床试验负责者、统计学家以及生物样品分析者共同制订最佳的新药临床药物代谢动力学试验方案。试验方案包括:

1）试验的题目、立题理由和目的。

2）受试者的筛选（入选标准和排除标准）以及知情同意书样稿的制订。

3）试验药品的合法性检查（同意进行临床研究的批件、药品质量检验报告、批号等）。试验药品应该是中试放大产品，经国家药检部门审核，包括药品含量、杂质检查、稳定性以及安全性检查符合要求。同时应该是与Ⅰ期临床试验同一批号的药品，以保证受试者应用的药品质量合格和试验结果一致性与可靠性。

4）根据统计学原理和国家食品药品监督管理总局的指南要求，确定受试者人数。

5）根据Ⅰ期临床的耐受性试验结果确定给药途径、剂量和给药频率。

6）根据药物性质选择合适的生物样品中药物浓度测定方法。建立生物样品中药物浓度测定方法和测定方法的考证。

7）确定生物样品（尿和血）采集时间和采集量。

8）实验期间对受试者的临床监护及临床和实验室检查项目。

9）受试者编码，临床病例报告表的制订。

10）不良事件的记录，严重不良事件的报告方法、处理措施及随访时间和方式。

11）预期实验进度、完成时间。

12）实验记录、数据存档规定。

13）临床试验机构、课题负责人及申办者的姓名、地址和联系方式。

在进行人体试验前，将详细的试验方案连同相关材料，如同意进行临床研究的批件、药品质量检验报告、申办方的资质、知情同意书样本、药物临床前药效学和安全性评价的相关研究资料报送临床研究机构医学伦理委员会审批。只有通过医学伦理委员会批准后，方可开展人体试验。

（二）伦理要求

进行人体药物代谢动力学研究时，必须遵循和贯彻临床试验规范（Good Clinical Procedure，GCP）。我国于1997年7月23日正式颁布了《药物临床试验管理规范》，它是参照国际公认的原则《赫尔辛基宣言》制订的，体现了知情同意原则、尊重原则、有利原则、公正原则和保密原则。GCP规定凡涉及与人相关的试验，包括药物在人体中药物代谢动力学研究，均必须严格按照GCP规定执行。

1. 赫尔辛基宣言 赫尔辛基宣言在第18届世界医学协会联合大会（赫尔辛基，芬兰，1964年6月）采用，现今的《赫尔辛基宣言》有37条。包括前言，一般原则，风险、负担和受益，易伤害的群体和个体，科学要求和研究方案，研究伦理委员会，隐私，知情同意，安慰剂的使用，研究后的保障措施，研究注册、出版和结果的传播等部分。赫尔辛基宣言强调所有涉及人的医学研究，包括利用可鉴定人体材料和数据所进行的研究均应遵循医学伦理原则。提出尽管该宣言主要针对医师，但鼓励参与涉及人类受试者的医学研究的其他人遵守这些原则。医学研究必须遵守的伦理标准是：尊敬对人的尊重并保护他们的健康和权利。研究者有责任保护研究受试者的生命、健康、尊严、自我决定权、隐私，以及为研究受试者的个人信息保密。研究者在进行涉及人体研究时，既要考虑所在国的关于涉及人研究的伦理、法律与管理规范和标准，也要考虑相应的国际规范和标准。任何国家的或国际的伦理、法律或管理法规，都不得削弱或取消本宣言所提出的对人保护。同时也应该尽可能降低对环境的损害。涉及人的医学研究必须遵循普遍接受的科学原则，必须建立在对科学文献、其他相关信息和充分的实验室实验以及适当的动物实验基础上。实验中涉及的动物必须尊重动物的福利。所有研究方案必须提交给研究伦理委员会进行讨论、审查、指导和批准。研究伦理委员会必须独立于研究者、发起者,也不应受到其他不当的影响。在医学研究中,要求每个受试者均要签约知情同意书。充分告知研究目的、方法、资金来源、任何可能的利益冲突,研究单位、研究的预期受益和潜在风险、研究可能引起的不适,实验结束后事宜以及其他与研究相关的信息。他们有权拒绝参加研究,或有权在任何时候撤回参与研究的同意而不受报复。对于使用可识别的人体材料或数据进行的医学研究,医师必须征得受试者对于采集、分析、储存和(或)再使用材料和数据的知情同意。

2. 中国药物临床试验管理规范　临床药物代谢动力学研究也属于临床试验范畴,因此必须遵守赫尔辛基宣言中的道德规范要求。我国颁布的《中国药物临床试验管理规范》(即中国的 GCP)共十三章,六十六条。指出所有以人为对象的研究必须符合赫尔辛基宣言和国际医学科学组织委员会颁布的《人体生物医学研究国际道德指南》的道德原则,即公正、尊重人格、力求使受试者最大限度地受益和尽可能避免伤害。参加临床试验的各方都必须充分了解和遵循这些原则,并遵守中国有关药品管理的法律法规。着重强调了对受试者的权益保护。对试验研究者的职责与资质、申办者的职责、监视员、数据记录、处理、临床试验的质量保证等均作了具体要求。

(三) 知情同意与知情同意书

临床药物代谢动力学涉及人体试验,所有受试者必须对参与试验的内容、目的、可能存在的风险等有知情权,并在自愿的前提下签约知情同意书。知情同意书是每位受试者表示自愿参加某一试验的文件证明。

1. 知情同意书签署前的必要工作　试验研究者在试验开始前,知情同意书必须得到医学伦理审查和批准。伦理委员会是在遵守相关的法规文件、GCP 及赫尔辛基宣言伦理原则的基础上,审查试验方案是否适当,包括研究目的、试验中受试者及其他人员可能遭受的风险和受益、试验设计的科学效率,即以最小受试样本数获得正确结论的可能性。同时还须审查受试者入选的方法、向受试者提供的信息资料及获得知情同意书的方法是否适当,向受试者或其家属或监护人或法定代理人提供有关本试验的信息资料是否完整易懂。知情同意书签署前,试验研究者或其指定的代表还必须向受试者提供有关临床试验的详细情况。

2. 知情同意书包含内容

(1) 试验目的:评价一项试验的目的就在于考察其安全性和有效性。同时应强调一项试验,其性质本身就是一种研究,只有在安全性和有效性得到确实保障后,才能允许试验药品上市及正式应用于临床。

(2) 试验的过程、期限与检查操作:包括试验步骤及所需时间、试验中观察有利和无利的项目及检查的频度、留取血标本的总量等。使受试者知晓本次试验本人需付出什么,也使其在理解试验过程后能更好地配合试验。

(3) 预期受试者可能的收益和可能发生的风险与不便:应告知受试药物可能的不良反应频率及其程度,研究者防范这些反应出现所采取的措施,参加受试获得的可能受益,使受试者事先可权衡参加试验的利弊、做好充分的思想准备。

(4) 说明受试者可能被分配到试验的不同组别:随机对照试验时,受试者有可能被随机分入试验组或对照组,因此还需告诉其对照试验的益处及风险。

(5) 应明确指出受试者参加试验应是自愿的,而且在试验的任何阶段,无须任何理由,有权随时退出试验,不会受到任何歧视或报复,不会影响和研究者的关系及今后的诊治。试验开始后,如有重要的有关信息,例如发现新的不良反应或较严重的不良反应,均需尽快通知受试者,可由受试者考虑是否继续参加及完成试验。

(6) 须使受试者了解,参加试验及其在试验中的个人资料均属保密,受试者参加试验及个人试验资料为个人隐私,受试者的全名不会出现在所有记录及文件中(只以姓的拼音及入选编号代表),只有申办者、研究者、监察员、伦理委员会、药政管理部门有权查阅受试者所有的试验记录资料,而其他人均无权接触个人试验资料。

(7) 如发生与试验相关的非正式损害时,受试者可以获得适当的治疗和保险赔付等补偿;如发生与试验相关的非正常损害时,受试者可获得及时适当的治疗及保险赔付等补偿。以健康人为试验对象进行Ⅰ期临床试验或生物等效性研究时,则应付给相应的报酬。

(四) 签署知情同意书须注意的原则

1. 知情同意书的语言和文字 原则上必须用受试者的母语,并以通俗易懂的文字书写,尽量避免使用专业术语,使受试者真正确实"知情"。此外,受试者阅读知情同意书后,可向研究者提出任何与试验有关的问题,研究者有义务作出详尽的解答。

知情同意书中禁止出现使受试者放弃合法权益的语言,同样也不允许含有为申办者或研究者过失开脱责任的语言。

2. 知情同意书的签署 绝大多数情况下应由受试者本人签字,或由其合法监护人签字。如受试者及其合法代表均无阅读能力时,经研究者详细解释知情同意书的内容后,可由在场的见证人签字。这种签字形式表示研究者已向受试者详细具体介绍了知情同意书的内容,受试者也已同意决定参加试验。无行为能力者,如严重精神病患者、残疾人、儿童等,经伦理委员会同意,同时研究者认为符合适应证,且能从试验中缓解病情而受益,则也可进入试验,但仍应由其法定监护人签字。由受试者本人或其合法代表在知情同意书签字并注明日期,执行知情同意过程的研究者或其代表也需在知情同意书上签名并注明日期。

3. 知情同意书的修改 研究者及申办者均无权修改已经伦理委员会审核批准的知情同意书,如必须作修改,则应再次报请伦理委员会审批。

(五) 医学伦理委员会组成与职责

为了保证受试者的权益,形成独立的医学伦理委员会。

1. 医学伦理委员会的组成 由医药学相关专业人员、非医药专业人员、法律专家和来自外单位人员等组成,至少5人以上,性别比例合适,并经过培训。伦理委员会的组成和工作应受到任何参与实验者的影响。

2. 医学伦理委员会职责 审查研究方案,研究者和申办者的资质,研究方案是否体现科学合理,风险是否降到最低,受试者的利益是否达到保证,是否知情同意,是否存在违背医学伦理问题。监督试验过程等。

(六) 临床试验的实施

临床药物代谢动力学研究属于临床研究范畴,必须符合所有临床试验要求,按照临床药物研究规范开展工作。包括以下几方面。

1. 实验场地要求和研究单位资质 只有经过中国药品和食品监督管理总局论证和批准的临床单位才能开展临床药物代谢动力学研究,所有涉及人体试验的内容必须在正规的临床观察室中进行,配备具有资格的医护人员和必要的抢救设备、药品,有严格的管理规范,能够进行细致观察,并能对紧急情况采取及时和必要的一切医疗措施。

2. 临床研究负责人　临床研究负责人必须是经过培训的有执照临床医师,有能力完成即将进行的临床试验,并采取有效措施预防或治疗可能出现的不良反应或控制危险。临床研究负责人应承担下列责任。

(1) 组织和负责临床试验的实施:包括人员配备情况和人员培训,并保证临床试验按原先制订的方案实施,并按照 GLP 和 GCP 要求开展工作。要求全体参加临床试验的工作者应为有经验的,受过临床药理专业培训的临床医师、药师和护士。试验前经过该临床项目培训,充分掌握试验的整个内容和过程,研究人员应对受试者身体状况和试验药物的药理、毒理充分了解,掌握试验药物的给药途径、给药方法和可能发生的不良反应及其防治措施等内容。签署研究者公正性声明,保证以第三方的立场参加试验,试验不受利益和行政干扰,以数据为依据,对实验的公正性、保密性负责,对受试者的安全和隐私负责。

(2) 负责知情同意书的准备和研究计划等相关研究资料,提交医学伦理委员会讨论,并接受伦理委员会的质询。对招募的受试者解释试验内容和知情同意书的条款,在实验开始前获得受试者签约知情同意书。

(3) 负责临床试验中观察到任何不良反应和事件,对于严重的不良反应或事件及时向当地药政部门、医学伦理委员会和申办者汇报,并采取补救措施。

(4) 保留试验期间的所有资料,包括药物发放记录,临床检查情况等。

(5) 定期向申办者报告临床试验的实施情况。

3. 申办方　申办者指拥有受试药物的公司或个人。申办者应负下列责任。

(1) 对参与试验的受试者的安全和福利负责。

(2) 保证临床试验符合 CFDA 的各项规定。负责选择的研究负责人,向他们提供各种必要的信息,以确保临床试验按法律或有关规章规定程序进行。

(3) 向临床研究负责人报告任何有意义的新的药物不良反应或足以影响临床研究事先未预见的危险。

(4) 委派检察员监督临床试验按临床试验程序和方案进行,并监督研究人员按 GLP 和 GCP 实施临床试验。

(5) 保存所有临床试验有关的记录和报告,至规定的时间。

(6) 负责临床试验药物的发放和回收。

(7) 应与临床研究单位签订项目委托合同,标明双方的承担责任。

4. 监视员　监视员是受申办者委托专门检查临床试验的人员。其主要任务是监督研究负责人是否按程序进行试验和按 GLP 和 GCP 规范开展工作。并负责:

(1) 监督研究人员按试验程序开展工作。

(2) 在监督临床试验过程中,评价与药物毒性及疗效相关的资料,随时向申办者报告出现新的不良反应。

(3) 负责确定所有个案报告上的记录和数据不仅有效,且与病历记录一致。监督研究人员在收集临床数据时遵守 GCP/GLP 规范。

(4) 负责药物的发放、使用记录等相关资料。

(5) 监督研究负责人完成并按时上交研究报告,汇总临床试验的结果。

5. 伦理委员会审批与监督　研究者应在试验前需填写试验申请,所有试验方案和知情同意书必须得到独立的伦理委员会书面审批;获得批准后方可开始试验。试验中对试验方案的修改,应再次通过伦理委员会审批。研究过程中应接受伦理委员会的监督和质询。

第二节　新药临床药物代谢动力学评价的内容

在新药临床药物代谢动力学评价时,根据其研究目的不同,分为健康人体中药物代谢动力学研究和患者中药物代谢动力学研究。

一、健康志愿者体内药物代谢动力学研究

本项研究通常是在Ⅰ期临床试验阶段中进行的,目的在于探讨药物在体内吸收、分布和消除的特点,为Ⅱ期临床试验的给药方案制订提供伦理依据。研究的内容包括健康受试者单次与多次给药的药物代谢动力学、饮食对口服药物制剂药物代谢动力学影响、代谢产物的代谢动力学、药物相互作用等。

(一) 单次给药的药物代谢动力学研究

通常选择健康受试者进行试验。但如果试验药物的安全性较小,试验过程中可能对受试者造成损害或在伦理上不允许在健康受试者中进行试验时,可选用相应适应证的患者作为受试者。

1. 健康受试者的选择

(1) 健康状况:健康受试者应无心血管、肝脏、肾脏、消化道、精神等疾病病史,无药物过敏史。在试验前应详细询问既往病史,作全面的体格检查及实验室检查,并根据试验药物的药理作用特点,相应增加某些特殊检查。有下列情况者,应作为受试者的排除标准,不得作为受试者入选。①体检和实验室检查指标超过正常值者;②具有心血管、肝、肾、消化道、精神等相关疾病病史者,以及对试验作用相关的药物有过敏史者;③儿童、妊娠妇女、经期妇女及哺乳期妇女;④ AIDS 和 HIV 病毒感染者,药物滥用者;⑤最近 3 个月内献血或作为受试者被采样者;⑥嗜烟、嗜酒者和近 2 周曾服用过各种药物者均不宜作为受试者。

如已知受试药物或同类药物的主要代谢酶具有遗传多态性,应查明受试者体内该酶的基因型或表型,使得实验设计更加合理。

(2) 性别:原则上应男性和女性兼有,一般男、女各半,不仅可了解药物在人体的药物代谢动力学特点,同时也能观察到该药的药物代谢动力学是否存在性别差异。但应注意,女性作为受试者往往要受生理周期或避孕药物的影响,因某些避孕药物具有药酶诱导作用或抑制作用,可能影响其他药物的代谢消除过程,从而改变试验药物的药物代谢动力学特性。所以在选择女性受试者时必须对此进行询问和了解。另外,一些有性别针对性的药物,如性激素类药物,治疗前列腺肥大药物,治疗男性性功能障碍药物及妇产科专用药等,则应选用男性或女性受试者。

(3) 年龄和体重:受试者年龄应为年满 18 岁以上的青年人和成年人,一般在 18~45 岁。为减少个体差异,同批受试者年龄一般不宜相差太大。正常受试者的体重一般不应低于 50kg。其体重指数(body mass index,BMI)按体重(kg)/身高^2(m^2)计算。一般为 19~24。因临床上大多数药物不按体重计算给药剂量,所以同批受试者的体重应比较接近。

（4）伦理学要求：试验方案须经伦理委员会讨论批准，受试者必须熟知试验的风险，自愿参加试验，并签订书面知情同意书。

2. 对试验药物的要求

（1）药物质量：试验药品应当在符合《药品生产质量管理规范》条件的车间制备，并经检验符合质量标准。

（2）药品保管：试验药品有专人保管，记录药品使用情况。试验结束后剩余药品和使用药品应与记录相符。

3. 试验药物剂量的选择　一般选用低、中、高 3 种剂量。每个剂量组选择 8~12 例受试者，原则上每个受试者只能接受一个剂量。剂量的确定主要根据 I 期临床耐受性试验的结果，并参考动物药效学、药物代谢动力学及毒理学试验的结果，以及经讨论后确定的拟在 II 期临床试验时采用的治疗剂量。高剂量组剂量必须小于或等于人最大耐受的剂量，但一般应高于治疗剂量。应能够根据研究结果对药物的药物代谢动力学特性作出判断，如该药呈线性或非线性药物代谢动力学特征等，以及剂量与体内药物浓度的关系，为临床合理用药及药物监测提供有价值的参考信息。

4. 研究步骤　受试者在试验日前进入 I 期临床监护室（或病房），晚上进统一清淡饮食，禁食不禁水过夜（通常 10 小时）。次日晨空腹（注射给药时不需空腹）口服药物，用 200~240ml 温水送服（如需收集尿样，则在服药前排空膀胱），服药 1 小时后可适量饮水，服药后 4 小时左右进统一清淡饮食。按试验方案在服药前、后不同时间采取血样或尿样。原则上试验期间受试者均应在监护室（病房）内，避免剧烈运动。

5. 饮水和进食　在实验期间禁服茶、咖啡及其他含咖啡和醇类饮料，以及可能影响药物吸收和代谢的食物和饮料，如葡萄柚汁和橘子汁等。关于服药后饮水、进餐的时间、量、种类等问题，尽可能保持试验条件的均衡性和一致性。进餐的时间，最好在给药后 4 小时。

6. 采样点的确定　采样点的确定对药物代谢动力学研究结果有重大的影响。服药前采空白血样品，一个完整的血药浓度 - 时间曲线，应包括药物各时相的采样点，即采样点应包括给药后的吸收分布相、平衡相（峰浓度）和消除相 3 个时相。一般在吸收分布相至少需要 2~3 个采样点，平衡相至少需要 3 个采样点，消除相至少需要 6 个采样点。一般不少于 11 个采样点。应有 3~5 个消除半衰期的时间，或采样持续到血药浓度为 C_{max} 的 1/10~1/20 的时间点。

如果同时收集尿样时，则应收集服药前尿样及服药后不同时间段的尿样。取样点的确定可参考动物药物代谢动力学试验中药物排泄过程的特点，应包括开始排泄时间，排泄高峰及排泄基本结束的全过程。

7. 药物代谢动力学参数的估算和评判　将各受试者的血药浓度 - 时间的数据，绘制成各受试者的血药浓度 - 时间曲线及平均血药浓度 - 时间曲线，用适当的药物代谢动力学软件进行分析处理，以表征药物的药物代谢动力学行为，能够采用房室模型分析的尽可能采用房室模型分析；如无合适模型的，则按照非房室模型方法求算参数。参数 k_a，T_{max}，C_{max} 和 AUC 等参数主要反映药物吸收速率和程度；V_d 主要反映药物分布情况；而 k，$T_{1/2}$，MRT 和 CL 等主要反映药物从血液循环中消除的特点。尿中药物的排泄分数或肾清除率反映药物经肾排泄情况。比较 3 种剂量的药物代谢动力学参数，分析其药物代谢动力学行为是否是线性动力学过程。

8. 提供研究资料 对于新药的药物代谢动力学研究,应提供详细的药物代谢动力学研究方法,受试者观察记录表(包括体检表),血(或尿)药浓度测定原始数据及结果,药物代谢动力学计算公式,药物代谢动力学参数(包括 C_{max}, T_{max}, $T_{1/2}$, V_d, k, CL 和 AUC)和对Ⅱ期临床试验给药方案的建议等。

(二)多剂量给药药物代谢动力学研究

当药物在临床上将连续多次应用时,需要明确多次给药的药物代谢动力学特征。根据研究目的,应考察药物多次给药后的稳态浓度(C_{ss}),达到稳态浓度的速率和程度,谷浓度(C_{max}^{ss}),峰浓度(C_{max}^{ss})之间的波动度(DF),是否存在药物蓄积作用,明确 C_{ss} 和临床药理效应(药效和不良反应)的关系等。

1. 受试者的选择标准、受试者例数、试验药物的要求均同单次给药健康人体药物代谢动力学研究。

2. 试验药物剂量 采用Ⅱ期临床试验拟订的一种治疗剂量,并根据单次给药的药物代谢动力学参数中消除半衰期和Ⅱ期临床试验给药方案中制订的服药间歇以及给药日数,确定总服药次数和总剂量。

3. 研究步骤 试验期间受试者必须在合格的、急救设施齐全的临床试验病房或观察室进行服药、采集样本和活动。如为口服药物则均用 200~240ml 温水送服,受试者早、中、晚三餐均进统一饮食。

4. 采样点的确定 根据单剂量药物代谢动力学求得的消除半衰期,估算药物可能达到稳态浓度的时间,应连续测定 3 次(一般为连续 3 天)谷浓度(给药前)以确定已达稳态浓度。一般采样点最好安排在早上空腹给药前,以排除饮食、时辰以及其他因素的干扰。当确定已达稳态浓度后,在最后一次给药后,采集一系列血样,包括各时相(同单次给药),以测定稳态血药浓度 - 时间曲线。

5. 药物代谢动力学参数的估算 根据试验中测定的 3 次谷浓度及稳态血药浓度 - 时间数据,绘制多次给药后药药浓度 - 时间曲线,求得相应的药物代谢动力学参数,包括达峰时间(T_{max})、峰浓度(C_{max}^{ss})、消除半衰期($t_{1/2}$)、清除率(CL)、坪稳态血药浓度(C_{av})、稳态血药浓度 - 时间曲线下面积($AUC_{ss}^{0-\tau}$)及波动度(DF)等。

6. 说明多次给药时药物在体内的药物代谢动力学特征,同时应与单剂量给药的相应药物代谢动力学的参数进行比较,观察它们之间是否存在明显的差异,特别在吸收和消除等方面有否显著的改变。

【临床案例 18-1】

采用随机开放研究健康受试者单剂量和多剂量口服雷诺嗪缓释片的药物代谢动力学。12 名健康受试者入选该实验(6 男 6 女)。年龄(24.7±1.6)岁(22~27 岁),体重(61.3±6.4)kg(51.2~72.6kg),身高(165.7±4.5)cm(153.3~174.2cm),BMI 21.6kg/cm² (19.4~23.9kg/cm²)。

1)单剂量实验:采用 3×3 拉丁方实验设计。周期间隔 7 天。受试者空腹过夜,8:00 单剂量口服 500mg、1000mg 或 1500mg 雷诺嗪缓释片。服药前和服药后不同时间取血于肝素化试管中,分取血浆于 −70℃保存至分析。实验期间禁用含酒精或咖啡的饮料。所有试验均在医师的监护下进行,同时观察受试者临床反应和耐受情况。

2）多剂量实验：上述 12 名受试者继续进行多剂量试验。每天给药两次，分别于早 8：00 和晚 8：00 各服药 1 次，每次 500mg，连续 7 天。在第 6 和 7 天的早 8：00 和晚 8：00 服药前取血。第 8 天于服药前和服药后不同时间取血。要求取血时间同单剂量给药。

【案例分析】

测定单剂量和多剂量给药后的血药浓度 - 时间曲线和估算的药物代谢动力学参数，分别列于图 18-1 和表 18-1~ 表 18-3。3 种剂量的 AUC 和 C_{max} 与剂量成比例，提示在此剂量内雷诺嗪在体内处置过程是线性的。与单剂量比较，多剂量给药后 AUC 和 C_{max} 显著高于单剂量，其两者比大于 2，提示多剂量给药存在严重的蓄积。性别间比较显示雷诺嗪在人体中药物代谢动力学行为无性别差异。

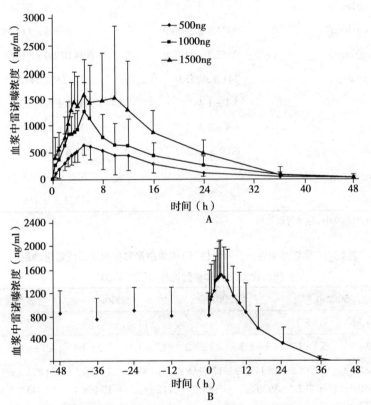

图 18-1　（A）受试者三交叉口服 500mg、1000mg 或 1500mg 雷诺嗪缓释片血药浓度 - 时间数据以及（B）每天 2 次每次 500mg 连续 7 天，第 8 天服药 1 次 500mg 雷诺嗪缓释片，在服药过程和服药后血药浓度 - 时间数据（均数 $\pm SD$，$n=12$）

（引自：Tan QY，et al. Am J Cardiovasc Drugs，2013，13：17~25）

表 18-1　单剂量雷诺嗪缓释片后药物代谢动力学参数

参数	500mg	1000mg	1500mg
$AUC_{0~t}$（ng·h/ml）	9,071.9 ± 3,400.0	16,573.5 ± 6,806.2	29,324.5 ± 10,857.2
AUC_{α}（ng·h/ml）	9,862.7 ± 3,152.0	16,882.4 ± 6,790.8	29,923.5 ± 10,706.3
C_{max}（ng/ml）	741.5 ± 253.0	1,355.0 ± 502.0	2,328.7 ± 890.5
t_{max}（h）	5.3 ± 1.4	4.2 ± 1.2	5.9 ± 2.8

参数	500mg	1000mg	1500mg
$t_{1/2}$(h)	6.4 ± 3.3	6.4 ± 3.5	6.7 ± 4.3
CL(L/h)	60.9 ± 30.2	73.4 ± 43.0	58.1 ± 25.8
MRT(h)	13.2 ± 3.7	12.8 ± 3.5	14.1 ± 2.8

表 18-2　受试者单剂量口服 500mg 和每天 2 次每次 500mg 连续 7 天多剂量
口服药物代谢动力学参数比较

	单剂量	多剂量
AUC_{ss}(ng·h/ml)		$14\,655.5 \pm 5624.2$
AUC_{0-t}(ng·h/ml)	9071.9 ± 3400.0	$23\,808.3 \pm 11\,089.1^{**}$
AUC_{∞}(ng·h/ml)	9862.7 ± 3152.0	$24\,012.0 \pm 11023.2^{**}$
$C_{max,ss}$(ng/ml)	741.5 ± 253.0	$1732.9 \pm 547.3^{**}$
$t_{1/2}$(h)	5.3 ± 1.4	6.28 ± 2.48
t_{max}(h)	6.4 ± 3.3	$3.46 \pm 1.48^{**}$
CL/F(L/h)	60.9 ± 30.2	$43.6 \pm 29.9^{*}$
$C_{min,ss}$(ng/ml)		838.1 ± 429.8
C_{av}(ng/ml)		1221.3 ± 468.7

注:$^{*}P<0.05$,$^{**}P<0.01$,与单剂量比较

表 18-3　雷诺嗪男性(M)和女性(F)中单剂量和多剂量口服雷诺嗪后
药物代谢动力学参数比较(均数 $\pm SD$)

	500mg		1000mg		1500mg		多剂量(500mg)	
	M	F	M	F	M	F	M	F
t_{max}(h)	5.2 ± 1.7	5.5 ± 1.2	4.2 ± 1.3	4.3 ± 1.2	4.7 ± 1.8	7.2 ± 3.2	4.0 ± 0.9	2.9 ± 1.8
AUC_{0-t} (ng·h/ml)	$9580.4 \pm$ 2960.0	$8563.5 \pm$ 3639.7	$15\,447.5 \pm$ 5930.2	$17\,699.6 \pm$ 7981.5	$31\,190.8 \pm$ $12\,148.3$	$27\,458.3 \pm$ $10\,168.4$	$24\,873.3 \pm$ $13\,243.9$	$22,743.3 \pm$ $9,612.8$
AUC_{∞} (ng·h/ml)	$10\,213.0 \pm$ 2350.4	$8662.3 \pm$ 3631.2	$15\,912.0 \pm$ 6018.9	$17\,852.9 \pm$ 7935.1	$32\,114.5 \pm$ $11\,942.1$	$27\,732.5 \pm$ 9901.5	$25\,144.7 \pm$ $13\,178.4$	$22,879.4 \pm$ $9,517.0$
C_{max} (ng/ml)	$755.9 \pm$ 171.2	$727.0 \pm$ 333.2	$1215.9 \pm$ 330.4	$1494.1 \pm$ 631.6	$2324.3 \pm$ 506.0	$2333.2 \pm$ 1220.1	$1846.8 \pm$ 582.3	$1,619.0 \pm$ 537.4
$t_{1/2}$(h)	7.0 ± 4.1	5.8 ± 2.5	6.7 ± 4.0	6.1 ± 3.2	6.9 ± 3.3	6.5 ± 5.4	6.7 ± 2.2	5.9 ± 2.8

(三)饮食因素对新药药物代谢动力学影响

口服药物在胃肠道中吸收速率和程度往往受食物的影响。进食可能通过:①影响胃排空;②影响胆汁流量;③改变胃肠道 pH;④改变胃肠血流量;⑤改变药物的肝肠药物代谢酶活性和药物转运体活性;⑥与剂型或药物的物理或化学相互作用等减慢或减少药物的吸收,但亦

可能促进或增加某些药物的吸收,从而改变总暴露(AUC)、峰浓度(C_{max})和达峰时间(T_{max})等。

通过观察在饮食前和后服药物对药物的药物代谢动力学变化,旨在为后续临床研究制订科学、合理的用药方案提供依据。因此,研究时所进食的食物应是高脂、高热量的配方,以便使得食物对胃肠道生理状态的影响达到最大,使进食对所研究药物的药物代谢动力学的影响达到最大。该项研究应在Ⅰ期临床试验阶段进行,以便获得有助于Ⅱ、Ⅲ期临床试验设计的信息。试验设计通常可采用随机双周期交叉设计,也可以根据药物的代谢特性与单剂量交叉试验结合在一起进行。选用10~12例受试者进行试验,采用拟订的Ⅱ期临床试验单次给药和给药途径。本试验应从开始进食试验餐起计时,这样才能排除进餐速度对服药时间的影响。试验餐要在开始进食后30分钟内吃完。并且在两个试验周期应保证试验餐的配方一致。餐后服药组应在进餐开始30分钟内给药,用200~240ml水送服。

【临床案例 18-2】

一些饮料,尤其是果汁饮料如橘子汁、葡萄柚饮料以及葡萄酒等通过不同方式影响药物的吸收。考察橘子汁对阿替洛尔(atenolol)药物代谢动力学的影响。

10名男性受试者采用双交叉设计设计,分别饮用橘子汁或水,每天3次(6:00~8:00,11:00~13:00和19:00~21:00),每次200ml连续3天。第4天饮用2次(6:00~8:00和11:00~13:00)。于第3天,空腹,于上午9:00,50mg阿替洛尔与另外200ml橘子汁或水同服。服药后3小时和7小时后允许进食。于服药前和后1,2,3,4,5,8,12,24和33小时取血,测定血药浓度,并测定0~33小时内尿中药物排泄量。

【案例分析】

阿替洛尔用水或橘子汁送服后,血浆中阿替洛尔浓度-时间数据及其估算药物代谢动力学参数分别列于图18-2和表18-4。可见,与用水服药比较,用橘子汁服药可显著降低阿替洛尔峰浓度和AUC,但不影响肾清除率,说明橘子汁可能抑制阿替洛尔吸收,提示阿替洛尔不能与橘子汁同服。

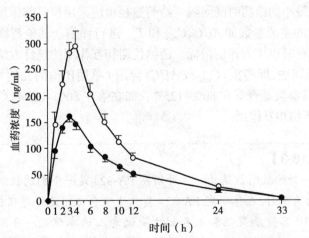

图 18-2　10名受试者用200ml水(空心圆)或橘子汁(实心圆)送服50mg阿替洛尔血浆中

阿替洛尔(均数 ± SD, n=10)

(引自:Lilja JJ, et al. Eur J Clin Pharmacol, 2005, 61: 337–340)

表 18-4　10 名受试者用 200ml 水或橘子汁送服 50mg 阿替洛尔后估算阿替洛尔的药物代谢动力学参数

	水	橘子汁	CI^a
C_{max} (ng/ml)	319.0 ± 8.4	163.6 ± 29.6*	0.39~0.63
t_{max} (h)	3.5 (3-4)	3.0 (2-4)	0.69~0.91
$t_{1/2}$ (h)	6.4 ± 1.2	7.7 ± 2.4	0.95~1.45
AUC_{0-33} (ng·h/ml)	2853 ± 881	1700 ± 565*	0.50~0.69
$AUC_{0-\infty}$ (ng·h/ml)	29 600 ± 890	1833 ± 616*	0.52~0.71
尿 (mg)	24.6 ± 4.4	15.3 ± 2.7*	0.52~0.73
CL_{ren}^b (ml/min)	149.0 ± 25.3	158.9 ± 40.6	0.99~1.14

注：*$P<0.05$ 与水比较；a，用橘子汁服药与水服药相应参数比值的 90% 置信区间，b，肾清除率

（四）药物相互作用的药物代谢动力学研究

临床上往往是多种药物同时使用，两种或两种以上的药物同时或先后应用，可能在吸收、分布、代谢与排泄方面存在相互影响，从而影响它们在体内的过程和活性。药物代谢动力学相互作用在药物代谢酶 / 转运体诱导或抑制方面表现更为突出，出现许多临床上严重药物相互作用病例。该项研究多数情况下是在健康志愿者中进行的。在体相互作用实验通常是比较探针药物（S）在与待研药物（I）合用前后的血药浓度和暴露。一般采用交叉试验设计或平行试验设计。根据临床需求考虑：单剂量 / 单剂量，单剂量 / 多剂量，多剂量 / 单剂量和多剂量 / 多剂量等方案。对于交叉试验设计，要考虑药物的清洗期要足够长，以保证酶的活性恢复至正常水平。

试验设计应考虑：①底物和待研究药物是急性还是慢性用药；②底物和待研究药物的药物代谢动力学和药效动力学特性；③设计目的是研究抑制还是诱导；④抑制作用是否是时间依赖性等。剂量应参考临床剂量，剂量选择应保证获得最大相互作用的可能性，因此尽可能选用最大剂量和最小的给药时间间隔。给药途径也应采用拟订临床用药途径。通常采用底物单用和合用后的主要参数如 AUC、C_{max} 和 T_{max} 进行评估。其他药物代谢动力学参数如清除率和谷浓度等有时也作为评估指标。药物代谢相互作用的统计方法通常参照生物等效性评价中的置信区间法，即考察（C_{max} 或 AUC）合用 / 单用比值的几何均数（GMRs）比值的 90% 置信区间，即其参数是否落在 80%~125%。如在落在 80%~125%，则认为无药物相互作用，否则认为存在药物相互作用。

【临床案例 18-3】

PA-824 是一新的抗结核药物。体外研究 PA-824 是一个弱的机制性 CYP3A 抑制剂。以咪达唑仑为探针，在体研究 PA-824 与咪达唑仑之间是否存在相互作用。

研究方案：10 名健康男性和 4 名女性受试者入选本试验。年龄 19~46 岁（平均 27.2 岁），BMI 18~29（平均 25.4kg/m²）。所有受试者首先单剂量口服 2mg 咪达唑仑。两天按每天 1 次，口服 400mg PA-824，连续 14 天，在第 14 天，2mg 咪达唑仑与 400mg PA-824 同服。给咪达唑仑不同时间取血。测定血浆中咪达唑仑和 1- 羟基咪达唑仑

浓度,估算相应的药物代谢动力学参数。进行药物相互作用的评判。其评判标准是:无意义相互作用定义合用 / 单用合用 / 单用比值的几何均数比值的 90% 置信区间为 50%~200%,反之如 GMRs 0% 置信区间高于 200% 或低于 50%,认为有临床意义的药物相互作用。

【案例分析】

测定单用咪达唑仑或口服 400mg PA-824,连续 14 天在用咪达唑仑后,血浆中咪达唑仑和 1- 羟基咪达唑仑浓度与估算相应的药物代谢动力学参数分别列于图 18-3 和表 18-5。药物相互作用的统计学比较列于表 18-6。

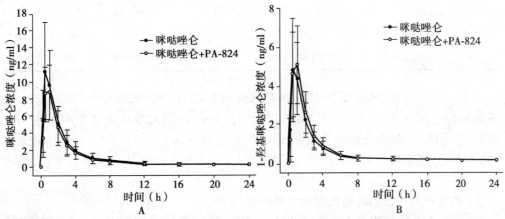

图 18-3　口服 2mg 咪达唑仑后血浆中咪达唑仑(A)和 1- 羟基咪达唑仑(B)浓度(均数 ± SD)

(引自:Winter H,et al. Agents and Chemother,2013,57 :3699–3703)

表 18-5　咪达唑仑和 1- 羟基咪达唑仑的药物代谢动力学参数(均数 ± SD)

咪达唑仑	单用咪达唑仑(参比)	与 PA-824 合用
C_{max}(ng/ml)	11.9 ± 5.46	9.64 ± 3.43
AUC_{0-t}(ng·h/ml)	30.7 ± 15.3	25.3 ± 10.50
AUC_{∞}(ng·h/ml)	32.1 ± 15.7	25.0 ± 9.56
CL/F(L/h)	75.8 ± 32.0	91.5 ± 36.2
T_{max}(h)	0.505(0.499~1.00)[a]	1.00(0.499~1.00)
$t_{1/2}$(h)	5.69 ± 2.14	5.44 ± 2.440
1- 羟基咪达唑仑		
C_{max}(ng/ml)	5.32 ± 2.48	5.42 ± 2.17
AUC_{0-t}(ng·h/ml)	12.0 ± 5.23	13.7 ± 6.24
$AUC_{0-\infty}$(ng·h/ml)	12.9 ± 5.82	14.6 ± 7.73
T_{max}(h)	0.505(0.499~1.00)[a]	1.00(0.499~1.00)
$t_{1/2}$(h)	4.09 ± 2.16	4.45 ± 2.87

注:a. 范围

表 18-6 咪达唑仑和 1- 羟基咪达唑仑的药物代谢动力学参数统计学比较

参数	几何均数 单用	几何均数 合用	%GMR	90%CI
咪达唑仑				
C_{max} (ng/ml)	10.82	9.05	83.63	75.11~93.11
AUC_{0-t} (ng·h/ml)	27.63	23.38	84.61	74.21~96.47
$AUC_{0-\infty}$ (ng·h/ml)	28.97	24.47	84.45	73.79~96.64
1- 羟基咪达唑仑				
C_{max} (ng/ml)	4.76	5.00	105.23	93.13~118.9
AUC_{0-t} (ng·h/ml)	10.86	12.38	113.98	105.53~123.09
$AUC_{0-\infty}$ (ng·h/ml)	11.57	13.04	112.68	103.07~123.18

由表 18-6 可见,咪达唑仑 AUC 和 C_{max} 的 90% CIs 在 50%~200% 和 70%~143%,但不在 80%~125%。即与单用咪达唑仑比较,合用 PA-824 引起咪达唑仑的 AUC 和 C_{max} 降低 15%~16%。然而羟基咪达唑仑 AUC 和 C_{max} 的 90% CIs 均在 80%~125%。即 PA-824 与 CYP3A 合用仅引起弱的相互作用,与 CYP 底物合用时,无须调整剂量。

(五) 药物代谢产物的药物代谢动力学研究

根据非临床药物代谢动力学研究结果,如果药物主要以代谢方式消除,其代谢物可能具有明显的药理活性或毒性作用,或作为酶抑制剂而使药物的作用时间延长或作用增强,或通过竞争血浆和组织的结合部位而影响药物的处置过程,则代谢物的药物代谢动力学特征可能影响药物的疗效和毒性。对于具有上述特性的药物,在进行原形药物单次给药、多次给药的药物代谢动力学研究时,应考虑同时进行代谢物的药物代谢动力学研究。

【临床案例 18-4】

奈韦拉平(nevirapine,NVP)及其代谢产物药物代谢动力学。奈韦拉平是一个广泛使用的抗 HIV 病毒药物,在体内广泛代谢,已鉴定出 5 个代谢物,分别为 2(2-OH-NVP),3(3-OH-NVP),8(8-OH-NVP) 和 12(12-OH-NVP) 为羟化代谢和 14- 羟基产物的 4- 羧酸化产物(4-COOH-NVP)。参与代谢的 CYP450 包括 CYP3A4,CYP2D6 和 CYP2B6。

研究方案:10 名健康受试者(其中女性 8 人)单剂量口服 200mg 奈韦拉平,血浆中 NVP 及其代谢物的药物代谢动力学。同时 10 名患者(5 名为女性),已按每天两次 200mg 奈韦拉平加其他抗病毒药(如拉米夫定或司他夫定)3 年,稳态血药浓度和药物代谢动力学参数。

结果:健康受试者单剂量口服 200mg 奈韦拉平或患者多剂量口服 200mg 奈韦拉平稳态时奈韦拉平及其代谢产物的血药浓度 - 时间数据和相应的药物代谢动力学参数分别列于图 18-4 和表 18-7。

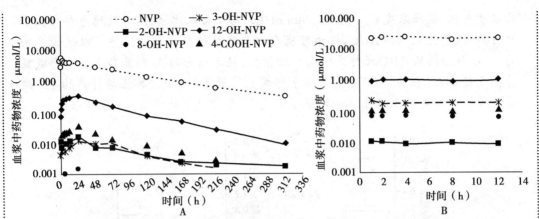

图 18-4　健康人单剂量口服 200mg 奈韦拉平血浆中奈韦拉平及其代谢物的浓度（中位数）以及患者每天 2 次口服 200mg 奈韦拉平稳态时血浆中奈韦拉平及其代谢物的浓度（中位数）

（引自：Fan-Havard P,et al. Antimicrob Agents Chemothera.2013,57：2154—2160）

表 18-7　健康人单剂量口服 200mg 奈韦拉平及患者每天 2 次口服 200mg 奈韦拉平后奈韦拉平及其代谢物的药物代谢动力学参数（中位数）

	健康人					患者			
	C_{max}	T_{max}	$t_{1/2}$	AUC_{tn}	AUC_{∞}	$C_{min,ss}$	C_{max}	T_{max}	AUC_{ss}
	μmol/L	h	h	μmol·h/L	μmol·h/L	μmol/L	μmol/L	h	μmol·h·L^{-1}
NVP	5.7	2	99	513.0	560	21.8	26.7	2	291.8*
范围	3.8~121	0.5~8	53~217	380.0~592.0	430~684	13.5~36.5	19.1~50.2	0~4	161.9~459.8
2-OH-	0.02	1	99	0.97	1.55	0.01	0.01	2	0.11*
范围	0.01~0.08	0.5~24	48~882	0.59~3.59	0.85~4.36	0.00~0.01	0.01~0.02	1~8	0.06~0.17
8-OH	ND	ND	ND	ND	ND	0.04	0.07	2	0.76
范围						0.03~0.08	0.05~0.14	1~14	0.46~1.29
3-OH	0.01	24	59	1.14	1.37	0.11	0.18	1	1.76
范围	0.01~0.03	6~72	35~217	0.47~2.12	0.73~2.40	0.05~0.23	0.08~0.49	0~8	0.77~4.17
12-OH	0.32	12	61	27.11	34.92	0.51	1.00	3	9.53**
范围	0.14~0.72	2~24	43~1221	12.47~54.92	14.17~78.17	0.18~2.67	0.50~3.81	1~12	4.18~34.42
4-COOH	0.03	12	48	2.37	2.77	0.08	0.13	3	1.12**
范围	0.02~0.12	2~24	25~81	0.82~6.88	0.90~7.24	0.03~0.21	0.09~0.27	1~14	0.75~2.65

注：A,NVP,奈韦拉平,2-OH,8-OH,3-OH,12-OH 和 4-COOH 分别为对应的代谢物。*P<0.05,**P<0.01 与健康人比较

【案例分析】
　　在健康人和患者中,代谢物的浓度均低于原形药物。12-羟基代谢物的浓度最高。8-羟基代谢物在健康人中低于最低检测浓度,而在患者中均发现 8-羟基代谢

物浓度存在,其峰浓度 C_{max} 为 0.075μmol/L。与正常人比较,患者的稳态奈韦拉平的 AUC 低于健康人的 AUC,提示可能存在非线性特征或自身诱导。以代谢产物的 AUC 与原药的 AUC 比作为代谢产物指标,显示患者的 3- 羟基奈韦拉平形成显著高于健康人,相反 2- 羟基奈韦拉平形成显著低于健康人,其他两种产物 12- 羟基奈韦拉平和 4- 羧酸奈韦拉平均低于健康人,尽管无统计学意义(图 18-5)。

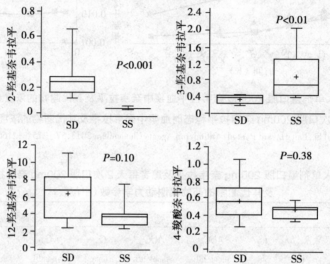

图 18-5 健康人单剂量口服 200mg 奈韦拉平(SD)和患者多剂量(SS)稳态情况下代谢产物指数的比较

(引自:Fan-Havard P,et al. Antimicrob Agents Chemother. 2013,57:2154-2160)

二、目标适应证患者的药物代谢动力学研究

在疾病状态下,药物的药物代谢动力学情况往往会发生改变,必须在患者中进行药物代谢动力学研究,以明确药物相应人群中的吸收、分布、代谢和排泄的基本特点,以指导临床合理用药。这项研究通常应在Ⅱ期和Ⅲ期临床试验中进行。患者中药物代谢动力学除患者为受试者外,其他试验条件和要求均与健康志愿者临床药物代谢动力学研究相同。

三、特殊人群的药物代谢动力学研究

(一)肝功能损害患者的药物代谢动力学研究

肝脏是药物消除的重要器官,许多药物进入体内后,在肝脏被代谢或经胆汁排泄,因此肝脏损害可能影响这些药物消除。对于前药而言,因代谢受损,可使活性代谢物的生成减少,从而降低药物疗效;对于肝脏代谢为主要消除途径的药物而言,因代谢受阻,消除半衰期延长,血药浓度增加,从而增加药效甚至引起毒性。肝功能受损也可能引起肝首关效应的减弱,生物利用度增加;肝内淤胆型肝病,也可能由于胆汁流通不畅而导致药物从胆汁排泄能力降低。此外,严重的肝脏受损,导致血浆蛋白水平降低,使得血浆中游离药物浓度增加,从而增加药效甚至引起毒性效应。因此,在新药研发过程中,应考虑在临床试验阶段进行肝功能损害患者的药物代谢动力学研究,并与健康志愿者的药物代谢动力学结果进行比较,为临床合理用药提供依据。该项研究应在Ⅱ、Ⅲ或Ⅳ期临床试验期间进行。

(二)肾功能损害患者的药物代谢动力学研究

对于主要经肾脏消除为主的药物而言,肾脏损害可能改变药物的药物代谢动力学和药效,与用于肾功能正常的人相比,需改变药物的给药方案。肾损害引起的最明显变化是药物或其代谢物经肾脏分泌的降低,或肾排泄的降低。肾损害也可引起药物吸收、肝代谢、血浆蛋白结合及药物分布的变化。这些变化在严重肾损害的患者可能特别突出,甚至于在肾脏途径不是药物排泄的主要途径时也可观察到这种情况。该项研究应在Ⅱ、Ⅲ或Ⅳ期临床试验期间进行。

(三)老年人药物代谢动力学研究

相对于正常成年人而言,老年人往往伴随胃酸分泌减少,消化道运动功能减退及血流减慢,体内水分减少,脂肪成分比例增加,血浆蛋白含量减少,肾单位、肾血流量、肾小球滤过率均下降,肝血流量减少和功能性肝细胞减少等改变。这些改变或多或少会导致药物在老年人体内吸收、分布、代谢和排泄等方面发生相应改变。因此,对于拟订用于治疗老年人群中疾病的药物而言,需要在老年人群中进行药物代谢动力学研究,从而可根据其药物代谢动力学特点选择恰当的药物,并调整给药剂量或给药间隔。该项研究可选择健康志愿者或患者,根据情况可以在4个阶段的临床试验中进行。

(四)儿童人群药物代谢动力学研究

儿童胃液的pH低,胃肠蠕动慢,各组织水分的含量高,血浆蛋白含量低,血脑屏障处于发育阶段,对药物代谢能力较弱以及儿童的生长发育对药物的吸收、分布、代谢、排泄这四个过程均有影响,导致药物在儿童与成人的药物代谢动力学特性可能存在较大差异。因此,对于拟订用于儿童人群中疾病治疗药物而言,需要研究药物在儿科人群中的药物代谢动力学特性。另外,不同年龄阶段的儿童,其生长、发育有其各自的特点,药物代谢动力学特点也各不相同。因此,进行儿童药物代谢动力学研究时,应考虑拟应用疾病、人群和药物本身特点等情况,酌情选取不同发育阶段的儿童进行。研究选择的时间是灵活的,一般取决于药物本身特点、所治疗的疾病类型、安全性,以及可选择的其他治疗的疗效和安全性等因素,可酌情在Ⅰ-Ⅳ期临床试验中进行。受试者多为相应疾病的患儿。由于在儿童人群多次取血比较困难,因此可考虑使用群体药物代谢动力学研究方法。

第三节　药物制剂的人体生物利用度及生物等效性研究

一、生物利用度及生物等效性的概念

在进行药物两种或两种以上制剂的比较时,需要进行制剂生物利用度(bioavailability,BA)和生物等效性(bioequivalence,BE)评价。在新剂型的研制和申报过程中,必须进行生物利用度和生物等效性研究,提供其研究资料。

药物制剂的生物利用度是衡量药物制剂中主药成分进入血液循环速率和程度的一种量度。同一种药物,不同的制剂,生物利用度是不同的。同一制剂,不同厂家产品的生物

利用度往往也是不同的,甚至同一厂家的制剂,不同的生产批次也可能出现生物利用度的差异,从而影响药物疗效和安全性。充分了解药物制剂的生物利用度,有助于:①指导药物制剂的研制和生产;②指导临床合理用药;③寻找药物无效或中毒的原因;④提供评价药物处方设计合理性的依据。因此,制剂的生物利用度是评价药物制剂的质量标准项目之一。

狭义的生物利用度仅考虑药物的吸收程度,而忽视了药物的吸收速度,但有时往往是不够的。图18-6模拟药物的3种制剂的血药浓度-时间曲线,假定药物的吸收程度相同,但吸收速率不同。

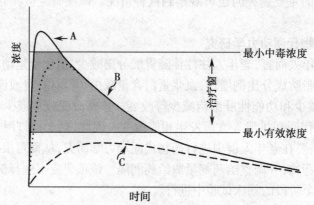

图 18-6 药物的 3 种制剂的血药浓度 - 时间曲线

由图18-6可见,制剂C在最低有效血药浓度以下,而制剂A的血药浓度超过了最小中毒浓度。因此,除了要考虑药物的吸收程度外,也应该考察药物的吸收速率。

生物等效性评价是基于与已有上市的相应的同种类型制剂的比较。是指两个不同的制剂(但其成分、制剂的类型相同)的吸收速率和程度统计学上的比较,即在一定的概率水平上,仿制制剂与被仿制制剂相应的药物代谢动力学参数的差异是否在规定的允许范围内,评价制剂替代临床风险。

(一)药物制剂生物等效性评价和临床评价之间的关系

药物制剂生物等效性评价是为了替代临床评价,但是有一个前提,药物必须经过吸收后进入血液循环到达作用部位,则如果两制剂血药浓度等效,疗效和不良反应亦等效。与临床试验相比,生物等效性评价试验所需经费较少,试验周期一般也会降低。有些药物如氢氧化铝片在胃肠道直接发挥作用,就无法通过生物利用度研究和等效性评价来替代临床试验。

(二)生物利用度研究和生物等效性评价的主要参数

在进行制剂的生物利用度和生物等效性评价时,主要考虑下列3个参数:①血药浓度-时间曲线下面积;②血药浓度达峰时间(T_{max});③血浆药物峰浓度(C_{max})。

通常用 AUC 反映药物的吸收程度,同一受试者,AUC 大,表示吸收程度大。生物利用度研究就是在同一受试者中比较两个制剂的 AUC 大小。C_{max} 和 T_{max} 的大小综合反映药物制剂的吸收、分布、排泄和代谢情况,在同一受试者中,C_{max} 和 T_{max} 主要与药物制剂有关,其他参数 $t_{1/2}$、MRT 和血药浓度也可用作生物等效性评价的指标。

（三）影响生物利用度的因素

血管外途径给药，药物必须先从给药部位吸收进入血液循环，然后才能分布到靶器官或组织中发挥药效。口服是最常用的途径，但影响因素较为复杂。药物只有溶解后才能被吸收。多数口服制剂为固体制剂，涉及药物的崩解、释放、溶解和吸收过程。在这一系列过程中存在许多因素，但可归结为"生理因素"和"制剂因素"两大类型。制剂因素主要包括药物的理化性质（如溶解度、溶解速度、药物晶型等）、处方中赋型剂的性质与种类、制剂工艺、药物剂型以及处方中其他相关物质的性质等。生理因素主要包括患者的生理特点，如胃肠道 pH，胃肠活动性、肝功能和胃肠血液灌注速率等，年龄、性别、遗传因素、患者的饮食习惯、空腹程度、肠道菌群状况以及其他药物应用情况等。

（四）生物利用度的分类

生物利用度可分为绝对生物利用度和相对生物利用度两大类。绝对生物利用度是指吸收进入体内循环的药量占总给药剂量的分数。其测定方法和原理是在同一受试者中不同的时期进行静脉注射和血管外途径给药，测定血药浓度，计算 AUC。假定两种给药途径，药物的分布和消除性质不变，以静脉注射给药为 100%，比较两种给药途径的 AUC，即得绝对生物利用度。

相对生物利用度是一种受试制剂与已知参比制剂吸收分数的比较，其测定方法和原理是在同一受试者中不同时期分别服用两种制剂后，测定血药浓度，计算 AUC。受试制剂和参比制剂 AUC 的比即为相对生物利用度。

（五）生物药剂分类系统（biopharmaceutics classification system，BCS）

1995 年，Amidon 和他的同事提出 BCS（图 18-7），随后该分类系统得到进一步拓展，已广泛用于制剂的评价中。根据药物与肠道的相互作用性质即药物在肠道的通透性和溶解性，分成 4 类。

按 BCS 系统分类定义：

（1）速释制剂：即在盐酸溶液或人工胃液，pH=4.5 和 pH=6.8 的缓冲液或人工肠液中，30 分钟内药物的释放大于 85%。

（2）高通透性：即口服吸收分数大于 90% 或 85%（或依据法规）。

（3）高溶解性：即临床最高剂量能够溶解在 250ml pH1~7.5 的缓冲液或其他介质中。

	高溶解性	低溶解性
高通透性	类 1 高通透性 高溶解性 快速释放	类 2 高通透性 低溶解性
低通透性	类 3 低通透性 高溶解性	类 4 低通透性 低溶解性

图 18-7 BCS 分类系统

目前这种分类方法已被 FDA 采纳，作为评价速释而非治疗窗窄的药物制剂是否进行生物等效性评价的工具。

鉴于类 1 和类 2 药物往往在体内广泛代谢，而类 3 和类 4 药物往往以原形从尿或胆汁排泄，提示通透性的估算可能也涉及药物代谢。根据药物代谢情况，即：如口服药物的 70% 在人体内被代谢被认为广泛代谢，而 50% 以上的药物以原形排泄被认为"弱代谢"，将药物处置过程引入 BCS 系统中，形成生物药剂药物处置分类系统（biopharmaceutics drug disposition classification system，BDDCS）。该分类系统可以充分考虑药物代谢程度、转运体参与情况以及高脂饮食因素对药物吸收的影响（图 18-8）。

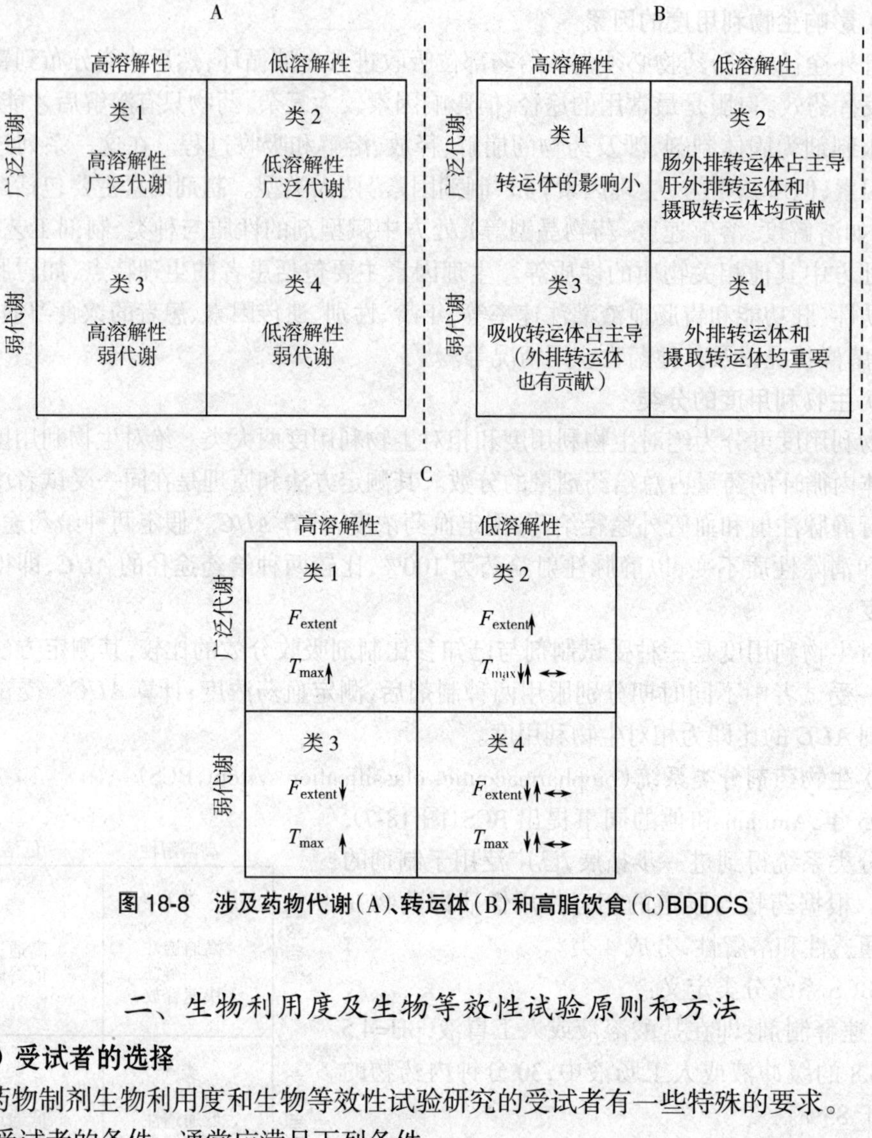

A

	高溶解性	低溶解性
广泛代谢	类1 高溶解性 广泛代谢	类2 低溶解性 广泛代谢
弱代谢	类3 高溶解性 弱代谢	类4 低溶解性 弱代谢

B

	高溶解性	低溶解性
广泛代谢	类1 转运体的影响小	类2 肠外排转运体占主导 肝外排转运体和 摄取转运体均贡献
弱代谢	类3 吸收转运体占主导 （外排转运体 也有贡献）	类4 外排转运体和 摄取转运体均重要

C

	高溶解性	低溶解性
广泛代谢	类1 F_{extent} $T_{max}\uparrow$	类2 $F_{extent}\uparrow$ $T_{max}\uparrow\downarrow\leftrightarrow$
弱代谢	类3 $F_{extent}\downarrow$ $T_{max}\uparrow$	类4 $F_{extent}\uparrow\downarrow\leftrightarrow$ $T_{max}\uparrow\downarrow\leftrightarrow$

图 18-8　涉及药物代谢（A）、转运体（B）和高脂饮食（C）BDDCS

二、生物利用度及生物等效性试验原则和方法

（一）受试者的选择

对药物制剂生物利用度和生物等效性试验研究的受试者有一些特殊的要求。

1. 受试者的条件　通常应满足下列条件。

1) 性别：男性。

2) 年龄：18~50 岁。

3) 体重：标准体重 ±10%，身高控制在 160~180cm。

4) 不吸烟者。

5) 不嗜酒者。

6) 身体健康，无心、肝、肾、消化道、代谢异常等病史，并进行健康体检（心电图、血压、胸透、肝、肾功能和血糖等）。

7) 无药物过敏史和神经系统疾病史。

8) 无直立性低血压史，心率在 60~90 次/分。

9) 无低血糖史。

10) 两周前至实验期间未服用过其他任何药物。

11）无影响药物吸收、分布、排泄和代谢等因素。

12）3个月内未用过已知对某脏器有损害的药物。

13）签约知情同意书。

特殊情况可考虑选用女性受试者和患者受试者。对正常人可能有害的药物如抗肿瘤药物通常用患者作为受试者。用于女性的药物可考虑用女性受试者。

不符合上述要求之一者，不得作为受试者人选。

2. 中止试验条件

1）受试者出现严重不良反应。

2）实验期间生病，需要接受治疗。

3）受试者要求中止试验。

4）其他原因，如受试者不按实验要求。

（二）受试者的例数

为了保证结果的统计性，必须有足够的例数，对于一般制剂，要求 18~24 例。对于个体差异大的制剂，受试者的例数应相应增加。在生物利用度和生物等效性评价时，通常采用双交叉试验设计，例数取决于受试制剂与参比制剂的参数均数值 $\Delta[=(\mu_T-\mu_R)/\mu_R \times 100\%]$，随机误差的变异 CV [$=(\text{MSe})^{1/2}/\mu_R \times 100\%$，MSe 为误差的均方] 和等效限 θ 以及功效$(1-\beta)$和显著性水平 α 大小。表 18-8 给出了不同情况下的样本例数要求。

表 18-8　生物等效性评价的双交叉试验样本例数要求，α=5%，θ= ± 20% μ_R

$CV=\sqrt{MSe}/\mu_R \times 100\%$	功效 80%				功效 90%			
	$\Delta=(\mu_T-\mu_R)/\mu_R \times 100\%$				$\Delta=(\mu_T-\mu_R)/\mu_R \times 100\%$			
	0%	5%	10%	15%	0%	5%	10%	15%
10	8	8	16	52	10	10	20	70
12	8	10	20	74	10	14	28	100
14	10	14	26	100	14	18	36	136
16	14	16	34	126	16	22	46	178
18	16	20	42	162	20	26	58	224
20	20	24	52	200	24	32	70	276
22	24	28	62	242	28	40	86	334
24	28	34	74	288	34	46	100	396
26	32	40	86	336	40	54	118	466
28	36	46	100	390	44	62	136	540
30	40	52	114	448	52	70	156	618
32	46	58	128	508	58	80	178	704
34	52	66	146	574	66	90	200	794
36	58	74	162	644	72	100	224	890
38	64	82	180	716	80	112	250	992
40	70	90	200	794	90	124	276	1098

注：引自 JP Liu and SC Chow. J Pharmacokinet Biopharm. 1992, 20 : 101-104

（三）参比制剂选择

无论是绝对生物利用度还是相对生物利用度，都必须有参比制剂。

参比制剂选择的原则是：进行绝对生物利用度研究时，选静脉注射剂为参比制剂。进行相对生物利用度研究时，首先考虑选择国内外已经上市的相同剂型的制剂或被仿制的原研制剂为参比制剂。只有没有相应的制剂时，才考虑用其他类型的制剂为参比制剂，并充分说明理由。

（四）试验设计

1. 受试者试验分组　受试者的血药浓度往往存在较大的个体差异，为了克服这种差异对试验结果的影响，在同一受试者中进行受试制剂（T）和参比制剂（R）试验。通常采用双交叉试验设计，以消除试验周期可能对实验结果的影响。即将受试者等分成两组，一组先服参比制剂，后服受试制剂，另一组先服受试制剂，后服参比制剂。两个周期至少间隔（清洗期）药物的 7 个消除半衰期，通常间隔 1~2 周。

2. 取样点的设计　一个完整的血药浓度 - 时间曲线应包括吸收相、平衡相和消除相。在每个时相应有足够的取样点。一般在吸收相和平衡相各有 2~3 个取样点，消除相内有 4~5 个取样点。对于血药浓度 - 时间曲线变化规则不明显的制剂如缓、控释制剂，取样点应相应增加。整个采样时间至少应为 3~5 个半衰期，或采样持续到血药浓度为峰浓度的 1/10~1/20。

3. 服药剂量确定　进行生物利用度和生物等效性研究时，药物的剂量应与临床常用量一致。有时因血药浓度测定方法灵敏度有限，可适当增加剂量，但不得超过最大安全剂量，以防可能会给受试者带来不应有的不良反应，剂量过高尚需防止出现饱和吸收或非线性药物代谢动力学行为。受试制剂和参比制剂最好采用相同的剂量。

4. 研究方法　受试者禁食过晚（禁食 10 小时以上），于次日早上空腹服用受试制剂和参比制剂。药物用 200~250ml 温开水送服。服药后 1 小时内禁止饮水，4 小时后方可进统一标准的食物。受试者在服药后应避免激烈运动。

5. 临床观察　药物制剂的人体生物利用度研究和生物等效性评价属于临床研究范畴，因此人体试验必须在符合 GCP 要求的临床医院进行。受试者于服药后至少在观察室中停留一段时间（长短取决于药物性质），并在临床医师的监护之下，随时观察和记录受试者的耐受性和药物不良反应发生情况。一旦出现严重的不良反应，应采取相应的急救措施和治疗。

6. 医学伦理委员会批准　所有涉及人的试验，在实验前，其研究计划和知情同意书必须经过医学伦理委员会批准，试验过程接受医学伦理委员会的监督和检查，以保证最大限度地保护受试者的权益，降低试验风险。

（五）数据分析

1. 药物代谢动力学参数求算　用矩量法求算相应的药物代谢动力学参数 AUC、CL/F、MRT。C_{max} 和 T_{max} 用实测值。

2. 生物利用度比较方法

（1）药物代谢动力学方法：受试者在不同的时间周期服用受试制剂和参比制剂后，测定血药浓度 - 时间数据，用梯形面积法求算 AUC 后，假定药物的清除率不变。根据要求不同，有：

1）绝对生物利用度 F

$$F_1(\%) = \frac{AUC_{exe}^{tn}D_{iv}}{AUC_{iv}^{tn}D_{exe}} \times 100$$

$$F_2(\%) = \frac{AUC_{exe}D_{iv}}{AUC_{iv}D_{exe}} \times 100 \tag{18-1}$$

式中，AUC_{iv} 和 AUC_{exe} 为静脉给剂量 D_{iv} 和血管外途径给剂量 D_{exe} 后估算的 AUC。

2）相对生物利用度 F

$$F_1(\%) = \frac{AUC_T^{tn}D_R}{AUC_{iR}^{tn}D_T} \times 100 \qquad F_2(\%) = \frac{AUC_T D_R}{AUC_{iR}D_T} \times 100 \tag{18-2}$$

式中，AUC_T 和 AUC_R 为分别给受试制剂 D_T 和参比制剂 D_R 后估算的 AUC。

3）利用尿药浓度数据：在只有尿药数据的情况下，利用尿药数据也可以求算生物利用度。假定尿中药物累积排泄量（$A_{e\infty}$）与药物吸收总量的比值保持恒定，测定受试者口服受试制剂和参比制剂后尿中药物累积排泄量 $A_{e\infty,T}$ 和 $A_{e\infty,R}$，则有

$$F_1(\%) = \frac{A_{e\infty,T}D_R}{A_{e\infty,R}D_T} \times 100 \tag{18-3}$$

4）代谢产物数据：对于一些前药，由于药物在体内代谢极快，无法测定原形药物，此时只能用相应的代谢产物进行生物利用度研究。假定药物在体内按一级过程转化为活性的代谢物，则口服一定剂量 D 的原形药物后，代谢产物的 AUC_{im} 为 $AUC_{im}=F'f_m Cl_m D$，式中 F' 为相应制剂的绝对生物利用度，f_m 和 Cl_m 分别为代谢产物转化分数和代谢产物的清除率。

$$F_1(\%) = \frac{AUC_{m,T}^{tn}D_R}{AUC_{m,R}^{tn}D_T} \times 100$$

$$F_2(\%) = \frac{AUC_{m,T}D_R}{AUC_{m,iR}D_T} \times 100 \tag{18-4}$$

5）多剂量研究：在下列情况下，可考虑在多剂量给药达到稳态，用稳态血药浓度估算生物利用度和进行生物等效性评价。①药物的吸收程度相差不大，但吸收速率有较大的差异；②生物利用度个体差异大；③单剂量给药后，原药或代谢产物浓度很低，不能用相应的分析方法准确测量；④具有非线性特征以及缓、控释制剂。

多剂量给药的要求条件比单剂量多。假定按等间隔 τ 给药。在达到稳态后，测定某一给药间隔内的血药浓度，计算给药间隔内（τ）的 AUC^{ss}。假定多计量给受试制剂和参比制剂量后的 AUC_{ss} 分别为 AUC_T^{ss} 和 AUC_R^{ss}。

$$F(\%) = \frac{AUC_T^{ss}D_R}{AUC_R^{ss}D_T} \times 100 \tag{18-5}$$

（2）药理效应法：当药物的效应与剂量间存在明显的量效关系，血药浓度与效应同步变化时，可考虑用药理效应法进行制剂的生物利用度研究和生物等效性评价。但选择这种方法时要慎重，影响药理效应的因素较多，往往使观察结果变化大，难以准确地测量药物反应强度，因此应设立安慰剂对照。因此，这种方法不作为首选方法。

三、生物等效性评价的统计学方法

药物制剂的生物等效性评价实际上是一个统计学概念。受试制剂在多大的程度上可以代替参比制剂,受试制剂与参比制剂存在一定的差异,但确保安全性和有效性相当的可接受最大允许范围是多少。通常先经方差分析,随后用双单侧 t 检验(two one-side t test)和 90% 置信区间法进行生物等效性评价。

(一) 方差分析

通常用交叉设计的方差分析,这种分析方法可同时分析制剂间、周期间和个体间的变异。AUC 和 C_{max} 为非正态性,在分析前需要进行对数转换。方差分析是检验均值之间有无差异,在统计分析时回答的问题仅仅是"是与否"。仅用方差分析进行制剂的生物等效性评价是不够的,但它是其他分析方法的基础。

(二) 双单侧 t 检验法

双单侧 t 检验假设为:

$$H0 : \mu_T - \mu_R \leq \theta_1 \text{ 或 } \mu_T - \mu_R \geq \theta_2$$
$$H1 : \theta_1 < \mu_T - \mu_R < \theta_2 \tag{18-6}$$

其中 θ_1 和 θ_2 由有关部门规定。在实际工作中,μ_T 和 μ_R 无法得到,只得用 x_T 和 x_R 近似代替。

对于 AUC 而言,则:

$$t_1 = \frac{\bar{x}_T - (\ln(0.8) + \bar{x}_R)}{s\sqrt{2/n}} \text{ 和 } t_2 = \frac{\ln(1.25) + \bar{x}_R - \bar{x}_T}{s\sqrt{2/n}} \tag{18-7}$$

对 C_{max} 而言,

$$t_1 = \frac{\bar{x}_T - (\ln(0.70) + \bar{x}_R)_T}{s\sqrt{2/n}} \text{ 和 } t_2 = \frac{\ln(1.43) + \bar{x}_R - \bar{x}_T}{s\sqrt{2/n}} \tag{18-8}$$

t_1 和 t_2 服从自由度为 $\lambda(\lambda = n-2)$ 的 t 分布,临界值为 $t_{1-\alpha}(\lambda)$,$\alpha = 0.05$,s 为误差项的均方平方根(即:$s = \sqrt{MSe}$),n 为受试者例数。

若 $t_1 \geq t_{1-\alpha}(\lambda)$ 和 $t_2 \geq t_{1-\alpha}(\lambda)$ 同时成立,则接受两制剂生物等效的假设。

(三) 90% 置信区间法

定义受试制剂参数与参比制剂参数比 R 及其 90% 置信区间:为

$$R \pm t_{1-\alpha}(\lambda) s\sqrt{2/n} \tag{18-9}$$

如果 R 的 90% 置信区间在规定的范围内,认为生物等效。

即 C_{max} 的 90% 置信区间应为 0.7~1.43,而 AUC 的 90% 置信区间应为 0.8~1.25。

事实上,双单侧 t 检验法和 90% 置信区间法所得结论是一致的。

(四) Wilcoxon 方法

对于 T_{max} 而言,由于分布特性未知,通常采用 Wilcoxon 方法进行统计学检验。要求两制剂的 T_{max} 间无显著差异。

四、实 例

苯磺酸氨氯地平片在人体中的相对生物利用度及其生物等效性研究。

（一）研究过程

研究方案获得所在单位医学伦理委员会批准。20 名男性健康志愿受试者入选试验，并签约知情同意书。随机分成两组，一组受试者先服用受试制剂，后服用参比制剂；另一组受试者先服用参比制剂，后服用受试制剂。两种服药方式间隔 13 天。受试者提前入住 I 期监护病房，禁食 10 小时后分别空腹口服 5mg 氨氯地平受试制剂或参比制剂，用约 200ml 温开水送服，给药 3 小时后方可饮水，给药 4 小时后统一进标准饮食。服药前和服药后不同时间取血，放入肝素抗凝管内。离心分离血浆，置于 –20℃冰箱中冷冻保存待测。用 LC-MS/MS 测定血药浓度。

（二）结果

1. 氨氯地平受试制剂和参比制剂在人体中的药物代谢动力学参数及其相对生物利用度　将每个受试者口服氨氯地平参比制剂和受试制剂后的血药浓度 - 时间数据代入相应的计算机软件，用矩量法估算的药物代谢动力学参数分别列于表 18-9 和表 18-10（共 20 例，表 18-9 和表 18-10 分别仅列出前 3 例和 20 例的平均值、标准差）。

表 18-9　受试者口服 5mg 氨氯地平受试制剂后估算的药物代谢动力学参数

受试	C_{max} (ng/ml)	T_{max} (h)	$t_{1/2}$ (h)	MRT (h)	AUC_{0-t} (ng·h/ml)	$AUC_{0-\infty}$ (ng·h/ml)	$\Delta AUC/AUC$(%)	F_1(%)	F_2(%)
例 1	3.65	6	33.21	48.99	121.46	132.89	8.6	78.0	76.13
例 2	5.19	8	29.45	45.92	223.36	239.37	6.7	121.5	119.22
例 3	3.55	6	34.20	54.85	233.09	257.54	9.5	117.1	111.62
…									
Mean	3.24	7.2	40.73	60.64	159.37	183.22		93.7%	92.84
± s	0.75	4.2	8.87	11.58	43.89	45.02		25.5%	26.95

表 18-10　受试者口服 5mg 氨氯地平参比制剂后估算的药物代谢药物代谢动力学参数

参比	C_{max}(ng/ml)	T_{max}(h)	$t_{1/2}$(h)	MRT(h)	AUC_{0-t}(ng·h/ml)	$AUC_{0-\infty}$ (ng·h/ml)	$\Delta AUC/AUC$(%)
例 1	3.57	6	38.98	56.36	155.67	174.55	10.8
例 2	3.54	6	31.04	49.69	183.84	200.78	8.4
例 3	4.28	6	40.82	60.42	199.05	230.72	13.7
…							
Mean	3.57	6.0	42.10	62.67	176.70	205.54	
± s	0.96	1.3	7.08	9.84	47.39	51.66	

2. 生物等效性评价　表 18-11~ 表 18-13 分别给出了氨氯地平主要药物代谢药物代谢动力学参数的方差分析结果和生物等效性评价结果。

表 18-11　氨氯地平 C_{max} 自然对数转换后方差分析和双单侧 t 检验结果

误差来源	SS	df	MS	F	临界值	P
总变异	2.64E+00	39				
药品间	6.59E-02	1	6.59E-02	2.50E+00	$F_{0.05}(1,18)=4.41$	0.131
周期间	1.88E-02	1	1.88E-02	7.15E-01	$F_{0.05}(1,18)=4.41$	0.4088
个体间	2.08E+00	19	1.10E-01	4.16E+00	$F_{0.05}(19,18)=2.20$	0.0019
误差	4.74E-01	18	2.63E-02			
$t_1=$	5.37	$t_2=$	8.55		$t_{0.1}(18)=1.73$	等效
90% 置信区间	84.35%	~	100.78%	等效范围	70%~143%	等效

表 18-12　氨氯地平 $AUC_{0-\tau}$ 自然对数转换后方差分析和双单侧 t 检验结果

误差来源	SS	df	MS	F	临界值	P
总变异	3.07E+00	39				
药品间	9.96E-02	1	9.96E-02	2.73E+00	$F_{0.05}(1,18)=4.41$	0.1155
周期间	2.64E-02	1	2.64E-02	7.26E-01	$F_{0.05}(1,18)=4.41$	0.4055
个体间	2.29E+00	19	1.21E-01	3.31E+00	$F_{0.05}(19,18)=2.20$	0.0071
误差	6.56E-01	18	3.64E-02			
$t_1=$	2.04	$t_2=$	5.35		$t_{0.1}(18)=1.73$	等效
90% 置信区间	81.51%	~	100.49%	等效范围	80%~125%	等效

表 18-13　氨氯地平 $AUC_{0-\infty}$ 自然对数转换后方差分析和双单侧 t 检验结果

误差来源	SS	df	MS	F	临界值	P
总变异	2.64E+00	39				
药品间	1.20E-01	1	1.20E-01	3.27E+00	$F_{0.05}(1,18)=4.41$	0.0875
周期间	3.29E-03	1	3.29E-03	8.99E-02	$F_{0.05}(1,18)=4.41$	0.7678
个体间	1.86E+00	19	9.77E-02	2.67E+00	$F_{0.05}(19,18)=2.20$	0.0212
误差	6.59E-01	18	3.66E-02			
$t_1=$	1.88	$t_2=$	5.49		$t_{0.1}(18)=1.73$	等效
90% 置信区间	80.71%	~	99.56%	等效范围	80%~125%	等效

T_{max} 用 Wilcoxon 符号秩检验结果显示,受试制剂与参比制剂无显著性差异。

3. 结论　YY 公司研制的苯磺酸氨氯地平片与苯磺酸氨氯地平片参比制剂在吸收程度方面生物等效。

思考题

1. 论述新药临床药物代谢动力学研究不同临床阶段的作用。
2. 阐述一些食物以及饮料对药物代谢动力学影响的机制。
3. 在新药临床药物代谢动力学研究中药物相互作用研究的意义。
4. 在临床药物代谢动力学研究中强调医学伦理的意义。
5. 生物等效性评价的基本过程和统计方法。

（刘晓东）

第二篇 各 论

第十九章 中枢神经系统药物的药物代谢动力学

 学习要求

　　1. 掌握苯妥英钠的药物代谢动力学过程。

　　2. 熟悉苯巴比妥、卡马西平、丙米嗪、地西泮、氯丙嗪、氟烷、丙泊酚等药物代谢动力学特点；苯妥英钠血药浓度测定常用方法及实施注意事项。

　　3. 了解常见联合用药对苯妥英钠药物代谢动力学的影响；吸入麻醉药药物代谢动力学特点；临床常见影响中枢神经系统药物代谢动力学因素。

　　临床广泛应用的中枢神经系统药物主要包括镇静催眠药、抗癫痫药、抗抑郁药物、抗精神病药和麻醉药等。这些药物在临床应用过程中有些需要长期用药，有些药物的治疗窗较窄，其不良反应的发生与体内血药浓度密切相关。为了确保临床用药的安全性和有效性，应全面和深入了解其药物代谢动力学特点。

第一节 镇静催眠药

　　镇静催眠药(sedatives and hypnotics)是指对中枢神经系统具有选择性抑制，是一类通过抑制中枢神经系统功能，引起镇静和近似生理性睡眠的药物。随着剂量增加，对中枢神经系统的抑制作用由浅入深，依次出现镇静催眠、抗惊厥抗癫痫等。

　　临床常用的镇静催眠药物根据化学结构主要分3类：苯二氮䓬类、巴比妥类及其他类。苯二氮䓬类是目前临床最常用的镇静催眠药，较巴比妥类安全，即使大剂量使用也不出现麻醉和中枢麻痹。临床常用于治疗焦虑、失眠、惊厥及麻醉前给药。苯二氮䓬类口服后吸收迅速而完全，经0.5~1小时达峰浓度。肌内注射吸收缓慢而不规则。根据药物作用所维持的时间，将本类药物分为长效类、中效类和短效类。由于各类药物对苯二氮䓬(BDZ)受体的选择性不同，其临床药物代谢动力学差异较明显，因此临床用途并不完全相同。研究发现地西泮的血药浓度与其临床效应有一定的相关性，但多数苯二氮䓬类药物的抗焦虑作用与其血药浓度不显著相关，究其原因可能与此类药在体内产生了作用强度和半衰期各不相同的活性代谢产物有关。苯二氮䓬类药物的药物代谢动力学受年龄、疾病状态、合并用药的影响较大，如在肝脏疾病及老年人中CYP酶对此类药物的代谢能力明显降低，容易在体内蓄积，临床应用中常需进行监测,因此掌握药物体内过程的特点对指导临床合理用药具有十分重要的意义。地西泮为本类药物的代表性药物。

地　西　泮

地西泮(diazepam,安定)的化学结构式如图 19-1 所示。脂溶性高,不溶于水。具有抗焦虑、镇静催眠、抗惊厥、抗癫痫及中枢性肌肉松弛作用,临床用于治疗焦虑、兴奋不安、神经衰弱或单纯失眠以及术前给药或作为治疗高血压的辅助药物。

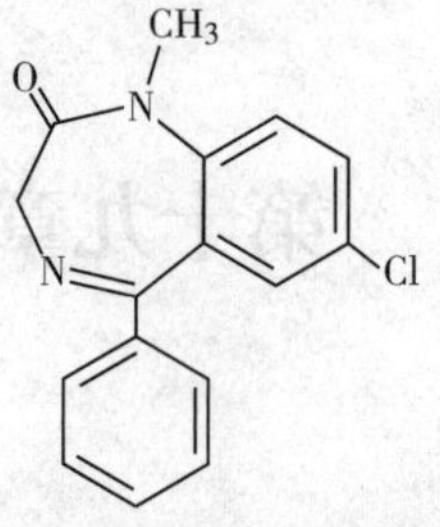

图 19-1　地西泮化学结构式

【体内过程】

1. 吸收　口服吸收快且完全,儿童、成人和老年人口服后 T_{max} 分别为 0.5 小时、1 小时和 1.5 小时。存在肝肠循环,口服给药后 6~12 小时出现血药浓度第 2 次高峰。肌内注射吸收较慢且不规则,血药浓度为口服等剂量的 60%;直肠给药后血药浓度约为口服等剂量的 50%。地西泮脂溶性高,易透过血脑屏障和胎盘屏障,静脉注射后起效快,并很快大量再分布到脂肪、肌肉等组织中。其活性代谢物去甲西泮半衰期长($t_{1/2}$ 约 80 小时),消除慢,也存在肝肠循环,故本药作用时间持久,长期使用可致蓄积性中毒。

同时口服 10% 的酒类可降低地西泮的吸收速率,但吸收总量不变;口服高浓度(如50%)的酒类则可增加本药的吸收速率。阿托品、吗啡、哌替啶等药物可降低地西泮的吸收速率,而抗酸药和甲氧氯普胺则可增加地西泮的吸收速率。甲状腺功能状态影响药物的分布,而影响血药浓度水平和 AUC,如甲亢患者地西泮的血药浓度、C_{max} 明显升高,AUC 明显增大。另外,胃排空速度、食物等因素对本药的吸收均产生一定的影响。

2. 分布　地西泮血浆蛋白结合率在成年人约 99%,胎儿和新生儿则较低。地西泮在肝脏的清除与其蛋白结合率有关,酒精性肝硬化患者蛋白结合率下降,则其血浆清除率也下降,因而临床对肝病患者起始用量通常为常规用量的 1/3。地西泮分布于全身组织,表观分布容积约 1L/kg,老年人则更大。脂溶性高,易透过血脑屏障,可透过胎盘屏障进入胎儿循环,也可经乳汁分泌。临产前应用可致新生儿出现肌无力、低血压、低体温和轻度呼吸抑制,乳儿出现倦怠和体重减轻,故产前及哺乳期妇女忌用。

3. 代谢　地西泮主要经肝脏 CYP 酶代谢。首先形成去甲西泮(desmethyldiazepam),再进一步羟化成奥沙西泮(oxazepam)和替马西泮(temazepam),最后形成葡萄糖醛酸结合物经尿排出,部分经胆汁和乳汁排泄。代谢过程中主要参与的酶是 CYP2C19 和 CYP3A4(图19-2)。

4. 排泄　地西泮及其代谢产物主要经肾排出。

【药物代谢动力学】地西泮静脉注射后呈二室模型,$t_{1/2}$ 为 20~80 小时,在新生儿、老年人和肝病患者中 $t_{1/2}$ 延长,肝功能不良者慎用。地西泮的代谢物去甲西泮消除缓慢,老年人去甲西泮的 t_{max} 也延迟,说明 CYP 酶对地西泮的代谢能力随年龄增长而减退。新生儿由于肝功能不健全,故其 $t_{1/2}$ 较成人延长。

肾功能严重不良可使地西泮的 $t_{1/2}$ 明显延长。Ochs 等报道了肾衰竭对地西泮药物代谢动力学的影响,当血浆蛋白结合率由 98.6% 降至 93% 时,其 $t_{1/2}$ 则由 37 小时延长至 92 小时;游离药物分布容积减少,但游离药物消除速率不变。

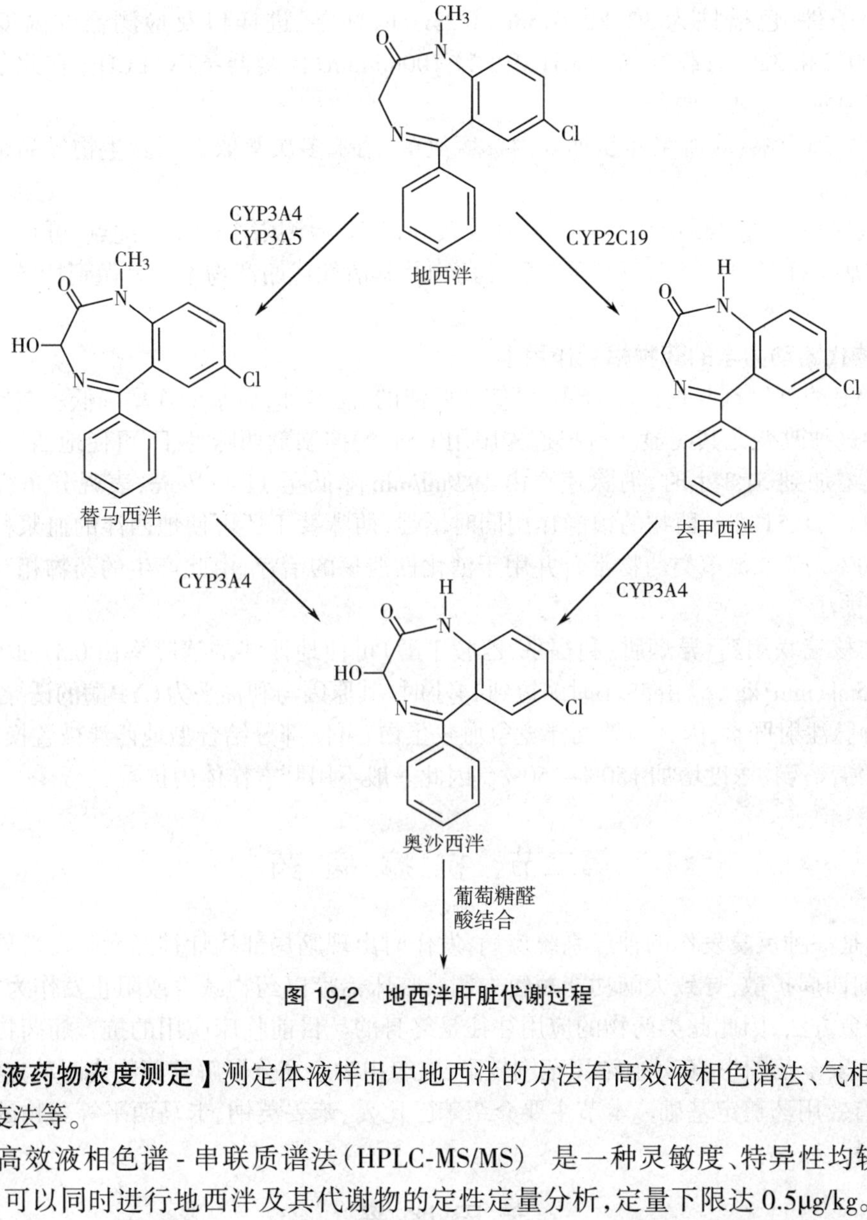

图 19-2 地西泮肝脏代谢过程

【**体液药物浓度测定**】测定体液样品中地西泮的方法有高效液相色谱法、气相色谱法、放射免疫法等。

1. 高效液相色谱 - 串联质谱法（HPLC-MS/MS） 是一种灵敏度、特异性均较高的测定方法,可以同时进行地西泮及其代谢物的定性定量分析,定量下限达 0.5μg/kg。色谱柱为 CAPCELL PAK MG Ⅱ C_{18}（100mm × 2.1mm,id3.5μm）,柱温 20℃。流动相有 A-0.1% 甲酸水溶液,B- 甲醇。梯度设定:0~2.0min,95%A;2.1~10.0min,5%A;10.1~15.0min,95%A;流速为 0.2ml/min。自动进样器进样 10μl。质谱条件:ESI（+）;选择反应监测（SRM）;喷雾电压为 4500V;离子传输毛细管温度为 350℃;源内碰撞诱导解离电压为 16V;碰撞气压力为 1.5mTorr;鞘气流速为 11.0L/h;辅助气流速为 6.0L/h。样品处理;血样加内标和 KH_2PO_4（pH=7）,加乙醚提取,醚层加盐酸,离心,水层用 NaOH 碱化后再用乙醚提取,醚层于 37℃氮气流下蒸干;溶于乙醚中。

2. 气相色谱法（GC） 是测定体液样品中地西泮的一种常用方法,灵敏度与特异性都较高。因地西泮的代谢产物去甲西泮具有药理活性,所以在测定地西泮原形药的同时,最好同时测定代谢产物的浓度。

色谱条件:色谱柱为 3% E350,58t×0.25inch;柱温、进样口及检测器的温度分别为 270℃、300℃和 320℃;载气,Ar:CH$_4$(9:1),100ml/min;检测器:63Ni ECD。在此条件下可同时测定地西泮及其代谢产物。

样品处理方法:取血浆样品加入内标氯氮䓬,用苯多次萃取以消除生物样品杂质的影响,富集样品。

3. 放射免疫法 测定地西泮的灵敏度较高,最低检测限 1ng/ml。优点:可在实验室中快速测定血浆样品,缺点:对每种苯二氮䓬药物及其活性代谢产物不容易做到特异性的抗体标记。

【药物代谢动力学的药物相互作用】

1. CYP 酶抑制剂与地西泮合用,可使地西泮的 $t_{1/2}$ 增加,血浆清除率降低。在慢乙酰化的人群中这种改变尤其明显。有报道先服用 CYP 酶抑制剂西咪替丁,可使地西泮的 $t_{1/2}$ 由 33.5 小时增加到 51.3 小时,消除速率由 19.9ml/min 降低至 11.4ml/min,表观分布容积也由 0.71L/kg 减至 0.51L/kg,药物的镇静作用同时增强,西咪替丁还可使地西泮的血浆稳态浓度增加约 50%。苯二氮䓬类药物常合并用于消化性溃疡的治疗,由此产生的药物相互作用应特别值得关注。

2. 结核三联用药(异烟肼、利福平、乙胺丁醇)可使地西泮的清除率由 0.37ml/(min·kg) 增加至 1.5ml/(min·kg),$t_{1/2}$ 由 58 小时缩短到 14 小时。其原因与利福平为 CYP 酶的诱导剂有关。

3. 静脉注射肝素,因其与地西泮竞争血浆蛋白,可使部分结合型地西泮被置换出来,使地西泮的游离药物浓度增加 150%~250%。因此一般不用肝素作体内抗凝。

第二节 抗 癫 痫 药

癫痫是一种反复发作的神经系统疾病,发作时出现脑局部病灶神经元阵发性异常高频放电,并向四周扩散,导致大脑功能短暂失调。临床治疗以药物减少或阻止发作为主,尚无有效的治愈方法,因此此类药物的应用往往是终身的。目前临床应用的抗癫痫药物大多治疗指数低,安全范围小,有效血浓度范围较窄,故应用时应充分了解其药物代谢动力学特点,为安全、有效用药奠定基础。本节主要介绍苯巴比妥、苯妥英钠、卡马西平等药物的药物代谢动力学特点。

苯 巴 比 妥

苯巴比妥(phenobarbital)是巴比妥类中最有效的抗癫痫药物。既能抑制癫痫病灶的异常放电,又能阻止异常高频放电向周围正常脑组织的扩散。随着剂量增加,巴比妥类药物对中枢的抑制由浅入深,依次呈现镇静催眠、抗惊厥抗癫痫、麻醉作用。过量则抑制延髓生命中枢,甚至致死。因麻醉剂量与中毒剂量接近,临床麻醉少用。临床主要用于治疗癫痫大发作和癫痫持续状态。化学结构式如图 19-3 所示。

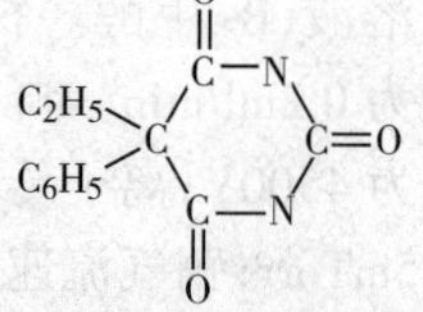

图 19-3 苯巴比妥化学结构式

【体内过程】

1. 吸收 经口给药和肌内注射是苯巴比妥常用的给药途径,这两种给药途径的生物利用度类似,为 80%~90%,并且血浆峰浓度相似。单剂量肌内注射,成年人血浆 t_{max} 为 0.5~2 小时,而新生儿、儿童为 2~4 小时。单剂量口服给药,多数成年人血浆 t_{max} 为 4 小时,儿童则为 3~6 小时。可见,肌内注射给药可比口服给药早 2~3 小时达到血浆浓度高峰。

2. 分布 苯巴比妥的表观分布容积为 0.6~1.0L/kg。本药的体内分布与年龄有关,通常情况下成年人的表观分布容积较低,约为 (0.58 ± 0.1)L/kg,而新生儿的则高达 (0.97 ± 0.15)L/kg;成年人的血浆蛋白结合率为 50%~60%,而新生儿的则略低。

体液中苯巴比妥的浓度依赖于体液 pH 以及蛋白浓度高低。脑脊液中游离药物浓度与血浆中相似;唾液 pH 比血浆低,唾液中本药浓度为血浆水平的 30%~38%。由表观分布容积值可知,苯巴比妥在组织中分布较广泛,易通过胎盘屏障。

3. 代谢与排泄 苯巴比妥通过肝脏代谢及肾小管分泌而清除,仅有 25% 原形药自尿液排出。其余部分被肝微粒体酶代谢为对羟苯衍化物,如对羟苯巴比妥,这些非活性代谢产物与硫酸结合后随尿液排出。尿液 pH 可影响肾小管对苯巴比妥的重吸收,pH 增加能促进药物排泄。

【药物代谢动力学】本药的消除半衰期成人为 (87 ± 16) 小时,儿童为 (55 ± 15) 小时,初生儿平均为 100~200 小时。儿童消除半衰期比成人快,但初生儿例外,原因是新生儿的肾消除能力有限。新生儿前 4 周,随着年龄的增加,肾小球滤过能力和尿液 pH 增加,苯巴比妥的半衰期逐渐缩短。由于苯巴比妥的半衰期较长,因此单剂量给药成年人血药浓度波动较小(5%~23%)。

肝脏疾病如肝硬化可减慢苯巴比妥的消除,而病毒性肝炎对该过程的影响则相对较小。有研究报道,正常对照组人群、肝炎及肝硬化患者本药的半衰期分别为 86 小时、104 小时和 130 小时,仅肝硬化患者半衰期与对照组有显著性差异。

连续多次给药成人需 2~3 周达到稳态血药浓度,儿童仅需 1~1.5 周。成年人每天单次给药即可达到较好临床治疗效果,儿童为降低血药浓度的较大波动,可采取每天 2 次给药。

一般情况下,苯巴比妥临床控制癫痫发作的有效血药浓度为 10~35μg/ml,治疗儿童高热惊厥的有效浓度为 15mg/L;血药浓度 > 30mg/L 时易出现中毒;当浓度高于 60mg/L 时,可出现明显的中枢神经系统抑制症状;若浓度达到 100mg/L 以上,患者可出现深度昏迷、深腱反射消失。

【体液药物浓度测定】测定体液样品中苯巴比妥的主要方法有高效液相色谱法、气相色谱法等。

1. 高效液相色谱法 此法测定苯巴比妥不需制备衍生物,样品处理简便,室温中进行,且检测灵敏度及特异性均较高。固定相:ODS 柱,25cm × 4.6mm;流动相:55% 甲醇 / 水,流速 1.5ml/min;监测器:可变波长紫外检测器 λ=200nm。样品处理:血浆加入磷酸盐缓冲液(pH8.0),混匀后加内标甲基苯妥英三氯甲烷溶液,离心后吸出有机层,氮气水浴(60℃)下挥干,甲醇溶解残渣后进样。在该色谱条件下能同时测定苯巴比妥、苯妥英、乙琥胺及卡马西平,各药物分离良好。

2. 固相萃取 - 高效液相色谱方法 样品经乙酸乙酯提取,正己烷脱脂,通过 C_{18} 固相萃取小柱富集和净化,高效液相色谱仪进行检测。

3. 气相色谱法 苯巴比妥在高温下汽化易分解,因此常做成衍生物后测定,即采取衍生化气相色谱法。苯巴比妥在 0.1mol/L 的五氟溴苄 - 四丁基铵离子 - 二氯甲烷(pH=9)系统中,通过碱催化下的卤代烷的烷基化反应,转变为双 - 五氟苄基衍生物。由于该衍生物具有很高的电负性,可用电子捕获鉴定器检测,灵敏度很高,检测可达 ng/ml 水平。

4. 气 - 质联用 是目前灵敏度高、专一性强的分析方法。

【药物代谢动力学的药物相互作用】

1. 苯巴比妥是肝药酶诱导剂,可提高肝药酶活性,在加速自身代谢的同时,还加速其他药物(如双香豆素、性激素、皮质激素类、强心苷及四环素等)的代谢,使血药浓度降低,因此苯巴比妥久服可产生耐受性。

2. 苯巴比妥与地西泮、抗组胺药合用,可增强其镇静、催眠作用。

3. CYP 酶抑制药(如氯霉素、丙戊酸钠等)可使苯巴比妥的血药浓度升高,而吩噻嗪类则可使苯巴比妥血药浓度降低。

苯 妥 英

苯妥英(phenytoin,大仑丁,dilantin)。是癫痫大发作的首选药物,除对小发作无效外,对其他各种类型的癫痫均有效,可与其他抗癫痫药物合用以增强疗效。还可用于治疗外周神经痛和抗心律失常。

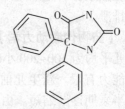

图 19-4 苯妥英化学结构式

苯妥英属乙内酰脲类化合物(化学结构如图 19-4 所示),为二苯乙内酰脲的钠盐,呈强碱性,刺激性大。由于苯妥英个体差异大及其饱和代谢和非线性动力学性质,导致药物稳态浓度和排泄速率与其剂量不成比例。

【体内过程】

1. 吸收 苯妥英口服吸收缓慢而不规则,餐时服用可改善吸收。在胃中快速游离出苯妥英(二苯乙内酰脲),在胃内几乎不吸收,而在十二指肠药物易溶解,吸收多而快,回肠及空肠吸收较慢。本药吸收存在个体差异和年龄差异。单次剂量口服 3~12 小时血药浓度达峰值。新生儿吸收慢且不完全,儿童吸收较好。

苯妥英钠呈强碱性(pK_a8.3),有较强的刺激性,故不宜做肌内注射给药。若患者不能口服,可经静脉注射使药物较快发挥疗效。

2. 分布 药物吸收后很快分布于全身,15 分钟内达到最大分布容积,V_d 约 0.64L/kg。连续服用治疗剂量,需 6~10 天达到稳态血药浓度(C_{ss})。本药在脑、肝、肌肉组织细胞的总浓度高于血浆浓度,而在脑脊液、唾液、乳汁中的浓度与血药浓度相似。达到稳态血浆浓度时,脑脊液内药物浓度与血浆总浓度之比是 0.12。该药成人血浆蛋白结合率约 90%。肾衰竭、尿毒症、肝硬化及低蛋白血症患者的血浆蛋白结合率下降,游离药物浓度升高。

3. 代谢 苯妥英钠主要在肝脏代谢。经 CYP 酶代谢生成无活性的 5- 羟基苯基苯妥英(HPPH),进而在肝脏与葡萄糖醛酸结合,进入血液或胆汁,主要从尿中排出。苯妥英钠代谢个体差异较大,血浆消除半衰期个体差异也很大,此为在正常剂量下苯妥英钠达不到治疗效果的原因之一。苯妥英钠的羟化反应达到酶饱和时,剂量轻微增加即可引起血药浓度的显著升高。值得注意的是,苯妥英钠的羟化反应受遗传因素的影响,人群中约 9% 羟基化能力差,药物代谢速率较慢。

4. 排泄 苯妥英钠主要以代谢产物形式从尿和粪便排出,约 5% 以原形由尿中排出。

完全排出需 72~120 小时。苯妥英钠的肾清除率随尿量和尿 pH 的增加而增加,碱化尿液可促其排泄。另外,本药还可从乳汁、精液、唾液及汗腺中排出,可能对精子、哺乳婴儿、牙齿及牙龈都有一定的影响。

【药物代谢动力学】苯妥英钠属非线性动力学药物,消除速率与血药浓度有关。血药浓度低于 10g/ml 时,消除过程属一级动力学,口服给药 $t_{1/2}$ 约 22 小时(6~24 小时);当血药浓度增高时,由于肝微粒体代谢酶能力有限,则按零级动力学消除,$t_{1/2}$ 可延长至 20~60 小时。

苯妥英钠的主要药物代谢动力学参数如下:口服生物利用度 F 为 80%~95%,峰时间 t_{max} 约 4 小时,V_d 约 0.6L/kg,$t_{1/2}$ 约 20 小时(个体差异较大),血浆蛋白结合率 88%~92%。肾清除率 CL_R 为 1.2~3L/h。治疗浓度 10~20μg/ml,约 90% 患者在此范围内可满意控制癫痫发作。血药浓度 > 40μg/ml 发生中毒,致死浓度 > 100μg/ml。一般给药量与血药浓度在较低剂量是成比例的,成人每日 300~400mg、儿童每日 5~7mg/kg 时,多数可达治疗浓度范围。由于本药药物代谢动力学有较大个体差异,应在稳态时进行血药浓度监测,以指导临床治疗。从初始治疗至达稳态血药浓度,成人通常需 4~8 天(变化范围可达 3~50 天),儿童需 2~4 天。已有的研究资料表明,苯妥英钠的 TDM 对有效控制癫痫发作及减少毒性反应的发生意义重大。

【体液药物浓度测定】苯妥英钠的测定方法较多,常用的有分光光度法、气相色谱法、高效液相色谱法和均相酶免疫测定法。

1. 分光光度法　为较早应用的一种测定方法。由于苯妥英钠没有特征性的吸收曲线,紫外区吸收较差,故直接测定法灵敏度较低。可将苯妥英钠在碱性环境中氧化成二苯酮,而二苯酮在 247nm 有较高的吸收,因而可提高测定灵敏度。其次,可采用荧光分光光度法测定本药,二苯酮用浓硫酸处理,利用生成的荧光标定苯妥英钠的含量,测定激发波长 360nm,发射波长 490nm。分光光度法的优点是仪器普及,测定费用低;但灵敏度相对较低,且不能区分血样中同时存在的多种抗癫痫药物及其代谢产物。

2. 气相色谱法　该法灵敏度高,专一性强。多采用瞬时烷基化反应,因苯妥英钠分子结构中含有氮元素,因此测定时常采用氮检测器。该检测器与氢火焰离子化鉴定器相比,样品提取过程简单,干扰杂质少,并能大大提高分析的灵敏度与专一性。分析检测条件:取血浆样品,加内标甲基苯妥英甲醇溶液和 pH 6.8 磷酸缓冲液,用甲苯 - 乙醚混合溶液提取,有机层加 TMPAH 甲醇溶液提取,取底部碱层进样。柱温、进样口及检测器的温度分别为 240℃、260℃ 和 260℃;载气:氮气,速度为 30ml/min;鉴定器:氢火焰离子化鉴定器或氮检测器。

3. 高效液相色谱法　采用反相色谱测定苯妥英钠,灵敏度、特异性均较高,并可同时分离多种抗癫痫药物。以 Hypersil C_{18} 柱(4.6mm×200mm,10μm)为色谱柱,流动相为甲醇 - 水(50∶50),流速为 0.8ml/min,检测波长为 230nm,血清样品加入 3μl 硫酸溶液(6mol/L)混匀后用重蒸乙醚提取、离心,上清液用于 HPLC。

此外,利用色谱 - 串联质谱法测定苯妥英钠血药浓度的方法日益普遍。结果显示全血中苯妥英钠浓度在 4~2400ng/ml 范围内线性关系良好,最低检测限为 2ng/ml,萃取平均回收率为 71.45%~87.27%,日内及日间 RSD 都低于 6%。

【药物代谢动力学的药物相互作用】

1. 氯霉素、异烟肼、氟康唑等通过抑制 CYP 酶,可干扰苯妥英钠的代谢,使其 $t_{1/2}$ 延长,血药浓度升高,甚至发生蓄积中毒。

2. 苯妥英钠可诱导肝药酶,加速多种药物(如避孕药)的代谢,使其药效降低。

3. 保泰松、水杨酸类、丙戊酸等通过竞争血浆蛋白结合部位,使血中游离苯妥英钠浓度增加,作用增强。另外,西咪替丁、乙醇等药物可使苯妥英钠清除率下降,血药浓度增高。

【临床案例 19-1】

某男,65 岁,脑卒中后继发性癫痫,采用苯妥英钠片抗癫痫治疗,用药期间肝、肾功能正常。近半年来苯妥英钠用量为口服每次 100mg,每日 3 次时,多次测定血药浓度为 7.45~9.36mg/L;调整苯妥英钠用量为口服每次 100mg,每日 4 次时,多次测定血药浓度为 9.92~18.75mg/L。近期因真菌性败血症,加用氟康唑注射液 200mg 静脉滴注,每日 2 次。在氟康唑治疗期间,苯妥英钠血药浓度显著升高,合用 5 天后,苯妥英钠血药浓度为 40.20mg/L。

【案例分析】

苯妥英钠的治疗浓度为 10~20μg/ml,约 90% 患者在此范围内可满意控制癫痫发作;当血药浓度＞40μg/ml 时,易发生中毒。苯妥英钠在治疗剂量下以 CYP2C9 代谢为主,CYP2C19 仅代谢 10%。氟康唑为 CYP2C9 的强效抑制剂,同时对 CYP2C19、CYP3A4 也有抑制作用。本案例患者苯妥英钠血药浓度升高,与合用氟康唑有关。

卡 马 西 平

卡马西平(carbamazepine,酰胺米嗪)为广谱抗癫痫药,目前临床主要用于治疗癫痫局限性发作和大发作,除对失神性发作无效外,对于其他类型的癫痫均有不同疗效。卡马西平属亚芪胺类化合物,化学结构式见图 19-5。

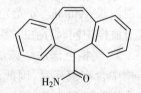

图 19-5 卡马西平化学结构式

【体内过程】

1. 吸收 口服吸收慢而不规则,个体差异大。生物利用度为 58%~85%。该药临床剂型种类繁多,如混悬液、速释片、咀嚼片、控释片、缓释胶囊等。各种剂型存在达峰时间、峰浓度、谷浓度等方面差异。食物对本药吸收率几无影响。

2. 分布 该药体内分布迅速而广泛。各器官组织中药物浓度与组织血流量有关,以脑、肝、肾浓度最高,脑内浓度与血浆浓度比可达 0.8~1.6。唾液、脑脊液中药物浓度与血浆浓度相当,故唾液可作为本品血药浓度检测的标本。能通过胎盘。血浆蛋白结合率为 70%~80%。

3. 代谢 主要由 CYP3A4 经环氧化过程催化,CYP2C8 和 CYP1A2 也有参加。中间代谢产物 10,11- 环氧化卡马西平具有抗惊厥活性,也与其不良反应有关。其在血浆和脑内的浓度可达给药量的 20%~40%。代谢终产物为二元醇,无药理活性。卡马西平具有 CYP 酶诱导作用,可因自身诱导而促进自身代谢,缩短半衰期。严重肝功能障碍时可因代谢减少而血药浓度过高

4. 排泄 主要以无活性代谢物经尿和粪便排出 72% 和 28%。本品可分泌入乳汁,浓度

为血药浓度的 25%~60%。

【药物代谢动力学】卡马西平体内过程个体差异较大,表 19-1 列出部分文献报道的卡马西平在成人及儿童的药物代谢动力学参数。

表 19-1　卡马西平在成人及儿童体内部分药物代谢动力学参数

	生物利用度 F(%)	血浆蛋白结合率(%)	V_d(L/kg)	$t_{1/2}$(h)	CL[ml/(min·kg)]	T_{max}(h)
成人	70~85	75	1.4±0.12	10~30	1.3±0.5[1];0.4±0.1[2]	6,3[3]
儿童	—	—	—	8~19		

注:[1] 多剂量用药;[2] 单剂量用药;[3] 长期用药者

卡马西平有效治疗血药浓度为 4~12μg/ml,潜在中毒浓度为 12μg/ml。对于临床大多数患者,当血药浓度大于 12μg/ml 时,中毒反应发生率明显升高。也有少数患者血药浓度在 9μg/ml 时即可出现一定毒性反应。

【体液药物浓度测定】本药药物代谢动力学个体差异较大,而治疗浓度和中毒浓度存在一定重叠,临床用药,尤其对需长期用药患者,应做治疗药物监测。由于卡马西平起效缓慢,开始用药 4 周左右其血药浓度才能达到稳态,故临床对患者血药浓度的监测应在规律用药 1 个月后测定为好。

卡马西平在体内药物浓度的测定方法常用的有高效液相色谱法、质谱法、荧光免疫偏振法等,其他还有毛细管电泳法等。以高效液相色谱法测定血液及唾液中卡马西平浓度为例:采用 Prontosil enrobond C_{18}(250nm×4.6nm×5.0μm)色谱柱,流动相:甲醇 - 水(V/V=50：50),λ=254nm,流速 1.0ml/min,柱温:室温。样品处理:分别取唾液和血清各 200μl,加入磷酸盐缓冲液(pH7.8)200μl,涡旋后加含非那西汀(内标)的乙酸乙酯溶液 3ml 进行萃取,振荡 3 分钟,4000r/min,离心 10 分钟,取乙酸乙酯层,氮气吹干,加 100μl 流动相溶解,进样 20μl。

本方法最低检测浓度为 40μg/L。

【药物代谢动力学的药物相互作用】

1. 与对乙酰氨基酚合用,尤其是单次超量或长期大量,增加肝毒性,并有可能降低后者疗效。

2. 为肝药酶诱导剂,可加速自身代谢,故用药数周稳态后药物浓度会降低。

3. 与氯磺丙脲、氯贝丁酯、去氨加压素、赖氨加压素、垂体后叶素等合用,可加强抗利尿作用。

4. 与碳酸酐酶抑制药合用,增加骨质疏松的危险。

5. 红霉素、醋竹桃霉素、右丙氧芬等可抑制卡马西平的代谢,引起后者血药浓度的升高,出现毒性反应。

6. 氟哌啶醇、洛沙平、马普替林、噻吨类或三环类抗抑郁药可增强卡马西平的代谢,引起后者血药浓度升高,出现毒性反应。

7. 与单胺氧化酶(MAO)抑制药合用,可引起高热或(和)高血压危象、严重惊厥甚至死亡,两药应用至少要间隔 14 天。

8. 苯巴比妥和苯妥英加速卡马西平的代谢。

9. 血浆蛋白结合率为 70%~80%,其他高蛋白结合的药物如水杨酸类等可使卡马西平游离药物增多,应警惕中毒。

第三节　抗 抑 郁 药

抗抑郁药(antidepressant drugs)是主要用于治疗情绪低落、抑郁消极的一类药物。三环类化合物是临床常用的抗抑郁药,属于非选择性单胺摄取抑制剂,对内源性抑郁症、更年期抑郁症和反应性抑郁症等均有较好疗效。该类药常规给药是从小剂量开始,但常规给药的盲目性较大;三环类药物的个体差异大,即使服用同样剂量其血药浓度可相差 10~40 倍;加之抗抑郁药临床应用的特殊性,故该类药常需采用治疗药物监测,以提高疗效,减轻不良反应。本节介绍三环类代表药物丙米嗪的药物代谢动力学特点。

丙　米　嗪

丙米嗪(imipramine,米帕明)属三环类抗抑郁药,具有显著的抗抑郁作用,能明显改善患者情绪,使情绪高涨,症状减轻。临床上用于治疗各种原因所致的抑郁症,但对精神分裂症的抑郁症状无明显疗效。化学结构式如图 19-6。

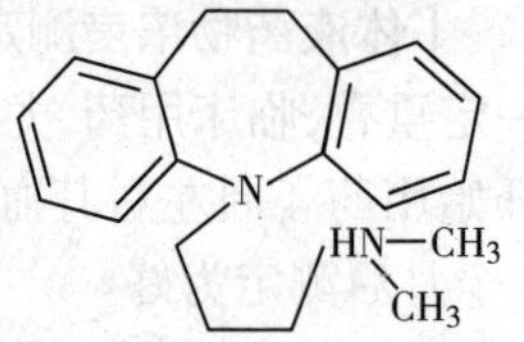

图 19-6　丙米嗪化学结构式

【体内过程】

1. 吸收　口服吸收迅速且完全,有首关效应。2~8 小时血药浓度达峰值,但因个体差异大,药物浓度相差可达 10 倍以上。

2. 分布　与血浆蛋白的结合率为 89%~94%,表观分布容积为 15L/kg。血浆 $t_{1/2}$ 为 10~20 小时。丙米嗪吸收后迅速分布于全身组织,脑、肝、肾及心脏中最多。游离型药物可通过血脑屏障入脑,脑基底核中最多,小脑中含量最低。此外,药物还分布在唾液、乳汁中,且唾液中药物浓度与血中浓度呈平行关系,因此可通过测定唾液中药物浓度推算血中含量。

3. 代谢　主要经 CYP 酶代谢转化为 2- 羟基代谢物,进而氧化成羟化物,与葡萄糖醛酸结合后失去活性。

4. 排泄　肾脏为主要排泄器官。尿液酸化可促进药物排泄,而尿液碱化可减少其排泄。

【药物代谢动力学】丙米嗪口服给药后,按一级动力学消除。如口服 50mg 丙米嗪,HPLC 法测定其药物代谢动力学参数如下:$t_{1/2\,ka}$=0.688 小时;$t_{1/2}\beta$=28.6 小时;$t_{1/2}\,\alpha$=3.5 小时;CL=70.56L/h;V_d=15~30L/kg;AUC=766.4ng·ml/h。

丙米嗪等剂量多次给药,7~21 天达 C_{ss},其 C_{ss} 与剂量有关,且个体间 C_{ss} 差异可高达 30 倍以上。

丙米嗪及其活性代谢产物地昔帕明的血药浓度与临床疗效有直接关系。Reisby 等的研究表明,丙米嗪抗抑郁作用不仅与丙米嗪或地昔帕明的稳态浓度有关,而且与两者的总药物浓度有关。两者的总浓度至少在 150ng/ml 以上才能产生疗效,大多数患者血药浓度在 225~240ng/ml 范围临床疗效较好。血药浓度与不良反应也有较强的相关性,当丙米嗪和地昔帕明的总浓度 >100ng/ml 时,出现恶心、视物模糊、呕吐等不良反应;随血药浓度进一步增高,可出现血压下降、心动过速等;若丙米嗪和地昔帕明的总浓度 >300ng/ml 时,可引起心脏毒性,如心律失常、房室传导阻滞,甚至心脏停搏。

三环类药物(包括丙米嗪)与组织具有高度的亲和力,不同种属之间用药差异明显,如对人是治疗量的丙米嗪,对犬则可出现心脏毒性。研究发现,三环类药物过量时,组织内药物浓度与血浆中药物浓度之比为 10:1,可见此类药物易产生蓄积中毒,在临床监测时要特别注意血药浓度的变化。

丙米嗪药物代谢动力学的个体间差异与遗传因素(氧化表型)及环境条件有关。对不同患者群体如老年抑郁症、儿童及嗜酒者的研究发现,老年患者丙米嗪清除率下降,而慢性嗜酒者丙米嗪的清除率却升高。说明氧化表型对首关效应有重要影响,代谢率低的患者体循环中丙米嗪明显增加。

肝脏疾病可使丙米嗪的体内代谢减低。另有研究发现,吸烟可影响丙米嗪和地昔帕明的 C_{ss},可能与诱导肝微粒体酶活性有关。

【体液药物浓度测定】目前常用的测定体液样品中丙米嗪浓度的方法有高效液相色谱法、气相色谱法、气相色谱 - 质谱联用、高效薄层色谱、放射免疫测定法等。

1. 高效液相色谱法(HPLC 法)

(1) 正相 HPLC 法:固定相:silica B/5(Perkin-Elmer)柱。流动相:乙腈:异丙醇:氢氧化铵 =89.8:10:0.2(*V/V*);流速:1.5ml/min;柱温:65℃;检测器:紫外检测器,λ=221nm;样品处理:血清中加饱和 Na_2CO_3 溶液,用正己烷:异戊醇(98:2)萃取,氮气吹干。流动相复溶,进样。

(2) 反相 HPLC 法:固定相:C_{18} 反相柱。流动相:甲醇:乙腈:0.1mol/L 磷酸盐缓冲液=41:15:44,pH7.6,内含 5mol/L 戊磺酸。检测器:可变波长紫外检测器 λ=254nm。样品处理:血清样本,用 0.1mol/L NaOH 溶液调 pH=14,用正己烷:异戊醇(99:1)萃取,氮气吹干,0.1mol/L HCl 溶液复溶,进样。

2. 高效薄层色谱法 色谱条件:HPTLC硅胶60板,用己烷:丙酮:二乙胺=80:20:3,两次展开。用反射对式色谱板扫描,λ=275nm。样品处理:血清加内标洛沙平(loxapine)后用 NaOH 碱化,加 1.5% 异戊醇溶液混匀后离心,用 0.05mol/L HCl 溶液提取有机层,水相用 1mol/L NH₄OH 溶液调至 pH=10,然后用 1.5% 异戊醇提取,有机层干燥,用 1.5% 异戊醇复溶,进样。

3. 气相色谱 - 质谱联用 气相色谱条件:固定相 3% OV⁻¹;柱温:240℃;进样器温度:260℃;鉴定器:63Ni ECD;载气:氮气。质谱仪条件:离子源温度:100℃;电离能量:70eV;电离电流:200A,单离子聚焦扫描监测装置。样品处理:血浆用 NaOH 碱化,正己烷提取离心,然后正己烷层加入吡啶、醋酐,在沙浴 70℃保温 30 分钟酯化,70℃氮气吹干,干燥残渣溶于含有内标丙嗪的无水乙醇复溶,进样。此法灵敏度达 4ng/ml 血浆。将气相色谱流出液通入质谱仪,对每个色谱峰扫描测得各个质谱图。

【药物代谢动力学的药物相互作用】

1. 巴比妥类药物能诱导 CYP 酶,使丙米嗪代谢加速,血浓度下降。

2. 苯妥英钠、保泰松、阿司匹林、东莨菪碱和吩噻嗪类药物因竞争与血浆蛋白的结合,而使三环类药物的血浆蛋白结合率降低。

吩噻嗪类药物可抑制丙米嗪的代谢,使血浆丙米嗪和地昔帕明浓度均升高;甲状腺激素与丙米嗪合用,使丙米嗪血药浓度增高,可能因为甲状腺激素可增强肾上腺素能神经元对去甲肾上腺素的敏感性,使去甲肾上腺素的含量和作用增强所致。

3. 三环类抗抑郁药和单胺氧化酶抑制剂(MAO)合用,可引起血压明显升高、高热和惊厥。这是由于三环类抗抑郁药抑制 NA 再摄取、MAOI 减少对 NA 的灭活、使 NA 浓度增高所致。

4. 三环类抗抑郁药可阻断胍乙啶的降压作用。胍乙啶是神经末梢上胺泵的底物,三环类抗抑郁药抑制了肾上腺素能神经膜上的胺泵,使胍乙啶不能被摄取进入神经元,使其不能发挥降压作用。

第四节　抗精神病药

精神失常(psychiatric disorder)是由多种原因引起的在思维、智能、情感、意志和行为等精神活动方面出现异常的一类疾病,包括精神分裂(schizophrenia)、躁狂抑郁症和焦虑症。抗精神病药(antipsychotic drugs)的合理应用可有效改善患者的思维、情感活动障碍及异常行为等精神症状,使患者逐渐恢复正常生活和社会能力。

临床上应用的抗精神病药根据化学结构分类有吩噻嗪类、丁酰苯类、硫杂蒽类、二苯氧氮平类和苯甲酰胺类;根据药物作用特点和临床用途可分为典型抗精神病药和非典型抗精神病药。前者对精神分裂症患者的疗效虽已确认,但主要是对阳性症状较好,对阴性症状则较差,锥体外系症状和迟发性运动障碍等不良反应明显;而后者对阳性及阴性症状则均有良好疗效,且不良反应较少,尤其是无明显锥体外系症状,患者用药依从性好,便于长期服用,已成为治疗精神分裂的一线药物。由于多数精神病患者药物治疗时程均较长,根据不同药物药物代谢动力学特点及患者个体差异,制订个体化给药方案,开展血药浓度监测,对精神病患者的治疗具有重要的意义。部分抗精神病药物的药物代谢动力学参数见表 19-2。

表 19-2　部分抗精神病药物的药物代谢动力学参数

药物	T_{max}(h)	F(%)	蛋白结合率(%)	表观分布容积 V(L/kg)	有效血药浓度(ng/ml)	$t_{1/2}$(h)	代谢产物
氯丙嗪	2~4(po) 2~3(im)	10~34	91~97	7~20	30~500	6~30(po) 4~5(im)	7-羟氯丙嗪
甲硫哒嗪	3~5	25~33	99	9~30	>740	16	甲砜哒嗪、磺哒嗪等
奋乃静		低		10~35		9	
氟奋乃静				10		6~25	亚 N-羟基等衍生物
氟哌啶醇	3~4(po) 0.5(im)	40~70	92	10~35	4~20	12~36(po) 2~6(im)	
氯噻吨	2~6	44		10		20	无
氯氮平			94	4~10	100~300	4~14	代谢产物活性低

注:po,口服;im,肌内注射

目前临床使用的抗精神分裂症药物主要分为两大类,即典型抗精神病药及非典型抗精神病药。

1. **典型抗精神病药**　也称为第一代抗精神病药,包括氯丙嗪、奋乃静、氟氟哌啶醇、三氟拉嗪、奋乃静等,均是强效 DA 受体阻断药,主要是通过阻断中脑-边缘系统和中脑-皮质系统的 D_2 样受体而发挥疗效,对兴奋、躁动、妄想、幻听等精神分裂症阳性症状疗效显著,而对阴性症状无效。由于这些药物非特异性阻断黑质-纹状体通路和结节-漏斗系统通路的 D_2 样受体,故在发挥疗效时均不同程度地引起锥体外系和内分泌系统的副作用,作为二线药物使用。

2. **非典型抗精神病药**　也称为第二代抗精神病药。该类药有氯氮平、奎硫平、奥氮平、利培酮、阿立哌唑和齐拉西酮等,作为一线药物使用。本类药物不仅能阻断 DA 受体,还能阻断 5-HT 受体。与第一代抗精神病药物相比,第二代抗精神病药物疗效确切,作用更广谱,不仅能同时改善精神分裂症患者的阳性症状和阴性症状,还能改善患者的认知功能、情感症状等。其适应证正在扩大到双相障碍、痴呆的精神病性症状和精神病性抑郁。引起锥体外系等不良反应及催乳素水平升高的程度较轻,但可能引起体重增加、糖脂代谢障碍等。

本节重点介绍氯丙嗪的药物代谢动力学特点。

氯 丙 嗪

氯丙嗪(chlorpromazine,冬眠灵 wintermin)是吩噻类药物的代表药,为二甲胺衍生物,长期应用于临床。化学结构式如图 19-7 所示。

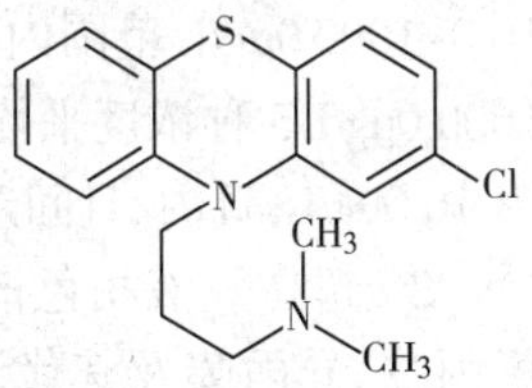

氯丙嗪抗精神病作用与其阻断中脑-边缘系统和中脑-皮质多巴胺受体相关。此外,对 5-羟色胺受体、M-胆碱受体、α-肾上腺素受体均有阻断作用,对中枢神经系统、自主神经系统、内分泌系统有广泛作用。本品小剂量时可产生安定作用,较大剂量长期应用可消除精神分裂症患者的幻觉、妄想等症状,稳定情绪,逐渐恢复理智以达到生活自理。此外,氯丙嗪还具有强大

图 19-7　氯丙嗪化学结构式

的镇吐作用;影响体温调节中枢对体温的调节作用,使体温可随外环境变化而改变;扩张血管,降低血压等;对内分泌系统也有一定影响。临床仍是精神病的主要治疗药物,还可用于加强催眠剂、麻醉剂、镇痛剂及抗惊厥剂的作用,镇吐及人工冬眠等。不良反应较多,严重不良反应主要为锥体外系反应和安定药恶性综合征。已确知该药血药浓度与临床效应有较好相关性,推荐在进行精神病治疗中应进行 TDM,以降低不良反应、提高疗效以及患者用药依从性。

【体内过程】

1. **吸收**　口服吸收慢而不完全,个体差异大,有首关效应。不同个体吸收量差异可达 10 倍以上,临床应用强调个体化用药。吸收速度受剂型、胃内食物的影响,抗胆碱药物可使其吸收明显延缓,口服 2~4 小时血药浓度达峰值,生物利用度为 30%。肌内注射吸收迅速,血药浓度达峰时间 15~20 分钟。

2. **分布**　药物吸收后分布到全身组织,表观分布容积 10~30L/kg。$t_{1/2}$ 为 6~9 小时。肺药物浓度最高,其次是肝脏和脑。血浆蛋白结合率约为 90%。该药易透过血脑屏障,脑组织浓度可达血浆浓度的 10 倍,以下丘脑、基底神经节、丘脑和海马等部位浓度最高。药物原形

及其代谢产物可通过胎盘进入胎儿体内,也可随乳汁分泌。

3. 代谢 代谢主要在肺和肝脏进行。CYP2D6 是氯丙嗪的主要代谢酶,氯丙嗪在体内约 50% 被氧化代谢生成去甲氯丙嗪、氯吩噻嗪、甲氧基化或羟化产物,与葡萄糖醛酸结合生成 7- 羟基氯丙嗪,70%~80% 随尿排出。有研究显示 CYP2D6 基因多态性可影响氯丙嗪血药浓度。临床有效治疗血药浓度为 100~600ng/ml,高于 750ng/ml 可能产生毒副作用。

4. 排泄 主要经肾脏以代谢物形式从尿和粪便中排出。排泄速度较慢,停药 6 个月后仍可从尿中检出其代谢产物,目前认为这可能是氯丙嗪蓄积于脂肪组织缓慢释放的结果。老年患者对氯丙嗪的代谢与消除速率减慢。

【药物代谢动力学】氯丙嗪体内过程符合一级动力学过程,药物代谢动力学参数见表19-2,血药浓度在 30~500ng/ml 效果较佳;较高血药浓度的患者不良反应呈增加趋势,中毒浓度 500~1000ng/ml;致死浓度 3000~6000ng/ml。开展治疗药物监测对促进临床合理用药,减轻药物不良反应具有积极意义。

【体液药物浓度测定】生物样品中氯丙嗪测定方法较多,目前主要有高效液相色谱法、气相色谱 - 质谱法、酶联免疫检测等。

1. 高效液相色谱法 本法灵敏、简单、快速,可用于临床血药浓度监测和药物代谢动力学研究。方法:以 Diamonsil™ C_{18} 反相柱(150mm × 4.6mm,5μm)为色谱柱,流动相 0.03mol/L 醋酸铵 - 甲醇(21∶79);流速:1.0ml/min;柱温:40℃;检测波长:254nm。结果:氯丙嗪血药浓度在 10.0~1000.0μg/L 范围内,与峰面积比有良好的线性关系(r=0.999 4),其 10.0μg/L,400.0μg/L,1000.0μg/L 3 种浓度平均回收率分别为 100.16%,98.33%,97.57%;分析方法的最低检测浓度为 10.0μg/L;日内、日间差 RSD 均低于 8%。

2. 超高效液相色谱 - 电喷雾电离串联四极杆质谱法(UPLC ESIMS/MS) 可同时测定氯丙嗪、异丙嗪及其代谢物氯丙嗪亚砜和异丙嗪亚砜。色谱与质谱条件:色谱柱:Acquity UPLCTM BEH C181.7μm × 2.1mm × 50mm;流动相:乙腈 -0.02mol/L 乙酸铵溶液(体积比 65∶35);等度洗脱;流速:0.3mL/min;进样量:10μl。质谱条件离子源:ESI(+);毛细管电压:2.6kV;离子源温度:110℃;锥孔反吹气流速:35L/h;脱溶剂气温:300℃;脱溶剂气流速:750L/h。第一重四极杆和第二重四极杆的低端分辨率及高端分辨率均为 15。检测方式为多反应监测扫描(MRM)。

3. 酶联免疫检测法 多用于测定动物组织中氯丙嗪含量。根据抗原 - 抗体的特异性结合反应,采用竞争 ELISA 方法,在酶标板微孔条上包被抗氯丙嗪兔多克隆抗体,然后加入氯丙嗪的标准品。游离的氯丙嗪分子或样本抽提液中可能存在的氯丙嗪和与酶交联的氯丙嗪分子竞争结合氯丙嗪特异抗体的结合位点。未被结合的氯丙嗪分子和酶 - 氯丙嗪被洗涤除去,用 TMB 底物显色,在辣根过氧化物酶作用下变为蓝色,加入终止液后颜色由蓝色变为黄色,在 450nm 处测定吸光值。

【药物代谢动力学的药物相互作用】氯丙嗪目前仍是治疗精神分裂症的常用药。临床联合用药情况多见,药物相互作用增加了不良反应的发生。

1. 能增强其他中枢抑制药的药理作用,如镇痛药、镇定催眠药、抗组胺药等。与吗啡、哌替啶合用时可能引起低血压和呼吸抑制。

2. 能抑制 DA 受体激动药左旋多巴的药理作用。

3. 肝药酶诱导剂(苯妥英钠、卡马西平等)可加速氯丙嗪代谢,合用应适当调整剂量。

4. 与碳酸锂合用,可引起血锂浓度增高。

5. 氯丙嗪的去甲基代谢产物可拮抗胍乙啶的降压作用。

6. 抗酸剂可以降低本品的吸收,苯巴比妥可加快其排泄,因而减弱其抗精神病作用。

7. 与单胺氧化酶抑制剂及三环类抗抑郁药合用时,两者的抗胆碱作用加强,不良反应加重。

【禁忌证】有癫痫史、严重肝功能损害及肝性昏迷患者禁用。伴心血管疾病的老年患者慎用。

第五节 全身麻醉药

一、吸入麻醉药

吸入麻醉药是一类挥发性的液体或气体,通过呼吸道吸入而产生全身麻醉作用的药物。吸入麻醉药具有较强麻醉效能和易于调控麻醉深度的优点,在临床全身麻醉中占有重要地位。吸入麻醉药麻醉作用的产生及维持与其在脑组织维持足够的分压(浓度)密切相关,掌握药物的药物代谢动力学特点,对于指导临床合理用药、维持手术平稳、快速苏醒等均十分重要。

根据药物在常温常压下的形态,吸入麻醉药可分为气体吸入麻醉药和挥发性吸入麻醉药两类。本类药物脂溶性高,很容易通过生物膜。临床一般按照药物血/气分配系数 [blood/gas partition coefficient,指吸入麻醉药在血、气两相分压相等(达到动态平衡)时,药物在两相中的浓度比] 的不同而将其分为易溶性(> 10):乙醚、甲氧氟烷;中等溶解度:氟烷、异氟烷、恩氟烷等(> 1, < 10);难溶性:氧化亚氮(< 1)。表 19-3 显示了部分吸入麻醉药在体内不同组织间的分配系数。

表 19-3 吸入麻醉药在 37℃时的分配系数及麻醉诱导的特点

吸入麻醉药	血/气	脑/血	肝/血	肾/血	肌肉/血	脂肪/血	诱导
地氟烷	0.45	1.3	1.4	1.0	2.0	27	快
氧化亚氮	0.47	1.1	0.8	—	1.2	2.3	非常快
七氟烷	0.65	1.7	1.8	1.2	3.1	48	快
异氟烷	1.4	1.6	1.8	1.2	2.9	45	快
恩氟烷	1.8	1.4	2.1	—	1.7	36	快
氟烷	2.5	1.9	2.1	1.2	3.4	51	快
乙醚	12	2.0	1.9	0.9	1.3	5	慢

目前临床常用的吸入麻醉药主要有氧化亚氮及氟类麻醉药。该类药物的体内过程具有与其他化学合成药物不同的特点(图 19-8)。

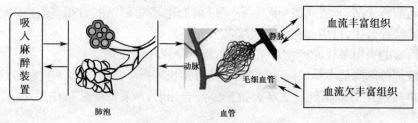

图 19-8 吸入麻醉药的体内转运

1. 吸收 吸入麻醉药通过肺泡膜进入血液,然后分步转运至中枢神经系统。肺通气量、心排血量(CO)、药物的血/气分配系(λ)和肺泡-静脉血分压(A-v)是影响吸入性麻醉药吸收的主要因素。肺泡通气量越大,则药物在肺泡中浓度升高越快。血液对肺泡内吸入麻醉药的摄取量则与 CO、λ、(A-v) 三者的乘积呈正相关关系,即摄取量=λ×CO×(A-v)/大气压。

2. 分布 药物吸收入血后,首先分布在血液中,随即分步转运至各器官。其分布量的多少首先依赖于该器官的血流供应量。吸入麻醉药在体内的分布与药物的组织/气体分配系数相关,并随麻醉进程而变化。随着麻醉时间延长,血流丰富组织的药物浓度逐渐与血浓度平衡,而肌肉、脂肪等血流欠丰富组织因有较高分配系数,仍有持续药物分布。此时,为维持有效麻醉,必须提供足够的吸入麻醉药浓度。当肌肉、尤其是脂肪这样的高组织/血分配系数组织药物浓度升高到一定程度,就可以通过组织间弥散而向血流丰富但相对分配系数低的组织(如脑组织)扩散。临床麻醉过程中应根据麻醉进程及不同药物组织的分布特点,选择适当的维持药物浓度。

3. 代谢 吸入麻醉药体内代谢量很少。机体对不同吸入麻醉药的代谢率和途径有差异(表 19-4)。体内参与吸入麻醉药代谢的酶主要为 CYP2E1 及 CYP2A6。吸入麻醉药中氟类及 N_2O 等是肝药酶的诱导剂,可加速其自身代谢的速率。有研究显示长时间吸入亚麻醉剂量吸入麻醉药的健康人,其肝脏药物代谢能力明显增加。若将实验动物长时间接触亚麻醉剂量的恩氟烷和异氟烷后,可以明显缩短戊巴比妥的睡眠时间。

表 19-4 不同吸入麻醉药的体内代谢率及主要代谢产物

吸入麻醉药	尿中代谢物	代谢率(%)
乙醚	葡萄糖醛酸、脂肪酸、胆甾酸、甘油三酯	2.1~3.6
三氯乙烯	三氯乙酸、三氯乙醇	15.0~20.0
三氟乙基乙烯醚	三氟乙酸、三氟乙醇	12.1~15.4
氟烷	Br^-、Cl^-、F^-、三氟乙酸	10.6~23.2
恩氟烷	F^-、有机 F^-	2.4~2.9
异氟烷	F^-、有机 F^-	0.17~0.20
七氟烷	F^-、有机 F^-	3.0
地氟烷	F^-、有机 F^-	0.1

4. 排泄　吸入麻醉药大部分以原形通过肺呼出体外,肺排泄量与药物的脂肪/血分配系数呈反比。皮下脂肪有储存吸入麻醉药的作用,它可以减少麻醉药经皮肤的排出,故患者皮下脂肪的厚薄应成为医师制订用药方案的考虑因素。

吸入麻醉药的排出也受多种因素的影响,其中影响较大的有血液溶解度、组织/血分配系数、血/气分配系数、心排血量以及肺泡通气量。组织溶解度高的麻醉药,如乙醚,麻醉苏醒时间就会延长;血液溶解度低的麻醉药,如氧化亚氮、恩氟烷等,容易从血中移至肺泡,苏醒较快。目前临床上所应用的吸入麻醉药,如恩氟烷、异氟烷、七氟烷以及地氟烷均具有麻醉苏醒快的优点。与苏醒快慢有关的因素还有患者本身的因素,即心排血量及肺泡通气量。全身血液每30秒钟可通过肺脏一次。因此,吸入麻醉药由肺进入血液极快,肺的通气量正常时,麻醉药由肺排出也快。肺泡通气量也是影响吸入麻醉药排出一个非常重要的因素,一方面肺泡通气量大,可以将血液中带到肺泡的麻醉药很快地排出体外,但另一方面,肺泡通气增大,势必造成血中二氧化碳分压下降,导致各器官及组织的血供下降,反过来影响麻醉药物的排泄。目前常用的吸入麻醉药大部分都会在6~10分钟内降至苏醒浓度以下。

在吸入麻醉药中,以氟烷起效最快,异氟烷较为安全,氧化亚氮的镇痛和基础麻醉具有一定麻醉作用,而乙醚和恩氟烷目前临床已少用。

氟　　烷

氟烷(fluothane,三氟氯溴乙烷,halothane)是首个在临床应用的卤类吸入麻醉药,化学结构如图 19-9 所示。本品有类似三氯甲烷的香气,味甜,氟烷能与乙醇、乙醚、三氯甲烷或非挥发性油类任意混合,在水中微溶。沸点 50.2℃。与乙醚比较,麻醉作用更强,对黏膜无刺激性,麻醉诱导时间短,不易引起分泌物过多、咳嗽、喉痉挛等,临床应用得以迅速推广。用于全身麻醉及麻醉诱导。

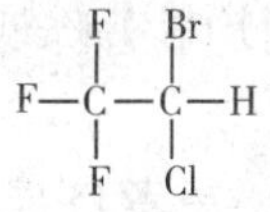

图 19-9　氟烷的化学结构式

最低肺泡浓度(minimal alveolar concentration,MAC)为在一个大气压力下,能使 50% 患者痛觉消失的肺泡气体中麻醉药的浓度。各药都有其恒定的 MAC,它反映吸入麻醉药强度(数值越低,则其麻醉作用越强)。氟烷的 MAC 仅为 0.75%,麻醉作用强,具有诱导期短、苏醒快的特点。氟烷的肌肉松弛和镇痛作用较弱。该药能降低脑代谢,但可因扩张脑血管而升高颅内压。还可增加心肌对儿茶酚胺的敏感性,诱发心律失常等。安全范围较小,反复应用偶致肝毒性,应予警惕。子宫肌松弛常致产后出血,禁用于难产或剖宫产患者。

【体内过程】

1. 吸收　氟烷吸收较快。摄取后的 10 分钟内吸收速度为 5~10ml/min,随时间逐渐降低。

2. 分布　氟烷的体内分布与其血/气和组织/血分配系数密切相关(见表 19-3)。在脂肪组织中氟烷的贮存量较大,对药物体内过程和临床效应有一定影响。

3. 代谢　研究显示氟烷在人体内有 12%~20% 被代谢,其中 0.4% 被代谢为 CO_2;11.6% 被代谢为非挥发性物质,在 2 周内由尿中排出,29% 以原形留在脂肪组织内。

　　氟烷的代谢途径包括氧化和还原反应。代谢环境的氧浓度决定了代谢的"方向"。在氧充足时,氟烷主要经 CYP2E1 催化氧化反应,氟烷浓度高时,CYP2E1 活性可被其底物抑制。氧浓度降低时的氧化反应则主要由 CYP2A6 催化。缺氧时,CYP3A4 催化氟烷还原反应,释放氟离子,血浆中氟化物浓度可代表氟烷还原代谢的水平。还原代谢过程中可产生自由基攻击(肝)细胞膜导致细胞损伤和死亡。氧化途径产生的代谢产物无明显肝毒性,但可与肝细胞膜蛋白反应,生产新抗原诱导免疫反应,并最终发生氟烷肝炎。因氧化和还原代谢过程中都可释放溴离子,故溴化物的浓度可同时反映氟烷的两种代谢反应水平。

　　氟烷对 CYP 酶有诱导作用,有认为重复氟烷麻醉可因诱导自身代谢加强而增加肝毒性。

　　影响氟烷代谢的因素如下。

　　(1) 代谢环境氧浓度和氟烷吸入浓度的影响:氧浓度降低可增加氟烷的还原代谢,使肝损害加重。研究证实,在吸入 21% 的氧浓度下,氟烷的氧化代谢最强。在 100% 的氧浓度下,氟烷的氧化代谢也显著降低,提示过高的氧浓度对其氧化代谢也起抑制作用。吸入氟烷的浓度与其氧化代谢率成反比,可能与机体对氟烷的氧化代谢能力有限、易饱和有关。

　　(2) 联合用药的影响:CYP 酶诱导剂可加速氟烷的代谢,但不同的药物对氟烷代谢方式影响有异。如苯巴比妥及聚氯联苯主要诱导氟烷的还原代谢,而黄酮 - β - 萘酚(广泛存在于植物药中)则主要诱导其氧化代谢。西咪替丁对 CYP 酶的抑制作用可使氟烷的氧化剂还原代谢均显著降低。异氟烷可浓度依赖性地抑制氟烷的氧化代谢,而对还原代谢却有促进作用。

　　(3) 患者自身情况的影响:研究发现,人氟烷性肝炎的发病率性别差异较为明显,女性约是男性的 2 倍;老年人及儿童患者极少发生氟烷麻醉后的严重肝功能障碍;肥胖患者出现氟烷性肝炎的概率高且预后差。另外,患者的遗传因素与氟烷性肝炎的发生也有一定关系。

　　4. 排泄 近 80% 吸入的氟烷经肺呼出,呼出速度显著慢于摄入速度。绝大部分在 24 小时内排出,但用药后几天甚至几周内肺中仍有微量排出。体内代谢部分形成的非挥发物则经肾脏随尿液排出。

　　【药物代谢动力学】本药肺泡吸收快,MAC:吸氧时为 0.75%,吸 70% 氧化亚氮时为 0.29%。血 / 气分配系数 2.3,油 / 气分配系数 224。

　　【体液药物浓度测定】大多通过测定氟烷在体内代谢产物三氟乙酸的浓度来反映其体内代谢。方法可用气相色谱 - 质谱联用法,该法灵敏度高,检测水平达 $10\mu mol/ml$。

　　【药物代谢动力学的药物相互作用】

　　1. 苯巴比妥及四咪唑为 CYP 酶诱导剂,加速本药代谢。

　　2. 偶可增加丙泊酚的血药浓度,从而导致呼吸抑制。

　　3. 本药浓度大于 1% 时,可使缩宫药的效应减弱,导致子宫松弛和出血。

二、静脉麻醉药

　　静脉麻醉药是指经静脉给予的全身麻醉药。临床常用静脉全身麻醉药的主要特点见表

19-5。与吸入麻醉药物比较,静脉麻醉药优点为诱导快,对呼吸道无刺激,无环境污染。但也具有麻醉深度不易掌握,排出较慢等不足。单独使用的范围不广。目前临床应用的静脉麻醉药按其化学结构,可分为巴比妥类和非巴比妥类静脉全麻药。

静脉麻醉药在其临床应用过程中出现血药浓度峰时间与临床效应峰时间的滞后现象,见图 19-10。临床用药应结合不同药物的药物代谢动力学与药效动力学的特点,合理制订、修改用药方案,以确保患者用药的安全性和有效性。

表 19-5　常用静脉全身麻醉药的主要特点

		硫喷妥钠 sodium Pentothal	丙泊酚 propofol	氯胺酮 ketamine	依托咪酯 etomidate
理化性质	水溶性	+	−	+	+
	溶液稳定	−	+	+	+
	保存期长	−	+	+	+
	注射痛	−	++	−	++
	静脉血栓少	+	−	−	−
药效学	快速起效	+	+	−	+
	兴奋	−	+	−	+++
	呼吸合并症	−	−	−	−
	呼吸抑制	++	++	+	−
	循环抑制	+	++	−	−
	镇痛	−	−	++	−
	抗镇痛	+	−	−	?
	与肌松药作用	−	−	−	−
	术后呕吐	−	−	++	−
	苏醒期谵妄	−	−	++	−
药动学	再分布	+	+	+	+
	代谢		+		+
	蓄积	++	−	−	−
	T_β(h)	11.6 ± 6.0	4~7	2.5~2.8	2.9~5.3
	CL[ml/(kg·min)]	3.4 ± 0.5	20~30	12~17	18~25
	V_{dss}(L/kg)	2.5 ± 1.0	2~10	3.1	2.5~4.5

注:V_{dss},稳态分布容积(volume of distribution at steady state);T_β,消除半衰期(elimination half-life);CL,清除率(clearance)

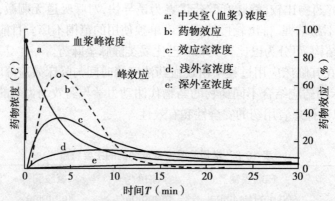

a: 中央室（血浆）浓度
b: 药物效应
c: 效应室浓度
d: 浅外室浓度
e: 深外室浓度

图 19-10 静脉麻醉药药物代谢动力学与药物效应动力学的关系

注：药物以很快速度分布到中央室，以后较慢的速度进入浅室，以很慢的速度进入深室

硫 喷 妥 钠

硫喷妥钠（thiopental Sodium）为巴比妥酸的衍生物，为速效、超短时巴比妥类药物，化学结构式见图 19-11。

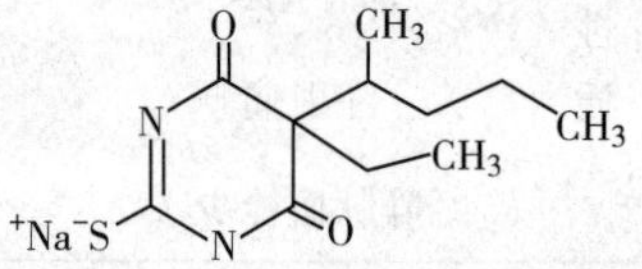

本药呈强碱性，水溶液不稳定，一般可保存 24~48 小时，4℃下稳定性可维持 1 周。制剂中加入 6%（W/W）无水碳酸钠作为缓冲剂，可使药物在大气的环境下保持溶液适当的碱性（pH10~11），防止产生游离酸而沉淀。用前以 0.9% 氯化钠或注射用水配制成 2.5% 硫喷妥钠。临床麻醉时常用的泮库溴铵、阿芬太尼、阿曲库铵、维库溴铵、舒芬太尼与咪达唑仑等均为酸性溶液，联合用药时需注意不可同在一个容器中，或同时自同一静脉注入。聚氯乙烯类的塑料制品可吸收溶液中的硫喷妥钠，应用中需注意可能导致浓度过低而无效。

图 19-11 硫喷妥钠的化学结构式

硫喷妥钠麻醉作用快、诱导期短、无兴奋现象、呼吸道并发症少，是目前临床最常用的诱导麻醉药物之一。

【体内过程】 硫喷妥钠的脂溶性高，静脉注射后易通过血脑屏障进入脑组织，经过一次臂-脑循环时间（约 10 秒），便能发挥作用。间断注射或持续静脉滴注给药可使药物在血液、脑和其他器官内的浓度很快达到平衡，并且在脑和血液中药物维持较高浓度。

1. 分布 硫喷妥钠在体内的分布与其高脂溶性及组织血液灌流量、药物与组织的亲和力等密切相关。单次静脉给药后，根据给药后时间和不同组织浓度变化，其组织分布可分为 3 个时相：首先，药物向血流灌注丰富的内脏器官分布。给药后约 1 分钟，55% 的药物进入脑、肝、肾、心组织，28% 进入肌肉等组织，5% 进入脂肪组织，而血浆只有 12%。随后药物由高浓度组织向肌肉、结缔组织等转移再分布，使后者分布量升高至 75%~80%，脂肪组织内升高至 18%。再次，脂肪组织摄取明显增加，当药物体内分布达平衡时（约 8 小时），脂肪约占 60%，脑、肝等内脏占 4%，其余分布于肌肉等组织内（图 19-12）。储存在脂肪中的硫喷妥钠可缓慢释放，造成患者苏醒后转入较长时间的睡眠。

硫喷妥钠体内分布受到多种因素的干扰，如患者脂肪含量、血容量、血浆蛋白量、体液 pH、年龄等。①根据硫喷妥钠体内分布特点及其与药效学之间的关系，临床上对于脂肪丰富的患者若绝对按体重计算用量，则可能因药物早期在脑组织中浓度过高，导致脑和呼吸、循环系统的严重抑制;后期在脂肪组织蓄积多,释放时间长,后遗作用持续时间长。②低血容量的患者,因药物血药浓度高而使脑内药物浓度高,且再分布减慢(肌肉血管代偿性收缩),可导致脑、心抑制加重。③肝硬化和尿毒症的患者因血浆蛋白降低,血中硫喷妥钠游离型可由正常人的 28% 分别升高至 53% 和 55%,此类患者对硫喷妥钠特别敏感,作用时间长,麻醉程度深。④硫喷妥钠 pK_a 为 7.6,酸中毒时药物解离型减少,易于进入脑细胞内发挥作用。这种现象在代谢性酸中毒时较呼吸性酸中毒时明显。⑤年龄对硫喷妥钠诱导量有显著影响。老年人因机体组织蛋白等含量不同于青壮年,硫喷妥钠分布的初期容积减少使药物的稀释程度降低,导致血浆及脑组织药物浓度升高,药效增强。

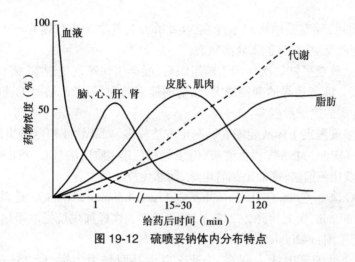

图 19-12　硫喷妥钠体内分布特点

2. 代谢及排泄　大部分硫喷妥钠在肝脏中被微粒体酶经脱烃和脱硫后转化为无活性的代谢产物。代谢产物包括戊巴比妥、硫喷妥乙醇酸、硫喷妥羧酸、戊巴比妥乙醇酸等,其中除戊巴比妥有药理活性外,其余均无药理活性。除肝脏对硫喷妥钠代谢外,肌肉也参与部分代谢。硫喷妥代谢过程较缓慢,每分钟分解 10%~15%,肝功能对该药代谢影响较大,功能降低时代谢过程明显延长。

代谢产物经肾和消化道排泄。原形药物仅约 0.3% 通过肾排泄。

【药物代谢动力学】静脉注射硫喷妥钠后,其动力学过程呈三室模型特征。单次静脉注射硫喷妥钠 (6.7 ± 0.7)mg/kg 时,其稳态分布容积 (V_{dss}) 为 (2.5 ± 1.0)L/kg(妊娠足月者为 4.1L/kg,肥胖者为 7.9L/kg),中央室容积 (V_c) (0.38 ± 0.10)L/kg;血浆蛋白结合率 72%~86%;$t_{1/2\alpha}$ (8.5 ± 6.1) 分钟,$t_{1/2\beta}$ (62.7 ± 30.4) 分钟;$t_{1/2\gamma}$ (11.6 ± 6.0) 小时;CL (3.4 ± 0.5)ml/ $(kg \cdot min)$。持续输注时间延长,其静脉输注即时半衰期(context sensitive half-time,$t_{1/2cs}$,指静脉连续输注过程中,在任何时间停止输注,血药浓度下降一半所需要的时间)明显延长,见图 19-13。

肥胖患者的消除半衰期(27.8 小时)长于体瘦者(6.3 小时),清除率明显低。

肝脏对体内硫喷妥钠的摄取率为 0.08%~0.20%。

有报道,成人静注硫喷妥钠 350mg 后,不同组织中浓度达峰有差异:脑组织 30 秒内,肌内注射 15~30 分钟,脂肪在数小时内。血及组织中浓度的峰值分别为:动脉血浆内及血供丰富的脑、心、肝和肾组织内为 175μg/ml;颈静脉血为 75μg/ml;麻醉作用持续 10~30 分钟。

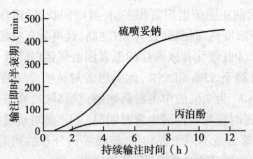

图 19-13 硫喷妥钠及丙泊酚静脉输注即时半衰期

临床研究报道,硫喷妥钠血药浓度在 39~42μg/ml,其中游离浓度在 5.9~6.3μg/ml 时,能使角膜反射和疼痛反应消失,进入麻醉状态。

需注意的是,硫喷妥钠初次作用于脑组织后,能产生快速耐受现象,需给较大剂量才能维持原麻醉深度。麻醉诱导的剂量越大,注射的速度越快,患者苏醒时的药物水平越高,维持原麻醉深度所需的追加量越多。

【体液药物浓度测定】体液硫喷妥钠测定方法较多,如高效液相色谱法(HPLC);高效液相色谱 - 质谱法(HPLC-MS);气相色谱法(GC);气相色谱 - 质谱法(GC-MS);胶束电动毛细管电泳方法;胶束液相色谱法;高效毛细管电泳,酶联免疫法等。

1. RP-HPLC 法 色谱柱:Lichrospher C_{18}(5μm,4.6mm × 250mm),流动相:甲醇 - 水(70 : 30),流速 1ml/min,荧光检测 λ:222nm,20μl 进样。血样加戊烷提取净化,以硫戊巴比妥钠为内标。检测范围:1~200μg/ml。

2. 胶束电动毛细管电泳 高效、快速。以卡马西平为内标,以 25mmol/L 四硼酸钠溶液、50mmol/L 十二烷基硫酸钠(胶束相)为缓冲液(pH=8.5),检测波长 310nm,恒定电压 25kV(电流 55~60μA),毛细管内径 50I.D. 柱长 47cm。此法测定硫喷妥钠浓度在 1.0~80.0μg/ml 的线性关系良好,最低检出质量浓度为 1.0μg/ml。回收率 99.8%。相对标准偏差不大于 2.0%。

【药物代谢动力学的药物相互作用】抗组胺药、乙醇、单胺氧化酶抑制剂等中枢抑制剂与硫喷妥钠合用可增强中枢抑制作用。

氨茶碱 5.6mg/kg 能减弱硫喷妥钠的镇静程度并缩短其作用时间。

长期给予巴比妥类药物能诱导 CYP 酶的活性,加速其本身与其他依赖 CYP 酶代谢药物的代谢作用。

阿司匹林、磺胺异噁唑或保泰松等可与硫喷妥钠竞争血浆蛋白,使后者游离型增多,麻醉作用增强。

丙 泊 酚

丙泊酚(disoprofol)高脂溶性高,室温下为油状,目前临床应用为乳剂,内含 1% 丙泊酚(W/V)、10% 大豆油(W/V)、2.25% 甘油(W/V)、1.2% 纯化卵磷脂(W/V),不溶于水,pH=7.0。应用时不能与其他药物混合静脉注射。若需要静脉注射低浓度丙泊酚,可用 5% 葡萄糖溶液稀释。化学结构式见图 19-14。

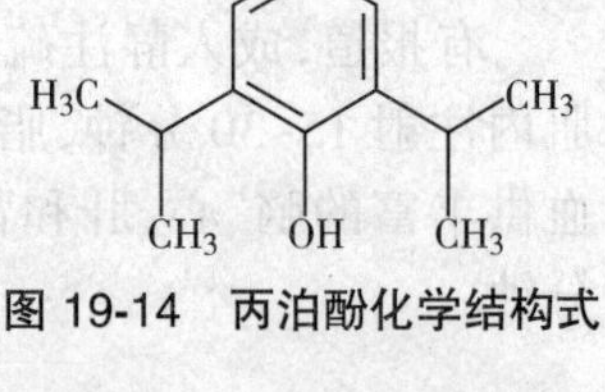

图 19-14 丙泊酚化学结构式

本药是一种新型的速效、短效静脉麻醉药,其作用特点是苏醒迅速而完全,持续输注后无蓄积。目前普遍用于麻醉诱导、麻醉维持,也常用于麻醉中、手术后及ICU病房患者的镇静。

【体内过程】

1. 分布　丙泊酚具有很高的血浆蛋白结合率,静脉注射后可迅速地从血液分布到机体各器官和组织中。单次静脉注射给药,血中丙泊酚药物浓度很快下降,随后药物因再分布,由早期高浓度组织向脂肪组织等转移并再进入血液中。丙泊酚 2mg/kg 静脉注射后 2 分钟的平均血药浓度为 (4.62 ± 2.16)mg/L,之后迅速下降,10 分钟为 (1.30 ± 0.51)mg/L。丙泊酚可通过胎盘屏障,也可经乳汁分泌。

2. 代谢　丙泊酚在体内主要有两种代谢途径,一种是直接通过 UGT 葡醛酸化后经肾脏排出体外;另一种是先经过 CYP 酶氧化后,再由尿苷二磷酸葡糖醛酸转移酶(UGT,主要为 UGT1A6)葡醛酸化处理排出体外。实验已证实有多种 CYP 亚型参与了丙泊酚的代谢,由 CYP2C9 完成的氧化代谢量约为 50%,其他尚有 CYP2A6、CYP2C8、CYP2C18、CYP2C19 和 CYP1A2 等。相比 CYP2C9,CYP2B6 参与了丙泊酚的羟基化过程,虽然作用较弱,但对丙泊酚代谢的个体多样性起了关键性作用。CYP2B6 除在肝脏分布外,在肾、小肠、肺和脑也均有分布,分布范围较 CYP2C9 广泛,故有认为其在丙泊酚的肝外代谢中发挥了更重要作用。除 CYP2B6 外,UGT1A6、UGT1A8 和 UGT1A9 等能够代谢丙泊酚的酶在肺脏、肾脏及脑组织等均有分布,实验显示这些组织均参与了丙泊酚的代谢。

目前已知丙泊酚存在较强的肝外代谢,该代谢特征与相关酶的组织分布与表达有关。研究亦显示,丙泊酚持续输注在肝移植无肝期,其血药浓度升高,说明丙泊酚的肝外代谢并不能完全替代肝脏代谢。

3. 排泄　丙泊酚主要以代谢产物形式经尿液排泄,以原形经尿液排泄不足 1%,另有约 2% 随粪便排泄。

【药物代谢动力学】丙泊酚静脉注射麻醉时的血药浓度为 2~5μg/ml,血药浓度在 1.5μg/ml 以下苏醒。

丙泊酚单次静脉注射给药,其体内过程特征均符合三室开放模型。快相与慢相分布半衰期分别为 1~8 分钟与 30~70 分钟,消除半衰期为 4~23.5 小时。总体清除率 20~30ml/(kg·min)。$t_{1/2ke0}$(血浆和效应部位药物浓度发生平衡达 50% 所需的时间)2.4 分钟;效应室达峰时间 2.2 分钟;$t_{1/2cs}$(连续输注 8 小时)< 40 分钟(见图 19-13)。中央室的分布容积(V_c)20~40L,稳态表观分布容积(V_{DSS})为 2~10L/kg。K_{e0}(效应室药物消除速率常数):0.238 分钟;3 岁以下儿童丙泊酚诱导静脉麻醉(3mg/kg)主要药物代谢动力学参数:$t_{1/2\alpha}$:(2.4 ± 0.6) 分钟,$t_{1/2\beta}$:(16.4 ± 4.4) 分钟,$t_{1/2\gamma}$:(416.61 ± 97.2) 分钟,V_d:(7.9 ± 1.9)L/kg,CL:(0.015 ± 0.007)L/(kg·min),AUC:(267.4 ± 100.3)μg·min/ml。

性别、年龄、体重、并发疾病及同时所用药物等多种因素均会对丙泊酚的药物代谢动力学参数产生影响。男性的分布容积与清除率低于女性,但消除半衰期相似。老年人相比儿童清除率低,中央室容积小。3 岁以上儿童,其分布容积与清除率需按体重调整,3 岁以下者药物代谢动力学参数应与体重成正比。

【体液药物浓度测定】

1. RP-HPLC 法　色谱柱:Lichrospher C_{18}(4.6mm × 250mm,5μm),流动相:甲醇 -

水(72∶28),流速 1ml/min,荧光检测 λ_{ex}:276nm;λ_{em}:312nm。此时丙泊酚和内标(麝香草酚)分离良好,基线平稳,出峰时间分别为 5.1 分钟、10.0 分钟。取血浆样品 200μl,加入 100μl 的麝香草酚内标溶液(10μg/ml),旋涡混匀后,加 30% 高氯酸 100μl,振荡 1 分钟,离心(16 000r/min)10 分钟,精确吸取 20μl 上清液进行分析。结果显示线性关系良好(r=0.9999),最低检测浓度为 0.1mg/L,日内及日间误差均小于 10%,适用于临床药物代谢动力学研究。

2. GC-MS(气 - 质联用)法　该法测定血液中丙泊酚具有方法简便、快速、特异性强、灵敏度高等特点,但对仪器要求较高。

【药物代谢动力学的药物相互作用】

1. 氟烷可增加本药血药浓度,增加了本药中毒危险。

2. 动物实验和临床试验证实,丙泊酚和吸入麻醉药、肌松药配伍时相互间无相关作用;和其他精神类药物如地西泮、咪达唑仑合用时有协同作用,可延长睡眠时间,对阿片类药物增强其呼吸抑制作用。

思考题

1. 简述苯妥英钠的 TDM 对有效控制癫痫发作及减少毒性反应发生的重大意义。

2. CYP2D6 基因多态性对氯丙嗪临床应用有何意义?

(何　新)

第二十章　心血管系统药物的药物代谢动力学

 学习要求

1. 掌握强心苷类药物的药物代谢动力学特点及影响地高辛血药浓度的因素。

2. 熟悉地高辛治疗药物监测实施注意事项，熟悉普萘洛尔、硝苯地平、奎尼丁、胺碘酮等药物的药物代谢动力学特点。

3. 了解利多卡因、普罗帕酮、美西律等药物的药物代谢动力学特点。

心血管系统药物是指主要用于治疗心血管系统疾病的药物，主要包括治疗充血性心力衰竭、高血压、缺血性心脏病、心律失常及高脂血症的药物。这些药物临床应用广泛，多数情况下需较长时间应用，且其中大多数药物的有效治疗浓度范围较窄，易出现毒性反应。应充分了解此类药物的药物代谢动力学过程和特点，并对部分药物进行血药浓度监测，以提高药物疗效、减少不良反应。

本章主要介绍强心苷类和抗心律失常药物的药物代谢动力学。

第一节　强心苷类药物

强心苷（cardiac glycosides）是一类应用历史悠久、具有正性肌力作用的苷类化合物，都来源于植物，包括洋地黄毒苷、地高辛、毛花苷 C、毒毛花苷 K 等。地高辛是临床最常用的强心苷类药物。

地 高 辛

地高辛（digoxin）是由毛花洋地黄叶中提取的中效强心苷，结构式如图 20-1。

本药可增强心肌收缩力，抑制心脏传导系统，对于衰竭心脏有增加心排血量、减慢心率的作用，可降低静脉压、增加尿量，改善肺循环和体循环。临床上主要用于治疗充血性心力衰竭、阵发性室上性心动过速和心房颤动。常规给药方式为口服，不能口服的患者采用静脉注射给药。

鉴于地高辛的治疗剂量接近中毒剂量，用量不足、心力衰竭症状未改善的症状与剂量过大引起中毒的临床表现多有相似之处，个体差异大等原因，临床应进行治疗药物监测，并根据患者情况及时调整

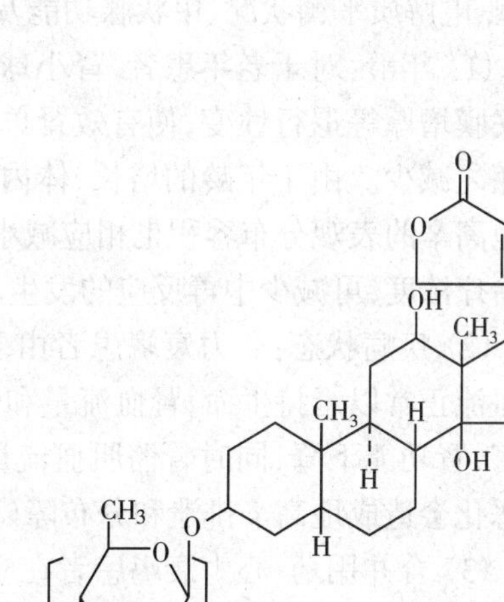

图 20-1　地高辛的化学结构

治疗方案。

【体内过程】

1. 吸收　地高辛口服后,60%~90% 从胃肠道吸收,其中大部分以被动扩散方式从小肠吸收,1~2 小时吸收达到峰值。吸收率受制剂因素、患者个体差异、胃肠道状态、药物相互作用等诸多因素影响,生物利用度波动范围较大,为 60% ~85%。

2. 分布　地高辛血浆蛋白结合率为 20%~25%,吸收后 2~3 小时分布到全身组织器官,6 小时左右达到平衡,在各组织中分布量按大小排列依次为骨骼肌 > 肝 > 心 > 脑 > 肾。地高辛在组织中浓度一般较血药浓度为高,心肌与血药浓度比为 20：1~50：1,平均为 30：1。

3. 代谢　地高辛在体内很少代谢,进入肝肠循环的量也很少。地高辛在体内的代谢途径有两种:一是脱糖,生成地高辛二糖苷、单糖苷及地高辛苷元,代谢物均具有一定的强心作用;第二种是通过还原反应生成双氢地高辛再脱糖,代谢物无活性。

4. 排泄　给药剂量 60%~90% 的地高辛以原形从肾排泄,小部分由胆汁排出。地高辛可通过肾小球滤过及肾小管分泌两种方式排出体外,但不能被肾小管重吸收,其清除率与肌酐相当。肾功能不全患者服用地高辛肾清除减少,半衰期延长,容易发生中毒。

【药物代谢动力学】

1. 药物代谢动力学模型及参数　地高辛在体内按一级速率过程消除,血药浓度 - 时间曲线呈二项指数函数,符合二室模型。$t_{1/2\beta}$ 约为 36 小时;V_d 约为 6.8L/kg;F 口服为 50% ~75%,肌内注射为 80%;t_{max} 口服为 1.0~2.0 小时,肌内注射 0.5~0.75 小时;尿中原形药排泄百分数为 76%;血浆蛋白结合率为(25 ± 5) %;CL 约为 140ml/min。亦有报道,地高辛在健康受试者快速静脉注射给药时可用三室模型描述。

2. 有效血药浓度范围　一般患者的地高辛有效血药浓度范围为 0.5~2.0ng/ml,儿童及老年人的血药浓度较高。用地高辛长期维持治疗的患者,毒性常发生于血药浓度 > 2.0ng/ml时,也有人在正常治疗浓度范围内即产生毒性,个体差异较大。

3. 影响血药浓度的因素　地高辛血药浓度受多种因素影响,主要包括年龄、心脏疾病类型、电解质平衡状况、甲状腺功能及药物相互作用等。

(1) 年龄:对于老年患者,肾小球滤过率随年龄增长逐渐下降,同时由于肾动脉硬化,肾基底膜增厚等退行性变,使有效肾单位数明显减少,导致肾清除率降低,地高辛的肾清除率也随之减少。由于年龄的增长,体内脂肪组织所占的比例增大,肌肉和体液量逐渐减少,因而地高辛的表观分布容积也相应减小。因此,对高龄患者应适当减少地高辛剂量,并降低目标治疗浓度,可减少中毒反应的发生。

(2) 疾病状态:心力衰竭患者由于心脏泵血功能不足,血流产生代偿性再分布,保持心、脑血流正常以维持生命,肾血流量和骨骼肌等外周组织的血流量减少,使肾组织缺血引起肾损害,肾功能下降,同时骨骼肌血流量的减少阻碍了地高辛向骨骼肌的分布。因此,心功能的恶化会造成地高辛排泄和分布障碍,使其血药浓度升高。

(3) 合并用药:心力衰竭患者在应用地高辛的同时,常需加用其他药物,可能会对地高辛的吸收、分布、代谢和排泄造成影响,使其血药浓度发生改变,导致中毒或疗效降低。

(4) 运动:运动可降低地高辛的血药浓度。研究表明,在采集样品前休息 2 小时,地高辛的血药浓度比运动时增加 25%。

(5) 地高辛样免疫活性物质:心功能不全的患者体内存在地高辛样免疫活性物质,在测定地高辛时,对地高辛的浓度产生干扰,可能出现假阳性结果。

【体液药物浓度测定】地高辛血药浓度检测方法较多,包括放射免疫、酶免疫、化学发光免疫、荧光免疫法、薄层色谱法以及液相色谱-质谱联用分析法等,各种方法在特异性、精密度、操作难易度及仪器要求等方面存有差异,临床可根据不同需求和条件进行选择。

1. 免疫法　放射免疫法以 ^{3}H 或 ^{131}I 标记地高辛,分离剂为炭末,用 γ 谱仪测定放射性,按百分结合率公式绘制标准曲线,即可查出样品浓度。本法有放射比度高、测定时间短、经济、快速、易于推广等优点,国内有成套试剂盒供应。荧光偏振免疫分析法测定患者地高辛血药浓度,最低可测到 0.01ng/ml。在试剂稳定性、精密度、灵敏度方面比放免法更优,但易受本底荧光的干扰,与其他强心苷类药物以及内源性地高辛样免疫物质存在交叉反应,容易造成地高辛浓度偏高的假象。免疫化学发光法测定血清地高辛浓度最低检测限仅为 0.1ng/ml,线性范围为 0~4.0ng/ml。在可靠性和灵敏度方面符合临床检测要求,为常规测定地高辛的较好方法。

2. 液相色谱-质谱联用分析法　文献报道用电喷射离子化器和甲酸胺缓冲液处理样品,检测 [M$^+$NH$_4$]$^+$ 和 [M$^+$H]$^+$,选择反应检测法定量检测地高辛浓度。地高辛最低检测限达 0.05~0.1ng/ml,检测范围为 0.05~10ng/ml。本法样品处理简单、灵敏度高、专属性强、不易产生交叉反应,但是仪器价格及维护费用较高,临床应用因此受限。

【临床案例 20-1】
地高辛血药浓度监测时需注意采取血样以在服药后 6 小时为宜。
【案例分析】
　　因地高辛口服后 t_{max}1~2 小时,维持约 5 小时后迅速降低,6~7 小时达较平稳数值,而其心脏最大效应出现在 t_{max} 后约 4 小时。若采血过早,临床虽无中毒表现,血药浓度却可出现高值。

【药物代谢动力学的药物相互作用】地高辛与抗心律失常药、保钾利尿药、CYP 酶诱导剂和抑制剂相互作用,可以通过药物代谢动力学的影响改变血药浓度,从而影响地高辛疗效与毒性。

1. 影响吸收过程的药物相互作用　许多药物可通过简单的理化作用、损伤胃黏膜、改变肠蠕动等机制使地高辛吸收受影响,进而影响其血药浓度。

(1) 抗酸药:如三硅酸镁,可通过改变吸收环境的理化性质减少地高辛的吸收,降低其血药浓度。同类机制影响地高辛吸收的药物还包括止泻吸附药(如白陶土、果胶)、考来烯胺和其他阴离子交换树脂、对氨基水杨酸、水杨酸偶氮吡啶等。

(2) 抗肿瘤药:包括环磷酰胺、长春新碱、丙卡巴肼、阿糖胞苷、多柔比星、博来霉素等,此类药物易对胃黏膜造成损伤,从而减少地高辛的吸收,降低其血药浓度。

(3) 促胃肠动力药:如甲氧氯普胺因促进肠蠕动而缩短地高辛在吸收部位停留时间,使地高辛吸收减少,生物利用度减少约 25%。

(4) M 受体阻断药:该类药物升高地高辛血药浓度的机制在于可延迟药物通过肠道,增加药物的吸收时间。

(5) 广谱抗菌药:如红霉素、四环素等,因能抑制肠道菌群,减少地高辛肠内氢化与水解,提高地高辛的口服生物利用度,故可升高其血药浓度而增加疗效或不良反应。

2. 影响分布过程的药物相互作用 奎尼丁可以从组织结合处置换出地高辛,从而显著减少其分布容积;还可增加地高辛吸收率,降低其肾清除率、肝脏代谢及胆汁排泄率。两药合用时可使地高辛血药浓度提高 1 倍,宜减少后者用量,并注意监测其血药浓度。由于地高辛血浆蛋白结合率为 25% 左右,故与高血浆蛋白结合率的药物合用时,对地高辛的体内分布影响不大。

3. 影响代谢过程的药物相互作用 CYP 诱导剂(如苯巴比妥、苯妥英钠、利福平、异烟肼等)可促进地高辛代谢,降低其血药浓度。而 CYP 酶抑制剂(如保泰松、西咪替丁等)则可抑制地高辛代谢,使其血浓度升高。由于地高辛肝脏内代谢比例较低,因此干扰代谢的药物对地高辛血药浓度影响有限。

4. 影响排泄过程的药物相互作用

(1) 与钙通道阻滞药相互作用:钙通道阻滞药维拉帕米能抑制地高辛经肾小管分泌,可降低地高辛肾及肾外清除率,使地高辛血药浓度升高 7%,引起缓慢性心律失常,两药合用应减少地高辛用量 50%。地尔硫䓬和硝苯地平均可升高地高辛血药浓度。

(2) 与抗心律失常药相互作用:胺碘酮、普罗帕酮可降低地高辛肾清除率,使其血药浓度升高。合用时应注意检测地高辛血药浓度,调整地高辛用量。

(3) 与利尿药相互作用:螺内酯及氨苯蝶啶均可增加地高辛血浓度,可能与降低地高辛肾及肾外清除率有关。

(4) 其他药物相互作用:如硝普钠、肼屈嗪、左旋多巴、多巴胺等因能扩张血管,增加肾血流量而使地高辛肾清除率升高,合用时亦应注意。

第二节　β 受体阻断药

β 受体阻断药能选择性地与 β 受体结合,竞争性地阻断体内去甲肾上腺素能神经递质、肾上腺素及 β 受体激动药与 β 受体结合,从而产生 β 受体阻断效应,临床上主要用于治疗高血压、缺血性心脏病及心律失常。普萘洛尔是这类药物的代表药,化学结构如图 20-2。

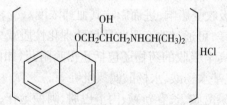

图 20-2　普萘洛尔的化学结构

普萘洛尔为非选择性 β 受体阻断药,无内在拟交感活性,能竞争性阻断儿茶酚胺的 β 效应,从而抑制心肌收缩力和收缩速度,减慢冲动传导速度,降低心排血量和心肌耗氧量,降低血浆肾素水平,临床广泛用于高血压、心绞痛、心律失常的治疗,亦应用于甲亢、偏头痛等疾病的治疗。

临床应用普萘洛尔个体差异大,有效血浓度相差可达 10~25 倍或以上,通过血药浓度监测可得到最佳有效浓度,做到治疗用药个体化。

【体内过程】

1. 吸收　普萘洛尔口服易于吸收且完全,吸收率约 90%,服药后 1~2 小时血药浓度达峰值。但首关效应大,单剂量口服时生物利用度 30% 左右,且有较大个体差异,血药浓度相差可达 20 倍。持续给药达稳态浓度时,肝脏抽提比降低,生物利用度可提高。

2. 分布　普萘洛尔具有较强亲脂性,主要分布于肺、肝、肾、脑、心脏中。肺中浓度相当于血药浓度的 40 倍。普萘洛尔可通过血脑屏障进入中枢系统,脑内浓度亦高于血药浓度。乳汁中浓度约为血药浓度的 50%。血浆蛋白结合率约为 90%,药物与血浆蛋白结合具有立体选择性,活性左旋体对人体 α_1- 酸性糖蛋白的结合小于右旋体,对人体白蛋白的结合则大于右旋体。在整个血浆蛋白结合过程中,由于与 α_1- 酸性糖蛋白的结合起决定作用,导致活性左旋体在血浆中的蛋白结合小于右旋体,其他研究显示血浆蛋白结合的立体选择性随着总结合率的增加而增加。普萘洛尔与血浆蛋白的结合能力还表现出遗传特性,中国人血浆 α_1- 酸性糖蛋白水平较低,因此血浆中游离普萘洛尔比例高于欧洲人。炎症、克罗恩病、肥胖时血浆蛋白结合率升高,肝硬化时降低。分布容积大,约为 6L/kg。

3. 代谢　普萘洛尔主要在肝脏代谢,肝脏抽提比高,代谢迅速。静脉给药后,清除率接近肝脏血流量。口服半衰期 3.5~6 小时,静脉注射 2~3 小时。肝硬化患者代谢率降低,半衰期明显延长。甲亢患者药物代谢率升高。CYP1A1 和 CYP3A4 均参与普萘洛尔的代谢,CYP1A1 对右旋体有较强的立体选择性,而 CYP3A4 则对左旋体有显著的立体选择性。普萘洛尔主要代谢物 N- 去异丙基普萘洛尔及 1-(α - 萘氧基)-2,3- 丙二醇仍有药理活性。

4. 排泄　普萘洛尔主要经肾排泄,包括大部分代谢产物及约 <0.5% 的原形药随尿液排出。

【药物代谢动力学】

1. 药物代谢动力学模型及参数　动物及人体试验均证明普萘洛尔血药浓度 - 时间曲线呈二项指数函数,表现为二室模型。健康人口服 80mg 普萘洛尔片的部分药物代谢动力学参数如下:CL=5.8L/min;$t_{1/2}$=3.2 小时;C_{max}=59ng/ml;t_{max}=2.0 小时。

2. 有效血药浓度范围　因普萘洛尔首关效应强,生物利用度低,代谢迅速,且肝抽提比变化大而致个体差异大,加之药效学的差异,使其有效血浓度范围很难确定,一般认为,血药浓度在 40~80ng/ml 即可产生明显的心脏肾上腺素 β 受体阻断作用。另有文献显示,血药浓度 20ng/ml 可使运动所致心率加快降低 50%,抗心绞痛浓度在 15~90ng/ml,而血药浓度达 100ng/ml 适用于抗心律失常和降压。

3. 影响血药浓度的因素　由于普萘洛尔的药物代谢动力学特性,其血药浓度受到多种因素的影响,包括肝功能、肾功能和甲状腺功能的病变;老年人对本药代谢和排泄能力降低,用药时应适当调整剂量;食物可使普萘洛尔在肝脏的代谢减慢,生物利用度增加,但对缓释制剂的影响较小;多种药物与普萘洛尔合用后可通过改变其药物代谢动力学特性而影响其血药浓度大小。

【体液药物浓度测定】普萘洛尔血药浓度测定方法有高效液相色谱法、薄层扫描法、气相色谱法、毛细管电泳法等。

1. 高效液相色谱法　以荧光分光光度计为检测器,色谱柱为 ODS 柱,流动相为甲醇 –

水–10mmol/L KH$_2$PO$_4$,荧光激发波长292nm,发射波长350nm。测得普萘洛尔保留时间为2.77分钟,血浆浓度在2.0~100.0ng/ml范围线性关系良好,最低检出浓度为1.0ng/ml。

2. 液相色谱-质谱联用法　文献报道采用电喷雾离子源,在多反应检测模式下对普萘洛尔对映体进行检测,色谱柱为OD-H柱(250mm×4.6mm,5μm),流动相为正己烷：乙醇：氨水(70：30：0.4),用于定量分析的二级碎片离子为m/z 260.2 → 182.9及m/z 260.2 → 116.0。与液相色谱技术相比,液相色谱-质谱联用方法更加准确、专属性好,减少了操作误差,且取样量少、分析时间短,可更好地用于普萘洛尔对映体体内药物代谢及相关研究。

【药物代谢动力学的药物相互作用】

1. 影响吸收过程的药物相互作用　扩血管药肼屈嗪可增加普萘洛尔的生物利用度,一般见于空腹给药,对于本药的缓释制剂影响较小。甲氧氯普胺可增加胃肠蠕动,加快普萘洛尔的吸收速度而提高其血药浓度。抗酸药如氢氧化铝凝胶可降低本药生物利用度,应尽量分开服用。考来替泊可减少本药吸收,如合用应分开服用,必要时应调整剂量。

2. 影响分布过程的药物相互作用　普萘洛尔血浆蛋白结合率高,与华法林合用时会发生竞争置换作用,可增加出血的危险性。

3. 影响代谢过程的药物相互作用　普萘洛尔肝脏代谢比例高,与CYP酶诱导剂如利福平、苯巴比妥或抑制剂如西咪替丁等合用时,代谢加快或减慢,从而导致血药浓度及药物消除半衰期的变化。

第三节　　钙通道阻滞药

钙通道阻滞药是一类选择性阻滞电压依赖性钙通道,抑制细胞外Ca^{2+}内流,减少细胞内Ca^{2+}浓度,从而影响细胞功能的药物。自20世纪60年代钙通道阻滞药问世以来,得到了极大发展,已成为当前应用最广泛的治疗心血管系统常见疾病药物之一。

硝　苯　地　平

硝苯地平(nifedipine)为最早合成并用于临床的二氢吡啶类钙通道阻滞药,化学结构见图20-3。已广泛用于高血压、心绞痛、充血性心力衰竭的治疗。该药因剂型不同及患者病理状态不同而在药物代谢动力学上有很大的差异,进而影响其临床效应,故应进行血药浓度监测,为合理用药提供依据。

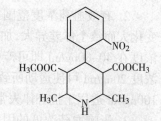

图20-3　硝苯地平化学结构

【体内过程】

1. 吸收　硝苯地平口服后几乎全部在小肠被吸收。首关效应大,吸收率低且个体差异较大,为45%~68%,肝硬化患者几乎为100%。口服5~20mg测得的生物利用度恒定,提示该剂量范围无首关效应代谢饱和现象。不同剂型及不同途径给药可影响药物的吸收速率。口服15分钟起效,1~2小时作用达高峰,可持续4~8小时。舌下给药2~3分钟起效,20分钟达高峰。直肠栓剂给药吸收迅速而完全。食物可延迟硝苯地平的血药浓度达峰时间。

2. 分布　硝苯地平主要分布在肝、肾、血浆及肺。本药血浆蛋白结合率较高,为92%～

98%,其代谢产物亦可与血浆蛋白结合,结合率约54%。

3. 代谢　硝苯地平在体内几乎全部发生代谢转化,其催化酶是CYP3A4。人血浆及尿中已定性分离出3种代谢产物,代谢物无药理活性。

4. 排泄　代谢物有70%~80%由肾排泄,其中90%在24小时内经尿排出;约15%代谢产物经肠道排泄。大剂量用药时有少量(<0.1%)原形药物经肾排泄。

【药物代谢动力学】动物实验及人体试验均证明硝苯地平为二室模型。

硝苯地平普通片部分药物代谢动力学参数为:$t_{1/2\beta}$为(1.8 ± 0.4)小时;V_d为(0.78 ± 0.22)L/kg;此两参数在肝硬化、尿毒症、老年人中增大。速释胶囊10mg口服时t_{max}为(0.5 ± 0.2)小时,C_{max}为(79 ± 44)ng/ml。国产硝苯地平缓释片单剂量口服后,2~15小时血药浓度维持在有效治疗浓度范围内,C_{max}为12~127ng/ml,$t_{1/2}$为3~20小时,体内吸收和代谢表现出显著的个体差异,在临床治疗时应注意个体化给药。国产硝苯地平控释片单剂量口服后,6~28小时平均血药浓度维持在19~26ng/ml;多次给药达稳态后,末次给药后29小时平均血药浓度维持在19~35ng/ml。控释片血药浓度上升缓慢,峰浓度不明显,呈平台状,维持时间长,表现出近零级动力学的吸收特点,临床应用时可减少不良反应,提高患者依从性。

某些病理状态如充血性心力衰竭、高血压可对本药药物代谢动力学过程产生明显影响,使其药物代谢动力学参数发生改变,临床应用时需给予重视。肝病患者或在服用其他降低肝脏血流量的药物时,代谢率降低。本药用于老年人时,半衰期延长,血药浓度与AUC均提高,治疗时应谨慎。

【基因多态性】人群中对硝苯地平代谢有快、慢两种类型,与CYP3A4遗传多态性有关。不同人种快、慢两型比例可有不同。某研究以45例中国人群正常肝组织为实验样本,对肝脏中的药物代谢酶CYP3A4代谢硝苯地平的活性进行检测分析,结果表明,CYP3A4在对硝苯地平的代谢活性上存在差异,氧化硝苯地平生成速率最大值[2843pmol/(min·mg)]是最小值[121.7pmol/(min·mg)]的约23倍。

【体液药物浓度测定】目前用于硝苯地平定量测定的方法主要有气相色谱法、高效液相色谱法及液相色谱-质谱联用法。

1. 气相色谱法　以尼群地平为内标,碱性条件下以有机溶媒萃取后进样,使用SE-30毛细管柱和电子捕获检测器进行分析。样品与内标峰分离较好,保留时间分别为2.1分钟和2.8分钟。测定线性范围为5~200ng/ml,测量下限为3ng/ml。血浆中其他成分对测定无干扰。因硝苯地平对光和热不稳定,采血样及测定过程中应注意避光及缩短受热时间。

2. 高效液相色谱法　尼莫地平为内标,C_2固相萃取小柱进行样品提取,色谱柱为C_{18}柱(250mm×4.6mm,5μm),流动相为乙腈:水(52:48,V/V);检测波长238nm;柱温25℃;流速1.0ml/min;进样量50μl。本法与液-液萃取相比,整个提取过程较为简便、快速。

3. 液相色谱-质谱联用法　色谱柱为C_{18}柱(150mm×4.6mm,5μm);流动相为乙腈:水(7:22,V/V);流速为0.6ml/min;柱温为35℃。大气压化学电离源,负离子方式检测,在选择离子监测模式下检测质荷比为344.9(硝苯地平)和387.0(内标尼索地平)的准分子离子[M−H]。本法通过选择离子检测分别定量测定,节省了在色谱分离方面所消耗的时间,适用于硝苯地平血药浓度的监测和药物代谢动力学的研究。

【药物代谢动力学的药物相互作用】硝苯地平的血浆蛋白结合率较高,与其他结合率高的药物(苯妥英钠、奎尼丁、香豆素类、洋地黄毒苷等)合用时产生竞争性抑制现象。普萘洛尔增加硝苯地平的生物利用度,西咪替丁抑制其肝代谢,地尔硫草增加其血浆水平。硝苯地平亦能增加地高辛血药浓度。可抑制 CYP3A4 的药物,包括三唑类(伊曲康唑、氟康唑)和咪唑类(酮康唑)抗真菌药、口服避孕药等,与硝苯地平合用后可增加本品血药浓度,加重不良反应,应注意减量使用。葡萄柚汁中的黄酮类似物可抑制 CYP 酶系统,使本药的血药浓度升高,导致不良反应的发生。临床应用本药时应同时注意饮食成分对其药物代谢动力学的影响,文献建议在服药的前、后 1 小时内避免食用上述水果。

第四节 抗心律失常药

根据抗心律失常药对心肌电生理的作用,可将其分为以下 4 类:钠通道阻滞药、β 受体阻断药、延长动作电位时程药及钙通道阻滞药。β 受体阻断药及钙通道阻滞药等代表药的药物代谢动力学已在第三节介绍,本节重点介绍另两类抗心律失常药的药物代谢动力学。

一、钠通道阻滞药

奎 尼 丁

奎尼丁(化学结构见图 20-4)属于 Ⅰa 类抗心律失常药,能直接抑制心肌细胞钠通道减少 Na^+ 内流,也抑制 Ca^{2+} 内流和 K^+ 外流,从而降低心房肌、心室肌和浦肯野纤维的自律性,延长动作电位时程和有效不应期。减慢房室传导,可将折返激动的单向传导阻滞变成双向传导阻滞,阻止冲动折返。奎尼丁对多种离子通道的作用有剂量相关性差异;另外,奎尼丁还具有抗胆碱及 α 受体阻断作用。本药为广谱的抗快速型心律失常药物,可治疗急、慢性室上性和室性心律失常,对心房纤颤、心房扑动的转复率可达 60%,虽然目前多采用电转律法治疗这两种心律失常,但奎尼丁在预防转律后复发方面仍有较大应用价值。

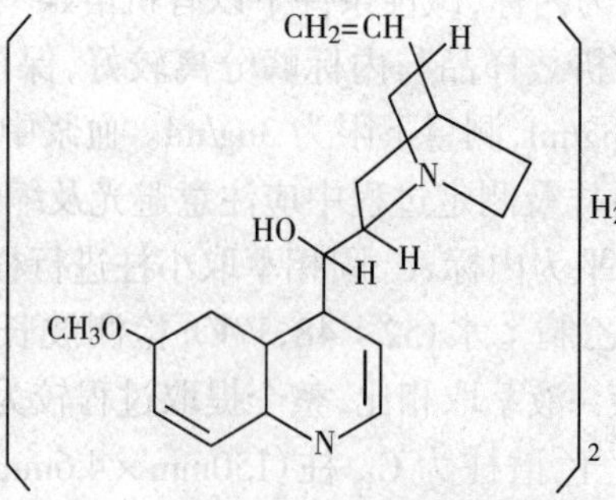

图 20-4 奎尼丁的化学结构

奎尼丁血药浓度个体差异较大,且治疗窗窄,其血药浓度与疗效及毒性作用有很好的相关性,而与给药剂量相关性差,为保证临床用药的安全和有效性,需进行血药浓度监测。

【体内过程】

1. 吸收 奎尼丁口服吸收快,30 分钟起效,1~3 小时达最大作用。生物利用度个体差异大,为44%~98%。食物可改变奎尼丁吸收速率,但不影响吸收程度。空腹给药较餐后给药其血中游离型药物峰浓度升高近50%,而血药浓度达峰时间提前约50%。充血性心力衰竭患者口服本品吸收减少。

2. 分布　奎尼丁吸收后广泛分布于全身,血浆蛋白结合率为80%~88%。主要与白蛋白结合,约有1/3与血清脂蛋白结合。药物在骨骼肌、心肌、肾、肝组织中分布较多。心肌内浓度为血浆的10~20倍,高灌流组织(肾、肺、肝等)浓度可达血浆水平的20~40倍。血中游离型的4%~37%可透过血脑屏障进入脑组织。可通过胎盘,在胎儿体内能达到治疗浓度。乳汁中浓度近似血浆浓度。

3. 代谢　本药主要经CYP3A4代谢,代谢物为二羟奎尼丁,有抗心律失常活性。

4. 排泄　奎尼丁主要经肾排泄,原形经肾排泄10%~20%,因其具有弱碱性,尿呈酸性时药物排泄增多,而碱化尿液可降低肾清除率50%。另有约5%药物经肠道排泄,少量药物经乳汁及唾液排泄。

【药物代谢动力学】

1. 药物代谢动力学模型及参数　实验显示本药属于开放性二室模型。生物利用度因制剂和剂型不同而异,盐酸盐制剂为(80±15)%;葡萄糖酸盐为(71±17)%。口服及肌内注射给药的t_{max}相近,为1~2小时,但C_{max}后者显著高于前者。正常人$V_{d,ss}$为2~3L/kg,肝硬化、心力衰竭时降低。本药的$t_{1/2}$为6~8小时,小儿$t_{1/2}$2.5~6.7小时。老年人、肝脏疾病及肾病综合征时$t_{1/2}$明显延长,需调整剂量。血浆清除率正常人为4~5ml/(min·kg),老年人清除率可降低至2.6ml/(min·kg)左右。肾脏清除率约占总清除率的35%,且常与肌酐清除率有关。

2. 有效血药浓度范围　奎尼丁有效血药浓度为2~6μg/ml,大于5μg/ml可引起不良反应,超过6μg/ml可引起心脏毒性,其毒性反应有明显的个体差异。

【体液药物浓度测定】测定奎尼丁血药浓度可采用高效液相色谱法、气相色谱法和酶联免疫测定法。这3种方法所得结果基本一致。文献报道了检测奎尼丁血药浓度的反相高效液相色谱法,血样在碱性条件下,经甲醇和三氯甲烷沉淀提取,流动相重组进样,以C_{18}反相柱作分析柱,流动相为甲醇:乙腈:水:正丁胺:醋酸(80:20:100:0.4:0.4,V/V),紫外检测波长334nm。最低检测浓度为0.599μmol/L,线性范围为1.36~27.2μmol/L。本法准确、灵敏度高,适用于奎尼丁血药浓度常规监测。

【药物代谢动力学的药物相互作用】奎尼丁与口服抗凝药双香豆素、华法林合用可竞争血浆蛋白结合部位,使后者游离型增加,药效增强,合用时应注意调整剂量。CYP酶诱导药苯巴比妥、利福平等能加速奎尼丁在肝中的代谢,应加量以维持有效血药浓度。西咪替丁、钙通道阻滞药可减慢奎尼丁在肝脏的代谢。乙酰唑胺等尿液碱化药、抗酸药或碳酸氢盐等可增加奎尼丁的肾小管重吸收,导致毒性反应。奎尼丁可降低地高辛的肾清除率,使地高辛血药浓度增高,从而增加其不良反应,因此在两药合用时(如治疗心房纤颤或心房扑动时)宜减少地高辛的用量。

利 多 卡 因

利多卡因(化学结构见图20-5)属Ⅰb类抗心律失常药,可抑制Na^+内流,促进K^+外流,降低4期舒张期自动去极化斜度而降低浦肯野纤维的自律性。可缩短浦肯野纤维及心室肌的动作电位时程,相对延长有效不应期,有利于消除折返激动。

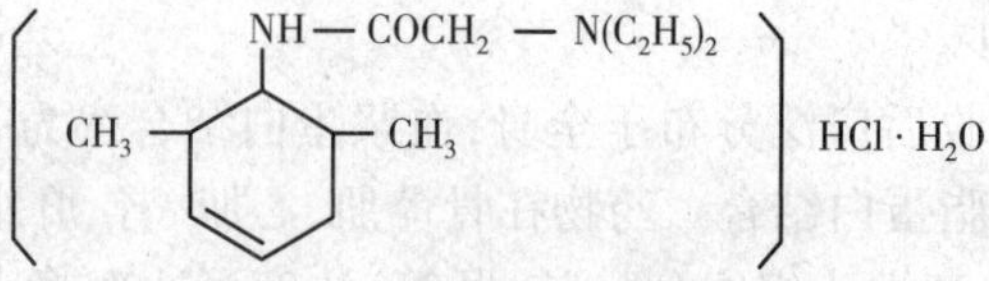

图 20-5 利多卡因的化学结构

利多卡因主要用于治疗室性心律失常,对心脏手术、洋地黄中毒和急性心肌梗死时的室性心律失常有良效,为防治急性心肌梗死性心律失常的首选药,可降低心肌梗死的发病率和病死率。

【体内过程】利多卡因口服易吸收,但因首关效应明显,仅 1/3 进入血液,故血药浓度较低,不宜口服给药。肌内注射吸收完全,15~20 分钟达有效血药浓度,持续 60~90 分钟。静脉注射后立即起效,血药浓度下降迅速,作用仅维持 10~20 分钟。持续静脉滴注 3~4 小时可达稳态浓度。利多卡因可迅速分布于心脏、脑、肾等血流量大的组织,然后分布于肌肉和脂肪组织,可通过胎盘和血 - 脑屏障。在血浓度 2μg/ml 时其血浆蛋白结合率为 64.3%,5μg/ml 时为 56.4%。因该药分布容积大(1L/kg),故蛋白结合率的变化对受体部位药物浓度影响不大。利多卡因主要在肝脏代谢,形成活性代谢物单乙基甘氨酰二甲苯以及甘氨酰二甲苯胺等弱活性代谢物。经肾脏排泄的利多卡因原形药占 5%~15%,余为代谢产物。

【药物代谢动力学】利多卡因的血药浓度随时间变化的规律符合二室开放模型。V_d 为 1L/kg;$t_{1/2\alpha}$ 约为 8 分钟,$t_{1/2\beta}$ 为 90~100 分钟;血浆清除率为 11ml/(min·kg)。肝脏疾患时消除速率显著下降,半衰期可延长至正常水平的 3 倍。心力衰竭及肝、肾功能损伤时,其血浆清除率也有显著变化。

利多卡因有效血药浓度为 2~5μg/ml,亦有研究表明其有效血药浓度为 1~6μg/ml。>6μg/ml 为其中毒浓度。

【体液药物浓度测定】利多卡因药物代谢动力学研究及血药浓度监测可采用气相色谱法、高效液相色谱法和比色法。

1. 气相色谱法 以 1% XE-60 填充的玻璃柱和氢火焰离子化检验器。柱温 210℃,进样口温度 270℃,载气 N_2 的流速 40ml/min。利多卡因和内标吡咯卡因的保留时间分别为 1.64 分钟和 2.45 分钟,最低检测浓度为 0.05μg/ml。

2. 高效液相色谱法 利多卡因血浆样本用环己烷提取,氮气吹干有机层,残留物用流动相重新溶解后进样分析,色谱柱为 C_{18} 柱,流动相为乙腈:甲醇:水(10:60:30),流速为 1ml/min,布比卡因为内标。利多卡因线性范围为 0.1~25.6μg/ml,检测限 0.05μg/ml。

【药物代谢动力学的药物相互作用】安普那韦、达福普丁可抑制 CYP3A4 酶介导的利多卡因代谢,使其血药浓度升高;巴比妥类及苯妥英钠可诱导 CYP3A4 酶活性,加速利多卡因代谢,使其半衰期缩短,血药浓度降低。氯丙嗪、利托那韦可减慢利多卡因代谢。西咪替丁可减少利多卡因消除,导致中毒,合用时应降低本药维持量。利多卡因与普萘洛尔合用,后者使肝血流量减少,可降低前者清除率,使其血药浓度增高,因此接受普萘洛尔治疗的患者,应减少利多卡因的维持量。

普罗帕酮

普罗帕酮(propafenone)是临床常用的Ⅰc类抗心律失常药,化学结构见图20-6,可阻滞快钠通道,抑制 Na^+ 内流。减慢心房肌、心室肌和浦肯野纤维的0相上升最大速率及兴奋冲动的传导。对动作电位时程和有效不应期无明显影响,但可延长房室结及其旁路的不应期。大剂量亦可阻滞慢钙通道,具有膜稳定作用和轻度的β受体阻断作用。本药可用于治疗室性或室上性异位搏动、室性或室上性心动过速、预激综合征,并可预防电复律后室颤发作。

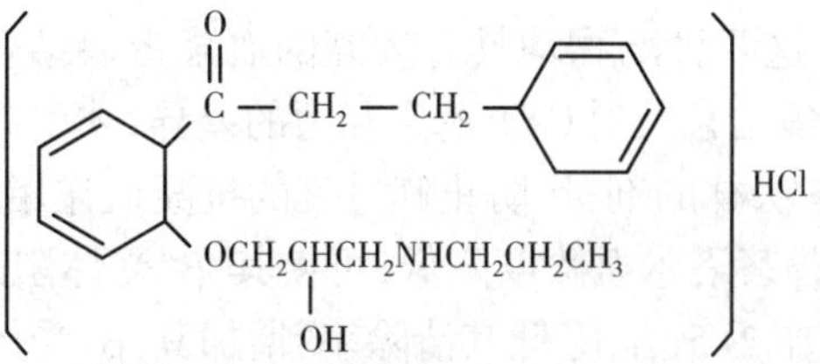

图 20-6 普罗帕酮的化学结构

【体内过程】普罗帕酮口服吸收迅速,但首关效应明显。有效浓度个体差异较大,且血药浓度与口服剂量不成比例增加,因此用药需个体化。药物与血浆蛋白结合率为87%~97%。主要分布在肺组织,其浓度比心肌组织和肝组织内浓度高约10倍,比骨骼肌和肾脏组织高20倍。普罗帕酮主要经肝CYP2D6代谢,代谢途径为葡糖醛酸化和苯环羟基化,代谢过程具有种族差异。约1%以原形药由肾排泄,99%以代谢产物经肠道或肾脏排出。

【药物代谢动力学】普罗帕酮属二室模型。生物利用度因剂量和剂型而异,为4.8%~23.5%。口服后0.5~3小时开始起作用,2~3小时可达血药浓度峰值,有效血药浓度平均588~800ng/ml,作用可持续4~22小时。中央室分布容积为0.7~1.1L/kg,稳态分布容积1.9~3.0L/kg。快代谢型个体消除半衰期为2~10小时,慢代谢型个体消除半衰期为10~32小时。清除率为 (17 ± 8) ml/(min·kg)。需注意,本药剂量与血药浓度呈非线性关系,剂量增加3倍,血药浓度可升高近10倍。

口服制剂宜与饮料或食物同时服用,可减少普罗帕酮的首关效应,使血浆峰浓度升高,达峰时间提前,但不影响慢代谢型个体的生物利用度。由于本药主要在肝脏代谢,肝功能不全患者应调整剂量。

【基因多态性】普罗帕酮在人体内的主要代谢途径5-羟基化受CYP2D6的催化,表现出遗传多态性,90%的患者属于快代谢型,主要代谢物为5-羟普罗帕酮和N-去丙基普罗帕酮,均有代谢活性,10%患者为慢代谢型,无5-羟代谢物。

【体液药物浓度测定】常用普罗帕酮血药浓度的测定方法为高效液相色谱法。采用254nm为测定波长,流动相为甲醇:醋酸钠-醋酸缓冲溶液:二乙胺(74.5:25:0.5,V/V),本法最低检测限为5ng/ml,血浆中最低测定浓度为50ng/ml,平均回收率为99.23%。具有准确专一、分析周期快速的优点。文献报道了测定血浆中普罗帕酮对映异构体的柱前衍生化反相HPLC法。用手性试剂 S(+)1-(1-萘基)乙基异氰酸酯为衍生化试剂,与血浆中提取出的普罗帕酮反应生成非对映立体异构体,以HPLC-UV检测法定量。色谱柱为ODS柱(250mm×4.0mm,7mm),流动相为甲醇:乙腈:磷酸二氢铵溶液(0.5mol/L):85%磷酸

（180：40：80：0.5,V/V），流速为 1.2ml/min，柱温为室温，检测波长 220nm。

【药物代谢动力学的药物相互作用】

1. 合用时受其他药物的影响 奎尼丁可抑制肝脏羟化代谢途径，使本药代谢减慢。利托那韦、氟西汀可减慢普罗帕酮代谢，使本药血药浓度升高，毒性增强。西咪替丁可降低肝脏血流量且有酶抑作用，使本药代谢降低，血药浓度升高。苯巴比妥、利福平等 CYP 酶诱导剂可加快本药代谢，血药浓度下降，疗效减弱。

2. 合用时对其他药物的影响 同时服用地高辛和普罗帕酮，可使地高辛血药浓度升高。本药也可增加华法林的血药浓度，从而增强其抗凝血作用，当华法林消除速率低时，这种相互作用变得更明显。这两种药物均具有较高的血浆蛋白结合率，且均经 CYP 酶代谢，可能由于产生血浆蛋白竞争结合及对 CYP 酶亲和力的差异，才引起华法林血药浓度的提高。因此，二药合用时应调整华法林的剂量，防止其过度的抗凝血作用。普罗帕酮可使普萘洛尔 C_{max} 成倍增加，并使 4- 羟普萘洛尔血浓度降低，可使其 β 受体阻断作用增强；同样，也可使美托洛尔稳态血药浓度增加 2~5 倍，降低其清除率，增加其 β 受体阻断作用，当两药合用治疗心律失常时，美托洛尔剂量应减小约 50%。

美 西 律

美西律（mexiletine，慢心律，脉律定）的化学结构见图 20-7，属于Ⅰb 类抗心律失常药，其化学结构、电生理效应和血流动力学效应与利多卡因相似。本药可促进 K^+ 外流，缩短浦肯野纤维的动作电位时程和有效不期，相对延长有效不应期，降低浦肯野纤维的自律性。由于可抑制快钠通道，减慢 0 相上升速率，而降低心肌传导性，但不降低窦房结的传导性。本药可用于急性心肌梗死和洋地黄中毒所引起的室性心律失常，可降低近期心肌梗死患者室性心律失常的发生率。利多卡因无效时，此药仍可有效。

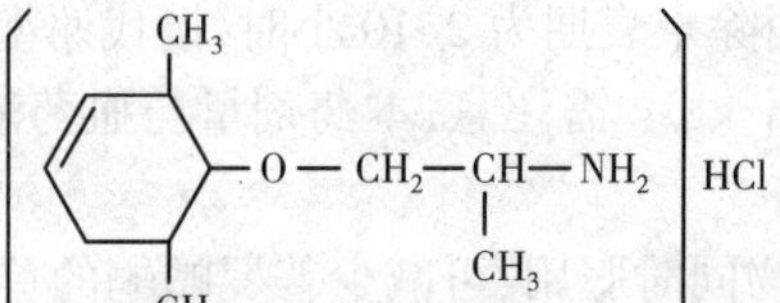

图 20-7 美西律的化学结构

【体内过程】 本品口服吸收迅速而完全，在胃中吸收甚少，主要在小肠上部吸收，生物利用度为 80%~90%。血药浓度在 2~4 小时达高峰。体内分布广泛，在心肌、脑、肝、肾和肺中其分布很快达到平衡，在其他组织如皮肤、肌肉、脂肪则分布较慢。分布容积为 5.5~9.47L/kg。血浆蛋白结合率 50%~70%。稳态时红细胞中药物浓度比血浆浓度高 15%。乳汁中浓度与血浆浓度之比为 1：5。美西律大部分在肝脏代谢，经 N- 甲基化及羟基化形成 1-(4'- 羟基 -2',6'- 二甲基)苯氧基丙二醇及 1-(2'- 羟甲基 -6'- 甲基)苯氧丙二醇，均无抗心律失常活性。原形药及代谢物经肾排泄，尿液 pH 变化对肾清除率有明显影响，酸性尿时，血浆总体清除率是 462~497ml/min,$t_{1/2}$ 为 3.8~9.2 小时；碱性尿时为 239~441ml/min,$t_{1/2}$ 为 7.6~12.7 小时。用美西律治疗期间应测定尿 pH。

【药物代谢动力学】 美西律在体内属三室模型，有快、慢分布相及消除相。每日口服

450mg,4 天左右可达稳态血药浓度 0.72~2.18μg/ml。消除半衰期为 10~12 小时。肝功能受损者半衰期延长,心肌梗死、心力衰竭、尿毒症患者因清除率降低而使半衰期延长。本药治疗窗窄,有效血药浓度 0.5~2μg/ml,超过此浓度可产生不良反应,＞3.3μg/ml 时可出现严重不良反应,少数患者在此有效血药浓度范围内也可出现严重不良反应。

【体液药物浓度测定】文献报道美西律血药浓度测定方法有气相色谱法、高效液相色谱法、毛细管电泳法。

1. 高效液相色谱法　美西律血浆样本碱化后,用醋酸乙酯：正己烷：甲醇(150：100：1,*V/V*)提取。色谱柱为 YWGCB 柱(5mm×200mm),流动相为磷酸盐缓冲液：甲醇(1：1,*V/V*)。进样量 50μl,流速 1.2ml/min,紫外检测波长 262nm。最低检测浓度 0.5μg/ml。

2. 毛细管电泳法　取美西律血浆样本用乙醚提取后吹干,重组后进样于毛细管电泳仪进行分离测定。分离用缓冲液为 75mmol/L NaH_2PO_4 溶液(pH3.0),温度 30℃,运行电压 26kV,紫外检测波长 200nm,压力进样 5 秒。本法在 0.1~4.0μg/ml 范围内线性关系和精密度良好,检出限为 0.02μg/ml,可满足临床监测需要。

【药物代谢动力学的药物相互作用】由于美西律在小肠上部吸收,因此镇静催眠药、镇痛药、制酸药或阿托品类药等能使胃排空减慢的药物会延缓本药的吸收,止吐药甲氧氯普胺促进胃排空,可增加本药的吸收速度,但不影响吸收总量。CYP 酶诱导剂利福平、苯妥英钠等可加快美西律代谢,降低其血药浓度,合用时宜增加本药剂量。西咪替丁可减少本药代谢,使其血药浓度升高约 40%,合用时应监测血药浓度。可碱化尿液的药物能降低本药的清除率,使血药浓度升高,药效增强。

二、延长动作电位时程药

胺　碘　酮

胺碘酮(amiodarone,乙胺碘呋酮,安律酮)的化学结构见图 20-8,属Ⅲ类抗心律失常药,可延长心肌的复极时间,因而延长心房、心室、房室结及其旁路的动作电位时程和有效不应期,该作用可能与其阻滞钾通道有关。本药可减慢房室结和浦肯野纤维的传导。由于抑制 Ca^{2+} 内向电流,可降低窦房结的自律性。此外,尚可降低外周阻力,扩张冠状动脉,增加冠状动脉血流量,减少心肌耗氧量。对心房扑动、心房颤动和室上性心动过速有较好疗效,尤其对预激综合征引起者效果更佳。本药也可用于治疗室性心律失常。

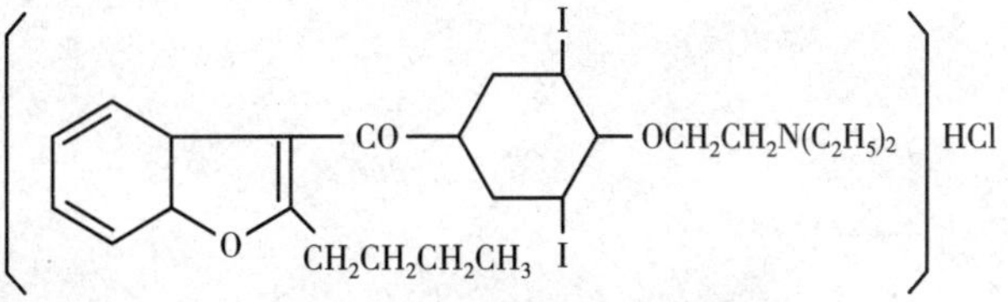

图 20-8　胺碘酮的化学结构

【体内过程】胺碘酮口服吸收缓慢且不完全,生物利用度 30%~65%。口服后 4~6 小时达血药峰浓度,食物可通过促进胆汁分泌,增加胺碘酮片剂在消化道崩解速率而加快其吸收。本药体内分布广泛,主要分布于脂肪组织及富含脂肪的组织器官,其次为心、肾、肝、肺及淋巴结等组织,在脑、甲状腺、肌肉中浓度较低。心肌与血浆浓度比 > 20∶1,脂肪与血浆浓度比 > 300∶1,分布容积较大,心肌组织与血浓度可较快平衡。胺碘酮与蛋白质高度结合,在血浆中 62% 与白蛋白结合,34% 与脂蛋白结合,血浆蛋白结合率 96% 左右。胺碘酮主要在肝脏代谢,代谢物为去乙基胺碘酮,与原形药理活性相似。本药主要经胆汁由粪便排泄,排泄缓慢,尿中排碘占总含碘量 5%,其余碘经肝肠循环从粪便排出。

【药物代谢动力学】胺碘酮药物代谢动力学模型为二室模型或三室模型。药物代谢动力学参数报道较多,但差异较大。消除半衰期为(25 ± 12)天,表观分布容积为(66 ± 44)L/kg,清除率为(1.9 ± 0.4)ml/(min·kg)。胺碘酮有效浓度为 1.0~2.5μg/ml,治疗房颤和风湿性心脏病可能需大于 2.5μg/ml,但易出现中毒反应。有效浓度存在明显的个体差异,因此应进行血药浓度监测,并结合临床指征确定有效血药浓度。据文献报道,单剂静脉注射胺碘酮,在中央室与浅周边室(包括心肌)的分布于 24 小时内可完成。胺碘酮的效应器官是心肌,尽管药物在深周边室(脂肪等灌注较差的组织)的分布慢,终末半衰期长,但使用固定剂量 1 周后血药浓度即趋相对稳态,血药浓度已能反映心肌浓度,故此时可以进行临床血药浓度监测。

【体液药物浓度测定】可采用高效液相色谱法同时测定人血清中胺碘酮及去乙基胺碘酮。血样用异辛烷∶异丙醇(80∶20,V/V)提取,用甲醇∶水∶氢氧化氨(450∶50∶0.2,V/V)作流动相,腈基分析柱,检测波长 254nm,胺碘酮及去乙基胺碘酮平均回收率大于 93%,两者的检测下限为 0.05μg/ml。本方法简便、快速,重现性好,可作为临床测定胺碘酮及其代谢物血药浓度的分析方法。

【药物代谢动力学的药物相互作用】临床药物代谢动力学研究表明,胺碘酮可降低地高辛、奎尼丁、普鲁卡因胺、环孢素等药物的消除速率,合用时应减小上述药物的剂量。与华法林合用时,胺碘酮及其代谢产物通过抑制 CYP2C9 和 CYP1A2 活性影响华法林代谢过程,导致血中华法林浓度增高;胺碘酮还可降低华法林清除率,从而增强华法林的抗凝作用。该作用自加用本药 4~6 天出现并持续至停药后数周或数个月,合用时应将口服抗凝药剂量减少 1/3~1/2,并注意监测凝血酶原时间。

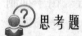 思考题

1. 地高辛的药物代谢动力学特点是什么?
2. 影响地高辛血药浓度的因素有哪些?

(刘　云)

第二十一章　抗菌药物的药物代谢动力学

学习要求

1. 掌握根据 PK/PD 特点分类的各类抗菌药物特点。

2. 熟悉常用的氨基糖苷类、头孢菌素类、四环素类及喹诺酮类抗菌药的药物代谢动力学特点。

3. 了解上述抗菌药给药方案优化方法。

抗菌药物是临床应用最广泛、品种最多、进展最快的一大类药物。因此,抗菌药物的合理使用一直是药物治疗中的热点问题。抗菌治疗的根本目的是选择合适的药物,以合宜的剂量及给药间隔来达到期望的治疗作用。了解抗菌药物在体内的吸收、分布、代谢和消除过程即药物代谢动力学特点,对制订合理的给药方案以提高疗效、减少不良反应以及评估药物相互作用均具有重要意义。抗菌药物治疗感染性疾病的疗效取决于药物在血液、其他体液和组织中是否达到抑制或杀灭病原微生物的浓度。体液和组织中的药物浓度又与血药浓度呈平行关系。因此,传统上对抗菌药物治疗的药效参数指标主要以 MIC(最低抑菌浓度)、MBC(最低杀菌浓度)等为指导,虽然在一定程度上这些指标能够反映药物的抗菌活性,但是在临床实际中体内的抗菌浓度是动态变化的,这些参数并不能体现杀菌作用和抗菌浓度变化的相关性。

临床上并不一定按 $t_{1/2}$ 频繁给药。这是由于许多抗菌药物给药剂量远远高于 MIC,而且有些还有抗菌后效应(postantibiotic effect,PAE)、抗菌后白细胞增强作用和抗菌药的亚 MIC 效应。后三者均可产生阻止细菌继续生长的持续效应。因此,在设计给药方案时,可适当延长给药的时间间隔。另一方面,给药后短时间内达到有效血药浓度对疗效也非常重要。因此,为使给药后迅速达到有效 C_{ss},首次应给负荷剂量。

应指出,抗菌药物的血药浓度并不是评价药效的唯一指标。治疗药物监测是设计个体化给药方案的基础,但治疗药物监测仅考虑了药物的体内药物代谢动力学过程,而没有考虑药物的药效学参数。药 - 时曲线下面积(AUC)对药效也有重要影响。低浓度的药物持续较长时间,也可成功地治愈多种感染性疾病。因此,也可用强度指数(intensity index,Ⅱ)作为判断药效的参考指标。Ⅱ 为 AUC/MIC 的比值。通常采用 Ⅱ(72)即给药后 72 小时的 AUC 与 MIC 的比值来判断药效。治疗轻、中度感染时,Ⅱ 以 100~300 为宜;而治疗严重感染时,应大于 300。C_{ssmax}/MIC 和 Ⅱ(72)两者结合,对判断药效更有价值。

第一节　抗菌药物 PK/PD 与双向个体化给药

抗菌药物与其他药物的不同之处在于其靶点是致病菌。药物 - 人体 - 致病菌是确定抗菌药物给药方案的三要素,药物代谢动力学(pharmacokinetics,PK)与药效学(pharmacodynamics,PD)是决定三要素相互关系的重要依据。为了较准确反映三者之间的关系,自 20 世纪 70年代,药学专家提出抗菌药物 PK 与 PD 集合在一起的参数,即 PK/PD 参数。一定剂量的药物在血液、体液和组织中达到抑制或杀灭细菌生长的浓度,并维持一定时间所涉及的一系列体内过程即为 PK 过程,而在感染部位发挥治疗作用同样要求药物达到相应浓度和维持足够时间,就是 PD 的内容。给药后药物随时间迁移发生变化,这种变化以药物浓度为纵坐标,以时间为横坐标绘出曲线图,称为药物浓度 - 时间曲线图(图 21-1)。PK/PD 是将药物代谢动力学与体外药效学的参数综合,反映致病原 - 人体 - 药物三者之间的相互关系。虽然抗菌药物 PK/PD 研究历史不长,但由于其综合考虑了药物代谢动力学与药效学特征以指导药物研究与临床使用,进展非常迅速,对临床用药有重要意义。PK/PD 参数对优化临床给药方案是基于药物在感染部位对病原菌的清除作用有足够的浓度和足够的作用时间,是一个个体化方案。此方案综合考虑了药物浓度在人体内的变异和病原菌 *MIC* 的变异,因此 PK/PD 参数与抗菌药物在体外、动物实验和人体的临床或细菌学疗效有很好的相关性。

双向个体化给药(dual individualization)就是将药物的药物代谢动力学和药效学参数整合起来进行给药方案设计的方法。该方法是一种更为合理的个体化给药方法,即在设计给药方案时,考虑抗菌药物的药物代谢动力学、药效学参数及患者的临床特征,将治疗目标锁定于感染部位,增加病原体对药物的敏感性,使病原体消除更完全,目前已经开始在抗菌药物临床使用中得到应用。

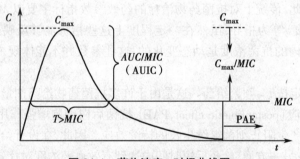

图 21-1 药物浓度 - 时间曲线图

一、抗菌药物根据 PK/PD 特点分类

进行抗菌药物双向个体化给药,需要明确抗菌药物有别于其他药物的特性。根据抗菌药物杀菌作用和 PK/PD 相关性特征,可分为浓度依赖性和时间依赖性抗菌药物,并考虑其有无 PAE,不同类的抗菌药物可符合不同的 PK/PD 参数(表 21-1)。

1. 浓度依赖性抗菌药 浓度依赖性抗菌药的特点是这类药物的杀菌作用与时间关系不密切,而取决于峰浓度:即血药峰浓度越高,其杀菌效果越好(图 21-2)。在较大浓度范围内,随着药物浓度的增加,杀菌速度或杀菌程度增加;药物浓度决定临床疗效,较高血药浓度产生快速和广泛的杀菌作用。因此,使用大剂量该类药时,达到最佳抗菌活性,但不能超过最低毒性剂量,对于治疗窗比较窄的药物(如氨基糖苷类)尤应注意。浓度依赖性抗菌药物主要包括氟喹诺酮类、氨基糖苷类、两性霉素 B、甲硝唑、酮内酯类等,特点是具有较长的 PAE

和首剂效应。PK/PD 评价指标是 C_{max}/MIC、AUC/MIC（$AUIC$）。

表 21-1　抗菌药物时间、浓度依赖性分类

分类	PK/PD 参数	药物
时间依赖性（短 PAE）	$T>MIC$	青霉素类、头孢菌素类、氨曲南、碳青霉烯类、红霉素、克林霉素、伊曲康唑、氟胞嘧啶
时间依赖性（长 PAE）	$AUC>MIC$	四环素、糖肽类、唑类抗真菌药、噁唑烷酮类、阿奇霉素、链阳霉素
浓度依赖性	$AUC_{(24)}>MIC$ 或 $C_{max}>MIC$	氨基糖苷类、氟喹诺酮类、达托霉素、酮内酯、甲硝唑、制霉菌素、两性霉素 B

　　2. 时间依赖性且 PAE 较短的抗菌药物　时间依赖性抗菌药物的特点则是一旦达到抗菌阈浓度后，继续增加药物浓度，其杀菌速度及杀菌程度保持相对稳定。该类药抗菌作用与同细菌接触时间密切相关，而与峰浓度关系较小。时间依赖性抗菌药物的浓度，在达到 MIC 的 4~5 倍时杀菌作用最好，这时浓度达到了饱和状态，如果在此基础上盲目加大药物剂量，杀菌效果也不增加，对于治疗毫无意义（图 21-3）。如果血清和药物组织浓度低于 MIC，细菌则又恢复活性，开始继续生长。时间依赖性抗菌药物的抗菌活性可采用 $T>MIC$ 这个指标来评价，为达到最佳的抗菌活性，对 $T>MIC$ 进行优化。时间依赖性抗菌药物的合理、科学运用，必须要考虑的关键是：血药浓度高于 MIC 的时间的临界值。在一般情况下，在临床上，当 40% ~60% 时间体内血药浓度超过了 MIC 时，药物的疗效达到最佳。如果由于方法不当，导致药物浓度维持在亚致死量，就可能导致菌群中某种菌发生耐药性生长，并逐渐占据主导地位。要防止耐药性的产生，取得理想的治疗效果，就必须降低药物的亚致死量时间。时间依赖性抗菌药物包括 β-内酰胺类、大环内酯类、磺胺类、糖肽类、利奈唑胺及林可霉素等。

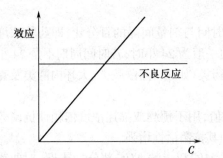

图 21-2　浓度依赖性抗菌药物浓度 - 效应曲线

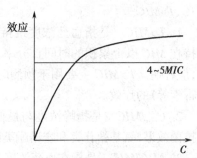

图 21-3　时间依赖性抗菌药物浓度 - 效应曲线

　　3. 时间依赖性且后效应（PAE）较长的抗菌药物　该类抗菌药物的特点是对浓度杀菌依赖很小，具有时间依赖性，并表现一定的 PAE。PAE 是评价抗菌药物疗效的一个重要指标，它是指细菌与抗生素短暂接触，当药物消除后，细菌生长仍然受到持续抑制的效应。其作用机制可能是药物消除后，药物在细菌靶位仍长时间结合而致细菌非致死性损伤、恢复再生长时延迟所致。由于 PAE 较长，给药间隔时间可以适当延长，也可通过增加给药剂量来提高 PK/PD。该特性使传统的认为抗菌药物血药浓度必须高于 MIC 水平方能获得较好疗效的概

念得到更新,为临床合理设计给药方案提供了新的理论。该类药物主要的 PK/PD 评价指标是 *AUC/MIC*。此类抗菌药物包括:阿奇霉素等新一代大环内酯类、四环素类、克林霉素、糖肽类、碳青霉烯类和抗真菌药氟康唑等。

【临床案例 21-1】

某男性患者,56 岁,因感冒,咳嗽、发热加重入院。经实验室检查、肺 X 线检查及体格检查,诊断为大叶性肺炎。给予美洛西林钠 0.1g,一天一次进行治疗,效果不理想。

问题:

1. 美洛西林钠的给药方案是否合理? 为什么?

2. 如美洛西林钠的给药方案不合理,应如何调整给药方案?

【案例分析】

美洛西林钠是青霉素类抗生素,为时间依赖性药物,发挥抗菌作用依赖于体内血药浓度较长时间维持在最低抑制菌浓度以上。美洛西林钠的血浆清除半衰期较短,用药 3~4 小时后 90% 已排泄,故一天一次给药达不到有效血药浓度,须调整为一天多次用药,方能维持有效的抗菌浓度,且该药的抗菌后效应时间也很短,因此应调整为 1 天 2~8 次给药。

二、双向个体化给药的有关参数

PK / PD 反映抗菌药物杀菌效应及不良反应与血药浓度变化之间的关系,即在一定的药物代谢动力学条件下,反映运用抗菌药物来杀灭或者抑制细菌的临床疗效。PK/PD 研究结合了 PK 与 PD 的研究方法,目的是研究给予一定剂量的某一药物相对应的时间 - 浓度 - 效应过程,可以反映药物 - 人体 - 致病原之间的关系。因为抗菌药物的靶浓度无法测定,所以用最低抑菌浓度 *MIC* 来代替,由此衍生出来的 PK/PD 的主要参数有:*AUC/MIC*($AUIC$)、$C_{\max}$/MIC、$T>MIC$。

1. $T>MIC$ 是指血药浓度维持在 MIC 以上的时间与剂量间隔的百分比,即药物浓度维持在 MIC 以上累积的时间百分率。剂量间隔时间一般为 24 小时,若时间周期不是 24 小时,应标明。$T>MIC$ 主要用于预测时间依赖性抗菌药类(如 β - 内酰胺类、大环内酯类及克林霉素等)的疗效。

2. $C_{\max}$/MIC 是指峰浓度与最低抑菌浓度的比值,用于预测或描述浓度依赖性抗菌药的抗菌效果,氨基糖苷类和喹诺酮类随着浓度的增加其抗菌活性增强。

3. AUC/MIC 是指在血药浓度 - 时间曲线图中,MIC 以上的 AUC 部分。是药 - 时曲线下面积与最低抑菌浓度的比值,常用于预测浓度依赖性抗菌药物的疗效。式中 AUC 为稳态时的 24 小时值,当时间周期不是 24 小时时,应明确标明。

4. $AUIC$ 为抑制曲线下面积,代表 24 小时内系统中超过 MIC 的抗菌药物总量。$AUIC$ 为一通用指标,可用于评价浓度依赖性和时间依赖性抗菌药物。$AUIC$ 与 AUC 和 MIC 值密切相关,MIC 值升高或 AUC 降低都使 $AUIC$ 降低。

5. $C_{\max,ss}$/MIC 是稳态血峰浓度(C_{ssmax})与最低抑菌浓度(MIC)比值,可判断药物对血液中致病菌的清除能力及渗入感染组织中药量的多少,治疗轻、中度感染时 C_{ssmax}/MIC 宜在

4~8，重度感染时宜 >8。

第二节　氨基糖苷类抗生素的药物代谢动力学

一、氨基糖苷类的体内过程及给药方案优化

氨基糖苷类（aminoglycosides）系由一个氨基环醇与一个或多个氨基糖分子通过氧桥连接而成。主要有：①由链霉菌属的培养液中获得的链霉素（streptomycin）、新霉素（neomycin）、妥布霉素（tobramycin）等；②由小单胞菌属的培养液中获得的庆大霉素（gentamycin）、西索米星（sisomicin）等；③半合成品，包括阿米卡星（amikacin，由卡那霉素衍生）和奈替米星（netilmicin，由西索米星衍生）等。氨基糖苷类抗生素为浓度依赖性抗生素，该类抗生素的特点是 PAE 较长。

由于基本的化学结构相似，该类具有下述许多共同性质。

【理化性质】制剂性质稳定，极性强，水溶性好。

【体内过程】

1. 吸收　氨基糖苷类为高度极性化合物，水溶性强。口服吸收极少（不到给药量的 1%），在肾功能正常者血药浓度很低；但在严重肾功能不全者，多次口服或直肠内给药后，血药浓度可逐渐增高甚至达到中毒水平。肌内注射后可完全吸收，但吸收速度的个体差异较大，在肥胖、心脏病、低血压者差异尤大。

2. 分布　本类药物与人血浆蛋白结合率低，大多低于 10%。主要分布于细胞外液，难以进入细胞内。在心包液和胸腹水中，药物浓度为血药浓度的 50%~100%。滑膜液中的药物浓度为血药浓度的 25%~50%。在未发生肝胆管阻塞的胆汁中，均能达到治疗大多数感染有效的浓度。也可透过胎盘，胎儿血药浓度约为母体血药浓度的 25%。但不易透过血脑屏障，脑脊液药物浓度不到血药浓度的 1%，即使脑膜有炎症时，也不能达到有效浓度。因此，治疗革兰阴性杆菌脑膜炎时，常需鞘内注射。在多数组织中的浓度低于血药浓度，肺组织中的浓度一般不到血药浓度的 50%，在痰液或支气管分泌物中浓度为血药浓度的 20%~40%。注射给药时，眼房水中药物浓度低，但眼局部滴药或结膜下注射后，房水中可达有效浓度。

多次给药后，药物在肾皮质内蓄积。该类药物可通过肾小管基底膜转运到肾小管细胞。由于与肾的特殊亲和力，药物选择性地积聚在肾皮质和肾髓质，特别是肾皮质的近曲肾小管上皮细胞内，使局部药物浓度超过同期血药浓度达数十倍之多，造成肾近曲小管损害。治疗开始时，肾皮质内的药量约为体内总量的 40%，疗程结束时，可达到 85% 左右；肾皮质内的药物浓度可为血药浓度的 10~50 倍。

本类药物在内耳外淋巴液中分布浓度也较高，可以滞留在内耳淋巴液中。约经 5 小时后，其浓度与同期血药浓度相似。内耳外淋巴液中药物浓度下降缓慢，其 $t_{1/2}$ 为 11~12 小时。这一特点是导致耳毒性的主要原因，剂量相同时的耳毒性为庆大霉素 > 妥布霉素 > 阿米卡星，本类药物还可以通过胎盘进入胎儿体内，对胎儿产生耳毒性。如链霉素可以通过胎盘在脐带中达到的浓度与母血中相近。

本类药物的 V_d 与细胞外液相似，为 0.18~0.25L/kg，但个体之间有较大差异；而且许多因素能影响 V_d 值。例如，腹泻、呕吐和发热之后往往脱水，细胞外液减少，使 V_d 值可降低至

0.07~0.15L/kg。由于V_d值的降低,应用相同剂量可使血药浓度明显升高。相反,在充血性心力衰竭、腹膜炎伴有腹水时,往往细胞外液增加,使V_d值大于 0.4L/kg。在这种情况下,为了保持同样有效的血药浓度,应增加用药剂量。在治疗过程中,随着病情的好转,V_d值逐渐趋向正常化。用药剂量应根据V_d值进行调整。

体重也可影响V_d值。对肥胖患者,若用真实体重计算单位体重的V_d值,则低于正常体重者;若以标准体重计算,则又高于正常体重者。推荐的方法是以标准体重加 30% 的超出体重(即真实体重减理想体重的差值)来计算V_d。

3. 代谢与排泄 本类药物在体内不被代谢,大部分(90% 以上)以原形经肾脏迅速排泄。经肾小球滤过后,仅有少量药物经肾小管重吸收。给药 24 小时内能从尿中回收给药量的 60%~80%。若延长时间,回收接近 100%。

肾脏是这类药物消除的唯一器官。尿药浓度是血药浓度的 25~100 倍,可能是造成肾毒性的又一原因。肾功能的改变可影响药物的消除过程。肾功能正常者,$t_{1/2}$ 为 2~4 小时;肾功能减退时,排泄可明显减慢,$t_{1/2}$ 则显著延长。无尿者,$t_{1/2}$ 可长达 50~100 小时或更长,需相应调整给药方案。

【药理作用和作用机制】该类药物对需氧革兰阴性杆菌、球菌和葡萄球菌属有良好作用,某些品种对结核分枝杆菌有作用。作用机制为抑制细菌蛋白质合成。

许多研究证明,氨基糖苷类的抗菌作用与血药浓度有关。常用药物治疗所需的血药浓度如表 21-2 所示。

表 21-2 氨基糖苷类药物治疗所需的血药浓度

药物	中至重度感染		肺炎、烧伤感染和危及生命的感染	
	峰浓度(μg/ml)	谷浓度(μg/ml)	峰浓度(μg/ml)	谷浓度(μg/ml)
庆大霉素	6~8	0.5~1.5	8~10	1~1.5
阿米卡星	20~25	1~4	25~30	5~8
卡那霉素	20~25	1~4	25~30	5~8
妥布霉素	6~8	0.5~1.5	8~10	1~1.5

【不良反应】该类药物有不同程度的耳毒性和肾毒性,并可有神经肌肉接头阻滞作用和过敏反应等。

氨基糖苷类的毒性反应也与血药浓度有关。这类药物能损害听神经,是有耳毒性的药物。研究证明,庆大霉素和妥布霉素的峰浓度大于 10~12μg/ml,谷浓度大于 2μg/ml;卡那霉素和阿米卡星的峰浓度大于 32μg/ml,谷浓度大于 10μg/ml,则有引起耳毒性的危险。

该类药物的肾毒性也与血药浓度相关。一般认为,庆大霉素和妥布霉素的峰浓度高于 10~15μg/ml,谷浓度高于 2μg/ml;卡那霉素和阿米卡星的峰浓度高于 32μg/ml,谷浓度高于 10μg/ml 均有引起肾毒性的危险。

由于氨基糖苷类与肾小管上皮细胞刷状缘的结合属于饱和动力学,故以低的维持浓度要比高的、间歇的浓度更有利于摄取。在拟做肾切除患者的研究证明,相同总剂量每日 1 次给药,肾皮质中氨基糖苷类的浓度显著低于静脉滴注或每日 3 次或 2 次给药者。肾毒性的发生率也明显降低,肾毒性的发生时间明显延迟,而疗效却不降低,甚至反而提高。

【给药方案优化】临床上,常规方法使用氨基糖苷类已 50 余年,传统给药方式为一日多次给药或持续静脉滴注。这种给药方式的 C_{max}/MIC 值较低,不能获得较好的疗效。同时,这种给药方式耳、肾毒性较大,限制其在临床的广泛应用。引入 PK/PD 概念后,根据 PK/PD 原理及其 PAE 特点设计的一天一次给药方案,较之传统的给药方案具有一定的优越性。该类药物属于浓度依赖性抗菌药物,在临床疗效中,对这类药物评价的主要的 PK/PD 参数为 C_{max}/MIC,C_{max}/MIC 比值增加,杀菌作用增强;在临床中的试验表明,当 C_{max}/MIC 比值达到 8~11 倍时,该抗生素可以达到最大杀菌率,治疗有效率可以高达 90%。PAE 时间延长,可在给药间隔时间内对细菌进行抑制。选择合理的给药方法可使该类药物获得最大疗效和最小不良反应。传统临床治疗中,该类药物的日剂量是分作 2~3 次给药的,在对此进行 PK/PD 参数分析的基础上,把日剂量分次给药改为单次给药,获得了更大的 C_{max},从而增大了 C_{max}/MIC 比值,但要注意不能超过最低毒性剂量。这样在日剂量保持不变的情况下,把分次给药改为单次给药,可以明显提高抗菌活性,从而提高了临床疗效,而且还可以降低耳、肾毒性的发生率和减少耐药菌株的产生。近年来,有研究者认为,基于一天一次的给药方案,氨基糖苷类可以不再进行 TDM。也有报道,与庆大霉素相比,阿米卡星、妥布霉素的毒性相对较低,对于肾功能正常的患者可以不需做 TDM。但有研究者通过数学程序建立了氨基糖苷类的 PK/PD 模型,模拟人体内的药物浓度、抑菌作用、毒性覆盖时间以及有效的给药方案。模拟给予假设的患者(MIC 达 1mg/L)7mg/(kg·d)的剂量,发现所有给药方案均有效,但是与一天两次给药和连续给药相比,一天一次的给药方案肾近曲小管细胞吸收的速度最慢,肾脏细胞杀伤最小,达到耳蜗组织的浓度最小,并且该方案肾近曲小管细胞数量在停药 3 天后开始恢复,而一天两次给药和连续给药肾近曲小管细胞无法再生。因此,一天一次给药比一天两次和持续给药更具有优势,既可以保证在有效的血药浓度下达到良好的抑菌作用,又可以很好地抑制肾、耳毒性的发生。同时,提示 TDM 对于氨基糖苷类非常重要。

临床中的试验表明,当 C_{max}/MIC 比值达到 8~11 倍时,该抗生素可以达到最大杀菌率,治疗有效率可以高 90%。随着 C_{max}/MIC 比值的增大,临床疗效增加,当 C_{max}/MIC 为 8~12 时,可达到 90% 的有效率。

二、常用药物

庆 大 霉 素

庆大霉素(gentamycin,GM)又称正泰霉素,为目前临床上用于各种革兰阴性菌感染的主要抗生素之一。本药为多组分混合物,迄今已分离出 GMC_1、GMC_{1a}、GMC_2、GMC_{2a} 和 GMC_{2b} 五种有效成分。GM 是碱性化合物,含有氨基和胍基,解离度大,脂溶性小,易溶于水,难溶于一般有机溶媒。对酸、碱、温度较稳定,pH6~12 时,60℃加热 30 分钟活性不降低;pH7.8~8 时活性最强。

GM 是氨基糖苷类中作用较强的抗生素,对各种杆菌、铜绿假单胞菌、革兰阳性球菌(包括耐青霉素的金黄色葡萄球菌)均有明显抗菌作用。临床上用于上述敏感菌引起感染的治疗。但本药具有的耳毒性和肾毒性与剂量和药物的体内过程相关,要求对该药进行 TDM。

【体内过程】

1. 吸收 GM 的口服吸收很少（<1%），不能达到有效血药浓度。但在肠炎或肾功能不良时，当反复给予较大剂量或灌肠时，可使血药浓度升高，甚至中毒。主要由肌内注射或静脉滴注。肌内注射后吸收迅速且完全。腹腔给药吸收良好，约为 66%。

2. 分布 本药血浆蛋白结合率低于 10%。由于极性强，不易透过生物膜，因此，组织细胞内含量极低；可透入胸腔、腹腔、心包及滑膜液中，浓度为血药浓度的 10%~50%，胆汁中浓度为血浆的 25%~80%。也可透过胎盘进入胎儿循环；羊水中药物浓度为母体血药浓度的 1/3~2/3。肾组织药物含量最高，约占组织内药物总量的 40%。肾组织中的药物浓度比相应时间的血药浓度高 10~15 倍。不易透过血脑屏障，正常人脑脊液的含量很低。脑膜炎患者脑脊液中浓度虽有增高，但仍低于 MIC。痰液、眼房水中药物浓度均很低；但眼局部滴药或结膜下注射，房水可达有效浓度。

3. 代谢与排泄 本药在体内很少被代谢。主要以原形由肾小球滤过排出。肌内注射后 6 小时内，用量的 70%~80% 排泄到尿中，12 小时后大部分被排泄，最终尿中排出约 99%，1% 从胆汁排泄。在肾功能低下时，随着肌酐清除率（CL_{cr}）的降低，尿药排泄率也下降。其消除速率常数（K_e）和肾功能（CL_{cr}）之间有如下的线性关系：$K_e=0.003\ 48+0.004\ 81CL_{cr}$。

【药物代谢动力学】 本药肌内注射的 t_{max} 为 0.5~1 小时。当给予 1mg/kg 的剂量时，C_{max} 可达 5.3~10.7μg/ml。其 C_{max} 与剂量、年龄、体重、肾外疾病和胖瘦等因素有关。本药的有效血药浓度范围比较窄，为 4~8μg/ml，当一次注射一般治疗剂量时，其峰浓度 <12μg/ml，谷浓度 <2μg/ml，可维持有效血浓度约 8 小时。检测血药的峰和谷浓度，可判断疗效与不良反应。当峰浓度为 5~10μg/ml 时，可能疗效最大；谷浓度大于 2μg/ml 时，易在组织中蓄积，并产生耳、肾毒性。本药的 V_d 大致相当于细胞外液容积，成人约为 15L（0.25L/kg）。V_d 受体重、性别和年龄等因素的影响。女性的平均 V_d 值小于男性的平均值，分别为 0.19L/kg 和 0.2L/kg。肥胖者的 V_d 值小于正常体重者，分别为 0.15L/kg 和 0.19L/kg。本药的清除率约为 0.73ml/（min·kg）。

本药药物代谢动力学模型的确定在很大程度上取决于采血时间、测定方法的灵敏度和给药途径。现在认为本药属于二室模型。无论肾功能是否正常，其动力学模型均为典型的双指数曲线。消除相（β）在 24 小时后出现。肾功能对消除相的消除速率影响不大，而分布相（α）与肾功能有关。

本药的 $t_{1/2}$ 为 2~3 小时。GM 的主要不良反应为耳、肾毒性。耳毒性与药物进入内耳外淋巴液较多有关。给药 5 小时后，内耳外淋巴液中药物浓度与血中相似。然而，当血药浓度迅速下降时，内耳外淋巴液中浓度仍可缓慢升高，其 $t_{1/2}$ 可达 10~12 小时；无尿时，其 $t_{1/2}$ 更显著延长。本药多次给药，可在肾皮质内蓄积，其浓度可超过血药浓度的 5~50 倍，这是由于肾皮质近侧肾小管存在特殊的转运机制。肾毒性与药物在肾皮质中的蓄积量相平行。多次给药停止后，尿药仍可维持有效水平达数日，20 天后仍能从血及尿中检出药物。组织中蓄积药物的 $t_{1/2}$ 可长达 35~200 小时。

对肾功能损害者，GM 应按下列公式调整给药剂量：

初次剂量（mg）

每 8 小时一次：

$$D_L = \frac{D \cdot W}{5.3 \times 10^4} [(CL_{cr}+139)^2-200]$$

每12小时一次：

$$D_L = \frac{D \cdot W}{4.5 \times 10^4} [(CL_{cr}+127)^2-5400]$$

维持量：

$$D_M = \frac{D \cdot W}{101} (CL_{cr}+1.4)$$

式中，D 代表肾功能正常者用量，W 代表体重，CL_{cr} 代表肌酐清除率（单位为 ml/min），D_L 为负荷量，D_M 为维持量。

【体液药物浓度测定】

1. HPLC 法　本法具有快速、灵敏的特点，不受其他抗生素和药物的干扰，灵敏度 0.3μg/ml。本法测定 GM，主要通过紫外线或荧光衍生化后进行测定，多采用柱前衍生化，少数用柱后衍生化。可用反相的 Spherisorb 5-ODS 柱；检测器为荧光分光光度计，激发波长 340nm，发射波长 455nm；流动相为甲醇：水：pH7.2 的 EDTA（80：15：2）；温度 22℃；流速 1.0ml/min；压力 8273kPa。测定血中 GM 可用茴香胺（P-Me）作内标。

测定的主要步骤是将待测的含 GM 血清加到 Amberlite 树脂柱上，然后用邻-苯二甲醛（OPA）试剂处理树脂柱，再用甲醇：稀硼酸盐缓冲液（3：2，V/V）洗脱 OPA 试剂，用流动相将 GM 由柱上洗脱，然后进行定量测定，总分析时间约 45 分钟。本法可将 GM 分出 C_1、C_3 和 C_2。此法还可分离出数个微量成分（图 21-4）。

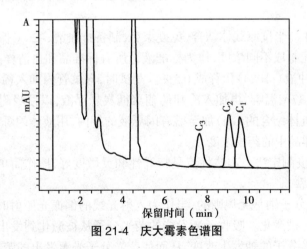

图 21-4　庆大霉素色谱图

本法也可测定妥布霉素、奈替米星。

2. 分光光度测定法　与微生物法比较，本法具有快速、方便、准确等优点。

基本原理是在乙酰基转移酶 I 催化下，GM 同乙酰辅酶 A 反应，生成乙酰 GM 和一种辅酶型游离巯基。再用巯基试剂 5,5-2-硫代双（2,2）-硝基苯甲酸（DTNB）同其反应，产生一种灵敏的生色团——硫代硝基苯甲酸，后者在波长为 412nm 处的吸光度同反应液中 GM 含量成正比,故可用于测定血清中 GM 含量。

主要步骤如下:测定系在 25℃、pH7.8、1cm 光程比色杯中进行。杯中反应试剂有盐酸三羟甲基甲胺、EDTA、硫酸铵、乙酰辅酶 A、DTNB、乙酰基转移酶Ⅰ及含 GM 的血清。非血清样品可用 GM 的水溶液。用不含 GM 的溶液做对照。从加入乙酰转移酶Ⅰ和 DTNB 开始计时,血清样品于 7 分钟后在 412nm 处测定吸光度,而非血清于 5 分钟后测定。当溶液中 GM 含量在 0~20μg/ml 时,其吸光度与浓度呈直线关系。

本法也可测定妥布霉素、卡那霉素 B 和两性霉素 B。

3. 放射性酶测定法 基本原理是将带有放射性的 ^{14}C- 乙酰辅酶 A 或 ^{14}C-ATP 通过从耐药菌获得的转移酶的催化,使 ^{14}C- 乙酰基(或 ^{14}C- 腺苷基)转移到氨基糖苷类抗生素上,测定放射性,即可求得药物浓度。

主要步骤:首先制备乙酰基转移酶,将耐药大肠埃希菌 125/W677 培养并用 Tris-HCl 缓冲液洗涤,再用 $MgCl_2$ 溶液制成细菌混悬液,超声波处理,离心,除去细胞碎片,上清液分装后 −20℃储藏备用。

测定时向试管加入被测血清或含有标准 GM 的血清、^{14}C- 乙酰辅酶 A 溶液、pH5.7 的枸橼酸钠缓冲液、$MgCl_2$ 及二硫苏糖醇、转移酶提取物,30℃培养。将培养液滴在长方形的 Whatman P-81 磷酸纤维素纸上。将纸借助于支架置于量筒中,用 pH7.5 新配制的 Tris-HCl 缓冲液漂洗,纸干燥后,用液体闪烁法测定放射性强度。从 GM 人血清标准曲线求出样品中药物浓度。

应注意,标准品必须用人血清配制,不能用牛血清。

本法也适用于测定妥布霉素、新霉素、卡那霉素、阿米卡星等氨基糖苷类药。如上述药物与 GM 同时存在,则干扰测定结果;非氨基糖苷类抗生素对本法无影响。

4. 放射免疫测定法 本法比较常用,有快速、敏感、准确、特异性高和标本用量少的优点。

本法首先将 GM 与半抗原载体结合,免疫家兔,制备抗血清,−20℃保存备用。制备 ^{125}I-GM,用正常人血清配制成不同浓度,作为标准液。所有标准品和血清样品均用 0.5mol 磷酸盐、0.15mol NaCl 缓冲液(pH7.4)稀释成 0.5%。测试时,向试管内加入稀释后的标准品或样品及稀释的兔血清,37℃温孵,再加入冷却的葡聚糖炭悬浮液,以便吸附游离的 GM,4℃离心,上清液(含已与抗体结合的 GM)加至盛有闪烁液的杯内,用液体闪烁计数器计数。从标准曲线可求得血清样品中的药物浓度。

5. 荧光偏振免疫测定法 本法优点是特异性和灵敏度好,操作简单,可迅速测定血中药物的浓度,结果可靠。

基本原理:荧光分子轴是无规则的;当作为入射光线的偏振光照射时,与其轴平行的荧光分子在很大程度上被激化。吸收了激发能的荧光分子从被激化到发出荧光需要 10^{-9} 秒。这瞬间的运动使荧光分子的轴发生改变,从而使荧光分子光源发出的荧光因被激化分子的轴发生偏振,显示出偏光性。其偏振程度反映荧光性强弱。血清中 GM 和 FITC(异硫氰荧光素)结合,生成 GM-FITC,其与抗 GM 抗体结合,利用荧光偏光装置测定 GM-FITC 与抗 GM 抗体结合程度。样品中 GM-FITC 荧光强度的变化与 GM 浓度成反比,从而定量测定 GM 浓度。

血中 GM 浓度为 1~12μg/ml,可以定量测定。测定值与生物学测定结果有很好的相关性,重现性也好。与其他氨基糖苷类抗生素不发生交叉反应,需要的样品量极少。

6. 微生物学方法　本法特点是实验条件要求简单、经济,操作方法容易,样品用量少且不需任何处理,灵敏度 <1.0μg/ml;与其他测定方法如 HPLC 有良好的相关性,但本法特异性较差。

原理是测量样品中抗生素抑制敏感微生物生长的能力,并将其结果与已知浓度的标准样品得到的数值进行比较,可求得被测样品的药物浓度。

常用杯盘法。短小芽孢杆菌(63202)对 GM 敏感,可作为检测菌。按常规方法制成检测菌琼脂培养皿。血清样品可直接加入牛津杯内测定,如药物浓度过高,用 pH7.8 磷酸盐缓冲液稀释。标准品也要用相应浓度的血清配制。按杯盘法常规操作,测量样品和标准品抑菌圈直径,从标准曲线计算效价。通常因尿药浓度过高,测定前需用 pH7.8 磷酸盐缓冲液适当稀释后测定,方法同上。若测定组织中的药品浓度,可用 pH7.8 磷酸缓冲液制成组织匀浆,离心后取上清液,按上述方法测定。

7. 比色法　基本原理是含亲水基团的偶氮化合物(如偶氮酸性黑 C)在广泛的 pH 范围和溶液离子强度范围内,可以沉淀氨基糖苷类抗生素。

生物样品中 GM 测定方法如下:取生物样品(血清、尿等)加三氯醋酸并离心,除去蛋白质;取上清液,加 0.01mol/L 氨羧络合剂Ⅲ、10% 氨水、0.1mol/L 醋酸和偶氮酸性黑 C 标准液,离心后于波长 575nm 处测定上清液吸光度。查标准曲线可求得 GM 浓度。本法可测定 1ml 生物样品中含 0.05~100μg 的 GM。

【药物代谢动力学的药物相互作用】GM 与克林霉素合用,可引起急性肾衰竭。其机制可能是后者从血浆蛋白结合部位置换出 GM,从而增强了 GM 的毒性反应。在肾衰竭患者,GM 与羧苄西林合用,即使应用大剂量的 GM,也难以达到 4μg/ml 以上的血药浓度,还使 GM 的 $t_{1/2}$ 缩短 1/3~1/2。而在正常肾功能者,两药合用,在体内无显著的相互作用。GM 与呋塞米合用可使耳毒性增强,肾衰竭患者尤易发生。其机制可能是两类药物合用时,肾清除率降低,血药浓度升高所致。

第三节　头孢菌素类的药物代谢动力学

一、头孢菌素类的分类及给药方案优化

头孢菌素类(cephalosporins)属于 β - 内酰胺类抗生素。这类抗菌药物具有时间依赖性特征,PK/PD 参数中,$T > MIC$ 与细菌清除率具有最密切的相关性。其化学结构主核为 7- 氨基头孢烷酸(7-amino-cephalosporanic add,7-ACA),再用化学合成方法在 3 位及 7 位接上不同侧链,得到临床应用的半合成品。依据合成时间的早晚和抗菌特点以 "代" 分类。目前临床应用的药物分为四代。

第一代主要包括头孢噻吩(cefalotin)、头孢噻啶(cefaloridine)、头孢氨苄(cefalexin)、头孢唑林(cefazolin)等。主要特点是对金黄色葡萄球菌(金葡菌)产生的 β - 内酰胺酶较稳定。对革兰阳性菌作用较强,对革兰阴性菌作用较弱。对肾脏有一定毒性。临床主要用于耐青霉素的金葡菌感染。

第二代主要包括头孢孟多(cefamandole)、头孢呋辛(cefuroxime)、头孢西丁(cefoxitin)。主要特点是体内分布较广泛;对各种 β - 内酰胺酶皆比较稳定;对革兰阳性菌作用与第一代

相似或稍弱。对革兰阴性菌作用比第一代强,但弱于第三代;对部分厌氧菌有效。对肾脏毒性较第一代减轻。主要用于革兰阴性杆菌所致的感染。

第三代包括头孢噻肟(cefotaxime)、头孢哌酮(cefoperazone)、头孢曲松(ceftriaxone)、头孢他啶(ceftazidime)和拉氧头孢(latamoxef)。主要特点是体内分布较广,脑脊液中可达到有效浓度,$t_{1/2}$比第一代和第二代药物延长。一般皆从肾脏排泄,但头孢哌酮主要从胆汁排泄,头孢他啶和头孢曲松也有部分从胆汁排泄。对各种 β-内酰胺酶高度稳定。对革兰阳性菌作用较第一、第二代弱;对革兰阴性菌作用增强;对铜绿假单胞菌的作用较强;对多种厌氧菌有效。对肾脏基本无毒性。主要用于革兰阴性杆菌引起的严重感染、耐药菌引起的感染和铜绿假单胞菌感染。

第四代主要包括头孢吡肟(cefepime)、头孢匹罗(cefpirome)和头孢克定(cefclidin)。主要特点是体内分布更广;对染色体介导的和部分质粒介导的多种 β-内酰胺酶稳定;对革兰阳性菌作用增强,对革兰阴性菌作用强于第三代,为广谱抗菌药。几乎无肾脏毒性。主要用于治疗敏感菌所致的败血症和脑膜炎等严重感染。

【给药方案优化】有大量体外和体内试验研究 $AUIC$ 与疗效的相关性,结果表明,当 $AUIC$ 的目标值在 125~500 时,相关性良好。另外,在病原菌的数量低或试验菌敏感的情况下,$T > MIC$ 值非常重要。有人研究了头孢他啶(ceftazidime)和头孢吡肟(cefepime)治疗严重感染时疗效与 $AUIC$ 和 $T > MIC$ 的相关性。结果表明,PK/PD 参数对结果的前瞻性优于 MIC 值。在用头孢唑林对金黄色葡萄球菌感染的治疗中,当 $T > MIC$ 为 55% 时(即高于 MIC 的时间占 24 小时疗程的 55% 时),可达到最大细菌清除率。但是这个结果并不代表所有头孢菌素类抗生素,不是所有的此类抗生素都需要增加给药次数,来达到提高临床疗效的目的。对于一些 PAE 比较长的此类抗生素,为增加疗效而增加给药次数是没有效果的,如头孢曲松,它的半衰期为 8.5 小时,在 12~24 小时中,给药 1 次就能持续维持血药浓度,而且治疗效果也不会降低。因此,在临床应用此类药物时,在保证疗效的基础上,可以适当延长给药的间隔时间。临床治疗的结果证实:$T > MIC$ 为给药间隔时间的 50%(头孢菌素),都能获得高的细菌学治愈率。对于 $T > MIC$ 值,并不都需要 100% 才能达到清除细菌的目的。如果药物的 PAE 较短或没有 PAE,$T > MIC$ 应为给药间隔时间的 90%~100%;当药物有 PAE 时,$T > MIC$ 可以是 60%~70%。有试验证明,当 $T > MIC$ 为 40% 时,可获得 85%~100% 的细菌清除率。因此,为获得较好的 $T > MIC$,可增加给药次数,以增强临床疗效。

二、常用药物

头孢唑林

头孢唑林(cefazolin)是第一代头孢菌素,对革兰阳性菌活性较强,对革兰阴性菌作用较差。与第一代中的其他头孢菌素相比,本药对大肠埃希菌、奇异变形杆菌、肺炎克雷伯菌作用较强。本药对耐药金葡菌产生的 β-内酰胺酶稳定,但仍可被革兰阴性菌产生的 β-内酰胺酶破坏。因此,本药主要用于耐青霉素的金葡菌和某些革兰阴性菌感染。

【体内过程】本药耐酸,口服可有少量经胃肠道吸收,肌内注射 0.5g,1 小时达高峰血药浓度,为 32~42μg/ml,6 小时的血药浓度尚有 7μg/ml。20 分钟静脉滴注本药 0.5g,结束时的血药峰浓度可达 118μg/ml,有效浓度可维持 8 小时。血浆蛋白结合率为 70%~85%;本药在胆汁中浓度较头孢噻吩和头孢噻啶高数倍至十多倍。胸腔积液和腹水中浓度分别为血药浓度的 70%~90%；心包液和滑囊液中浓度较高；但难以透过血脑屏障，在有炎症的脑脊液中也不能测出药物浓度；易透过胎盘，胎儿血药浓度为母体血液的 70%~90%，乳汁中含量低微。

本药主要经过肾排出，24 小时内可排出给药量的 80%~90%。肌内注射 0.5g 的尿药峰浓度可达 2.4mg/ml。丙磺舒抑制其排泄，可使血药浓度提高 30%，有效血药浓度时间延长。

【药物代谢动力学】本药的 V_d 值为 7~10L。总体清除率 59ml/min，肾清除率 51ml/min。$t_{1/2}$ 较短，约为 1.8 小时；肾功能减退时，对本药的血药浓度影响不大，但尿中排泄量减少，$t_{1/2}$ 分别为 12 小时和 57 小时。血液透析 6 小时后血药浓度降低 40%~45%，腹膜透析一般不能清除本药。

【体液药物浓度测定】血浆样品去蛋白后可用 RP-HPLC 法分离测定。分离柱为 PAK C_{18} HPLC 柱。乙腈可作为血清蛋白沉淀剂；另一种方法是将含药的血样酸化，用乙酸乙酯提取，然后以一种改进的硅胶柱，用含有 0.2% 醋酸铵的 9% 乙醇水溶液作流动相进行分离。尿样可不经处理，直接进样分析。紫外检测可采用固定波长的检测器，在 254nm 处检测。若用可变波长检测器，在连续可变波长下检测更好。液相色谱 - 质谱联用（LC-MS）技术同样也是当前最重要的分离检测头孢唑林等头孢类抗菌药的方法。用水 - 乙腈提取生物样品，SPE 柱净化，用阳离子电喷雾离子化检测器检测，可以获得较高的灵敏度。可使用的 3 种色谱柱分别为：Prodigy ODS2、Supelcosil ABZ + Plus 和 Spherisorb ODS，流动相分别为乙腈 - 磷酸盐缓冲液、乙腈 - 乙酸铵溶液和四氢呋喃 - 甲醇 - 乙腈 - 乙酸铵溶液，可采用柱切换系统，分离快速，且效率高。

【药物代谢动力学的药物相互作用】本药与氨基糖苷类、多黏菌素、呋塞米、布美他尼、卡莫司汀、链佐星合用，可增加肾毒性。因此，应经常检查肾功能，并进行 TDM。与丙磺舒合用，也可使头孢唑林的毒性反应增多。

头 孢 呋 辛

头孢呋辛（cefuroxime）又称头孢呋肟，是第二代头孢菌素类药物。头孢呋辛酯是 L- 乙酰基氧乙基头孢呋辛酯，口服吸收后在体内被酯酶水解成头孢呋辛产生抗菌作用。对革兰阳性菌作用稍逊于第一代头孢菌素，只对少数革兰阳性菌与第一代相仿，如对产酶和不产酶的金葡菌、表皮葡萄球菌、大多数链球菌等有较强的抗菌活性。对革兰阴性菌作用明显强于第一代头孢菌素，且对第一代耐药的吲哚阳性变形杆菌、普鲁威登菌、产气杆菌、枸橼酸杆菌等皆有效。对革兰阳性菌和革兰阴性菌产生的 β - 内酰胺酶均较稳定，是第二代头孢菌素中耐酶力最强者。

临床主要用于革兰阴性菌所致的各种感染。

【体内过程】给健康志愿者于 3 分钟内静脉注射头孢呋辛钠 0.75g 和 1.5g 后，血药峰浓度分别为 66μg/ml 和 90~144μg/ml；20 分钟内静脉滴注 1.5g，平均血药峰浓度 146μg/ml。肌内分别注射 0.5g 和 1.0g，t_{max} 为 0.5~1 小时，C_{max} 分别为 20.8~25.7μg/ml 和 32~40μg/ml。静脉和肌内注射相同剂量时，AUC 基本相等。

本药的血浆蛋白结合率为 31%~41%，体内分布较广泛，每 8 小时肌内注射 750mg，痰液药物浓度为 0.1~7.8μg/ml，在胆汁中药物浓度为 0.39~58μg/ml。静脉滴注 1~1.5g 后，0.5~4

小时的胸腔积液中药物浓度为 1.5~15μg/ml。本药易进入骨组织中,皮肤水疱液的药物浓度与血中接近。易透过胎盘进入胎儿体内和羊水中,羊水中药物浓度与母血相仿。本药是第二代头孢菌素中唯一能透过血脑屏障的药物。正常人脑脊液中药物浓度为血中的 10%,脑膜炎患者脑脊液中药物浓度增加。如细菌性脑膜炎患者,每 8 小时静脉注射本药 3g 或 60~75mg/kg,脑脊液中浓度为 0.4~22.8μg/ml。

95% 以上药物以原形经肾脏排出。

头孢呋辛酯脂溶性强,口服吸收良好。给健康成人志愿者一次口服 500mg,其吸收率为 21%~44%。进餐可促进其吸收,吸收率可增加至 52% 左右。饮用牛奶可使其 *AUC* 增大。在体内迅速被黏膜和门脉循环中的非特异性酯酶水解,释出头孢呋辛。服药后 24 小时内尿中排出给药量的 32%~48%。

【药物代谢动力学】头孢呋辛的 $t_{1/2}$ 为 1.1~1.7 小时,肾功能严重减退者,$t_{1/2}$ 可延长至 15~22 小时。V_d 约为 0.19L/kg。

【体液药物浓度测定】

1. 超快速液相色谱 - 串联质谱(UFLC-MS/MS)法 该方法简便、快速。血浆样品在酸性条件下用乙腈沉淀蛋白,采用 Shim-pack XR-ODS 色谱柱(75mm×3.0mm,2.2μm)为分析柱、乙腈 -0.1% 甲酸水溶液(40:60,*V/V*)为流动相、流速为 400μl/min 进行色谱分离,采用电喷雾负离子(ESI⁻)模式电离、多反应监测(MRM)模式进行质谱检测,用于定量分析的离子对分别为 *m/z* 423.2 → 206.8(头孢呋辛)和 *m/z* 454.1 → 238.4(内标头孢噻肟),质谱图见 21-5。

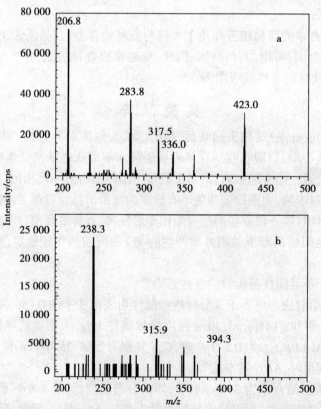

图 21-5 (a)头孢呋辛 [M-H]⁻ 和(b)内标头孢噻肟 [M-H]⁻ 的二级全扫描质谱图

2. HPLC 法 样品预处理用三氯醋酸、甲醇或三氯甲烷 - 正戊醇。用反相色谱法进行分离,流动相为甲醇:0.01mol/L 醋酸铵缓冲液;紫外检测,检测波长为 254nm。

另一种方法是将酸化后的血浆样品以乙酸乙酯提取,或者将尿样直接进行分析。定量测定系采用常用的固定相和由 9% 乙醇 - 水溶液与 0.2% 醋酸铵组成的流动相。

也可将含药的血浆样品用三氯甲烷:戊醇(3:1)酸性溶液提取后,通过反提取,转入中性的磷酸盐缓冲液,再以等度洗脱的 RP-HPLC 测定。尿样品不需处理,直接进行 HPLC 分析。

胆汁中头孢呋辛的分析有两种方法。一种是先将胆汁样品以 2mol/L 醋酸钠溶液稀释,然后在 Carbopak B 柱上分离,甲醇洗脱,蒸发,残留物以甲醇溶解后用 RP-HPLC 法分析。回收率达 96.7%~100.5%,检测限为 1μg/ml。另一种方法是将醋酸盐缓冲液(pH4.6)加到胆汁中,混合离心后,样品直接在 C_{18} 反相色谱柱上定量检测。

3. 荧光法 一种选择性荧光法用于生物体液中头孢呋辛的分析。用 HCl 将样品酸化,加热,冷却后以 NaOH 中和,再加热。在 440nm 处进行荧光定量分析(激发波长为 375nm)。尿和血样品用该法的检测限均为 0.5μg/ml。该法与标准的微生物学方法相关性很好。

4. 紫外分光光度法 可测定血清或稀释的尿样本中头孢呋辛含量。用三氯醋酸去蛋白后,再水解,水解产物与水合茚三酮缩合,再以三氯甲烷提取分离。最低检测浓度是 1μg/ml。

【药物代谢动力学的药物相互作用】本药与高效能利尿药如呋塞米、布美他尼等合用,可能引起或加重肾功能损害,不可同时应用。

头 孢 曲 松

头孢曲松(ceftriaxone,CRO)是第一个长效的第三代头孢菌素。对革兰阳性菌作用比第一代、第二代头孢菌素弱;对革兰阴性菌却显著超过第一、第二代;尤其对黏质沙雷菌、奇异变形杆菌、流感杆菌等超过了第三代中的头孢噻肟、头孢甲肟、头孢哌酮等。本药在体内抗菌活性比体外更强,对各种细菌产生的 β - 内酰胺酶均高度稳定。由于长效、用量少,治疗费用是第三代头孢菌素最低者之一。主要用于革兰阴性菌所致的严重感染,如脑膜炎(成人及婴幼儿)、败血症、中毒性肺炎等治疗。

【体内过程】本药口服不吸收。肌内注射的生物利用度接近 100%,1~3 小时达高峰血药浓度。肌内注射 0.5g,C_{max} 可达 44.6μg/ml,24 小时的血药浓度仍维持 6μg/ml。静脉注射本药 0.5g(1 分钟内),即刻的 C_{max} 为 150.9μg/ml,24 小时后的浓度尚有 9.9μg/ml。30 分钟内静脉滴注本药 1g,滴注结束时的即刻 C_{max} 150.7μg/ml,24 小时后的浓度为 9.3μg/ml。血浆蛋白结合率为 80%~95%。体内分布广泛,在脑脊液、脓汁、关节滑液、前列腺、胸腔积液、腹水、皮肤水疱液、骨、肌层、子宫内膜和输卵管均可达到数倍于多数革兰阴性菌的抑菌浓度。在胆汁中浓度很高,如肌内注射 1g,12~24 小时后,胆汁内仍可达 240μg/ml。在体内不被代谢,以原形排出,经肾排出约 60%,经肝约 40%。

【药物代谢动力学】本药最主要的特点是 $t_{1/2}$ 长,可长达 8 小时,婴儿及儿童为 6.5 小时,显著长于其他头孢菌素,这是由于其分子结构中哌嗪环部分存在烯醇阴离子所致。临床对一般感染,在 12~24 小时中,给药 1 次就能持续维持血药浓度,而且治疗效果也不会降低。头孢曲松给药后脑脊液中的浓度较高,在胆汁中的药物浓度也较血药浓度高,约为血药浓度的 10 倍。由于剂量依赖性的高度与血浆蛋白结合,其药物代谢动力学呈非线性与剂量依赖;游离型药物的药物代谢动力学呈线性和非剂量依赖。总清除率与剂量成比例,以 150mg、

500mg 与 1500mg 给药,总体清除率分别为 9.7ml/min、10.2ml/min 与 13ml/min。本药对炎症和非炎症组织的通透性极好,分布速度快。在皮疱液中,给药后 2 小时,药物浓度达高峰,6 小时超过血药浓度,其 $t_{1/2}$ 长达 10.4 小时。因此,本药对皮肤外伤预防感染有效。脑膜炎时,本药透过血脑屏障的能力是正常人的 30~300 倍。给药后 2 小时脑脊液中达有效药物浓度,6 小时达高峰浓度,有效浓度可维持 12 小时以上,特别适用于革兰阴性菌引起的中枢神经系统感染。本药从血管外病灶中消除比从血中消除缓慢,对防治感染有重要意义。

【体液药物浓度测定】

1. HPLC 法　血样品在酸性条件下转入混合溶媒,在中性条件下转入水相,可用 HPLC 法测定。

主要步骤:样品预处理可用三氯甲烷 - 正戊醇或乙腈 - 二氯甲烷混合液提取。离心,取上清液。色谱柱为 ODS-C_{18} 反相柱,内标物选用头孢唑肟。流动相为 0.1mol/L 磷酸缓冲液(pH7.47)与重蒸馏甲醇按 9:1 配成的混合液。最低检出浓度为 0.1μg/ml。

离子对 RP-HPLC 法也可测定血浆、尿和胆汁中头孢曲松含量。该法原理是在被分离的样品中加一定的平衡离子对(如十六烷基三甲铵),使待测样品极性降低,从而能在反相柱上保留,达到分离目的。但该法较 HPLC 法复杂。

主要步骤包括血浆样品以乙醇去蛋白,离心,取上清液注入 RP-HPLC 柱。尿和胆汁样品在上柱前用乙腈、磷酸盐缓冲液、四戊基铵或四辛基铵作配对试剂分离出药物。

通过紫外吸收检测,检测波长 254nm 或 240nm。定量分析用内标法,内标物为头孢唑肟(ceftizoxime,CZX),色谱图见图 21-6。

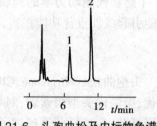

图 21-6　头孢曲松及内标物色谱图
1. CZX,2. CRO

2. 微生物学方法　测定血清、皮肤水疱液中药物浓度也可用微生物学方法。测定指示菌株可用枯草杆菌 ATCC6633 和大肠埃希菌1346。血清标准曲线用于血清中药物浓度测定,而稀释血清(血清:生理盐水为 1:1)标准曲线则用于水疱液中药物浓度测定。按常规杯盘法进行细菌培养和检定,该法最低检测限度为 0.5μg/ml。

头孢曲松等头孢菌素类药物与乙醇合用时,可引起"戒酒硫样反应",表现为全身潮红、胸闷、血压下降、恶心、呕吐、失神、呼吸困难、心悸、头痛、肌肉痉挛等。这是由于乙醛在体内聚集所致。乙醇进入体内,首先在肝内乙醇脱氢酶的作用下氧化为乙醛,进而在组织内经乙醛脱氢酶的作用下氧化为乙酰辅酶 A,后者进入三羧酸循环,氧化为水、二氧化碳或合成其他代谢产物。头孢曲松等可抑制乙醛脱氢酶,阻抑了乙醛的继续氧化,使体内乙醛聚集,故用药期间和停药 3 日内禁止饮酒。

第四节　四环素类的药物代谢动力学

一、四环素类的体内过程

四环素类(tetracyclines)药物均有骈四苯母核,仅在 5、6、7 位上的取代基有所不同。有天然产品和半合成品两大类。天然产品有四环素(tetracycline)、土霉素(terramycin)、金霉素(aure-omycin)和地美环素(去甲金霉素,demeclocycline)。半合成品有多西环素(doxycycline)、美他环素(methacycline)和米诺环素(minocycline)等。

由于四环素类的抗菌谱广、口服方便,在临床上曾广泛应用。近年来细菌对天然四环素类的耐药现象严重,因此,对许多常见致病菌所致感染的疗效已较差。半合成品的抗菌活性高于天然品,耐药菌株较少,与天然品无交叉耐药性,用药次数少且不良反应较轻,故有取代天然品的趋势。因金霉素不良反应较多,不能口服给药,多外用。

四环素类具有以下特点。

(一)抗菌谱广

本类属广谱抑菌药。除对常见的革兰阳性和革兰阴性细菌有作用外,对立克次体、支原体、衣原体、非典型的分枝杆菌和阿米巴原虫也有较强作用。本类药物中以米诺环素的作用最强,多西环素次之,四环素和土霉素较差。

四环素类对革兰阳性菌的 MIC 比革兰阴性菌低,但由于耐药性的加重,临床上常选用其他抗菌药。对溶血性链球菌的 MIC,四环素为 6.3μg/ml,多西环素为 0.8μg/ml。本类药物对肺炎球菌有较强的作用,MIC_{90} 为 0.4~0.8μg/ml。对脑膜炎球菌和淋球菌的 MIC_{90} 为 1~2μg/ml。90%的流感杆菌和类鼻疽假单胞菌对本类药物敏感,但铜绿假单胞菌全部耐药。本类药物的体外 MIC 见表21-3。

表 21-3　四环素类的体外 MIC(μg/ml)

细菌	四环素	多西环素	米诺环素
金葡菌	1.60	0.39	0.39
肺炎球菌	0.19	0.04	0.04
流感杆菌	3.10	1.60	1.60
溶血性链球菌	0.19	0.09	0.09
草绿色链球菌	3.90	0.09	0.09
克雷伯菌属	6.30	6.30	3.10
产气杆菌	6.30	12.50	6.30
粪肠球菌	6.30	1.60	1.60
淋球菌	0.39	0.09	0.19
大肠埃希菌	3.10	1.60	3.10
奇异变形杆菌	50	50	50
沙雷菌属	200	50	25
铜绿假单胞菌	50	25	100

(二)体内过程差异较大

1. 吸收　本类药物经胃肠吸收的程度有较大差异。其吸收率为:多西环素和米诺环素分别为95%和100%,四环素、土霉素和地美环素为 60%~80%,金霉素约为30%。每次口服剂量超过 0.5g,吸收率并不随剂量增加而增加。本类药物的吸收可以受乳制品(因含钙量较高)及二价和三价金属阳离子如钙、镁、铁、铝、铋等的影响,本类药物可以与这些离子形成不溶性络合物,减少吸收。同服碳酸氢钠由于使胃肠 pH 改变,也减少吸收。由于半合成品脂溶性强,吸收良好,上述因素影响较小。

四环素和土霉素单剂口服后 2~4 小时达峰浓度。$t_{1/2}$ 为 6~12 小时,故每日需口服 2~4 次。每 6 小时口服 250mg 时,峰浓度约为 3μg/ml。美他环素和地美环素的 $t_{1/2}$ 长达 16 小时,有效血浓度可维持 24~48 小时。单次口服 500mg 的美他环素,峰浓度约为 2μg/ml。多西环素和米诺环素的 $t_{1/2}$ 更长,为 16~18 小时。口服多西环素 200mg,2 小时后可达峰浓度,约为 3μg/ml,有效浓度 1μg/ml 可维持 8~12 小时。口服吸收好,口服或注射给药的血药浓度几乎相等。

2. 分布 本类药物与血浆蛋白的结合率各不相同,四环素约为 65%,土霉素为 20%~40%,多西环素为 80%~95%,米诺环素约为 75%,美他环素约为 80%,地美环素为 65%~90%。本类药物中多数品种的分布容积比体液容量为大。

本类药物能很好地渗透到大多数的组织和体液中,滑囊液和鼻窦黏膜中的药物浓度接近血药浓度。米诺环素在唾液和泪液中的浓度可杀灭脑膜炎球菌带菌者的局部细菌。四环素类能浓集在肝、脾、胃、牙齿、骨髓及生长迅速的组织如肿瘤部位,也能透过胎盘进入胎儿循环和羊水,在脐带血和羊水中的浓度分别为母体血药浓度的 60% 和 20%,在胎儿体内可沉积在骨骼和牙齿的钙质区中,引起胎儿牙齿变黄,牙釉质再生不良及抑制胎儿骨骼生长。

3. 代谢与排泄 四环素类在体内很少被代谢。主要以原形经肾小球滤过而排泄,故肾功能状态明显影响排泄。四环素静脉给予 0.5g,24 小时内,20%~60% 的药物经肾排泄;口服时,经肾排泄率为 20%~55%。土霉素口服后 30 分钟,尿中已能测出,10%~35% 的药物以活性形式由尿排泄,约于给药后 5 小时,尿中达峰浓度。地美环素的尿排泄率不足四环素的 50%。美他环素以原形经肾排泄约为 50%,72 小时内随粪排泄仅约 5%。米诺环素可经肾和肠道排泄,但排泄率明显低于其他品种。多西环素大部分经胆汁排泄入肠,因易重吸收,形成肝肠循环,小部分经肾排泄,在肾小管易被重吸收,因此使 $t_{1/2}$ 延长。与其他品种不同,肾衰竭者用治疗剂量时,药物可代偿性地从肠腔分泌排出,并不造成蓄积毒性,是可安全用于肾衰竭者的一种药物。通过粪便排泄的药物大部分是无活性的结合物或络合物,故对肠道菌群影响很小。四环素类药物还可以从乳汁排泄,乳汁中浓度较高,可以与乳汁中的钙形成不溶性的络合物,影响婴儿钙的吸收。

二、常 用 药 物

多 西 环 素

多西环素(doxycycline)又称强力霉素、脱氧土霉素,是半合成的长效四环素,系土霉素的 6 位上去氧而得的 6- 脱氧 -5- 羟基四环素醇水盐酸盐,易溶于水。抗菌谱广,对革兰阳性菌和革兰阴性菌均有效。抗菌作用比天然四环素如四环素和土霉素均强,而且维持时间长。对四环素、土霉素耐药的金葡菌及脆弱拟杆菌仍有效。对立克次体、支原体、衣原体作用突出,可作为这些病原体感染的首选药。本药是四环素类中可安全地用于肾功能损害的一种药物。

【体内过程】由于本药比天然四环素类脂溶性大(比四环素大5倍,比土霉素大65倍),故口服吸收快而完全,可达95%以上,且不受饮食影响;口服和注射给药的血药浓度几乎相等。口服200mg,2小时达峰浓度,为3μg/ml。有效血浆浓度可维持24小时以上,因此每日服药1次即可。血浆蛋白结合率为80%~95%。

本药可分布于肝、肾、肺、心脏、肌肉、胆汁、脑脊液、泪液、唾液及痰等。组织中浓度比血液中持久。在胸导管淋巴液、腹水、肠组织和前列腺均有较高浓度,为血浆浓度的60%~70%。静脉注射时,进入组织的浓度非常高。炎症越重,组织内药物浓度也越高,有利于感染的治疗。主要经肝、胆和消化道消除;大部分以灭活的结合形式或络合形式随粪便排泄,故对肠道菌群无影响。人一次口服200mg,24小时内尿中总排泄量为口服量的32%~40%。

【药物代谢动力学】血浆 $t_{1/2}$ 为16~18小时。多西环素与其他四环素类药物不同,肾衰竭者用常规剂量时,药物并不在体内蓄积,这是由于肾衰竭时,本药可改道从肠黏膜分泌排出。因此,可安全地用于肾功能不良者。本药是治疗肾外感染最安全的四环素类药物。

【体液药物浓度测定】

1. HPLC法 血样本预处理用磷酸加乙腈、乙腈加乙酸乙酯或单用乙酸乙酯。用 Brownlee Spheri-5 phenyl MPLC柱,1.163%磷酸氢二钠-85%磷酸-甲醇-乙腈-三乙胺(860∶20∶100∶15∶5),流速0.8ml/min,柱温50℃,267nm检出系统进行测定。也可以用以下条件测定:Hypersil-C_{18}(4.6mm×250mm,10μm)反相色谱柱,紫外检测器波长269nm,流动相为 N,N-二甲基甲酰胺-0.05mol/L草酸胺缓冲液(40∶60,pH7.5);流速1.0ml/min,柱温35℃。或:色谱柱为 Kromasit C_{18} 柱(4.6mm×250mm,5μm),流动相为乙腈-水(30∶70,含5mmol/L的枸橼酸),流速1.0ml/min,室温,检测器波长350nm。多西环素色谱图见图21-7。

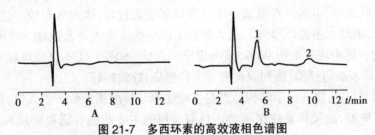

图21-7 多西环素的高效液相色谱图
A. 空白血清;B. 健康人静脉注射盐酸多西环素后12小时的血清样品
1. 盐酸土霉素;2. 盐酸多西环素

2. 荧光分光光度法 基本原理是生物体液和组织中的四环素类药物可以用溶媒提取具有高荧光性的四环素类钙-巴比妥复合物,用荧光比色计测定其浓度。

主要步骤包括在样品中加入三氯醋酸和氯化钙,振摇混匀,离心,除去沉淀的蛋白质,取上清,置于含巴比妥钠与无荧光的试剂醋酸乙酯的分液漏斗中,振摇后净置,弃去水相。吸取醋酸乙酯层液(其中含有多西环素钙-巴比妥复合物),用荧光比色计比色。用不含药的血浆配制不同浓度的多西环素作标准曲线,由此求得待测样品中药物含量。

3. 微生物学方法 以金葡菌864为检定菌,在大型微生物检定平板上进行培养测定。

【药物代谢动力学的药物相互作用】多西环素与利福平合用,可使少数患者的多西环素血药浓度明显下降,清除率增加,AUC 减小。多西环素与卡马西平、苯妥英钠或巴比妥类药物合用,其 $t_{1/2}$ 缩短。故多西环素与上述药物合用时,应进行 TDM,必要时应增加多西环素的剂量。

其机制可能是由于联合应用的药物诱导肝药酶的活性,加速多西环素的代谢所致。

多西环素与硫酸亚铁合用,可使口服的多西环素血药浓度降低,且可使单剂量静脉注射后的多西环素的 $t_{1/2}$ 缩短,即使两药间隔 3 小时,也不能避免这种相互作用。

第五节 喹诺酮类的药物代谢动力学

一、喹诺酮类的体内过程及给药方案优化

喹诺酮类(quinolones)是人工合成的含有 4- 喹诺酮母核的抗菌药。近年来这类药物的研制进展很快,已从第一代药物进展到第四代药物,具有抗菌谱广,药物代谢动力学特征好,作用机制独特、高效、低毒等特点,当前第三代药物广泛用于临床,第四代又具有口服给药生物利用度高,半衰期较长,血药浓度较高,组织分布较广等优点,是一类很有发展前途的药物。

各代药物的特点简介如下。

【第一代】萘啶酸(nalidixic acid)于 20 世纪 60 年代用于临床,能抑制部分革兰阴性细菌。其突出特点是,与其他抗菌药之间没有交叉耐药性。因其口服吸收差、血药浓度低、抗菌谱窄、易产生耐药性及不良反应较多等缺点,仅用于敏感菌所致的泌尿道感染。

【第二代】以吡哌酸(pipemidic acid)为代表,化学结构是在喹诺酮母核的 7 位引入哌嗪基。其抗菌谱与萘啶酸相似,但有如下特点:①抗菌活性更强,且对铜绿假单胞菌有效。②对萘啶酸耐药菌株,本药也有抗菌活性。③口服吸收较好,体内分布较广泛,由于第 7 位哌嗪基的存在,使组织渗透性增强。在大多数组织中的浓度大于血浓度。体内代谢稳定性增强。24 小时在尿中回收率达 90%,其中原形药含量 >50%。④不良反应较第一代少。临床主要用于尿路及肠道感染、前列腺炎和五官科感染,疗效较好。

【第三代】本类药物的化学结构特点是在喹诺酮母核的第 6 位上引入氟,第 7 位上引入哌嗪基或吡咯啉基,故又称氟喹诺酮类。目前应用的主要药物有诺氟沙星(norfloxacin)、环丙沙星(ciprofloxacin)、氧氟沙星(ofloxacin)、洛美沙星(lomefloxacin)、氟罗沙星(fleroxacin)、芦氟沙星(rufloxacin)、司帕沙星(sparfloxacin)等。其特点如下:

1. 抗菌谱扩大,抗菌活性增强 氟及哌嗪基的引入增强了药物与细菌的结合能力和对细菌胞质膜的通透性,因此,扩大了抗菌谱并增强了抗菌活性。对革兰阳性菌、阴性菌及葡萄糖非发酵菌均有作用。司帕沙星等新产品还对支原体、衣原体和分枝杆菌等有作用。本代药物与吡哌酸有不完全的交叉耐药性,但对萘啶酸高度耐药菌株仍有相当强的活性。

2. 体内过程良好

(1) 吸收:口服吸收迅速,但生物利用度并不完全相同:诺氟沙星为 30%~50%,环丙沙星为 50%~74%,新品种也有接近 100% 者。口服后多数达血药峰浓度的时间为 1~3 小时。C_{max} 及 AUC 与剂量(无论给药途径如何)成线性比例增加。食物对吸收几乎无影响,故可与食物同服,以减轻胃肠道不良反应。口服给药氧氟沙星的吸收最完全,其次为依诺沙星,诺氟沙星最差。

（2）分布：本代药物均与血浆蛋白结合较少，如司帕沙星约为 37%，环丙沙星约为 30%，氧氟沙星约为 20%，洛美沙星约为 10%；并且蛋白结合与浓度和 pH 两者无关。由于游离型药物比例大，故向体液和组织中渗透作用强，分布广泛，在组织细胞内可达高浓度。V_d 一般超过 2L/kg，这样大的数值表示药物能分布到血管外组织。事实上，氟喹诺酮类可用三室模型进行很好的描述。这些特性提示药物具有深部组织结合及细胞内渗透作用。本代药物的组织渗透程度较一致，药物在某些非排泄器官的组织/血清浓度比为 1~2 或更高（表 21-4）。

表 21-4　氟喹诺酮类体液或组织中浓度与血药浓度的比值

体液或组织	体液或组织中浓度/血药浓度
脑脊液、脂肪、眼	< 0.5
痰液、皮肤、子宫炎性液、肌肉、唾液	0.5~1.5
胃黏膜、支气管黏膜、肺、肾、滑液	> 0.5

药物能集中在胃肠道、泌尿生殖系和呼吸道的黏膜、肺和心肌组织中。由于能集中在人肺泡巨噬细胞和多形核白细胞中，所以感染部位有比相应正常组织更高的组织药物浓度与血药浓度比值。

孕妇血药浓度明显低于未孕妇女。此外，药物尚能透过胎盘屏障并集中在羊水中。在哺乳期妇女的乳汁中有较高的药物浓度，在给药后 2 小时就超过血药浓度的 75%。组织或体液内药物浓度的降低与血药浓度的降低平行。

（3）代谢及排泄：本代各药在肝脏通过细胞色素 P450 系统进行代谢或经肾排泄的程度有较大区别。氧氟沙星和司帕沙星很少被代谢并且几乎全部以原形通过尿排出。而培氟沙星则多被转变为活性低的代谢产物。环丙沙星、依诺沙星、洛美沙星、诺氟沙星和氟罗沙星则部分被代谢并且部分以原形经肾排泄。主要经肾排泄或主要经肝代谢的药物的 $t_{1/2}$ 长于兼有上述两种消除途径的药物。环丙沙星、氧氟沙星和诺氟沙星 $t_{1/2}$ 为 3~5 小时；洛美沙星约为 8 小时；培氟沙星和氟罗沙星约为 10 小时；而司帕沙星和二氟沙星的 $t_{1/2}$ 更长，分别约为 20 小时和 26 小时。在目前已上市的喹诺酮类药物中芦氟沙星半衰期最长，可达 35 小时，每日只需服用一次。

3. 临床应用广泛　本代药物可用于治疗泌尿系统、呼吸系统和胃肠道的感染，前列腺炎，性传播疾病，胆道、骨和关节、皮肤和软组织、外科、五官科和妇产科感染。大多可口服给药，应用方便，价格比较低廉，长期应用，患者耐受性良好。可作为慢性感染的长期用药。

4. 给药方案的优化　氟喹喏酮类抗菌药物为浓度依赖性抗菌药物，且 PAE 较长，为 1.5~2.5 小时，而且 PAE 值随着浓度的增大而增加。评价其临床疗效的 PK/PD 参数为 C_{max} 和 AUC/MIC（AUIC）。该类药物的 AUC/MIC 与细菌学疗效最为相关，当 C_{max}/MIC>8 或者 AUC/MIC≥100 时，该类药物细菌学疗效较好，研究发现 AUC_{24}/MIC 为 125 这提示在 24 小时期间平均 AUC 相当于 5 倍 MIC（如 5×24=120）时是细菌学和临床疗效的重要判断点（break point）。但并非对所有细菌都要大于 125。多数给药为日剂量分 1~2 次给药。对于肺炎链球菌，当 AUC/MIC 比值为 30~40 时，该药物的治愈率和细菌清除率较高；敏感菌引起的呼吸道感染，采用一天两次疗法，效果较佳；单纯性膀胱炎，可采用每日一次疗法（伊诺沙星 400mg，环丙沙星 500mg,诺氟沙星 800mg)。一些临床试验结果提示,氟喹诺酮 AUC_{0-24}/MIC 参数与临床疗效密切相关,与给药间隔时间、动物种类和感染部位无关。对轻、中度感染和(或)具免疫力的宿主,$AUC_{0-24}/MIC=25$ 比较合适,但对严重感染和(或)缺乏免疫力的宿主,AUC_{0-24}/MIC 需达 100。总之,由于氟喹诺酮类抗菌药物为浓度依赖性药物,其对致病菌的杀菌作用取决于 C_{max}/MIC 和 AUC/MIC($AUIC$),而与作用时间关系并不密切。给药间隔时间多为每天 1 或 2 次给药。

> **【临床案例 21-2】**
>
> 左氧氟沙星的作用,在我国一般是 200mg 静脉滴注,每天 2 次;而在欧美通常应用 500mg 静脉滴注,每天 1 次的高用量治疗方法。
>
> 问题:请用 PK/PD 药物代谢动力学理论分析两种治疗理念哪一种更适当? 高用量治疗方法的安全性如何?
>
> **【案例分析】**
>
> 对左氧氟沙星等浓度依赖性抗菌药物来说,当 $C_{max}/MIC_{90}>8\sim10$ 时,可以获得最佳临床疗效;当 $C_{max}/MIC_{90}\geqslant10$ 时,可以减少细菌耐药性的产生。左氧氟沙星 500mg,每天 1 次的使用剂量对于大多数临床主要致病菌都能达到这一指标。每天 1 次的高用量治疗方法更能发挥药物的抗菌作用,并且有利于防止细菌耐药菌株的产生,安全性也很好。
>
> 对左氧氟沙星(可乐必妥)的 PK/PD 进行研究及临床试验结果也给出了同样的结果。试验中研究者给予健康志愿者左氧氟沙星单剂静脉给药 200mg、300mg 和 500mg,观察了药物代谢动力学参数和药物的安全性。结果显示 C_{max}、$AUC_{0\sim\infty}$ 等药物代谢动力学参数在 500mg 组要显著高于 200mg 和 300mg 组,并且有统计学意义,而药物不良事件的发生率各组无显著性差异。应用 500mg 静脉滴注,每天 1 次的高用量治疗方法安全性更高。

二、常用药物

环 丙 沙 星

环丙沙星(ciprofloxacin)又称环丙氟哌酸,是第三代氟喹诺酮类药物。含有机胺结构,属于弱碱。盐酸环丙沙星易溶于水,且稳定性好。本药的作用机制是抑制细菌 DNA 回旋酶,破坏 DNA 的复制和转录。抗菌谱广,对革兰阴性菌(包括铜绿假单胞菌)作用强大,对革兰阳性菌也有效,对氨基糖苷类、四环素类、β - 内酰胺类耐药或多重耐药菌均有强大作用。本药具有细菌耐药率低、口服吸收良好和 $t_{1/2}$ 长的优点。

【体内过程】 本药口服吸收良好,吸收率为$(60\pm12)\%$。用药后 $1\sim1.5$ 小时达血药峰浓度。随食物同服后,除达到峰浓度时间推迟外,对其他药物代谢动力学参数值影响不大。血浆蛋白结合率为 $16\%\sim28\%$。体内分布广泛,在泌尿道、前列腺、肺组织、痰液、水疱液均可达较高浓度;当静脉滴注 200mg,每日 2 次,在炎症脑脊液中药物浓度为 $0.56\mu g/ml$,为相同时间血药浓度的 37% 左右。本药可在肝内代谢,产生各种代谢物,如去乙烯基环丙沙星(M_1)、磺基环丙沙星（M_2）、氧基环丙沙星（M_3）及甲酰基环丙沙星（M_4）等，其中有些代谢产物有抗菌活性。自尿中以药物原形排出给药量的 29%~44%（口服给药）和 45%~60%（静脉给药），多数在 12 小时内排泄。在胆汁中，药物浓度远远超过血药浓度；自粪中排出给药量的 15%~25%。

【药物代谢动力学】环丙沙星静脉注射和口服给药的平均 $t_{1/2}$ 分别为 4.20 小时和 4.11 小时，前者的总体清除率为 28.5L/（h·1.73m^2），肾清除率为 16.9L/（h·1.73m^2），占总体清除率的 60%；后者的肾清除率则为 17.03L/（h·1.73m^2）。静脉注射给药的分布容积为 2.44L/kg；口服生物利用度为 69%。

由于受毒性反应的限制，该药的给药剂量难以达到 C_{ssmax}/MIC 值为 10~12。增加强度指数可提高临床的和病原学的有效率。强度指数大于 125 疗效佳，可使病原学治愈率 >80%；而低于此值者则 <30%。

【体液药物浓度测定】

1. HPLC 法　本法灵敏、准确、重复性和特异性好，血、尿样品处理方法简单，提取回收率高。

固定相用 C_{18} 反相层析柱，流动相用磷酸超纯水溶液，用四丁基氢氧化铵调 pH 至 3。将血或尿样品与乙腈混合振摇，离心，取上清液进样分析。用荧光扫描检测器检测，激发波长 278nm，发射波长 445nm。

本法可将血、尿样本中环丙沙星及其代谢产物 M_1 很好地分离。检测最低极限环丙沙星和 M_1 分别为 0.01μg/ml 和 0.002μg/ml（血清），0.02μg/ml 和 0.009 6μg/ml（尿液）。本法线性关系良好；提取回收率环丙沙星为 80%~96%，M_1 为 82%~88%。血清样本中的环丙沙星及其代谢产物 M_1 色谱图见图 21-8。

2. 微生物学测定法　检定菌为肺炎克雷伯菌或枯草杆菌，用杯碟法制作标准曲线。用贮备的无抗菌药的正常人血浆（pH 调至 7.4）稀释血浆样品，用 0.5mol/L Sorensen 磷酸盐缓冲液（pH7.0）稀释尿样品。按常规方法进行细菌培养和测定。本法检测极限在血浆中和 pH=7 的缓冲液中，对肺炎克雷伯菌为 0.008μg/ml，而对枯草杆菌是 0.07μg/ml。

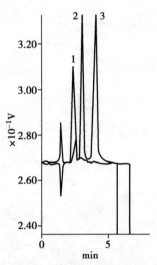

图 21-8　样品血浆的 HPLC 图
1. 内标（氧氟沙星）；2. M_1 代谢产物；
3. 环丙沙星

【药物代谢动力学的药物相互作用】喹诺酮类药物均抑制肝细胞色素 P450 酶系统，因而降低茶碱、咖啡因和华法林的代谢。因此，环丙沙星与茶碱合用，使茶碱血药浓度升高，可能引起茶碱中毒。故二药合用需调整茶碱剂量，尤其是老年患者，用量应减少 1/3~1/2，并注意监测血清茶碱水平。与咖啡因合用，使咖啡因 $t_{1/2}$ 延长。与华法林合用时，应监测凝血酶原时间。本药与抗酸药合用，可与铝、镁离子形成络合物而减少吸收。与丙磺舒合用，环丙沙星的 C_{max} 升高，尿中回收率降低。这表明环丙沙星不仅由肾小球滤过，也由肾小管分泌。

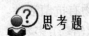

思考题

1. 根据 PK/PD 特点，抗菌药物可分几类？各类药物有什么特点？

2. 常用的头孢菌素类药物有哪些？试比较每种药物的药物代谢动力学特点。

（孙慧君）

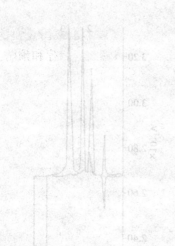

第二十二章　抗凝血药及抗血栓药的药物代谢动力学

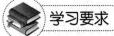学习要求

1. 掌握肝素、华法林、阿司匹林和 t-PA 的药物代谢动力学特点及影响因素。
2. 熟悉肝素、华法林、阿司匹林和 t-PA 的临床适应证。
3. 了解肝素、华法林、阿司匹林和 t-PA 体液药物浓度测定方法。

第一节　抗　凝　血　药

抗凝血药（anticoagulants）是指能影响纤维蛋白的生成，降低机体的凝血功能，防止血栓形成或阻止已形成的血栓进一步发展的药物，临床主要用于血栓栓塞性疾病的治疗和预防。根据抗凝作用的方式可分为间接抑制凝血酶药和直接抑制凝血酶药两类。

一、间接抑制凝血酶药

肝　素

肝素（heparin）是从牛肺或猪、牛、羊小肠黏膜提取的具有抗凝特性的黏多糖硫酸酯，由 D- 葡糖胺、L- 艾杜糖醛酸、D- 葡糖醛酸交替连接而成，是由不同分子量组分组成的混合物。肝素分子量为 5~30kD，平均分子量约为 12kD。肝素是目前最有效的抗凝剂，在体内、外均有强大的抗凝作用，其主要通过血浆中抗凝血酶Ⅲ（ATⅢ）发挥抗凝作用。ATⅢ是凝血酶及凝血因子Ⅸa、Ⅹa、Ⅺa、Ⅻa 等含丝氨酸残基蛋白酶的抑制剂，其与凝血酶通过精氨酸 - 丝氨酸相结合，形成 ATⅢ凝血酶复合物而使酶灭活。肝素可加速该反应达千倍以上。本品广泛用于防治静脉血栓栓塞性疾病如静脉血栓、肺栓塞，亦用于缺血性心脏病如心肌梗死急性期、不稳定型心绞痛、经皮冠状动脉成形术后等，以及各种原因引起的弥散性血管内凝血（DIC）、心导管检查、血液透析和心脏手术体外循环等。

【体内过程】

1. 吸收　肝素是高极性大分子物质，并含有大量负电荷，不易通过生物膜，故口服或直肠给药无效，宜静脉或深部皮下注射给药，小剂量多采用皮下注射，大剂量常静脉滴注。肌内注射能在局部出现严重血肿，一般不采用。静脉注射后可立即起效，而深部皮下注射则因生物利用度的差异于 1~2 小时后见效。因其消除相为零级动力学，且可被单核 - 巨噬细胞系统摄取，持续静脉滴注 24 小时并不能达到稳态血药浓度。近年来，雾化吸入或滴入肺内给药已应用于呼吸系统疾病如慢性阻塞性肺疾病等的治疗。体重、注射部位、疾病状态和肝素产品的不同均可影响肝素的吸收。

注射用肝素有钙盐和钠盐，前者不良反应较少，临床宜采用。研究表明，皮下注射肝素钙

的抗栓疗效明显优于静脉注射肝素钠,其血药浓度1~2小时达高峰,作用可持续8~12小时。

2. 分布 静脉注射或吸收后可均匀分布于血浆,大部分与血浆蛋白如白蛋白、球蛋白、纤维蛋白原和低密度脂蛋白等结合,蛋白结合率约为80%。肝素是分布容积最小(40~100ml/kg)的药物之一,个体差异比较大,且与体重关系密切。不能通过胸膜、腹膜和胎盘组织或泌入乳汁。

3. 代谢与排泄 肝素主要在血管内皮细胞、肝脏、巨噬细胞-吞噬系统代谢,经肝素酶分解,主要包括解聚和脱硫过程,部分被分解为尿肝素(uroheparin),后者具有微弱的抗凝活性。肝素几乎全部以代谢物形式经肾排出。其半衰期可因剂量增加而延长,静脉注射100U/kg、200U/kg和400U/kg肝素后,半衰期分别为56分钟、96分钟和152分钟。血浆清除率(CL)为每分钟0.28~0.73ml/kg。

【药物代谢动力学】 静脉注射治疗剂量的肝素,$t_{1/2}$和CL值存在明显的个体差异。有研究表明,应用大剂量肝素时,$t_{1/2}$相差10倍左右,CL值也可有6~12倍的变化。影响肝素消除的因素有体重、年龄、性别、吸烟、肝肾功能以及血栓栓塞病过程等,其中体重是最重要因素。此外,男性的消除快于女性,新生儿快于成年人,成年人快于老年人,吸烟者快于不吸烟者,肺栓塞患者比静脉栓塞患者快。

很多研究证明,肾脏疾病对肝素的消除及其抗凝作用无明显影响,而肝功能不全可能对肝素的消除有影响。但也有资料表明,肝硬化患者和晚期肾病患者$t_{1/2}$延长。肝素在不同受试者体内的药物代谢动力学参数见表22-1。

表22-1 肝素在不同受试者体内的药物代谢动力学参数

受试者	指标	剂量(U/kg)	V_d(ml/kg)	$t_{1/2}$(h)	CL[ml/(min·kg)]
正常人	Xa	75	70 ± 7	1.78 ± 0.28	0.64 ± 0.11
正常人	Xa	200	50	1.51 ± 0.57	0.38
正常人	APTT	70	45 ± 15	0.92 ± 0.22	0.56 ± 0.10
正常人	TT	75	48 ± 13	0.82 ± 0.25	0.69 ± 0.06
新生儿(孕33~36周)	Xa	100	58 ± 32	0.59 ± 0.15	1.37 ± 0.46
新生儿(孕29~32周)	Xa	100	73 ± 25	0.59 ± 0.11	1.43 ± 0.39
新生儿(孕25~28周)	Xa	100	81 ± 41	0.69 ± 0.24	1.49 ± 0.87
肥胖成年人	Xa	200	46	2.13 ± 0.56	0.25
吸烟成年人	APTT	70	47 ± 17	0.62 ± 0.16	0.86 ± 0.23
肝脏疾病	Xa	70	78 ± 12	1.33 ± 0.35	0.86 ± 0.28
肾脏疾病	Xa	67	71 ± 12	1.83 ± 0.30	0.60 ± 0.13
肺内栓塞	Xa	75	68 ± 15	1.33 ± 0.32	0.8 ± 0.23
肺内栓塞	APTT	70	48 ± 24	0.86 ± 0.34	0.70 ± 0.34
血栓性静脉炎	Xa	76	62 ± 11	1.77 ± 0.47	0.55 ± 0.19
血栓性静脉炎	APTT	70	123 ± 68	1.16 ± 0.27	1.30 ± 0.57

注:Xa,活化凝血因子X;APTT,激活的部分凝血时间;TT,凝血酶时间

目前,尚无适当的药物代谢动力学模型来描述肝素体内处置过程,目前已报道的文献中,大部分以简单的一级动力学消除、一室模型来描述。

【体液药物浓度测定】 目前尚无直接、可靠的化学方法测定肝素体液浓度,均是通过抗凝活性的测定确定肝素的活性或浓度,并用于计算其药物代谢动力学参数。

1. 血凝时间测定法 根据肝素浓度与血凝时间的相关性,通过测定肝素所产生的抗凝作用,判断其凝固点,测得血凝时间,进而得到肝素浓度。

(1) 激活的部分凝血活酶时间(activated partial thromboplastin time,APTT):为临床实验室常规监测肝素治疗作用的检测指标,具有快捷、重现性良好的优点。

(2) 凝血酶时间(thrombin time,TT):也是常用的监测肝素治疗作用的测定指标,其灵敏度高,可检测较低浓度的肝素。

(3) 激活凝固时间(activated coagulation time,ACT):虽然 ACT 对低浓度肝素的灵敏度比 APTT 和 TT 低,但检测简便、快捷,可以在手术室或床边进行,是血液透析和心脏外科体外循环时监测肝素剂量的最常用指标。

2. 生色底物的测定法 通过引入生色底物(chromogenic substrates)提高了用自动化系统测定肝素浓度的准确性,特异性强,为近年来的常用方法。该法还可用于低分子量肝素的测定。目前常用的生色底物有 Chromozym TH(Tos-Gly-Pro-Arg-pNA)、S-2238(H-D-Phe-Pip-Arg -pNA)、S2765(N-α-Z-D-Arg-Gly-Arg-pNA·2HCl) 和 S-2222(N-Bz-Ile-Glu-Arg-pNA),前两者用于凝血酶的测定,后 2 种用于测定 Xa 因子。一般认为,肝素对凝血酶的抑制反映了其抗凝血活性,其抗 Xa 因子活性反映了抗血栓效应。

【药物代谢动力学的药物相互作用】

1. 肝素是酸性药物,不能与碱性药物合用。维生素 K、维生素 C、四环素、洋地黄毒苷类、抗组胺药可拮抗肝素的抗凝作用。

2. 与地西泮、磺酰脲类药物合用,肝素可增加两者作用,可能与肝素竞争性置换血浆蛋白结合部位药物,使其游离型浓度增加有关。吸烟者肝素的清除加快,可能由于烟草诱导CYP 酶使其代谢加快。大量饮酒后使用肝素,出血的危险性增加。

3. 硝酸甘油和肝素同时静脉给药时,可导致肝素活性下降;如先用肝素再给予硝酸甘油,两者则无相互作用。

低分子量肝素

低分子量肝素(low molecular weight heparins,LMWH)是指分子量低于 6.5kD 的肝素,可由普通肝素直接分离或降解后再分离而得。LMWH 具有选择性抗凝血因子 Xa 活性,而对凝血酶及其他凝血因子的影响较小。LMWH 分子链较短,不能与 AT-Ⅲ和凝血酶同时结合形成复合物,因此主要对 Xa 发挥作用。LMWH 分子量越低,抗凝作用越强,使抗血栓作用与出血作用分离,既保持了肝素的抗血栓作用,又降低了出血的风险。LMWH 体外作用的强弱常以抗因子 Xa/抗因子Ⅱa 的比值表示。一般认为该值越大,则抗血栓作用越强,出血倾向越小。标准品的 LMWH 比值为 2:1~4:1;如依诺肝素钠的比值大于 4,替地肝素钠的比值为 2.7。

与普通肝素相比,LMWH 具有作用强、皮下注射易吸收,不良反应少等优点(表 22-2),已广泛用于防治深部静脉血栓、血液透析、心脏外科手术的体外循环、DIC、急性心肌梗死等,有代替肝素的趋势。目前临床常用的 LMWH 制剂有:依诺肝素(enoxaparin),替地肝素(tedelparin),弗希肝素(fraxiparin),洛莫肝素(lomoparin)等。

表 22-2 低分子量肝素与普通肝素的比较

特征	普通肝素	低分子量肝素
平均分子量	15kD	4~6kD
抗 Xa 活性	++	++++
抗 IIa 活性	++++	++
与血管内皮结合	能	不能
与血小板结合	能	不能
致血小板减少	++++	++
增加血管通透性	能	不能
对鱼精蛋白的作用	++++	+
活化纤溶酶的作用	+	+++
吸收率	低	高
半衰期	短	较长
作用持续时间	短	长,约 24h
监测	需要	一般不需要

【体内过程】LMWH 的药物代谢动力学由其血浆抗 Xa 因子活性确定。LMWH 如依诺肝素和替地肝素皮下注射吸收迅速、完全,吸收率为 80%~90%,高于普通肝素的 15%~25%,血药浓度达峰时间为 3~4 小时,血浆半衰期约 4 小时。静脉注射后 3 分钟起效,最大效应时间为 2~4 小时;半衰期约 2 小时。老年人的血浆半衰期延长,为 6~7 小时;慢性肾衰竭、接受血液透析患者静脉注射本品的血浆半衰期为 4~5 小时,比肝素显著延长 3~4 倍;血液透析时,长期使用不会导致药物蓄积而引起出血现象。

【药物代谢动力学】据研究报道,12 位健康志愿者给予依诺肝素(40mg)单次或连续 4 天后,主要的药物代谢动力学参数如下:T_{max} 约为 4.0 小时和 3.0 小时,AUC_{0-24} 分别为 (3.68 ± 0.21) 和 (4.31 ± 0.26) h·U/ml,CL/F 分别为 (1.0 ± 0.16) 和 (0.98 ± 0.25) L/h,$t_{1/2\gamma}$ 分别为 5.71 小时和 6.87 小时。

华 法 林

华法林(warfarin)为香豆素类衍生物,是目前应用最广泛的口服抗凝药,常用其钠盐。华法林化学结构与维生素 K 相似(图 22-1),可抑制维生素 K 在肝内由环氧化物向氢醌型转化,从而阻止维生素 K 的反复利用。维生素 K 为 γ-羧化酶的辅酶,其循环受阻影响含有谷氨酸残基的凝血因子 II、VII、IX、X 的前体和抗凝蛋白 C 及抗凝蛋白 S 的 γ-羧化过程,使这些因子的前体不能活化,从而影响凝血过程。对已经合成的上述因子无直接抑制作用,必须

等这些因子耗竭后才发挥抗凝作用,因此本品仅在体内有效,起
效缓慢,且停药后药效可持续较长时间。此外,华法林尚具有抗
血小板聚集的作用。本品可常规用于防治血栓栓塞性疾病如心
房纤颤、心脏瓣膜病所致的栓塞;髋关节手术患者应用可降低静
脉血栓的发生率。尚可与肝素合用于静脉血栓和肺栓塞的防治;
也可与抗血小板药合用,以减少风湿性心脏病、人工瓣膜置换及
外科大手术的静脉血栓发生率。

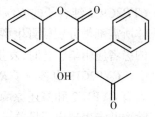

图 22-1　华法林的化学结构

【体内过程】胃肠道吸收迅速、完全,2~8 小时血药达峰浓度,吸收率几乎为 100%,胃肠
内的食物可降低其吸收率。本药也能从皮肤吸收,可肌内注射。其蛋白结合率约 99%;表观
分布容积很小,约为 0.1L/kg。能通过胎盘,但基本不经乳汁分泌。华法林为消旋混合物,R-
和 S- 同分异构体均在肝脏代谢,代谢产物没有或几乎没有活性,主要经肾排出,也可经由胆
汁、粪便排泄。华法林用药 12~18 小时后出现抗凝作用,24~48 小时作用达峰值,持续 3~5 天,
半衰期为 42~54 小时。

【药物代谢动力学】12 名健康志愿者单剂量口服华法林 25mg 后,R- 华法林和 S- 华法
林的 T_{max} 均为 0.5~4 小时,C_{max} 分别为 $(1.53 \pm 0.25)\mu g/ml$ 和 $(1.53 \pm 0.28)\mu g/ml$,$AUC_{0-\infty}$ 分别为
$(90.6 \pm 17.0)\mu g \cdot h/ml$ 和 $(42.3 \pm 12.8)\mu g \cdot h/ml$,$t_{1/2}$ 分别约为 48 小时和 28 小时。

10 名基因型均为 $CYP2C9\ *1/*1$ 的健康志愿者静脉注射华法林 7.5mg 后,R- 华法林和 S-
华法林的 T_{max} 均为 1~2 小时,C_{max} 分别为 $(329 \pm 70)ng/ml$ 和 $(375 \pm 116)ng/ml$,$t_{1/2}$ 分别为 (39.4 ± 6.1)
小时 和 (49.0 ± 8.7) 小时,CL/F 分别为 $(5.9 \pm 1.1)ml/(kg \cdot h)$ 和 $(2.7 \pm 0.6)ml/(kg \cdot h)$,$AUC_{0-12h}$ 分
别 为 $(2250 \pm 340)ng \cdot h/ml$ 和 $(2850 \pm 460)ng \cdot h/ml$,$AUC_{0-120h}$ 分 别 为 $(7600 \pm 950)ng \cdot h/ml$ 和
$(15\ 200 \pm 2500)ng \cdot h/ml$,$AUC_{0-\infty}$ 分别为 $(8420 \pm 1090)ng \cdot h/ml$ 和 $(18\ 600 \pm 3400)ng \cdot h/ml$。

【体液药物测定】可用高效液相色谱法测定华法林浓度。常用色谱条件如下。

1. 高效液相色谱紫外检测法　①色谱柱为 C_{18}(150mm × 4.6mm,5μm),流动相为磷酸二
氢钾缓冲液(0.01mol/L,pH3.3)- 乙腈(42∶58,V/V),流速 1.0ml/min,检测波长 210nm,室温。
保留时间及峰形受流动相 pH 影响。②色谱柱为 C_{18}(150mm × 4.6mm,5μm),柱温 30℃,流动
相为乙腈 -5% 磷酸(38∶62,V/V),流速 1.0ml/min,检测波长 205nm。进样量 20μl。

2. 高效液相色谱荧光检测法　色谱柱为 C_{18} 柱(150mm × 4.6mm,5μm),C_{18} 保护柱
(12.5mm × 4.6mm,5μm),柱温 25℃,流动相为磷酸盐缓冲液(磷酸二氢钠 25mol/L,pH=7)- 乙
腈 – 甲醇 =(70∶25∶5,V/V),流速 1.2ml/min。激发波长为 310nm,发射波长为 390nm。进
样量 20μl。

【基因多态性】

1. 代谢酶的基因多态性　华法林为消旋药物,R- 华法林与 S- 华法林均有活性,但 S- 华
法林的抗凝活性比 R- 华法林强 3 倍以上,且消除较快。85% 以上的 S- 华法林在人肝脏中
由 CYP2C9 催化,主要代谢途径是 6′- 和 7′- 羟化。对于 6′- 羟化代谢途径,尚有 CYP3A4 参
与,但其仅处于次要地位。R- 华法林的代谢途径较为复杂,其 10′- 羟化代谢由 CYP3A4 介导,
而 6′-、7′- 和 8′- 羟化代谢则由 CYP2C19、CYP1C2 或其他的酶如细胞液或线粒体中的酮还原
酶参与。

CYP2C9 具有基因多态性,$CYP2C9*2$、$CYP2C9*3$ 突变可造成该酶活性降低。
$CYP2C9*3$ 杂合子、$CYP2C9*3$ 纯合子患者所需华法林的平均剂量仅分别约为野生型

CYP2C9*1 纯合子的 60% 和 10%。*CYP2C9*2* 突变存在着类似现象,突变杂合子、纯合子个体所需剂量分别较野生型纯合子低 15%~20% 和 40%。因此,携带 *CYP2C9*2* 和 *CYP2C9*3* 的患者应用华法林时,发生出血等并发症的概率明显高于野生型纯合子。

CYP2C19 也参与了 *R*- 华法林的 8′- 羟化代谢,其也具有遗传多态性,但由于该代谢过程尚有 CYP1C2 和酮还原酶参与,因此 CYP2C19 的强代谢者、弱代谢者体内的华法林口服清除率并未表现出明显差异。

2. 维生素 K 环氧化物还原酶基因多态性　　维生素 K 环氧化物还原酶(vitamin K epoxide reductase,VKOR)主要由维生素 K 环氧化物还原酶复合体亚单位 1(*VKORC1*)基因所编码,*VKORC1* 的基因多态性显著影响华法林的用药剂量。

鉴于 CYP2C9 和 VKORC1 的基因多态性与临床用药剂量关系密切,确定患者基因型有助于制订合理用药方案。

【药物代谢动力学的药物相互作用】很多药物可与华法林产生药物代谢动力学过程的相互作用,使华法林药物作用发生改变,概括如下:①吸收过程,考来烯胺可与华法林结合,合用时能减少本药从胃肠道吸收。②分布过程,甲苯磺丁脲、阿司匹林、保泰松、羟布宗、奎尼丁、水合氯醛、双硫醒等均可与本药竞争血浆蛋白结合部位,使华法林游离型血药浓度增高,抗凝作用增强。③代谢过程,肝药酶诱导药如苯妥英钠、苯巴比妥、格鲁米特等能加速华法林的代谢,减弱其抗凝作用;肝药酶抑制药如甲硝唑、西咪替丁、氯霉素、丙米嗪等抑制华法林的代谢,使其血药浓度增高,$t_{1/2}$ 延长。

华法林治疗窗窄,浓度过高易致自发性出血,因此口服华法林需监测凝血酶原时间(PT)及国际标准化比值(INR),并使 INR 保持在 2~3。

【临床案例 22-1】

患者,女,47 岁。主动脉瓣置换术后 3 年,行华法林 5mg/d 抗凝治疗。后因上呼吸道感染,加用红霉素进行抗菌治疗,几天后患者出现出血倾向,查 INR 为 3.3。试分析该患者出现不良反应的原因。

【案例分析】

华法林是患者心脏瓣膜修复术后的常规抗凝药,该患者合用红霉素后有出血倾向,INR 超过 3,提示华法林效应增强,可能与红霉素抑制华法林代谢有关。长期应用华法林进行治疗的患者,为保证疗效、减少不良反应,应避免使用 CYP 的抑制剂或诱导剂,必须应用时应密切监测患者的 INR,及时调整剂量。此外,CYP2C9 和 VKORC1 基因多态性对其维持剂量存在影响,测定患者基因型有助于制订个体化用药方案。

二、直接抑制凝血酶药

直接抑制凝血酶药是指能直接与凝血酶结合,阻碍酶与其底物结合,防止纤维蛋白形成,并抑制凝血酶介导的凝血因子(V、Ⅷ、Ⅸ)激活和血小板活化的一类生物活性物质。此类药物既可如肝素一样直接灭活游离的凝血酶,也可灭活与纤维蛋白结合的凝血酶,抗凝活性更强,在生物学和药物代谢动力学上都明显优于其他抗凝药。

水 蛭 素

水蛭素(hirudin)是 20 世纪 50 年代从活血化瘀药水蛭或其唾液腺中分离纯化的一种重要成分。天然水蛭素有多种变异体,主要的 3 种分别定名为 HV1、HV2 和 HV3,均为由 65~66 个氨基酸组成的单链多肽,分子中含有 3 个双硫键,分子量约为 7000。20 世纪 90 年代初,国外采用基因工程技术成功地获得重组水蛭素(r-hirudin,rH),其均为 HV1 的同系物,仅在第 63 位的酪氨酸缺少硫酸基。研究表明,天然和重组水蛭素的药理活性和药物代谢动力学十分相近,故两者统称水蛭素。

水蛭素的氨基末端区经过疏水性反应与凝血酶阳性结合部位相结合,其羧基末端区通过离子型结合与凝血酶阴离子结合部位相结合;其 Pro46-Lys47-Pro43 区与凝血酶主要的活性中心相结合。这种紧密结合使"水蛭素 - 凝血酶复合物"的形成几乎是不可逆的,是迄今为止最强的特异性凝血酶抑制剂。γ - 水蛭素对凝血酶的各种生物活性都有阻断作用。大剂量对血小板亦有抑制作用,且不受肝素酶、内皮细胞、纤维蛋白单体、血浆蛋白质和血小板激活物的抑制,因此体外、体内均有效。此外,它既不与血浆蛋白结合,也不被血管损伤部位释放的血小板因子 4 或 vWF 中和,抗凝作用更加稳定。水蛭素主要用于预防术后血栓形成、经皮冠状动脉成形术后再狭窄、不稳定型心绞痛、也可用于弥散性血管内凝血(DIC)、深部静脉血栓、心脏手术后冠状动脉旁路血栓、急性心肌梗死后溶栓的辅助治疗及血液透析和体外循环等。

【体内过程】

1. 吸收　本药口服不易吸收,皮下注射后 1~2 小时达血药浓度峰值,吸收率约为 80%。单次皮下注射 0.1~0.75mg/kg,30 分钟后出现作用,3~4 小时作用达高峰。

2. 分布　水蛭素为水溶性,主要分布于细胞外液,不能透过血脑屏障。动物实验表明水蛭素可通过胎盘屏障,人体尚缺乏相关研究。不与血浆蛋白结合,表观分布容积为 8.9~17.2L。

3. 代谢与排泄　水蛭素在肝代谢较少。其药物代谢动力学呈二室模型,健康志愿者体内的分布和消除半衰期分别约为 10 分钟和 1.3 小时,消除为一级动力学。绝大部分水蛭素经肾排泄,其中原形约 48%,代谢物约为 35%。女性的清除率较男性低约 25%;老年人的清除率较青年人低约 20%。肾清除率与肌酐清除率呈线性关系,随肾功能障碍的严重程度下降,在肾功能严重低下者(肌酐清除率 <15ml/min)其半衰期可延长至 48 小时。

【药物代谢动力学】临床 I 期动力学资料表明,健康人静脉注射水蛭素后的动力学为开放二室模型一级动力学。其表观分布容积较小,约 0.28L/kg;$t_{1/2\alpha}$ 为 10~15 分钟;$t_{1/2\beta}$ 为 60~100 分钟;总清除率、肾清除率分别为 170ml/min 和 130ml/min,因此肾功能对其消除具有重要意义。双侧肾切除的患者半衰期可延长至 10 天;肾病患者的 AUC 值可较健康志愿者高约 30 倍;对于进行血液透析的患者,水蛭素的肾清除速率取决于透析膜孔径的大小。

研究结果表明,16 名健康志愿者皮下注射一次(0.1~0.4mg/kg)或多次(0.3~0.5mg/kg)rH后,平均消除半衰期约为 127 分钟,总清除率和肾清除率分别为 206ml/min 和 66ml/min。24 小时内,32% 的水蛭素经肾排泄。每 8 小时注射 1 次,连续 8 次注射,血浆中未见 rH 蓄积。

另有研究结果表明,健康志愿者静脉注射天然水蛭素后其药物代谢动力学属典型的二室模型,皮下注射属血管外给药一室模型,消除半衰期约为 65 分钟,表观分布容积为 17.2L,尿累积排泄量约为剂量的 56%,皮下注射给药的生物利用度约为 85%。

一项多中心研究表明,47 名健康志愿者静脉推注 rH(0.1、0.3、0.5 和 1.0mg/kg)后平均峰浓度分别为 154mol/L、443mol/L、764mol/L 和 1691mol/L;静脉滴注 0.1mg/(kg·h)6 小时,0.2mg/(kg·h)6 小时及 0.3mg/(kg·h)72 小时,其平均稳态血药浓度分别为 78nmol/L、227nmol/L 和 312nmol/L;静脉注射时 CL 为 2.20ml/(min·kg),V_{ss} 为 0.27L/kg。

【体液药物浓度测定】因水蛭素分子中缺少生色基团,紫外检测灵敏度很低,加之水蛭素缺少脂溶性,难以通过有机溶媒萃取富集,HPLC 法并不适用,常用的有生物测定法、酶联免疫吸附测定法、放射性核素标记示踪法。

1. 生物测定法　该法是利用水蛭素与凝血酶的特异性结合,通过浓度效应曲线对水蛭素进行定量分析的一种方法。在实际应用中又分为以下几种。

(1) 凝血酶滴定法(thrombin time assay):本法利用不同梯度的凝血酶溶液滴定血纤维蛋白原和待测水蛭素的混合溶液,逐步缩小活性范围,进而测定出水蛭素活性。该方法省时,结果的重复性和准确度也较好,2005 年版《中国药典》收载了该方法。但需注意,为防止细菌污染,纤维蛋白原溶液和凝血酶需要现用现配。

(2) 凝血酶时间测定法(thrombin time assay):该法比较简单,原理为水蛭素引起凝血酶时间的延长,且该作用与水蛭素血药浓度具有相关性。方法:将 0.05ml 凝血酶溶液(20NIH-U/mi)加入到 0.2ml 血样后测定血凝时间,根据延长 TT 并借助标准曲线计算本药浓度。

(3) 生色凝血酶底物法(chromogenic thrombin substrate assay):本法利用生色底物测定系统中剩余凝血酶的酰胺水解活性,从而间接定量血浆中水蛭素。通常采用 Chromozym TH,凝血酶使其酰胺键水解,从而释放出在 405nm 处有特征吸收的生色物质 4- 硝基苯胺。水蛭素能抑制凝血酶的上述反应,并呈一定的定量关系。此法适用浓度范围广,灵敏度较高,检出限低至 10nmol/L。但在血浆中测定重组水蛭素时,必须使用经酸、热预处理的血浆样品以排除血浆中 AT- Ⅲ 和纤维蛋白原对水蛭素测定的干扰。

(4) 蝰蛇毒凝血时间测定法(ecarin clotting time assay,ECTA):蝰蛇毒(ecarin)是自 *Echis carinatus* 蛇毒中提取纯化的一种酶,能直接激活凝血酶原生成中间体 meizothrombin,后者具备蛋白水解活性,可使纤维蛋白原生成纤维蛋白。水蛭素通过与 meizothrombin 结合,抑制其活性而引起 ECT 延长,且 ECT 的延长与水蛭素浓度具有极好的相关性。该法简单、快速、可靠、灵敏,线性范围很宽(20~4000ng/ml),且不受肝素干扰,广泛应用于实验室和临床。但本法受血液中凝血酶浓度的影响,对于凝血酶原缺乏症和给予口服抗凝药的患者,应采用生色凝血酶底物法。

2. 免疫学测定法　多采用酶联免疫吸附测定法(ELISA),其利用水蛭素具有的半抗原性,将抗原、抗体反应的特异性与酶的高效催化作用原理有机地结合。由于其具有操作简便、灵敏度高、特异性强等优点,目前已被广泛应用到药物代谢动力学研究。

3. 放射性核素标记示踪法　放射性核素标记法是目前测定蛋白和多肽类药物最常用的体内分析方法之一,但由于测定的是总放射活性,不能代表水蛭素的血浆浓度。因此,本法必须配合其他分离手段如凝血酶亲和层析等应用,以提高其特异性。

第二节　抗血小板药

抗血小板药(platelet inhibitors)又称血小板抑制药,是抑制血小板黏附、聚集和释放等功能的药物。当血管壁损伤时,血小板与损伤的血管内皮接触,进而引起血小板黏附、聚集和释放反应,是血栓形成的触发步骤。因此,抗血小板药对防治血栓形成具有重要意义。

阿 司 匹 林

阿司匹林(aspirin,乙酰水杨酸)最早作为解热镇痛药,后发现其可抑制血小板聚集。阿司匹林的化学结构见图 22-2。小剂量(40~80mg)阿司匹林与 COX-1 氨基酸序列第 530 位丝氨酸残基结合使之乙酰化,不可逆地抑制 COX-1 的活性,进而抑制血小板和血管内膜 TXA_2 的合成,显著降低 TXA_2 水平;阿司匹林在较大剂量时(0.3g)还能抑制血管内皮 PGI_2 合酶的活

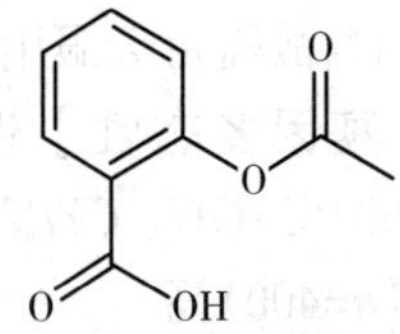

图 22-2 阿司匹林的化学结构

性而减少 PGI_2 的合成。另外,它还可使血小板膜蛋白乙酰化,并抑制血小板膜酶,也有助于抑制血小板功能。阿司匹林可防治冠状动脉性疾病、心肌梗死、脑梗死、深静脉血栓形成等;可减少缺血性心脏病发作和复发的危险;也可降低一过性脑缺血发作患者的卒中发生率和病死率。

【体内过程】

1. 吸收 口服后小部分在胃、大部分在小肠迅速吸收,0.5~2 小时达血药浓度峰值,吸收率约为 68%。

2. 分布 吸收后以水杨酸盐的形式迅速分布至全身组织,包括关节腔及脑脊液,并可通过胎盘。阿司匹林血浆蛋白结合率低,但水杨酸盐与血浆蛋白结合率高,可达 80%~90%,可与其他药物竞争蛋白结合位点,发生药物相互作用。

3. 代谢和排泄 在吸收过程中与吸收后,迅速被胃黏膜、血浆、红细胞及肝中的酯酶水解为水杨酸。因此,吸收后 0.5 小时仅有 25% 口服量的药物呈原形,浓度较低。阿司匹林的清除率约为 9.3ml/(min·kg),半衰期为 15~20 分钟。大部分水杨酸在肝内氧化代谢,其代谢产物与甘氨酸或葡萄糖醛酸结合后由肾脏排泄。排泄速度和量与尿液 pH 有关,在碱性尿时可排出 85%,但在酸性尿时仅排出 5%,服用碳酸氢钠可以加快其排泄速度。口服小剂量阿司匹林(1g 以下)时,水解产物水杨酸量较少,其按一级动力学消除,血浆半衰期 2~3 小时;当阿司匹林剂量达 1g 以上时,水杨酸生成量较多,其消除由一级动力学转变为零级动力学,血浆半衰期延长至 15~30 小时;如剂量再增大,血中游离水杨酸浓度将急剧上升,可出现中毒症状。

【药物代谢动力学】18 名健康志愿者口服阿司匹林肠溶片 25mg 后,体内水杨酸的主要药物代谢动力学参数如下:C_{max} 为(1495.88 ± 334.32)μg/ml,T_{max} 为(5.89 ± 1.40)小时,$t_{1/2}$ 为(2.20 ± 0.54)小时,$AUC_{0-\infty}$ 为(5851.74 ± 887.28)μg·h/ml,CL/F 为(4.32 ± 0.68)L/h,V_d/F 为(13.58 ± 3.13)L。

10 名健康志愿者口服阿司匹林肠溶片和缓释片 50mg 后的药物代谢动力学研究结果表明:单剂量用药后,肠溶片和缓释片 T_{max} 分别为(5.56 ± 0.80)小时和(5.39 ± 1.14)小时,C_{max} 分别为(7.96 ± 1.65)μg/ml 和(3.03 ± 0.22)μg/ml,AUC_{0-24h} 为(64.53 ± 8.86)μg·h/ml 和(66.49 ± 12.55)μg·h/ml,缓释片的相对生物利用度为 103.49% ± 12.32%;多剂量口服肠溶片和缓释片达稳态后 C_{min} 分别为(0.54 ± 0.20)μg/ml 和(1.25 ± 0.27)μg/ml,C_{max} 分别为(6.86 ± 1.09)μg/ml 和(3.29 ± 0.41)μg/ml,AUC_{0-24h} 为(67.13 ± 11.32)μg·h/ml 和(71.13 ±

14.79)μg·h/ml,血药浓度波动系数(*FI*)分别为 1.73 ± 0.16 和 0.86 ± 0.23。

一般临床剂量的阿司匹林血药浓度可达 30~50μmol/L,此浓度即可抑制血小板聚集。口服 0.3~0.6g 后对 COX-1 的抑制作用可达 24 小时,抑制血小板聚集作用可达 2~7 天,与其不可逆的乙酰化作用有关。但循环中的血小板每日约有 10% 的更新,阿司匹林的作用仅维持 36 小时,故需每天服用。

【基因多态性】近期有研究表明,阿司匹林诱导的小肠出血患者(*n*=37)*CYP4F11*(rs1060463)*GG*、*CYP2D6*(rs28360521)*GG*、*CYP24A1*(rs4809957)T 等位基因突变频率较对照组(*n*=400)高。

【体液药物浓度测定】阿司匹林活性代谢产物水杨酸测定方法很多,早期多采用分光光度计法,现多用色谱法,包括高效液相色谱紫外检测法(HPLC-UV)、高效液相色谱荧光检测法(HPLC-FLU)等。

1. 高效液相色谱紫外检测法　色谱条件很多:①色谱柱为 C_{18} 柱(250mm×4mm,10μm),流动相为甲醇 - 水(6∶4),检测波长 233nm,流速 2.0ml/min,进样量为 20μl。②色谱柱为 C_{18} 柱(250mm×4.6mm,5μm),流动相为水 - 乙腈 - 磷酸(650∶350∶2),检测波长 228nm,流速 1.0ml/min,进样量为 20μl。

2. 高效液相色谱荧光检测法　色谱条件如下:Zorbax SB-C_{18} 色谱柱(150mm×4.6mm,5μm),流动相为 0.02mol/L 乙酸胺(冰醋酸调 pH2.2)- 乙腈 - 四氢呋喃(65∶30∶5),流速 1.0ml/min。激发波长为 300nm,发射波长为 405nm。

【药物代谢动力学的药物相互作用】常见的药物代谢动力学相互作用如下:水杨酸可从血浆蛋白结合部位置换香豆素类抗凝药、磺酰脲类降糖药,增强上述药物作用,甚至出现出血、低血糖等不良反应。水杨酸也可抑制甲氨蝶呤从肾小管分泌,使其浓度增高,毒性增强;呋塞米则可使水杨酸经肾小管分泌减少而造成蓄积中毒。氨茶碱、碳酸氢钠等碱性药物可碱化尿液,促进水杨酸经肾排出,降低其血药浓度,降低其疗效;酸性药物则可酸化尿液,减少水杨酸排泄,增加其血药浓度。此外,阿司匹林也可以与其他药物发生药效学的相互作用,如与肾上腺皮质激素合用时,不但竞争血浆蛋白结合的相互作用,又有药效学的相互作用,更易诱发溃疡及出血。

氯 吡 格 雷

氯吡格雷(clopidogrel)为噻吩并吡啶药物(图 22-3),为腺苷二磷酸(ADP)受体拮抗剂。ADP 是血小板激活、聚集效应放大的重要激动剂,通过阻断 ADP 受体来抑制血小板作用,已经成为阻止病理性血栓形成的重要手段。氯吡格雷体外无抗栓活性,其活性代谢产物可选择性、不可逆地与 ADP 受体结合,抑制 ADP 与其膜受体结合,使与之耦联的糖蛋白Ⅱb/Ⅲa

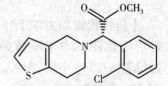

图 22-3　氯吡格雷的化学结构

受体的纤维蛋白原结合点不能暴露,而使纤维蛋白原无法与糖蛋白Ⅱb/Ⅲa 受体结合,达到抗血小板聚集的作用;另外,此药可选择性地降低血小板膜选择素(P-selectin)的表达而抑制血小板活化,还可防止血管内膜增厚。因此,治疗血栓形成性疾病较阿司匹林更有效。氯吡格雷临床主要用于脑卒中、心肌梗死和外周动脉疾病等;还可用于冠状动脉支架置入术后,以预防血栓形成。

【体内过程】

1. 吸收　氯吡格雷口服后迅速吸收,原形和其优势代谢产物氯吡格雷酸达峰时间均约1 小时。吸收率约为 50%,食物和抗酸剂对其无明显影响。P- 糖蛋白活性是影响十二指肠吸收的主要因素。

2. 分布　氯吡格雷及代谢物蛋白结合率均较高,分别约为 98% 和 94%。

3. 代谢　该药在体外无生物活性。吸收后,约 85% 在肠道经酯酶水解为无活性的羧酸衍生物氯吡格雷酸(优势代谢产物);约 15% 通过肝脏 CYP 酶经两步代谢为含巯基活性代谢产物,第一步氧化过程 CYP1A2、CYP2B6 和 CYP2C19 的作用分别约占 35.8%、19.4%和 44.9%,第二步氧化过程 CYP2B6、CYP2C9、CYP2C19 和 CYP3A4 的作用分别约占 32.9%、6.76%、20.6% 和 39.8%。活性代谢产物中的巯基具有较高的反应活性,一旦生成,便迅速与血浆中的蛋白结合或与其他巯基化合物形成二聚体,难以测定。

4. 排泄　代谢物主要通过肾脏和粪便排泄,无论是单剂量还是连续给药,代谢物的血浆清除半衰期均为 7~8 小时。

【药物代谢动力学】 健康志愿者单剂量口服氯吡格雷(50~150mg)后,其代谢物的峰浓度(C_{max})及 AUC 与剂量呈线性相关,连续服药 3~8 天后,代谢物达稳态。老年人和年轻人的药物代谢动力学特征有所不同,但出血时间无显著差异,故老年人应用无须调整剂量。

23 名健康男性受试者口服国产和进口氯吡格雷各 150mg 后,主要的药物代谢动力学参数如下：$t_{1/2}$ 分别为 (6.57 ± 3.18) 小时和 (6.96 ± 3.92) 小时；T_{max} 分别为 (0.74 ± 0.3) 小时和 (0.85 ± 0.34) 小时；C_{max} 分别为 (3.07 ± 3.63)ng/ml 和 (2.67 ± 2.35)ng/ml；AUC_{0-t} 分别为 (4.75 ± 4.68)ng·h/ml 和 (4.60 ± 4.20)ng·h/ml；$AUC_{0-\infty}$ 分别为 (5.08 ± 4.78)ng·h/ml 和 (4.86 ± 4.25)ng·h/ml；F 为 112.8% $\pm$ 42.4%。

【基因多态性】 多项研究表明,与野生型个体相比,携带 *CYP2C19*2*、*CYP2C19*3* 变异等位基因(杂合和纯合子)的患者,活性代谢物的暴露量低于两种野生型等位基因携带型；在弱代谢、中间代谢、强代谢和超强代谢者中酶活性存在明显的梯度效应。2009 年 5 月,美国FDA 修改了氯吡格雷的说明书,突出了 CYP2C19 基因型对氯吡格雷药物代谢动力学、药效学和临床反应的影响。

研究表明,CYP2B6 功能下降等位基因携带者活性代谢产物的浓度下降了约 15.7%,然而该结论并未得到其他研究证实。目前关于 CYP3A4、CYP2C9、CYP1A2 基因多态性对氯吡格雷代谢的影响尚未有一致结论。

【体液药物浓度测定】 多采用高效液相色谱 - 质谱联用法测定血浆中氯吡格雷及其优势代谢产物氯吡格雷酸的浓度。

1. 血浆氯吡格雷浓度测定　色谱柱为 C_{18} 色谱柱(150mm × 3.9mm,5μm);流动相为乙腈 -5mmol/L 醋酸铵水溶液(含 0.1% 甲酸)(80：20),流速为 1.0ml/min。质谱正离子方式检测,用于定量分析的离子反应分别为 *m/z* 322.1 → 212.1(氯吡格雷)、*m/z* 264.1 → 125.1(噻氯匹定)。血浆样品加入噻氯匹定(内标),旋涡混匀后加入叔丁基甲醚,再旋涡混合 3 分钟。离心 1 取上清液,水浴下氮气吹干;残留物用流动相溶解,进样 20μl。

2. 血浆氯吡格雷酸测定　方法较多,举例如下。

(1) 方法 1：色谱柱为 C_{18} 色谱柱(150mm × 3.9mm,5μm),流动相为甲醇 –2.5mmol/L 醋酸铵水溶液(含 0.1% 甲酸)(62：38);流速为 0.8ml/min。质谱正离子方式检测,用于定量分析

的离子反应分别为 m/z 308.1 → 198.1（氯吡格雷酸）、m/z 264.1 → 125.1（噻氯匹定）。血浆样品加入噻氯匹定（内标）和甲醇，涡旋混匀后高速离心，吸取上清液，加入混匀，进样 5μl。

（2）方法 2：色谱柱为 C_{18}（4.6mm × 150mm，5μm）；流速为 0.3ml/min；柱温 30℃。流动相为乙腈 -0.1% 甲酸，梯度洗脱：0 分钟，10% 乙腈；4 分钟，80% 乙腈；13 分钟，80% 乙腈；14 分钟，10% 乙腈；18 分钟，停止；进样量 10μl。质谱条件：ESI（电喷雾离子源），正离子检测，MRM 模式。多反应监测（MRM）扫描方式定量，（m/z）为 m/z 308.1 → 198.1（氯吡格雷酸）和 m/z 383.2 → 337.0（氯雷他定）。血浆样品加入内标（氯雷他定），混匀后再加入乙酸乙酯：正己烷（4：1）和 HCl（2mol/L），旋涡混匀后高速离心，取上清液氮气吹干，再用甲醇复溶。进样量 10μl。

【药物代谢动力学的药物相互作用】

1. 质子泵抑制剂可抑制 CYP2C19 介导的氯吡格雷活性，可能是氯吡格雷无反应的一个因素，因为两者都是该酶底物，PPIs 是该酶的抑制剂。

2. 红霉素、泰利霉素、酮康唑等可抑制其代谢，可能降低其作用，反之，利福平可加快氯吡格雷代谢增强其效应。

【临床案例 22-2】

患者，男，43 岁。以"发作性胸痛 2 个月"为主诉入院。2 个月前患者无明显诱因发作胸痛，伴有胸闷、心悸，无发热、出汗，无恶心、呕吐，经休息不缓解，来就诊。初步诊断为"冠心病"。进行相关检查后行"经皮冠状动脉介入术"，术后给予氯吡格雷、阿司匹林、低分子肝素等药物治疗。该患者治疗过程中需注意哪些问题？

【案例分析】

氯吡格雷药物代谢酶 CYP2C19 影响活性产物的生成，测定 *CYP2C19*2 和 *3* 基因型患者酶活性降低，难以将该药转化成活性物质发挥作用，需要更换其他药物。此外，该药也经 CYP3A4 代谢，红霉素、酮康唑等 CYP3A4 抑制剂可减慢其代谢，如需合用应注意调整用药方案。

第三节　纤维蛋白溶解药

纤维蛋白溶解药（fibrinolytics）可使纤维蛋白溶解酶原（plasminogen，纤溶酶原）转变为纤维蛋白溶酶（plasmin，纤溶酶），后者通过降解纤维蛋白和纤维蛋白原限制血栓增大和溶解血栓。故本类药物又称为血栓溶解药。

组织型纤溶酶原激活物（t-PA）

组织型纤溶酶原激活物（tissue-type plasminogen activator，t-PA）是由血管内皮细胞合成的、高效特异的生理性溶血栓药物（又称天然 t-PA），属丝氨酸蛋白水解酶，能选择性地将血栓上的纤维蛋白溶酶原变成纤维蛋白溶酶，从而使血栓溶解。t-PA 最初由人子宫和黑色素瘤细胞培养液中分离提取，现可用 DNA 重组技术制备，即阿替普酶（alteplase，rt-PA）。t-PA 具有高度的血栓纤维蛋白亲和力和选择性，对血液循环的纤溶系统几无影响，因此血液中纤维蛋白原浓度改变较小，虽仍可产生出血倾向，但不至于发生全身性血液失凝状态。临床主要用于急性心肌梗死、肺栓塞和脑栓塞的溶栓治疗,使阻塞血管再通疗效优于链激酶,且不良反应小,是较好的第二代溶栓药。

t-PA 也存在明显不足,如再栓塞、颅内出血和价格昂贵等。近年来,通过结构改造研制了一系列 t-PA 的突变体、嵌合体及抗体连接物,即新型的 t-PA,如阿尼普酶(anistreplase)、瑞替普酶(reteplase,r-PA)和替尼普酶(tenecteplase,TNK-PA)等,具有选择性溶栓、半衰期长、用药剂量小和不良反应少等优点。

【体内过程】本药口服无效。rt-PA 主要在肝中代谢,分布半衰期约 4 分钟,消除半衰期约 1 小时,需静脉滴注维持药效。

【药物代谢动力学】

1. t-PA 健康人体药物代谢动力学　很多研究表明,rt-PA 在健康人体内分布及其消除很快,$t_{1/2\alpha}$ 为 3~6 分钟,$t_{1/2\beta}$ 为 30~55 分钟,其血浆浓度与滴注速率有关。表观分布容积较小,约 7L,清除率为 630~1200ml/min。受试者 30 分钟内静脉滴注 rt-PA 0.25mg/kg,主要药物代谢动力学参数如下:C_{max} 约为 973ng/ml,CL 约为 687ml/min,$t_{1/2\alpha}$ 约为 3.3 分钟,$t_{1/2\beta}$ 约为 26 分钟,V 约为 3.9L。另有研究报道,当剂量为 0.25~0.5mg/kg 时,其药物代谢动力学属线性动力学。

2. t-PA 患者体内的药物代谢动力学　12 名心肌梗死患者静脉滴注 t-PA,起始 2 分钟内给予 2mg,其后 1 小时给予 50mg,再后的 1.5 小时内给予 30mg,其血药浓度资料均符合三室模型,药物代谢动力学参数平均值约为:$t_{1/2\alpha}$3.6 分钟,$t_{1/2\beta}$16 分钟,$t_{1/2\gamma}$ 为 3.7 小时,且大于 97%AUC 包含在 α 和 β 相内,清除率为 383ml/min。心肌梗死患者的 t-PA 明显低于健康受试者,可能与该药为肝血流限定性药物,心肌梗死期间肝血流受损有关。此外,该受试人群年龄较大也可能影响药物清除。rt-PA 在血栓闭塞性疾病患者的清除率报道为549ml/min,表观分布容积为 3.8L。

【体液药物浓度测定】

1. 生物活性测定法

(1) 纤维蛋白平板法:t-PA 能使纤溶酶原变成纤溶酶,后者可使纤维蛋白凝块溶解,在纤维蛋白平板出现溶解圈,可以溶解圈的大小及 t-PA 浓度制备标准曲线,求出 t-PA 活性浓度。

(2) 生色底物法:利用 t-PA 激活纤溶酶原生成纤溶酶,后者使发色底物 S-2390 释放出发色基团 PNA,PNA 显色的深浅与纤溶酶和 t-PA 浓度成正比关系。通过间接分光光度法可测定出血浆样品中的 t-PA 浓度。

2. 免疫学测定法　多采用 ELISA 法,由于其操作简便、灵敏度高,能够特异地测定游离的 t-PA,广泛用于 t-PA 药物代谢动力学研究。

3. 放射性核素标记示踪法　t-PA 临床前药物代谢动力学研究的文献中也有采用 [125]I 标记示踪法与三氯醋酸沉淀法相结合的方法进行测定。[125]I-t-PA 总放射性不能准确测定生物样品中 t-PA 浓度,结合三氯醋酸沉淀法可获得有价值的信息。

不同分析方法所得的测定结果可能不一致。通常,生物测定法测得的血浆中 t-PA 活性浓度较免疫测定法得到的血浆中 t-PA 抗原浓度低。

【药物代谢动力学的药物相互作用】硝酸甘油可增加肝脏血流量,导致本药清除增加,使其血药浓度降低及冠状动脉的再灌注减少,再灌注时间延长。

思考题

1. 肝素与低分子量肝素的主要区别是什么？
2. 简述阿司匹林的体内过程和药物代谢动力学特征。
3. 简述基因多态性对华法林、氯吡格雷代谢的影响。

（田 鑫）

第二十三章　平喘药物的药物代谢动力学

 学习要求

1. 掌握茶碱的药物代谢动力学特点。
2. 熟悉影响茶碱清除率的因素。
3. 了解茶碱体液药物浓度测定的方法及各方法特点。

第一节　概　　述

支气管哮喘(简称哮喘)主要表现为发作性或持续性喘息,可由过敏性或非过敏性疾病引起。可用平喘药进行治疗,即能作用于诱发哮喘的不同环节,缓解或预防哮喘发作的一类药物。

平喘药的用药途径较多,可以口服、静注、喷雾或吸入给药。口服给药吸收较慢,血药浓度要经过一段时间后达到稳态水平,一般仅用于预防及轻微哮喘的治疗。静脉注射作用快,可用于急性发作和哮喘持续状态,但在家庭应用极不方便。喷雾和吸入给药,使药物直接到达气管,并在气管内形成有效浓度,具有速效性,安全性和方便性的特点。临床常用的平喘药有3类,即支气管扩张药、糖皮质激素类平喘药和抗过敏平喘药。支气管扩张药包括 β_2 受体激动药、茶碱类及抗胆碱药等,其主要作用是松弛支气管平滑肌,控制喘息症状。

茶碱类支气管扩张药已在临床应用70多年,但其安全范围窄,由于其严重毒性反应,限制了它的广泛使用。近年来,治疗药物监测和临床药物代谢动力学的发展极大地提高了药物的安全性和治疗效果。现已证明,茶碱疗效、毒副作用与血药浓度有密切关系,当血药浓度超过25mg/L时,约75%患者出现毒性反应,因此茶碱是需要进行治疗药物监测的药物之一,本章重点介绍茶碱类的药物代谢动力学。

第二节　茶碱类药物

茶　　碱

茶碱(theophylline)系山茶科植物茶的叶中提得的一种生物碱,化学名称为1,3-二甲基黄嘌呤,系两性化合物,呈较明显的酸性,其 pK_a 为8.77和0.7。1888年,Kossel从茶叶中提得纯茶碱,1922年Hirsch首次描述了茶碱对支气管的作用。

茶碱药理作用广泛,尤其在平喘药中占有重要地位。茶碱的血药浓度与其疗效、毒性反应关系非常密切,因此,近年茶碱的药物代谢动力学特别是临床药物代谢动力学受到了广泛的重视。血药浓度测定已成为使用茶碱治疗的必备项目,无论在治疗的初始期还是在到达稳态血药浓度后,都应定期进行药物浓度监测。茶碱通常被制成氨茶碱等水溶性较高的盐类供药用,但在体内均解离出茶碱发挥作用,故不论何种制剂,TDM 的监测对象均为茶碱。茶碱的化学结构式如图 23-1。

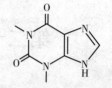

图 23-1 茶碱的化学结构

【体内过程】

1. 吸收 茶碱口服吸收迅速,但是水溶性差,口服后对胃肠道有刺激作用,所以茶碱有多种制剂。常见的制剂为其乙二胺复盐,即氨茶碱(aminophylline),以增加本药的水溶性,供临床应用。氨茶碱口服后,茶碱可迅速而完全经胃肠道吸收,约 2.5 小时达峰浓度。此外,还有与胆碱形成的复盐胆茶碱(choline theophyl-linate)以及与甘氨酸钠形成的复盐甘氨茶碱钠(theophylline sodium glycinate)。上述制剂的水溶性均增强,但不增加生物利用度。普通氨茶碱片剂的生物利用度为 75%~80%,缓释型茶碱的生物利用度可达 80%~89%。茶碱缓释剂的吸收过程受到进食时间及食物种类等的影响,如高脂饮食可明显地影响其释放过程,但不影响其吸收量。餐后服药可使其吸收时间延长,茶碱片剂的生物利用度餐前给药与餐后给药相比要少 30%~40%。进食过热的食物,由于化学和温度的改变,可使茶碱吸收减少。另外,剂量、患者的营养习惯及服用茶碱衍生物的类型等也可影响其吸收。由于吸入茶碱疗效较差,一般不主张做雾化吸入给药。虽然有茶碱的栓剂,但因直肠给药时,血药浓度不稳定,并可能诱发前列腺炎而较少应用于临床。

口服后茶碱的吸收与给药时间有一定的关系。清晨口服茶碱后达到血药浓度峰值的时间明显地短于晚间服药。同样地,早晨口服茶碱缓释片或静脉注射茶碱后药物的消除速率也高于晚间给药。因此,按照标准方案给药,晚间血药浓度就比白天高。这是时间生物学在哮喘药物应用中的一个体现。

2. 分布 与代谢和排泄相比,茶碱的分布相对比较稳定,受影响的因素很少,患者间的个体差异也不大。茶碱几乎分布在机体所有组织中,但本药在脂肪组织中没有分布。茶碱可通过胎盘和进入乳汁。正常体重个体的 V_d 为 0.436~0.482L/kg,超重个体的 V_d 为 0.379~0.382L/kg。群体药物代谢动力学表明,茶碱的 V_d 与年龄有关,如 1 周岁婴儿的平均 V_d 为 0.85L/kg,到了 5 岁减至 0.4~0.5L/kg,与成人相似。此外,其 V_d 似与血液 pH 有高度相关性,pH 越低,V_d 越小:如果 pH 下降 0.02,V_d 可减小 0.15L/kg。

3. 血浆蛋白结合 茶碱血浆蛋白结合率约为 60%,新生儿的血浆蛋白结合率为 36%。茶碱在早产婴儿、肝硬化与酸血症患者、老年人的表观分布容积稍大一些。因在这些患者体内茶碱的蛋白结合率降低游离药物浓度增加。结合率高的药物可与茶碱竞争蛋白结合位点,如果茶碱与西咪替丁、乙酰唑胺、呋塞米、戊巴比妥、奎尼丁、地西泮、水杨酸等同时给药,则血中游离型茶碱浓度可增加 18%。

4. 生物转化 90% 的茶碱在肝脏代谢,生成 3- 甲基黄嘌呤、1,3- 二甲基尿酸和 1- 甲基尿酸。人肝脏微粒体细胞色素 P450 的两个同工酶 CYP1A2 及 CYP2E1 参与茶碱的体内代谢,催化 90% 的 N- 去甲基化和 50%~60% 的 8- 羟化反应,如图 23-2。

茶碱的不同代谢途径在肝脏中以不同的代谢速率进行。茶碱经 8- 羟化生成的 1,3- 二甲基尿酸占全部代谢产物的 37%~60%;经去甲基生成两个代谢产物,其中 3- 甲基黄嘌呤占 13%~21%,1- 甲基黄嘌呤占 16%~25%,后者在尿中仅有痕量,因其迅速被黄嘌呤氧化酶代谢生成 1- 甲基尿酸;3- 甲基黄嘌呤的生成是可饱和的,该可饱和性代谢可引起茶碱的非线性动力学行为。3- 甲基黄嘌呤的松弛气道平滑肌作用强度为茶碱的 50%,该代谢物与茶碱的平喘作用有关。

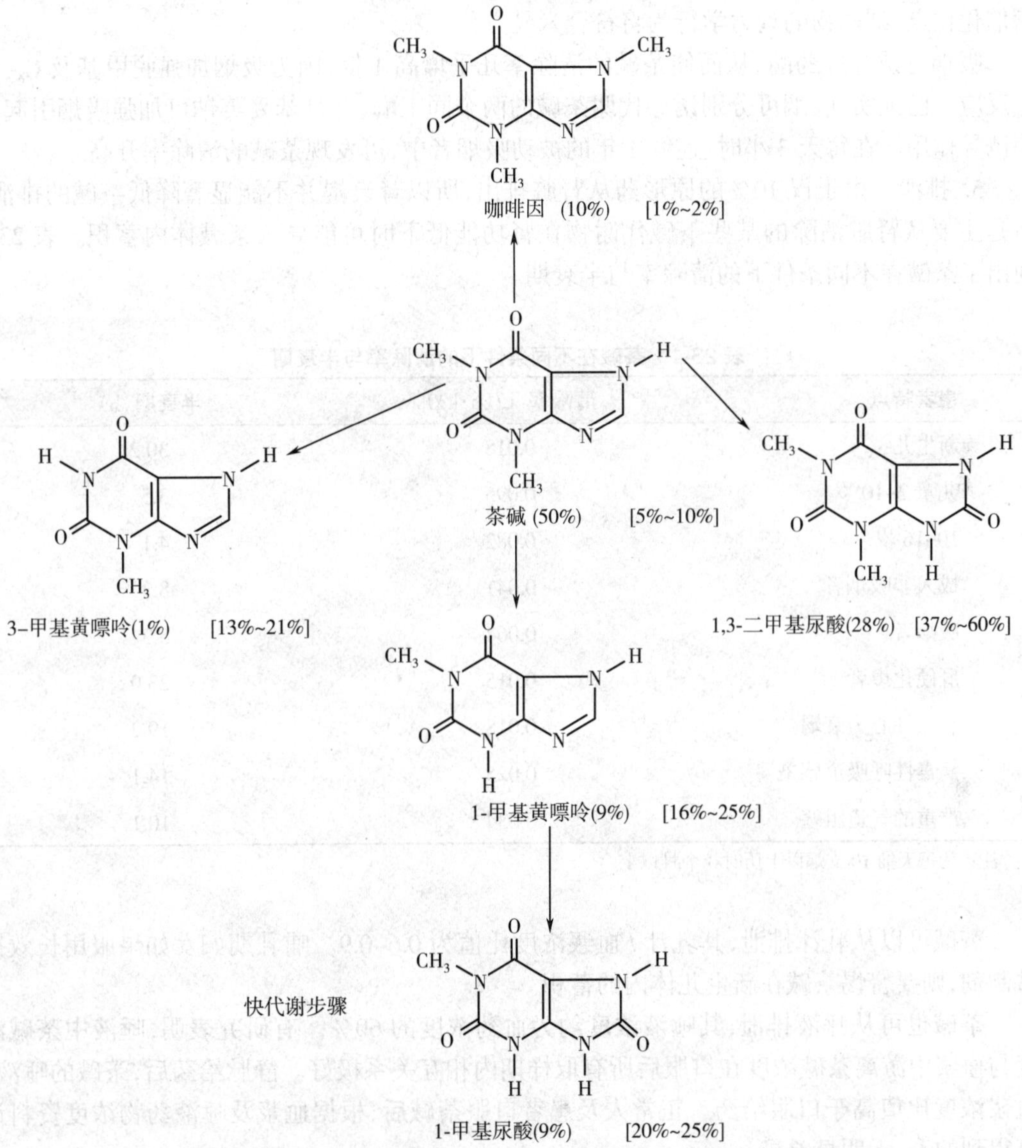

咖啡因 (10%)　　[1%~2%]

茶碱 (50%)　　[5%~10%]

3-甲基黄嘌呤(1%)　　[13%~21%]

1,3-二甲基尿酸(28%)　　[37%~60%]

1-甲基黄嘌呤(9%)　　[16%~25%]

快代谢步骤

1-甲基尿酸(9%)　　[20%~25%]

图 23-2　茶碱在成人及新生儿体内代谢途径

注:[ ],茶碱在成人体内各代谢产物占总代谢产物的百分数;( ),茶碱在新生儿体内各代谢产物占总代谢产物的百分数

食物也影响茶碱的生物转化。进食碳烤肉可使茶碱的生物转化提高 38%。高蛋白、低糖类饮食可加速其在儿童及健康成人的生物转化。例如,健康志愿者进食低糖类、高蛋白饮食 2 周后,茶碱消除半衰期由 8.1 小时缩短到 5.2 小时。相反,高糖类、低蛋白饮食则使茶碱的消除半衰期由 5.2 小时延长至 7.6 小时。

食物中甲基黄嘌呤的含量也显著影响茶碱的生物转化过程。例如,食用缺乏甲基黄嘌呤类饮食一周后,^{14}C 茶碱的尿消除半衰期由 9.8 小时缩短到 7.0 小时,其代谢产物 3- 甲基黄嘌呤在尿中的排出亦明显增多。由此可以假设,食物中的甲基黄嘌呤类(咖啡因、可可碱、茶碱)能与同时服用的药物茶碱共同竞争肝脏内的代谢酶。由于茶碱经 N- 去甲基化生成 3-甲基黄嘌呤的代谢是可饱和的,如果食物中的甲基黄嘌呤类物质与药物茶碱共同竞争肝药酶催化位点,则药物的动力学行为将符合米曼方程。

吸烟可诱导肝药酶,从而使茶碱的清除率几乎增高 1 倍,因为吸烟加强脱甲基及 C_8- 氧化反应。已证实,吸烟可分别诱导代谢茶碱的两个同工酶,并且苯妥英钠可加强吸烟引起的酶诱导作用。在每天 3 小时、连续 1 年的被动吸烟者中,可发现茶碱的清除率升高。

5. 排泄 由于仅 10% 的原形药从肾脏排出,所以肾衰竭并不能显著降低茶碱的排泄。但是主要从肾脏消除的某些茶碱代谢物在肾功能低下时可能导致茶碱体内蓄积。表 23-1 列出了茶碱在不同条件下的清除率与半衰期。

表 23-1 茶碱在不同条件下的清除率与半衰期

患者特点	清除率 [L/(h·kg)]	半衰期(h)
新生儿	0.018	30.2
儿童 2~10 岁	0.095	3.5
10~16 岁	0.082	4.1
成人非吸烟者	0.041	8.3
吸烟者[*]	0.064	5.3
肝硬化患者	0.015	23.0
充血性心力衰竭	0.018	19.2
病毒性呼吸道感染	0.025	14.1
严重的气道阻塞	0.034	10.1

注:[*] 为每天抽 10 支烟以上历时 3 个月以上

茶碱可以从乳汁排泄,其乳汁 / 血浆浓度比值为 0.6~0.9。哺乳期妇女如果服用长效茶碱制剂,则要警惕茶碱在新生儿体内的蓄积。

茶碱也可从唾液排泄,其唾液浓度约为血药浓度的 60%。有研究表明,唾液中茶碱浓度与血浆中游离茶碱浓度在口服后所有取样期内相互关系极好。静脉给药后,茶碱的唾液 / 血浆浓度比值高于口服给药。正常人及患者口服茶碱后,根据血浆及唾液药物浓度资料计算得到的 $t_{1/2}$ 无明显差异。

【影响茶碱清除率的因素】

1. 药物 合并用药是影响茶碱药物代谢动力学参数尤其是生物转化的重要因素。

(1) 大环内酯类抗生素:许多研究报道大环内酯抗生素类对茶碱的药物代谢动力学有不良影响。从近年来文献报道,茶碱与红霉素合用的时间长短与茶碱动力学变化的关系较大。例如 Zarowitz 等证实 8 名健康男性每天 4 次、每次口服 205mg 红霉素,在 1~2 天内还看不出对茶碱的动力学有什么影响,但在连续合用红霉素 10 天时,茶碱的清除明显下降(9% ± 13%),而半衰期延长(12% ± 13%),即两者合用数天后才开始影响茶碱的代谢。从目前临床实践观察总结,认为茶碱在与红霉素合用治疗的第 4 天即发生相互作用,此时须对茶碱剂量减少 52% 为宜。醋夹竹桃霉素使茶碱清除率降低 50%,这两种药物合用后第 4 天,上述作用即可显现。作用机制可能与大环内酯类药物能增加肝脏细胞色素 P450 的灭活,使茶碱代谢减慢有关。临床上由于这两种药物联合应用而导致茶碱过量中毒的情况并不少见,在心、肝、肾功能不全的老年肺源性心脏病患者合并肺部感染时,这种中毒的情况更易发生。其他大环内酯类药物如乙酰螺旋霉素、麦迪霉素和交沙霉素等对茶碱类药物的清除率也有一定的影响。因此,应给予应有的重视。据报道,近年来问世的新型大环内酯类药物如罗红霉素、克拉霉素和阿奇霉素等对茶碱类药物清除率的影响远比红霉素小,但有关的研究资料较少,有待进一步评价。

(2) 喹诺酮类药物:喹诺酮类药物由于具有抗菌谱广、高效、低毒,药物代谢动力学与药效学特性优良,口服与静脉剂型兼具,价格低廉等优点,应用广泛,也增加了与茶碱类药物合用的机会。喹诺酮类抗菌药的 3′- 氧化物因其化学结构与 N_1,N_3- 二甲基嘌呤结构类似而可与茶碱相互作用。1984 年有报道 10 例喹诺酮类药物降低茶碱清除率的资料。已有报道,传统喹诺酮类药物如依诺沙星、环丙沙星能显著升高茶碱血药浓度及显著影响茶碱的药物代谢动力学参数,而氧氟沙星则对茶碱的药物代谢动力学没有显著影响。有研究表明在同时应用氨茶碱和依诺沙星的患者中,有 8 例出现茶碱中毒症状,这些患者血清中茶碱浓度为 17~41μg/ml,比单用氨茶碱时上升了 16μg/ml,停用氨茶碱 2 天后,茶碱中毒症状消失。现已明确,传统的不同类型的喹诺酮类制剂均可不同程度地影响茶碱类药物的药物代谢动力学参数,其中以依诺沙星和环丙沙星的影响最为显著,可以使茶碱清除率降低 31%~33%,而氧氟沙星对茶碱清除率的影响则较小,可使之减低 12.1%。而新型喹诺酮类制剂对茶碱药物代谢动力学影响程度的差异也较大,依诺沙星是 1980 年合成的新型喹诺酮类抗菌药,除抗菌谱广、效力强,还具有肺组织浓度高的特点,是与茶碱合用机会最多的新型喹诺酮类抗菌药之一。有报道依诺沙星可使茶碱清除率下降 73.6%,远较其他喹诺酮制剂高,表明依诺沙星对茶碱药物代谢动力学具有突出的影响。而罗氟酸是对茶碱药物代谢动力学影响最小的新型喹诺酮制剂,对茶碱代谢几无影响,在 COPD 患者同时使用茶碱时的抗感染治疗中优于依诺沙星等其他喹诺酮制剂。

(3) 四环素和头孢菌素:四环素和头孢菌素对茶碱清除没有明显影响,因此在与四环素、头孢菌素合用时,茶碱剂量无须进行调整。

(4) 西咪替丁:西咪替丁与茶碱合用后,可使茶碱的清除率平均下降 29%,血药浓度在基线水平上提高 50%~60%。这主要是由于西咪替丁为细胞色素 P450 的抑制剂因而使茶碱的代谢减慢消除减少。在吸烟和不吸烟人群中,这种相互作用都是非常显著的。有研究表明茶碱在与西咪替丁合用时,茶碱的清除率在 2~3 天后即出现最大下降,对不吸烟者清除平均下降为 12%,对吸烟者清除平均下降为 21%。因此,当茶碱血药浓度在治疗水平时,如果合并应用西咪替丁,无论是不吸烟者还是吸烟者,都应减少茶碱剂量。关于西咪替丁与茶碱合用引起茶碱清除率下降的原因,也有另外的说法。体外对西咪替丁与茶碱的相互作用机制研究提出是由于两者形成复合物,导致茶碱清除下降,提高茶碱血药浓度并引起严重不良反应。也有研究认为茶碱的总清除因合用西咪替丁而引起的减少,除了因代谢减损外,尚因肾清除减少所致,因而需合用西咪替丁时,茶碱剂量应减少 30% 左右。

(5) 妊娠及口服避孕药:妊娠时,由于体内雌激素和孕激素升高,抑制茶碱的氧化代谢物的代谢,所以妊娠的最后 3 个月里,茶碱的清除约减少 1/3。之前普遍应用的口服避孕药,已知都是肝功能氧化酶的抑制剂,因而可竞争性抑制其他代谢清除较高的药物的生物转化。因此,口服避孕药在与茶碱类药物合用时,可使后者的消除率下降,平均减少 34%。

(6) 肝脏药酶诱导剂:均可增加茶碱的清除率。如苯巴比妥可使茶碱的清除率增加34%,其他的肝脏药酶诱导剂如苯妥英钠、卡马西平、异烟肼、利福平和七烯类抗真菌药等也均可增加茶碱的清除率。

(7) 其他药物:口服异丙基肾上腺素、特布他林和沙丁胺醇,能增加茶碱的清除率。但吸入沙丁胺醇对茶碱的清除率无明显影响。别嘌醇类和喹啉等药物则降低茶碱的清除率。

2. 年龄对茶碱代谢的影响 年龄对茶碱的清除率有较大的影响。儿童肝脏的代谢能力较强,故茶碱清除率约为成人的 2 倍;而老年人因肝、肾功能减退,茶碱的清除率低于成年人。新生儿茶碱的代谢途径与成年人不同。在新生儿,由于肝脏脱甲基氧化酶系统未发育成熟,50% 的茶碱以原形药形式从肾脏排泄。在新生婴幼儿体内,由于代谢成甲基嘌呤与甲基尿酸衍生物的代谢途径并未成熟,因此茶碱可在 7 位上发生 N- 甲基化而代谢成为咖啡因,在新生儿体内咖啡因的浓度可达茶碱浓度的 30%。而咖啡因在新生儿体内的半衰期比茶碱长得多,故能产生蓄积。所以当茶碱的血药浓度在 5~12μg/ml 而出现副作用时,测定新生儿的咖啡因血药浓度是必要的。

3. 性别对茶碱代谢的影响 茶碱的总体清除率存在着性别之间的差异。临床 170 例 3~30 岁测定对象的统计资料分析结果显示,男性茶碱的清除率比女性茶碱的清除率高出22%~31%。男孩组茶碱清除率平均为 (84 ± 18)ml/$(h \cdot kg)$,而女孩组茶碱清除率平均仅为(58 ± 4)ml/$(h \cdot kg)$。

4. 疾病对茶碱代谢的影响 某些疾病可以影响茶碱的消除,这具有重要的临床意义。直接损害肝脏的疾病,如失代偿性肝硬化、急性肝炎、胆管阻塞等均可导致茶碱清除率下降,$t_{1/2}$ 延长。同样,心脏疾病,如慢性充血性心力衰竭、急性左侧心力衰竭、肺源性心脏病等因间接影响肝脏功能而使茶碱的清除率下降。甲状腺功能的改变也影响茶碱在肝脏的代谢。有研究表明,血浆甲状腺激素浓度与茶碱清除率间有显著相关。与健康人相比,甲状腺功能亢进及甲状腺功能减退患者的 $t_{1/2}$ 分别缩短和延长。随着甲状腺疾病的治愈,茶碱的药物代谢动力学参数也趋向正常。而肥胖所致茶碱清除率的差异在临床上并无重要意义。

【基因多态性】遗传因素对茶碱代谢的影响 遗传因素对茶碱的代谢影响不大,后天的环境因素对于茶碱代谢的影响则更重要。对双生子的调查结果显示,茶碱半衰期的遗传度仅为 0.42~0.77 即可说明这一点。茶碱要由肝微粒体细胞色素 P450 氧化酶系代谢,许多国外学者对茶碱氧化代谢多态性做了研究,双生人体试验证明了茶碱的代谢个体差异受遗传因素控制。有学者对中国人 CYP1A2 基因多态性与茶碱清除率的相关性进行了研究,发现茶碱体内清除率与 CYP1A2 酶活性正相关。以基因型分别为 G-3860A(*CYP1A2*1C*)、G3113A、A-164C(*CYP1A2*1F*)、T5347C 的健康男性受试者进行研究,结果表明 CYP1A2-G3113A 位点多态性和中国人 CYP1A2 低酶活性有关,-3113A/A 基因型个体酶活性降低,茶碱体内代谢减慢,而 5347T/T 基因型个体茶碱体内代谢加快。

【药物代谢动力学】静脉注射茶碱的药 - 时曲线符合二室模型,其分布相很快,为 2~10 分钟,口服本药的药 - 时曲线符合一室模型,无滞后时间。茶碱在成人的消除半衰期为6.5~8.5 小时,清除率为 44~58ml/$(h \cdot kg)$,表观分布容积为 0.43~0.48L/kg;但在儿童消除半衰期长达 19.8~32 小时,清除率为 12.9~39ml/(h·kg),表观分布容积为 0.4~1.031L/kg。在部分儿童患者,茶碱在治疗血药浓度范围上限可转化为零级消除动力学。

已证明,当茶碱血药浓度波动于治疗范围时,茶碱在成人和儿童体内的动力学行为可表现为线性或非线性消除。多数关于茶碱非线性动力学的报道出现在儿童。例如,在83 名患有气道阻塞性疾病但并不伴有显著的肝脏或肾脏功能损害的患者中,茶碱在 15 名患者体内表现为非线性消除。在 42 名哮喘患儿中,茶碱在 30 名患儿体内为非线性动力学。茶碱在人体内为非线性消除的主要原因是茶碱在肝脏经 N-去甲基化生成 3-甲基黄嘌呤的过程是可饱和性代谢。研究还发现,茶碱的非线性动力学多发生在血药浓度治疗范围内。茶碱在患者体内以 3-甲基黄嘌呤代谢产物排出的多少与其 K_m 和 V_{max} 个体间差异有关。通过对 24 小时尿 3-甲基黄嘌呤回收实验发现,茶碱在肝内以 3-甲基黄嘌呤形式的清除分数(f)波动于 0.13~0.36,提示 f 存在显著的个体差异。另外,膳食中甲基黄嘌呤类物质似乎影响 3-甲基黄嘌呤的形成速率。富含甲基黄嘌呤类物质的饮食可导致茶碱 f 值降低。

茶碱的有效血药浓度为 7~20μg/ml(成人),6~12μg/ml(儿童)。当血药浓度 >20μg/ml 时,一般就会发生严重的不良反应,如恶心、呕吐、腹泻、头痛、失眠、过度兴奋、窦性心动过速;血药浓度 >35μg/ml 时,可引起高血糖、低血压、心律失常、神经损害,甚至死亡。值得注意的是,发生危及生命的中毒作用时,并非总出现上述中毒症状,临床上以固定剂量茶碱治疗各种可逆性气道阻塞性疾病,效果不佳且危险,唯有监测血药浓度,做到给药个体化,才是安全有效的治疗途径。近年来的 TDM 研究表明,以往茶碱剂量可能偏低,现有报道将治疗剂量适当增加,取得了较好的疗效。

不同剂型的茶碱药物代谢动力学参数也有差别,由健康人应用 4 种不同剂型茶碱(口服茶碱控释片,茶碱缓释片,氨茶碱片及静滴氨茶碱)所得到的药物代谢动力学表明,各剂型茶碱的药物代谢动力学均有明显差异(表 23-2)。

表 23-2 4 种不同剂型茶碱药物代谢动力学参数($M \pm SD$, N=10)

	k_m(h⁻¹)	k_a(h⁻¹)	K(h⁻¹)	$t_{1/2}$(h)	tp(h)	C_m (μg·ml⁻¹)	V_d (L·kg⁻¹)	CL[μg/(ml·kg)]	AUC (μg·ml/h)
茶碱控释片	9.14 ± 7.13	0.439 ± 0.15	0.055 ± 0.01	13.13 ± 2.23	6.0 ± 0.93	3.51 ± 0.76	0.774 ± 0.18	0.40 ± 0.11	88.11 ± 17.65
茶碱缓释片	8.2 ± 7.40	0.409 ± 0.08	0.058 ± 0.02	12.86 ± 3.07	6.00 ± 1.11	3.91 ± 0.49	0.66 ± 0.15	0.41 ± 0.09	88.81 ± 12.29
氨茶碱片		1.63 ± 0.51	0.04 ± 0.11	6.30 ± 1.83	1.83 ± 0.38	5.53 ± 0.64	0.39 ± 0.04	0.64 ± 0.12	66.3 ± 15.53
静滴氨茶碱			0.107 ± 0.025	6.76 ± 1.58		10.64 ± 2.10	0.42 ± 0.09	0.75 ± 0.26	99.35 ± 35.16

【体液药物浓度测定】 测定方法较多,文献报道有紫外分光光度计(UV)、高效液相色谱法(HPLC)、高效毛细管电泳法(HPCE)、均相酶联免疫测定法(EMIT)、荧光偏振免疫测定法(FPIA)等方法,大部分已在国内采用。

茶碱 TDM 通常用血清作为标本。唾液与血清茶碱浓度之间有极佳的相关性(r=0.99),唾液浓度约为血清浓度的 50%,接近于游离血药浓度,因此,需要时也可选用唾液作为标本进行测定。取样多在达稳态后(通常 5 天以上)的某次给药前进行,测定稳态谷浓度。口服给药测定其峰浓度取样时间为:普通制剂给药后 2 小时,缓释制剂给药后 4~8 小时。

1. UV 法 该法首先由 Schack 及 Waxier 在 1949 年建立,优点是要求的仪器设备简单,容易推广;缺点是需血量多,专属性差,易受干扰,呋塞米、保泰松、水杨酸、磺胺药等都干扰测定。该法多用于唾液中茶碱浓度的测定。国内陈刚等将上法改进,采用双波长法,消除空白血清对测定的干扰。现介绍如下:取血清 0.5ml,以 0.1mol/L 盐酸溶液 0.2ml 加入 5% 异丙醇 - 三氯甲烷溶液 5ml 提取,振荡器上振荡 10 秒,离心 5 分钟,取下层三氯甲烷提取液 4ml,再用 0.1mol/L 氢氧化钠溶液 4ml 回提,在波长 274nm 和 298nm 处测定碱性提出液的吸光度(A)(图 23-3)。波长 274nm 处为茶碱和本底的总吸光度,A_{298nm} 为本底的吸光度。茶碱吸光度为 $\Delta A = A_{274nm} - A_{298nm}$ 与其浓度在很宽的范围内有良好的线性。用标准曲线法,据回归方程可求得样品中茶碱浓度,也可用吸光系数法测算出血药浓度。

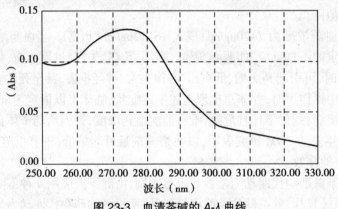

图 23-3 血清茶碱的 A-λ 曲线

近年有报道应用导数 UV 光谱法测定体液中茶碱浓度,可消除空白血浆的干扰,较通常的 UV 分光光度法特异性高。

2. HPLC 法 虽然 HPLC-MS 联用分析技术,集 HPLC 的高分离能力与 MS 的高灵敏度于一体,已成为应用最广的血药浓度检测手段之一,但与质谱检测器相比,采用高效液相色谱紫外检测器,样品前处理更为简单,方法也更经济。曾有研究者分别采用紫外检测器和质谱检测器测定大鼠血浆和尿液中二羟丙茶碱浓度,在进样 20μl 的条件下,用紫外检测器测定血浆样品中二羟丙茶碱的浓度,得到方法的检出限为 23.6ng/ml(血浆样品),而用质谱检测器得到定量限为 0.082μg/ml,灵敏度较低,因此选择紫外检测器可满足二羟丙茶碱的低浓度药物代谢的检测要求。且该法专属性强,灵敏度高。色谱条件:Luna NH2(250mm × 4.6mm,5μm,Phenomenex,CA,USA)为色谱柱,乙腈和 0.01% 乙酸水溶液(80∶20,v/v)为流动相,流速:0.3ml/min,柱温为 35℃,检测波长 273nm,进样量 20μl,运行时间为 15 分钟。大鼠血浆及尿液二羟丙茶碱色谱图分别见图 23-4 及图 23-5。

3. HPCE 法 该法是近 10 年来发展起来的新型色谱分离技术,其分离效果好,分离效率高,分析速度快,样品处理简便,克服了 HPLC 法的诸多缺点,如分离柱价格昂贵,且易受污染而降低柱效,对血浆样品的前处理要求高。HPCE 法仅需将血样用三氯醋酸沉淀蛋白后即可进样,其耗费低廉,具有良好的发展前景。

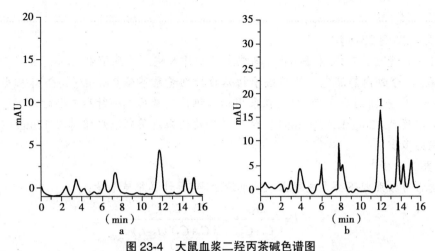

图 23-4 大鼠血浆二羟丙茶碱色谱图

a. 空白血液色谱图;b. 大鼠血浆二羟丙茶碱色谱图;1. 二羟丙茶碱

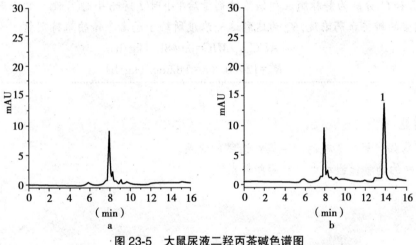

图 23-5 大鼠尿液二羟丙茶碱色谱图

a. 空白尿液色谱图;b. 大鼠血浆二羟丙茶碱色谱图;1. 二羟丙茶碱

4. EMIT 法　该法灵敏度高,专一性强,操作简便、迅速。标记的酶可以为溶菌酶、苹果酸脱氢酶、6- 磷酸葡萄糖脱氢酶,其相对应的底物为黏多糖、草酸醋酸盐 ^+NADH、NAD^+。本法的检测限为 1μg/ml。

5. FPIA 法　本法灵敏度高,重现性好,分析速度快,不仅可测定总血药浓度,亦可测定游离血药浓度,尤其适合于临床急救和常规监测。仪器采用美国 Abhatt TDX 快速血药浓度分析仪,备有茶碱药盒。具体操作步骤可参考有关文献。

【注意事项】在茶碱 TDM 中,如发现血药浓度明显高于测算值,应警惕转换为零级消除动力学,即呈非线性动力学消除的可能。儿童在血药浓度 8~20mg/L 范围内时可能出现非线性动力学消除。

在治疗浓度范围内,出现毒性反应的概率小于 5％;但当血药浓度大于 20mg/L 时,出现毒性反应的概率则大大增高;而当血药浓度大于 35mg/L,则极可能出现中毒反应。清晨的谷浓度值通常高于夜间。

【临床案例23-1】

　　某男性患者,32 岁,体重 65kg,哮喘急性发作入院。首先予以 450mg 负荷剂量的氨茶碱,30 分钟内静滴完。然后给予初始维持剂量氨茶碱 0.6mg/(kg·h) [相当于茶碱 0.5mg/(kg·h)] 进行治疗,分别在采用初始维持剂量后 1 小时和 5 小时时测得血清茶碱的浓度为 12mg/L 及 10mg/L。请计算若要使血清茶碱浓度维持在 12mg/L,维持剂量应为多少?

　　【案例分析】

　　通常可按照以下公式先求出茶碱总清除率,再计算维持剂量:

$$CL = \frac{2R_i}{C_1+C_2} + \frac{2V(C_1-C_2)}{(C_1+C_2)(t_2-t_1)} \tag{23-1}$$

$$R_m = C_t \times CL \tag{23-2}$$

式中,CL 为患者的茶碱总清除率,R_i 为初始维持剂量,V 为表观分布容积,按 0.5L/kg 计算,C_1 和 C_2 分别为静脉滴注初始维持剂量后 1 小时 (t_1) 和 5 小时 (t_2) 测得的血药浓度,C_t 为期望的维持血药浓度,R_m 为达到这一浓度所给予患者个体的维持剂量。

$$AUC_{0\sim24}/MIC = 0.068L/(kg·h)$$

$$R_m = 12 \times 0.068 = 0.82mg/(kg·h)$$

思考题

1. 药物如何影响茶碱的清除率?请举例说明。
2. 茶碱的药物代谢动力学有哪些特点?

(孙慧君)

第二十四章 抗恶性肿瘤药物的药物代谢动力学

 学习要求

1. 掌握环磷酰胺、甲氨蝶呤、顺铂、伊马替尼等药物的药物代谢动力学特点。
2. 熟悉环磷酰胺、甲氨蝶呤、顺铂、伊马替尼等药物的临床适应证。
3. 了解甲氨蝶呤、环磷酰胺、顺铂、伊马替尼等药物体液药物浓度测定方法。

第一节 概　　述

在肿瘤的综合治疗中,应用传统的抗恶性肿瘤药物进行化疗占有重要地位,目前临床常用的药物主要通过干扰核酸合成、直接影响和破坏 DNA 结构与功能、抑制蛋白合成、影响微管蛋白质装配和纺锤丝的形成而发挥作用。由于这类药物对机体正常细胞和肿瘤细胞缺乏选择性,毒性较大甚至危及生命。因此,对于肿瘤化疗,有效而安全的给药方案是化疗成功的关键因素。

大部分化疗药物的人体药物代谢动力学存在较大个体差异,不同个体间的血药浓度可相差 3~10 倍,因此进行抗肿瘤药物的治疗药物监测(TDM)很有必要,尽管存在一定局限性,但在提高化疗效果、降低毒性反应方面具有重要意义。另外,将药物代谢动力学原理用于肿瘤化疗可能增加化疗药物疗效并减少毒性反应,如将抗恶性肿瘤药药 - 时曲线下面积(AUC)作为抗恶性肿瘤药 I 期临床试验中剂量调整的药物代谢动力学指标。AUC 既包含由一定剂量产生的血药浓度,又包含作用的持续期即肿瘤暴露于药物的时间。研究证明,某些抗恶性肿瘤药的系统暴露与它们的作用及(或)毒性相关。目前,利用 AUC 指导制订抗恶性肿瘤药卡铂、顺铂等给药方案已得到广泛应用。

近年来,随着分子生物学技术的提高,对肿瘤的发病机制和增殖有了较为深入的认识,开始了以细胞受体、关键基因和调控分子为靶点的分子靶向治疗(MTT),并有了长足的进步。与上述化疗药物不同,分子靶向治疗药物特异性地针对癌细胞中唯一或异常表达的分子,发挥调节作用和细胞稳定性作用,具有非细胞毒性和靶向性,不良反应少,与化疗、放疗合用时疗效更好。目前临床应用的有单克隆抗体、信号转导抑制剂、表皮生长因子受体(EGFR)酪氨酸激酶抑制剂等。其中,肿瘤的免疫治疗在 2013 年取得了重大进步,抗细胞毒 T 淋巴细胞抗原 -4(抗 CTLA-4)药物如伊匹木单抗、抗程序性细胞死亡;配体 -1(抗 PD-1/PD-L1)药物如 nivolumab 和 MPDL3280A,嵌合抗原受体修饰的 T 淋巴细胞如嵌合抗原受体修饰的 CD-19 特异 T 淋巴细胞等,在临床治疗中均取得较好的疗效。此外,联合治疗是肿瘤治疗的方向,如构建"抗体 - 化学药物偶联剂",利用抗体对靶细胞的特异性结合能力,输送高细胞毒性化学药物,从而实现对肿瘤细胞的有效杀伤。总之,靶向治疗在一定程度上印证了中医学"异病同治"和"同病异治"的观点,也是通向恶性肿瘤个体化治疗的重要途径。

第二节 常用抗恶性肿瘤药

一、烷 化 药

环 磷 酰 胺

环磷酰胺(cyclophosphamide,CTX)(图 24-1)在体外无细胞毒活性,进入体内经 CYP 酶氧化生成中间产物醛磷酰胺,后者在肿瘤细胞内分解出具有强大烷化作用的磷酰胺氮芥,再与 DNA 发生烷化反应,造成 DNA 结构和功能的损害,从而抑制肿瘤细胞生长与繁殖。CTX 为细胞周期非特异性药物,抗瘤谱广,是目前广泛应用的烷化剂。CTX 应用范围较广,对

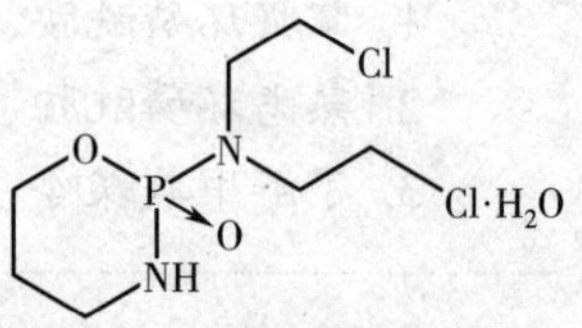

图 24-1　环磷酰胺的化学结构

恶性淋巴瘤疗效突出;对急性白血病、慢性淋巴细胞白血病有较好的疗效;对乳腺癌、睾丸肿瘤、卵巢癌、肺癌、鼻咽及横纹肌肉瘤等均有一定的疗效。

【体内过程】

1. 吸收　CTX 口服吸收良好,给药后约 1 小时血药浓度达峰值,吸收率可达 97%。

2. 分布　吸收后迅速分布到全身,血浆蛋白结合率约 20%,其代谢物的蛋白结合率较高,约为 50%。表观分布容积与总体液容积相当,为 0.54~1.1L/kg,CTX 在肿瘤组织和肝脏组织中浓度较高,腹水、胆汁及唾液中的浓度与其血药浓度平行。多发性硬化症患者口服 CTX 后,脑脊液药物浓度与血浆浓度相当;脑瘤患者静脉注射 CTX 后,脑脊液浓度约为血浆浓度的 50%。

3. 代谢　CTX 在肝脏经 CYP2B6、CYP3A4、CYP2C9 和 CYP2C19 等催化转变成 4- 羟环磷酰胺,后者开环形成有药理活性的醛磷酰胺。在肝、肾等正常组织内,醛磷酰胺经酶促反应进一步转化,生成无活性的代谢产物 4- 酮环磷酰胺和羧磷酰胺。由于肿瘤组织缺乏正常组织细胞中所具有的酶,醛磷酰胺不能进行上述转化,而其又不稳定,很快分解成磷酰胺氮芥而发挥抗肿瘤作用;另一个代谢产物丙烯醛与抗肿瘤活性无关,但对膀胱有刺激作用。

4. 排泄　在肝、肾功能正常的患者,CTX 清除率约为 5.4L/h。静脉注射后血浆半衰期为 4~6 小时。48 小时内经肾排出给药量的 50%~70%,其中 68% 为其代谢产物,32% 为原形。尿中可检出两种代谢产物,分别为 4- 酮环磷酰胺和开环化合物。本品以及代谢物可经血液透析清除。本药主要经肾排泄,肾功能不良时,清除率下降。

【药物代谢动力学】CTX 静脉注射后人体的药物代谢动力学符合二房室开放模型,$t_{1/2\alpha}$ 约为 0.96 小时,$t_{1/2\beta}$ 个体差异较大(3.2~12.41 小时),平均约为 6.5 小时。V_d 约为 21.6L/kg,清除率为 (10.7 ± 3.3)ml/min。严重肝功能障碍、肝功能正常患者接受 CTX(15mg/kg)后,CTX 的 $t_{1/2}$ 分别为 (12.5 ± 1.0) 小时和 (7.6 ± 1.4) 小时,机体总清除率分别为 (44.8 ± 8.6)L/kg 和 (63.0 ± 7.6)L/kg,结果表明重度肝功能障碍可降低药物清除,延长半衰期。有研究结果表明,患者多次接受高剂量 CTX 后,机体对该药清除的清除增加,其中 1 例患者的 CL 在第 1 天为 4.3L/h,第 2 天、第 3 天增加了 88% 和 125%,可能与代谢酶活性增强有关。

【基因多态性】CTX 在人体内主要由肝脏 CYP2B6、CYP2C9 和 CYP3A4 等代谢,这些代

谢酶具有遗传多态性。一项包括 127 例绝经前乳腺癌妇女的研究考察了 CYP2B6、CYP3A4、CYP3A5 单核苷酸多态性与 CTX 疗效的关系,随访 5 年的研究结果表明,对于小于 45 岁的乳腺癌患者,*CYP3A4*1B* 基因型比 *CYP3A4*1A* 纯合子患者的卵巢功能衰竭持续时间更长。采用重组酶的实验证明,与野生型相比,*CYP2B6*4*,**6* 和 G516T 均可降低 4-OH 环磷酰胺的生成,使内在清除率低 3~4 倍。

【体液药物浓度测定】测定 CTX 浓度的常用方法包括气相色谱法、高效液相色谱法、高效液相 - 质谱联用法和比色法等。

1. 气相色谱法 是测定 CTX 的常用方法。色谱柱为非极性的甲基硅胶 SE-30 ;鉴定器为氮 - 磷检测器。血浆样品加入内标物,再加入乙酸乙酯提取,氮气吹干,加入甲醇 - 水 (90∶10),后用正己烷洗涤,取甲醇层在氮气吹干,残渣用乙酸乙酯溶解后进样。此方法灵敏度高、专属性强,药物最低检测浓度为 10ng/ml。

2. 高效液相色谱紫外检测法 色谱柱为 C_8 柱;流动相为乙腈 –0.025mol/L 磷酸缓冲液 (25∶75,pH 4.0);检测波长为 200nm。样品用附有环己基 - 二氧化硅吸着剂的固相分离柱处理。

3. 高效液相 - 质谱联用法 色谱柱为 C_{18} 柱,流动相为 55% 甲醇,检测波长 210nm。样品用三氯甲烷提取。质谱条件:把制备液加到高温活化发射极,当发射极电流升到 20mA 时,质荷比为 259~275(m/e) 处扫描。把〔$^2H_{10}$〕标记的 CTX 加到生理体液中,在 260~270m/e 处检测。此方法专属性、稳定性及灵敏度都较好。

4. 比色法 Friedman 等用此法测定体液中 CTX 的浓度,用 4-(4- 硝基苄基)- 吡啶(NBP 试剂)为显色剂,使样品呈紫色,于 575nm 处测吸光度。用丙酮和乙酸乙酯在 NaOH 碱性液中提取,离心后取上层液体测定。本法操作简便,但特异性差,灵敏度低,最低检测限为 1μg/ml。

【药物代谢动力学的药物相互作用】CTX 可抑制胆碱酯酶,延缓可卡因的代谢,因而延长可卡因的作用,增加其毒性。与甲氨蝶呤、氟尿嘧啶合用时,CTX 清除率降低,*AUC* 增加约 50%。西咪替丁为肝药酶的抑制剂,合用时可使 CTX 清除率降低,烷基化代谢产物的 *AUC* 增加,骨髓抑制毒性增强。

二、抗 代 谢 药

甲 氨 蝶 呤

甲氨蝶呤(methotrexate,MTX)化学结构与叶酸相似(图 24-2)。可与二氢叶酸还原酶结合,产生不可逆、强大、持久的竞争性抑制作用,使四氢叶酸生成障碍,从而使核苷酸生物合成过程中一碳基团的转移作用受阻,最终使 DNA 的生物合成受到抑制。主要作用于细胞周期的 S 期,属细胞周期特异性药物。MTX 对多种肿瘤均有抑制作用,主要用于儿童急性白血病、绒毛膜上皮癌、恶性葡萄胎等的治疗,对头颈部癌、消化道肿瘤也有效。

MTX 治疗指数低、毒性大,药物代谢动力学参数存在较大的个体差异,且其毒性大小与血药浓度高低和维持时间长短有关,因此对 MTX 进行治疗药物监测有助于设计个体化给药方案。临床常使用大剂量 MTX 使瘤细胞内药物浓度显著提高,以增强疗效;同时或继之使用亚叶酸作救援剂,以补充正常细胞 MTX 引起的叶酸不足,减轻毒性反应。在 MTX 高剂量疗法治疗期间应常规进行血药浓度监测,以确保临床用药安全有效。

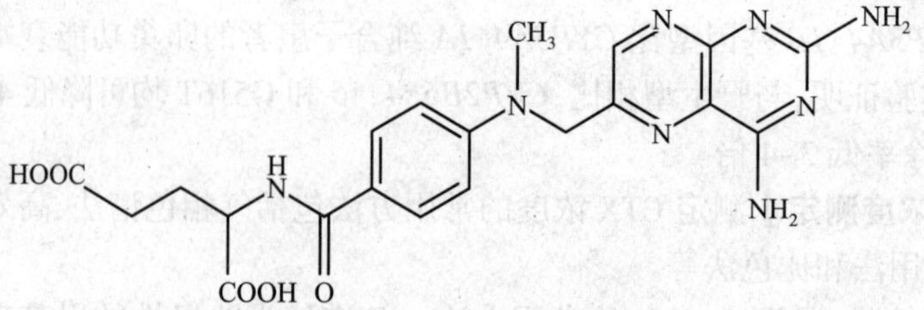

图 24-2 甲氨蝶呤的化学结构

【体内过程】

1. 吸收 MTX 可口服、静脉注射或肌内注射。临床用量低于 $30mg/m^2$ 时,在胃肠道吸收完全,血药浓度在 1~5 小时达峰值;剂量达到或超过 $80mg/m^2$,药物吸收则缓慢且不完全,血浆药物水平仅达同剂量静脉给药的 10%~20%。随着剂量的增加,口服药物吸收的百分比下降,表明 MTX 存在饱和吸收过程。因此,可采用小剂量(给药量低于 $30mg/m^2$)多次给药方案以提高吸收率。肌内注射吸收良好,0.5~1 小时血药浓度即可达峰值。静脉给药($25~100mg/m^2$)后,血浆峰浓度可达 $1~10\mu mol/L$;输注 $1.5g/m^2$ 或更高剂量后,血浆浓度可达 $100\mu mol/L$ 以上。临床常采用静脉给药途径,因低剂量时吸收程度也可能不稳定。

2. 分布 静脉注射后 MTX 分布迅速,分布容积与体液相当,血浆蛋白结合率约为 50%。MTX 不易透过血脑屏障,脑脊液内浓度仅为血浆浓度的 1%,但鞘内注射后则有相当量可达全身循环。肝中 MTX 的浓度为血浆的 4~8 倍,胆汁中浓度仅为血浆浓度的 0.4%~6.3%,胸腔、腹腔含量较少。肿瘤细胞表面因缺乏 MTX 进入的转运部位,只有在血浆中游离 MTX 浓度较高时,才能以被动方式进入肿瘤细胞。

3. 代谢 MTX 在体内至少存在 3 种代谢产物。

(1) 7-OH-MTX:为 MTX 经肝脏醛氧化酶转化生成的代谢物,可能与其肾毒性有关。给药后 24 小时 7-OH-MTX 血药浓度接近或超过原形浓度,血浆半衰期约为 17.3 小时。在血浆消除末端相,占经肾排出药物总量的 7% ~33%。

(2) DAMPA(2,4- 二氨基 -7N-10- 甲基叶酸):为 MTX 在肠道经细菌代谢后的产物,在尿中可被检出。

(3) MTX 的聚谷氨酸衍生物:其在肝内及一些正常的或恶性肿瘤组织内合成,可与二氢叶酸还原酶结合,从而抑制 DNA 合成,与 MTX 的生物活性有关。

4. 排泄 主要经由肾(40%~90%)排泄,大多以原形排出;小部分(≤10%)经由胆汁排泄。分布半衰期约为 1 小时,消除半衰期为二室型,初期为 2~3 小时,终末相为 8~10 小时。儿童 MTX 的表观分布容积较大,分布相半衰期短,肾排泄较快,因此儿童 MTX 的毒性发生率较成人显著降低。高剂量给药时,尿中 MTX 峰值可达 11mmol/L,超过 MTX 在酸性尿中的饱和度,可造成药物在肾内堆积,导致尿流阻塞甚至肾衰竭。7-OH-MTX 在尿中溶解度是 MTX 的 1/5~1/3,其经肾排出是引起肾衰竭的重要因素。少量 MTX 及其代谢产物可以结合型形式贮存于肾、肝等组织内,可长达数个月。MTX 清除率个体差异极大,老年患者更甚;在有胸腔或腹腔积液的情况下,本品的清除速度明显减慢。

【药物代谢动力学】静脉注射给药后,MTX 按开放性三室一级动力学消除,$t_{1/2\alpha}$ 为 2~8

分钟;$t_{1/2\beta}$ 为 0.9~2 小时;$t_{1/2\gamma}$ 为 0.4 小时,清除率大于 9ml/($m^2 \cdot min$)。本药肝动脉内给药及鞘内给药呈二室模型,静脉滴注呈二室或三室模型。4 例患者给予静脉滴注 MTX($12g/m^2$,4 小时)后,血浆 C_{max} 为 1321~1407μmol/L,CL 为 3.44~4.58L/($h \cdot m^2$),脑瘤细胞外液 C_{max} 为血浆的 27%~30%。

另有研究表明,给予女性 MTX($50mg/m^2$ 和 $60mg/m^2$)用于早孕流产时,机体清除率分别为(7.89 ± 1.98)L/h 和(5.55 ± 0.83)L/h。类风湿关节炎患者口服 MTX(2~4mg,每 12 小时 1 次)后,其药物代谢动力学参数为 $t_{1/2\beta}$ 为(7.36 ± 1.29)小时,C_{max} 为(0.241 ± 0.103)μmol/L,AUC 为(2.55 ± 1.20)μmol·h/L,CL 为(6.16 ± 1.79)L/h。

文献报道的 MTX 治疗窗存在一定差异,一般认为 MTX 中毒血药浓度为:24 小时血浆浓度大于 10μmol/L,48 小时浓度大于 1μmol/L,72 小时大于 0.1μmol/L。因而 MTX 的安全范围为:24 小时低于 5.0μmol/L,48 小时低于 0.5μmol/L,72 小时低于 0.05μmol/L。治疗急性淋巴细胞白血病的最低有效浓度为 1μmol/L,而治疗脑膜白血病脑脊液中 MTX 的浓度为 0.1μmol/L。

【基因多态性】5,10- 甲基四氢叶酸还原酶(MTHFR)是同型半胱氨酸再甲基化生成蛋氨酸的甲基供体,是 MTX 发挥药理作用的靶点之一。一些研究结果表明,MTHFR 基因突变与 MTX 的疗效和毒性有关,尤其是 *C677T* 和 *A1298C* 的突变。携有杂合子 *C677T/A1298C* 的患者酶的活性也降低。应用甲氨蝶呤的患者,*TT* 基因型较 *CC* 型个体有更高的患口腔黏膜炎的风险,血象恢复得更慢。此外,*MTHFR C677T* 突变的乳腺癌细胞对 MTX 反应敏感性也下降。但也有研究表明,上述两突变与妊娠性滋养层细胞瘤应用 MTX 后的疗效无关。

日本学者发现,二氢叶酸还原酶(DHFR)的 3/ 非翻译区一个 *C* 转换成 *T*,会引起该酶的过度表达。含有突变等位基因 *T* 的杂合子和纯合子,DHFR 的表达增加了 2~10 倍,而 DHFR 的表达与 MTX 的效应降低有关。

【体液药物浓度测定】MTX 的测定方法较多,包括高效液相色谱法、放射免疫法、酶免疫法等。以高效液相色谱法最优,可同时检测 MTX 及其代谢产物;放射免疫法次之,其灵敏度高、方便快捷,便于临床监测。

1. 高效液相色谱紫外检测法(HPLC-UV) HPLC-UV 法包括反相色谱、离子交换色谱和离子对色谱等,这些方法检测限可达纳克 / 毫升水平,可精确定量 MTX 及其代谢产物。

(1) 离子对反相色谱法:色谱柱采用 μbondapakC_{18};流动相为 5mmol/L 四丁基胺的磷酸盐缓冲液(pH7.5)– 甲醇(64∶36);检测波长 315nm;样品用 CO-Pell ODS 预处理柱上去除血浆中蛋白质。

(2) 离子交换色谱条件:色谱柱为全多孔阳离子交换树脂 Partisil PXS10/25 SCX 柱;流动相为 0.02mol/L $NH_4H_2PO_4$ 溶液,含 10% 乙腈;检测波长 313nm;血浆样品先用乙腈沉淀蛋白,上清液加入异戊醇和乙酸乙酯涡旋后离心,取下层液体进样。

2. 高效液相色谱荧光检测法(HPLC-FLD) 荧光检测器比其他检测器更加灵敏,可将待测样品中 MTX 氧化为有荧光性质的产物后进行检测,检测限可达 10ng/ml,实现了血浆中 MTX 的痕量测定。实验条件如下:色谱柱为 μbondapak C_{18}-100A(150mm × 3.9mm,5μm),柱温 50℃。流动相为 CH_3OH-H_2O(5∶95,*V/V*)(含 5mmol/L 四丁基硫酸氢铵),流速 1.0ml/min。激发波长 280nm,发射波长 459nm。进样体积 100μl。

3. 放射免疫法(RIA) 是利用放射性核素标记的与未标记的抗原,同抗体发生竞争性抑制反应的方法,研究机体对抗原物质反应的发生、发展和转化规律。相关报道较多。例如,陈智周等使用的检测方法如下:采用材料为[3,5,7-³H]-氨基甲基蝶呤钠盐,其比放射性740GBq/mmol(20Ci/mmol);缓冲液为0.05mol/L磷酸缓冲液,pH7.5;葡聚糖包被活性炭悬液;闪烁液。该方法最低检测限可达0.1ng/ml以下,在0.1~10ng/ml线性良好,血清样品回收率96.5%。

【药物代谢动力学的药物相互作用】

1. 磺胺类、保泰松、磺酰脲类、水杨酸类、苯妥英钠等药物与MTX合用时,可竞争血浆蛋白结合部位,使MTX游离血药浓度增高,作用增强。

2. 弱酸性药物如水杨酸类、丙磺舒、青霉素等可竞争性抑制MTX自肾小管的分泌,使MTX排泄减慢,血药浓度增高甚至达中毒浓度。与此相反,碳酸氢钠等可碱化尿液,增加MTX及其代谢物的溶解度,促进其排泄,降低其血药浓度。

3. 糖皮质激素、头孢菌素、卡那霉素等可以减少人体细胞对MTX的摄取,使细胞内MTX浓度降低,血药浓度增高;氨基糖苷类抗生素可影响MTX的α相消除,导致其消除减慢,产生明显的肾毒性。

4. MTX预先治疗有助于氟尿嘧啶的活化,增强其抗肿瘤作用;反之则产生拮抗作用。服用长春新碱30分钟后再给予MTX,可使细胞对MTX摄取加速,增强其抗肿瘤作用。在给予MTX24小时后再服用门冬酰胺酶,可明显提高MTX对急性淋巴细胞白血病的疗效。

【临床案例24-1】

患者,女,15岁,以"右股骨远端骨肉瘤截肢术后6个月余"为主诉入院。术后给予"甲氨蝶呤+顺铂+异环磷酰胺"6周期化疗方案。甲氨蝶呤剂量为11g,并给予常规剂量的亚叶酸钙解救。治疗药物监测结果表明甲氨蝶呤72小时>0.3μmol/L。该患者应如何调整用药方案?

【案例分析】

骨髓抑制和黏膜毒性是MTX主要的不良反应,为提高疗效、降低不良反应,可采用大剂量MTX进行化疗,并用亚叶酸钙进行解救。该患者MTX药物浓度监测结果表明,72小时MTX浓度远大于0.1μmol/L,应继续亚叶酸钙解救方案,并调整MTX用药剂量。

三、抗肿瘤抗生素

多柔比星

多柔比星(doxorubicin,DOX;阿霉素,adriamycin,ADM)为蒽环类抗生素(图24-3),既含有脂溶性的蒽环配基,又有水溶性的柔红糖胺;并有酸性酚羟基和碱性氨基,具有很强的抗癌药理活性。它可直接作用于DNA,插入DNA的双螺旋链,使后者解开,而改变DNA的模板性质,抑制DNA聚合酶进而抑制DNA和RNA的合成。此外,DOX尚有形成超氧自由基的功能,并有特殊的破坏细胞膜结构和功能的作用。DOX为周期非特异性药物,对各期细胞均有作用,但对S期的早期最为敏感,M期次之,对G_1、G_2、S期有延缓作用。DOX抗瘤谱广,疗效高,临床主要用于耐药的急性淋巴细胞白血病,恶性淋巴肉瘤,乳腺癌,骨肉瘤和小细胞肺癌的治疗;对头颈部鳞癌、膀胱癌、前列腺癌、肝癌、胃癌等亦有效。

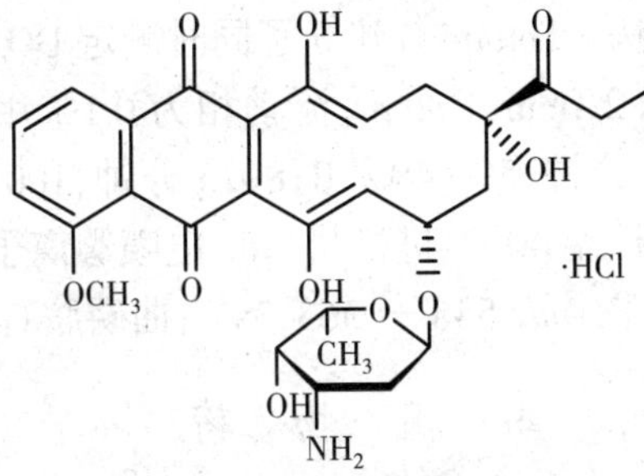

图24-3 多柔比星的化学结构

【体内过程】DOX 口服无效,静脉注射后,迅速分布于心脏、肝、脾、肾、肺组织中,但不能透过血 - 脑屏障。血浆蛋白结合率 50%~80%。可分泌入乳汁,母乳中活性代谢产物多柔比星醇的药 - 时曲线下面积(AUC)较血浆高 10 倍。可通过胎盘屏障。DOX 主要在肝内代谢,主要代谢途径为:通过醛 - 酮还原酶将 DOX 还原为多柔比星醇,仍具有抑制核酸合成的作用;通过糖苷还原酶和水解酶,将糖苷从 DOX 的分子中裂开,抗肿瘤活性消失;去糖苷代谢产物去甲基化,并与硫酸、葡糖醛酸结合,一般认为其与心脏毒性有关。主要经胆汁排泄,原形、代谢物分别约占 50% 和 23%;6 小时内仅 5%~10% 经肾排出。在体内呈三相消除,半衰期分别为 0.5 小时、3 小时和 40~50 小时。肝功能不良时,血药浓度升高,半衰期延长。

【药物代谢动力学】有研究表明,5 例小细胞肺癌的患者静脉注射 DOX(40mg/m^2)后,其主要的药物代谢动力学参数如下:AUC 为(900 ± 171)ng·h/ml,半衰期为(23.6 ± 9.0)小时,清除率为(53.6 ± 16.8)L/h,稳态分布容积为(1189 ± 993)L,血药浓度峰值为(1351 ± 653)ng/ml。

另一研究表明,19 例肝功能正常的肿瘤患者静脉注射 DOX(60mg/m^2)后,体内主要的药物代谢动力学参数如下:$t_{1/2\alpha}$ 为(0.842 ± 0.222)小时,其 $t_{1/2\beta}$ 为(23.10 ± 5.58)小时,AUC 为(2.72 ± 1.05)μg·h/ml,CL 为(876.6 ± 372.9)ml/min。

由于不同个体对 DOX 的代谢方式和代谢能力的差异,造成静脉给药血药浓度和药物代谢动力学参数在个体间的较大差异。与全身化疗相比,腔内化疗、瘤内化疗等局部化疗途径,保证了瘤区的高浓度,降低了药物在其他部位尤其是心脏的分布。不同给药方案对 DOX 的药物代谢动力学也有影响,同一剂量分次给药可能导致 DOX 及其代谢物在体内的蓄积,消除减慢,维持时间延长,疗效和副作用均增加。肝、肾功能,脱水,糖尿病等病理状况均可导致 DOX 及其代谢物在体内的蓄积,使用时应注意调整剂量。联合用药也可能影响 DOX 的药物代谢动力学行为,如链佐星可延长 DOX 的半衰期,因此合用时后者剂量应酌减。任何可能导致肝损害的药物与 DOX 同用,可增加其体内蓄积和肝毒性。

【基因多态性】一项在 40 例泌尿道上皮肿瘤患者的研究表明,$CYP3A5$ $A6986G$ 突变可用于预测 MTX、长春碱、DOX 和顺铂联合化疗后严重的白细胞减少,该突变与 DOX 和长春碱的代谢有关。

【体液药物的浓度测定】

1. 高效液相色谱法 色谱柱为 C$_{18}$ 柱(250mm × 4.6mm,5μm);流动相为 0.1mol/L 醋酸钠(用乙酸调 pH 至 4.0)– 乙腈(71 : 29);流速 0.8ml/min;荧光检测器,激发波长 480nm,发射波

长 560nm；进样 20μl。样品处理：血浆样品加入内标（柔红霉素）后混匀，水浴后加入冰甲醇，离取上清液。该法定量下限为 10ng/ml。

2. 高效液相色谱质谱联用法 Sottani C 建立了同时测定 DOX 及其代谢物 UPLC-MS/MS 方法。色谱柱为 C_{18} 柱（50mm × 2.1mm，1.8μm），流动相为 0.1% 甲酸（A）– 乙腈（B）。梯度洗脱：0~1 分钟，A：B=95：5；1~8 分钟，5%~40% B；8~13 分钟，100% B，色谱柱重新平衡后再进下一个样品。流速 0.4ml/min；柱温 40℃，进样量 3μl。电喷雾离子源（ESI），选择性反应监测。DOX：m/z：544 → 361，397；代谢物：m/z 546 → 363，397；曲磷胺（内标）：m/z 323 → 154。

四、植 物 药

紫 杉 醇

紫杉醇（paclitaxel）是从短叶紫杉和红豆杉树皮中提取的一种二萜抗肿瘤有效成分（图 24-4）。本药脂溶性较强，不溶于水，溶于乙醇和聚氧乙基代蓖麻油（cremophor，EL）混合溶液。紫杉醇属有丝分裂抑制剂，能特异地结合到小管的 β 位，导致微管聚合成团块和束块，并使其稳定，进而抑制微管网的正常重组。本药对 G_2 及 M 期细胞敏感。体外试验表明紫杉醇具有显著的放射增敏作用。此外它还可诱导肿瘤坏死因子 α 基因表达。紫杉醇具有独特的作用机制、较好的抗癌活性，被誉为 20 世纪 90 年代国际上抗肿瘤药三大成就之一。本品对卵巢癌和乳腺癌有确切疗效，对肺癌、食管癌、大肠癌、头颈部癌、恶性黑色素瘤、淋巴瘤等都有一定疗效。

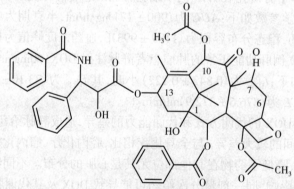

图 24-4 紫杉醇的化学结构

【体内过程】

1. 吸收 临床前研究表明紫杉醇口服给药无明显吸收，缺乏相关人体的研究资料。

2. 分布 紫杉醇在体内迅速分布，脑、心脏、肝、肠、脾、肾中浓度在给药后 5 分钟即达到高峰，15 分钟后肺中浓度达高峰，胃、脂肪、肌肉、卵巢中浓度在 30 分钟达高峰，胆囊在 1 小时达高峰。其峰浓度依次为肝 > 肾 > 肠 > 肺 > 心脏 > 脾 > 胃 > 肌肉 > 脂肪 > 卵巢。脑组织中的浓度远低于其他组织，表明紫杉醇不易透过血脑屏障。本药在人体的表观分布容积较大，为 50~400L/m²，表明其在体内广泛与组织蛋白结合。

3. 消除 主要在肝脏氧化代谢并经胆汁排泄，仅 5%~10% 的紫杉醇经肾消除。紫杉醇的代谢途径主要有 3 种：7 位差向异构反应，10 位、13 位酯的水解及多个位置的羟基化反应。

人体的主要代谢产物有 5 种,均为羟基化产物,其中 6α-羟基紫杉醇,$3'$-p-羟基紫杉醇和 6α,$3'$-p-二羟基紫杉醇为其主要代谢产物。研究证明,CYP 酶参与紫杉醇代谢,CYP2C8 主要与 6α-羟基紫杉醇生成有关,CYP3A4 则与 $3'$-p-羟基紫杉醇产生有关。

4. 排泄 小鼠静脉注射紫杉醇(20mg/kg)后,0~48 小时尿、粪中的药物累积排出量分别为给药量的 2.2% 和 17.3%,表明本药主要经胆汁分泌后从粪便排泄。人给予紫杉醇后 48 小时,自尿中排出原形 4.3%~6.6%。

【药物代谢动力学】 Ⅰ 期临床研究表明,静脉注射紫杉醇(135~$350mg/m^2$)后,人体的平均稳态血药浓度为 0.20~8.54mg/L,分布半衰期为 0.04~0.52 小时,消除半衰期为 3.8~16.5 小时,结果表明紫杉醇的消除个体差异较大。在一项乳腺癌患者体内进行的研究结果表明,≥ 70 岁($n=8$)和 < 70 岁($n=5$)患者分别单次静脉滴注(1 小时)紫杉醇 $80mg/m^2$ 和 $100mg/m^2$ 后,游离紫杉醇的 CL 分别为 $(124 \pm 35.0)L/(h \cdot m^2)$ 和 $(247 \pm 55.4)L/(h \cdot m^2)$,总紫杉醇的 CL 分别为 $(13.9 \pm 2.31)L/(h \cdot m^2)$ 和 $(17.4 \pm 4.52)L/(h \cdot m^2)$,$\geq 70$ 岁组紫杉醇 CL 显著降低,表明年龄和游离药物的清除有关。

另一项 Ⅰ 期临床研究表明,9 名伴胸腔积液的非小细胞肺癌患者胸膜腔注射紫杉醇脂质体 $125mg/m^2$ 后,胸膜腔和血浆紫杉醇的 C_{max} 分别为 $(585 \pm 44)\mu g/ml$ 和 $(12.89 \pm 6.86)\mu g/ml$,AUC 分别为 $(17\,831 \pm 6439)\mu g \cdot h/ml$ 和 $(778 \pm 328)\mu g \cdot h/ml$。胸膜腔紫杉醇的 CL 为 $(0.005 \pm 0.002)L/(h \cdot m^2)$,$t_{1/2}$ 为 (76 ± 48) 小时,表明胸腔注射后本药清除较慢。采用腹腔注射给药途径时得到了类似结果。

静脉滴注 3 小时和 24 小时后药物的清除率分别为 $260ml/(min \cdot m^2)$ 和 $383ml/(min \cdot m^2)$,前者的 C_{max} 约为后者的 10 倍,符合紫杉醇剂量依赖性饱和消除规律。一些研究也表明,增加剂量或缩短静脉滴注时间导致紫杉醇清除减少。紫杉醇用于儿童实体瘤治疗时,也发现剂量依赖性消除现象。紫杉醇的主要毒性如骨髓抑制、神经毒性、黏膜炎均具有剂量限制性。Ⅱ 期临床研究结果表明,紫杉醇的毒性与血浆 AUC 有关,当 AUC 值达到或超过 $17\mu mol \cdot h/L$ 时,中性粒细胞的百分数降低。

【基因多态性】CYP2C8、CYP3A4 均具有基因多态性,导致酶的活性存在明显的个体差异,可能影响紫杉醇的药物代谢。研究表明,CYP3A416B 与 $3'$-p-羟基紫杉醇的降低和 6α-羟基紫杉醇的增高有关,$ABCB1\ 3435\ C>T$ 突变与紫杉醇的代谢物 $3'$-p-羟基紫杉醇药物代谢动力学有关。一项群体药物代谢动力学研究表明,$CYP2C8*2$,$CYP2C8*3$,$CYP2C8*4$,$CYP3A4*3$,$CYP3A5*3C$ 与游离紫杉醇的药物代谢动力学无明显关系,可能与该研究存在一定局限性,包括资料不够完整、药物代谢动力学研究不够完善等有关。最近的研究表明,紫杉醇体内暴露量(AUC)与其神经毒性有关,携带 $CYP3A4*22$ 的女性出现神经毒性的危险性增高,但该突变位点不影响紫杉醇药物代谢动力学参数(CL,AUC,C_{max});$CYP2C8*3$,$CYP2C8*4$ 和 $ABCB1\ 3435\ C>T$ 突变对紫杉醇药物代谢动力学和神经毒性无影响。

【体液药物浓度测定】测定紫杉醇的方法较多,包括高效液相色谱法,超高效液相色谱法,高效液相色谱-质谱联用法等,以前两种较为常用。

1. 高效液相色谱法 采用反相高效液相色谱法测定紫杉醇方法较多。可采取有机溶剂或固相提取的方式,分析柱及流动相的选择可采用多种条件。举例如下:色谱柱为 C_{18} 柱($250mm \times 4.6mm$,$5\mu m$),流动相为乙腈-乙酸盐缓冲液($60:40$,pH 4.5),流速为 1m/min;紫外检测器,检测波长 230nm;塞来昔布为内标,血浆蛋白用乙腈沉淀去除。

2. 超高效液相色谱法(ultra-performance liquid chromatography,UPLC) 色谱柱为 C_{18} 柱 (50mm × 2.1mm,1.7μm),紫外检测波长为 227nm。用乙腈(A)- 水(B)梯度洗脱,0~1 分钟,A%=45~53(V/V);1~3.5 分钟,A%=53~60(V/V);3.5~4 分钟,A%=60~95(V/V);4~5.5 分钟,A%=95~45(V/V)。血浆、胸膜液样品均采用乙腈沉淀蛋白,尿液中紫杉醇可用叔丁基甲醚提取。

【药物代谢动力学的药物相互作用】

1. 先给予顺铂后用紫杉醇,可加重紫杉醇主要毒性反应,可能由于顺铂抑制了 CYP 酶,导致紫杉醇的血浆清除率下降。体外试验表明,先用紫杉醇后用顺铂,毒性作用较少,对肿瘤细胞的杀伤作用较大。当两药合用时,每种药物的临床耐受剂量均降低。

2. 影响 CYP2C 或 CYP3A 亚族酶活性的药物与紫杉醇合用,将影响本药的体内代谢。如酮康唑可使紫杉醇的消除减少约 25%,血药浓度增高。苯妥英等肝药酶诱导剂可降低紫杉醇的血药浓度。

3. 先给予本品再给 DOX,可降低 DOX 的清除率,加重骨髓抑制不良反应。

【临床适应证及前景展望】紫杉醇具有独特的作用机制、较好的抗癌活性,被誉为 20 世纪 90 年代国际上抗肿瘤药三大成就之一。其对治疗卵巢癌和乳腺癌有确切疗效,对肺癌、食管癌、大肠癌、头颈部癌、恶性黑色素瘤、淋巴瘤等都有一定疗效。

依 托 泊 苷

依托泊苷(etoposide)为鬼臼毒素的半合成衍生物(图 24-5)。它通过与拓扑异构酶Ⅱ结合,形成药物 - 酶 -DNA 三者之间稳定的可裂性复合物,干扰 DNA 拓扑异构酶Ⅱ修复 DNA 断裂链,从而导致 DNA 链断裂,最终抑制肿瘤细胞的增殖。依托泊苷属细胞周期特异性药物,对 S 晚期或 G_2 期有较大杀伤作用,使细胞停滞在 G_2 期。本品主要用于治疗小细胞肺癌、淋巴瘤、睾丸肿瘤、急性粒细胞白血病等,对卵巢癌、乳腺癌、神经母细胞瘤亦有较好疗效。

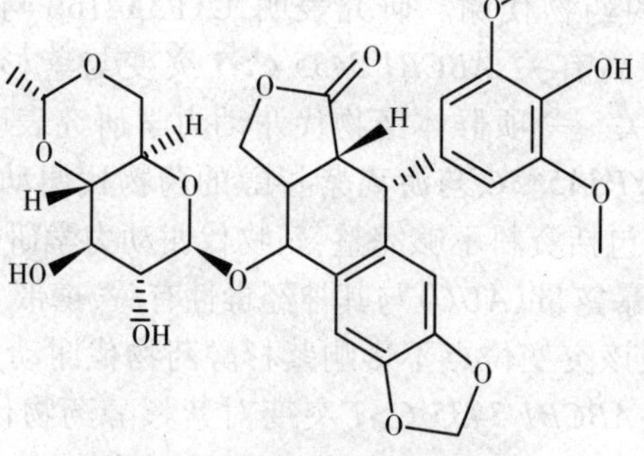

图 24-5 依托泊苷的化学结构

【体内过程】口服依托泊苷后 0.5~4 小时血药浓度达峰值。吸收率约 50%,存在较大的个体内和个体间差异。蛋白结合率可达 97%。吸收后主要分布于胆汁、腹水、尿液、胸腔积液和肺组织中,脑脊液中的浓度为血药浓度的 1% ~10%。可分泌至乳汁,哺乳期妇女慎用。用药后 72 小时有 44%~60%由肾排泄(其中 67%为药物原形),粪便排泄量仅占 16%。研究证明,依托泊苷是 CYP3A 和 P- 糖蛋白的底物。

【药物代谢动力学】 人体药物代谢动力学研究显示,依托泊苷血浆清除过程符合二室开放模型,$t_{1/2\alpha}$ 为 (1.4 ± 0.4) 小时,$t_{1/2\beta}$ 为 (5.7 ± 1.7) 小时,稳态分布容积为 8~29L,清除率为 (0.68 ± 0.23)mg/(min·kg)。15 例乳腺癌患者每天口服依托泊苷(100mg)连续 15 天后,体内主要的药物代谢动力学参数如下:AUC_{0-24h} 为 (1.95 ± 0.87)mg·min/ml,口服清除率为 (60.9 ± 21.7)ml/min,C_{max} 为 (5.6 ± 2.5)μg/ml,T_{max} 为 (73 ± 35) 分钟,$t_{1/2}$ 为 (220 ± 83) 分钟。11 个患有神经母细胞瘤的婴儿每天静注依托泊苷(5.0mg/kg) 后,C_{max} 为 (24.9 ± 10.7)μg/ml,$t_{1/2}$ 为 (4.9 ± 0.83) 小时,AUC 为 (6.6 ± 2.4)mg·min/ml,CL 为 (7.6 ± 3.4)ml/min。

【基因多态性】 CYP3A4、CYP3A5 和 P- 糖蛋白基因(ABCB1)均存在基因多态性,可能影响到依托泊苷的体内过程,但有关研究尚不充分。

【体液药物浓度测定】 测定体液样品依托泊苷浓度的方法主要有高效液相色谱法和高效液相色谱 - 质谱法(LC-MS/MS)。

1. 高效液相色谱法　色谱柱为 C_{18}(4.6mm × 1150mm),流动相为甲醇 - 水(50∶50),检测波长 222nm,进样量 50μl。样品处理方法:待测血清加入盐酸(1mol/L),振荡后加三氯甲烷 5ml,充分振荡后离心,取有机相,50℃空气吹干,用流动相溶解后测定。该方法操作过程简单、快速,准确性、灵敏度高。

2. 高效液相色谱 - 质谱法(LC-MS/MS)　色谱条件:色谱柱为 C_{18} 柱(2.1mm × 100mm,3μm),流动相为乙腈 −0.1% 甲酸和 10mmol/L 醋酸铵,采用梯度洗脱方式,流速 0.25ml/min,柱温为 30℃,采用电喷雾离子化源(ESI),正离子模式;采用多反应监测(MRM)模式对药物离子浓度进行测定,质谱的半峰宽均为 0.7amu。样品处理:血浆样品加入内标和含有 1% 甲酸的乙腈,混匀后离心,取上清液,氮气吹干,以流动相 100μl 复溶进样。进样量 10μl。该方法操作过程简单、快速,检测结果准确、灵敏度高、重复性好。

【药物代谢动力学的药物相互作用】 依托泊苷血浆蛋白结合率高,可与其他药物发生血浆蛋白竞争置换,进而影响本品排泄。当环孢素血药浓度大于 2μg/ml 时,可使依托泊苷的分布容积增加,清除率降低,毒性增强。

五、铂类配合物

顺　铂

顺铂(cisplatin)又称顺氯氨铂,化学结构式为顺式二氯二氨合铂(*cis*-dichloro diamine platinum,CDDP),系二价铂和两个阴离子(氯离子)以及两个中性分子(氨分子)组成的一种特殊的配位化合物(图 24-6)。顺铂分子中心的铂原子对抗肿瘤活性具有重要意义,只有顺式结构有效,反式则无效。顺铂抗瘤谱广,为治疗多种实体瘤

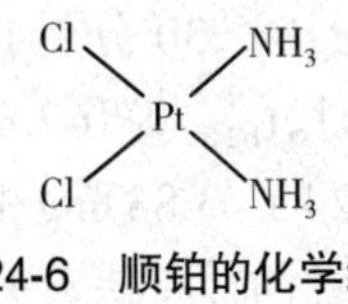

图 24-6　顺铂的化学结构

的一线药物,对非精原细胞睾丸癌疗效最佳,对肺癌、卵巢癌、膀胱癌、神经母细胞瘤、食管鳞癌等亦有较好疗效。顺铂肾毒性严重,且与剂量相关呈蓄积性。

该药作用与双功能的烷化剂类似。在体内,顺铂先将氯解离,然后与 DNA 上的碱基共价结合,形成双链间的交叉联结或单链内两点联结而破坏 DNA 结构和功能,对 RNA 的影响较小。属于细胞周期非特异性药物,对细胞周期中各期均有不同程度的影响。抗瘤谱广。

【体内过程】

1. 吸收 本药口服给药不易吸收,仅能由静脉、动脉或腔内给药,临床多采用静脉注射给药。

2. 分布 给药后广泛分布于全身各组织,与各种组织蛋白或其他成分结合,约90%的总铂与血浆蛋白结合。肾、肝、卵巢、子宫、皮肤、骨等含量较多,脾、胰、肠、心肌、脑中较少,这些脏器中顺铂占给药总量的27%~30%。药物的分布特征可能与其抗癌谱及明显的肾毒性有一定关系。顺铂自身结合能力较差,只有当其转化为水合型分子之后,才能广泛与蛋白结合。

3. 代谢 顺铂的生物转化极其复杂。其在体内具有高度的反应活性,易为内源性亲核物质如水、蛋白质、DNA 等产生亲核性取代,可能是顺铂中的氯配基直接被取代,也可继水分子取代形成水合型顺铂后再被亲核物质取代。上述反应是顺铂与 DNA 形成交叉联结产生抗肿瘤活性,以及其在体内失活和产生毒性的原因。该反应速率和程度可能仅取决于反应分子和生成物的基本化学动力学、热力学性质,如速率受介质中氯离子浓度影响,氯离子增加可使顺铂稳定;反之,氯离子减少则促进其水合型分子形成。由于细胞内氯离子浓度较细胞外低得多,有利于顺铂分子中的氯原子在细胞内被分子取代,该转化过程已被认为是顺铂治疗活性所必需。

4. 排泄 顺铂及其代谢产物主要经肾脏排泄,但排泄速度缓慢且不完全。结合铂的消除半衰期为 58~73 小时。给予顺铂后 24 小时,经肾排出给药量的 23%~30%;5 天后约排出给药量的 45%;3 周后尿中尚可检出。胆道也可排泄少量顺铂与其降解产物,并出现血药浓度第二个峰值,说明存在着某种程度的肝肠循环。腹腔给药时,腹腔器官的药物浓度较静脉给药时高 2.5~8 倍,对卵巢癌的治疗有利。

【药物代谢动力学】Himinelstein 等研究了 24 名患者快速静脉注射顺铂后的药物代谢动力学,分别测定血浆中总铂、可滤过游离总铂(包括未与蛋白结合的原形、代谢产物中的铂)及原形顺铂浓度,发现三者具有不同的药物代谢动力学特点。总铂呈三指数衰减,属三室模型;而游离总铂及原形顺铂呈单指数衰减,属一室模型。血浆总铂分布很快,前两个分布相半衰期分别约为 20 分钟和 60 分钟,但其消除很慢,半衰期长达 1~3 天,可能因为其与血浆蛋白、组织蛋白结合牢固;血浆游离总铂的消除较快,半衰期为 0.3~1.3 小时;原形顺铂消除更快,半衰期为 30~40 分钟。游离总铂中原形顺铂占 60%~80%,且可滤过游离总铂与原形顺铂在不同时间比值恒定,故测定游离总铂可能是顺铂 TDM 的一种简便可取的方法。

15 例肝、肾功能正常的非小细胞肺癌患者,第 1 个疗程最后 1 次静脉滴注顺铂 ($20mg/m^2$, 30 分钟) 后的药物代谢动力学过程符合二房室开放模型,$t_{1/2\alpha}$ 为 (0.32 ± 0.16) 小时,$t_{1/2\beta}$ 为 (62.89 ± 10.84) 小时,V_d 为 $(13.39 \pm 4.86)L$,CL 为 $(1.42 \pm 0.57)L/h$,AUC 为 $(74.24 \pm 43.83)mg \cdot h/L$。

目前,尚缺乏关于顺铂血药浓度与疗效和毒性关系的资料。研究表明,顺铂引起的胃肠道反应依赖于血药浓度而不是总剂量;相反,胃肠道反应减轻伴随着其骨髓毒性增强,提示骨髓细胞对连续低剂量顺铂更敏感。为明确顺铂药物代谢动力学参数与毒性及效应间的关系,制订最佳给药方案,应进一步进行相关研究。

【体液药物浓度测定】顺铂的测定方法有很多,主要有高效液相色谱法、原子吸收光谱法。

1. 高效液相色谱紫外检测法(HPLC-UV) 因顺铂的紫外吸收很低,需柱前衍化形成稳定配合物后再测定。常用的衍化剂为二乙基氨磺酸盐（diethyldithio carbamate，DDTC），它可和各种含铂产物生成在 254nm 波长处有强吸收且较为稳定的复合物 Pt（DDTC）$_2$。因为 DDTC 在 pH < 7 的条件下即可能从溶液中结晶析出，故先将血样加入碳酸氢钠碱化。该衍生复合物可用三氯甲烷、乙醚进行萃取，以乙醚为优，血浆和乙醚的体积比为 1∶5 时提取效率较高。色谱条件如下：色谱柱为 C$_{18}$ 柱（250mm × 4.6mm，5μm）；流动相为甲醇-水（70∶30 或 80∶20）；流速为 1.0ml/min；检测波长为 254nm；柱温为 30℃。检测限可达 0.01μg/ml。

2. 原子吸收光谱法　该法利用顺铂分子中含有的铂原子的吸收光谱特征而进行。由于测定的是铂原子而不是顺铂分子本身，特异性差，适用于测定总铂含量，广泛用于给药后血、尿中总铂的测定。该法较为快速、简便，灵敏度高，可检出纳克水平药物，但结果易受生物样品基质影响，对样品制备过程要求较高。制备方法通常有干法和湿法两种，但均较烦琐且不精确。研究发现，在非离子表面活性剂存在的情况下，样品可直接在原子吸收分光光度计的碳雾化管内进行消化，使样品处理大大简化。测试条件：波长 256.9nm，狭缝 0.19nm，灯电流 7mA，干燥 110℃，30 秒；灰化 1350℃，30 秒；原子化 2700℃，5 秒。

如与超滤技术结合，此法可测定血浆中游离总铂，较测定总铂更有意义。可采用离心超滤法将游离型与蛋白结合型分离，收集超滤液；加入乙二胺使其与超滤液中铂形成阳离子复合物；后用浸有阳离子交换树脂的纸片收集该复合物，再用 5mol/L HCl 溶液从纸片上将铂洗脱，最后用原子吸收分光光度法测定铂含量。

【药物代谢动力学的药物相互作用】与青霉胺或其他螯合剂使用，顺铂活性减弱，不宜合用。顺铂可改变锂在近端肾小管的重吸收；可以提高血液中尿酸的水平，与秋水仙碱、丙磺舒合用时须调节剂量，以控制高尿酸症与痛风。顺铂与卡马西平、苯妥英等抗惊厥药合用，可降低抗惊厥药的血药浓度。

【临床案例 24-2】

患者，男，49 岁。以"干咳 3 个月"为主诉入院。CT 结果提示"左肺占位"，支气管镜检，显示"肺癌"，后行"左肺根治术"。术后病理显示，左肺中分化肺鳞癌，累及胸膜，仅 N2 组淋巴结可见转移癌（4/22），EGFR 显示野生型。后转入肿瘤科，行"多西他赛 + 顺铂"方案化疗 2 周。该患者化疗过程中应注意哪些问题？

【案例分析】

顺铂及其代谢产物主要经肾脏排出，具有一定的肾毒性，可影响肾小管的分泌排泄功能。该患者在化疗期间应注意监测肾功能，并根据结果调整用药方案。此外，如需合并用药，应避免使用具有肾毒性的药物如氨基糖苷类、去甲万古霉素等和经肾小管分泌排出的药物如碳酸锂，必须联合应用时需调整用药方案。

六、酪氨酸激酶抑制剂

伊 马 替 尼

伊马替尼（imatinib）为一种苯氨嘧啶的衍生物（化学结构见图 24-7），属于新型蛋白酪氨酸激酶抑制剂。约95%的慢性粒细胞白血病患者均为Ph1染色体阳性,即9号染色体的原癌基因 *Ab1* 异位到22号染色体的一段癌基因(*Bcr*)上。两种基因重组后产生融合蛋白p-210,与正常的C-Ab1蛋白p-150相比,p-210酪氨酸激酶活性较高可以刺激白细胞增殖导致白血病。伊马替尼可选择性地抑制 *Bcr-Abl*(癌基因)酪氨酸激酶,抑制 *Bcr-Abl* 阳性细胞系和费城染色体阳性的慢性粒细胞白血病患者的新鲜白血病细胞增殖和诱导其凋亡。此外,伊马替尼也是血小板性生长因子(PDFG)和干细胞因子(SCF)、c-kit的酪氨酸激酶抑制剂,并且抑制PDGF和SCF介导的细胞事件。体外试验也证明伊马替尼还能抑制表达 *c-kit* 突变的胃肠道间质肿瘤细胞的增殖和凋亡。伊马替尼主要用于费城染色体阳性的慢性髓细胞白血病慢性期、急变期、加速期或者 α-干扰素治疗无效的慢性期患者;也适用于治疗 *c-kit* 阳性不能手术切除的和转移性恶性肠胃道间质肿瘤。

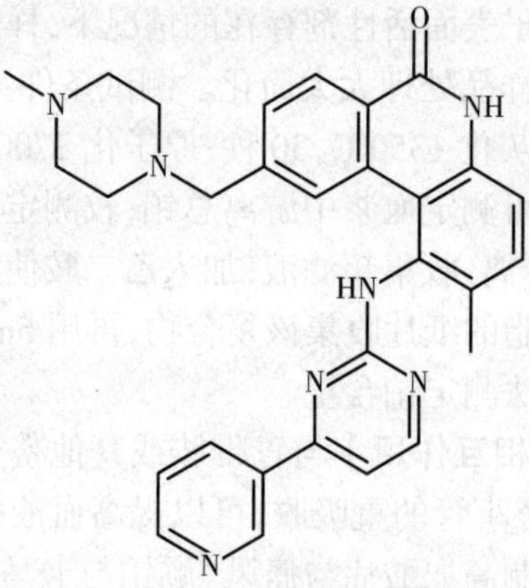

图 24-7 伊马替尼的化学结构

【体内过程】

1. 吸收 伊马替尼口服后吸收迅速,吸收率97%以上,血药浓度达峰时间为2~4小时。药物的剂型和剂量、食物、抗酸药和年龄对吸收无明显影响。长期用药可能影响伊马替尼吸收,因为其抑制胃肠道的药物转运体P-糖蛋白、$ABCG_2$ 和代谢酶CYP3A4、CYP3A5活性,但有关研究报道不一。口服剂量在25~1000mg时,单次或多次给药的血药浓度均与剂量成正比。

2. 分布 吸收后约96%与血浆蛋白结合,主要与 $α_1$-糖蛋白结合。其表观分布容积可达435L。体外试验证明,游离药物浓度的变化可影响细胞内的药物浓度。伊马替尼不易透过血脑屏障,血药浓度要高于中枢神经系统内浓度100倍。药物转运体P-糖蛋白、$ABCG_2$ 显著影响脑和肿瘤细胞对药物的摄取,动物实验证明抑制P-糖蛋白可使中枢神经系统药物浓度增加10倍。伊马替尼细胞内浓度较血浆高5~8倍,提示其可能通过有机阳离子转运体进入白血病细胞。

3. 代谢 伊马替尼主要经CYP3A4、CYP3A5氧化代谢,CYP2D6、CYP1A1、CYP1B1、CYP2C9和CYP2C19也发挥一定作用,主要代谢为活性产物CGP74588。参与Ⅱ相结合反应的酶主要为黄素单氧化酶(flavin-containing mono-oxygenase 3,FMO-3)。伊马替尼既是CYP3A4、CYP2D6的底物,也是其抑制剂。

4. 排泄　约81%的伊马替尼或其代谢物在给药7天内被清除,主要通过粪便排泄(67.8%,其中23%为原形药物),少量从肾排泄(13.2%,其中5%为药物原形)。伊马替尼原形的半衰期为18~22小时,其活性代谢产物的半衰期约为40小时。轻到中度的肝损伤对伊马替尼清除无明显影响,重度肝损伤可导致其血药浓度增加,应该调整用药方案。

【药物代谢动力学】研究表明,11位健康志愿者连续14天口服400mg伊马替尼后,其主要的药物代谢动力学参数如下:$AUC_{0-\infty}$为$(41.2 \pm 11.8)\mu g \cdot h/ml$,$C_{max}$为$(2.35 \pm 0.59)\mu g/ml$,$T_{max}$为$(2.5 \pm 0.7)$小时,$t_{1/2}$为$(14.3 \pm 3.7)$小时,$V_{ss}/F$为$(179 \pm 54)L$,$CL/F$为$(10.5 \pm 3.1)L/h$。在一项生物等效性试验中,23位韩国健康志愿者单剂量口服200mg伊马替尼后,其主要的药物代谢动力学参数如下:两种片剂(每片200mg和每片100mg)的C_{max}分别为$(922.8 \pm 318.8)\mu g/L$和$(986.3 \pm 266.0)\mu g/L$;T_{max}分别为3.15小时和2.91小时;AUC分别为$(13\,084.3 \pm 39.1)\mu g \cdot h/L$和$(14\,131.7 \pm 3826.2)\mu g \cdot h/L$。

关于酮康唑、伊马替尼相互作用的研究发现,酮康唑可抑制伊马替尼代谢,使后者的清除率显著降低。伊马替尼在14名健康志愿者体内单用时药物代谢动力学参数为:T_{max}为2.5(1.5~4.0)小时;C_{max}为$(942 \pm 311)ng/ml$;$t_{1/2}$为(20.5 ± 4.4)小时;$AUC_{(0-24)}$为$(9618 \pm 4191)ng \cdot h/ml$;$AUC_{0-\infty}$为$(14\,228 \pm 7359)ng \cdot h/ml$;$V_z/f$为$(472 \pm 163)L$;$CL/F$为$(16.3 \pm 5.5)L/h$。

【基因多态性】伊马替尼主要由CYP3A、CYP2D6和CYP2C9等CYP亚型代谢,而这些酶都具有遗传多态性,不同基因型个体对伊马替尼的代谢能力可能有影响。已有研究证明,CYP2D6 *4突变可降低机体对伊马替尼的清除率。

本品还是P-糖蛋白、$ABCG_2$和SLCO的底物,最近的一项研究证明,分析慢性髓样白血病患者$ABCB_1$(T1236C、G2677T/A和C3435T)和$ABCG_2$(G34A和C421A)基因型有助于预测伊马替尼的疗效。另有研究表明,SLCO1B3 334GG基因型个体清除率比SLCO1B3 334TT和TG基因型高;ABCB1 3435CC的清除率较ABCB1 3435CT和TT基因型高。

【体液药物浓度测定】测定体液样品伊马替尼浓度的方法主要有反相高效液相色谱法和高效液相色谱-质谱联用法,色谱条件、血浆样品处理方法较多,举例如下。

1. 高效液相色谱法　色谱条件如下所述。色谱柱:ZORBAX XDB-C_{18}(4.6mm × 150mm,5.0μm),流动相:乙腈-水-0.1%三氟乙酸=20:40:40。流速:1.0ml/min,柱温:35℃;检测波长:282nm。采用高氯酸沉淀血浆样品蛋白。此方法专属性高,样品处理方法简单,适用于伊马替尼的治疗药物浓度监测和药物代谢动力学研究。

2. 高效液相色谱-质谱联用法(HPLC/MS/MS)　色谱柱为C_8柱(3μm,75mm × 2.0mm),流动相为10mmol/L甲酸铵-乙腈-甲酸(60:40:0.1,V/V/V),流速0.2ml/min。采用多反应监测(MRM)模式,伊马替尼m/z 494.4-217.1,内标(伊马替尼-d_8)m/z 502.4-225.1。血浆样品(200μl)加入内标,混匀后加入1.5ml叔丁基甲醚,涡旋后离心,氮气吹干后加乙腈溶解,进样量为2μl。

【药物代谢动力学的药物相互作用】

1. CYP3A4的抑制剂(酮康唑、红霉素、克拉霉素)会减慢伊马替尼代谢,升高其血药浓度;相反,如果同时应用CYP3A4的诱导剂会加速伊马替尼代谢。

2. 本品能通过抑制CYP3A4而使环孢素、辛伐他汀的血药浓度升高。

3. 本品可以与华法林竞争抑制CYP2C9和CYP3A4,导致后者不良反应增加。

思考题

1. 简述化疗药物和靶向治疗药物的区别。
2. 试述甲氨蝶呤治疗药物浓度监测的原因和临床意义。
3. 简述伊马替尼的药物代谢动力学特点、临床应用及基因多态性对其治疗的可能影响。

（田 鑫）

第二十五章　影响免疫功能药物的药物代谢动力学

 学习要求

1. 掌握环孢素、他克莫司的药物代谢动力学特点。
2. 熟悉影响环孢素、他克莫司血药浓度的因素。
3. 了解环孢素、他克莫司体液药物浓度测定方法。

第一节　概　　述

近年来,利用药物影响机体的免疫功能以达到防治疾病的目的受到广泛重视。此类药物通过影响免疫应答反应和免疫病理反应而调节机体的免疫功能,故又称免疫调节药(immunomodulators)。按其作用方式不同,可分为免疫抑制药(immunosuppressive drugs)和免疫增强药(immunopotentiating drugs)。它们在临床上主要用于防治免疫功能异常所致的疾病。

免疫增强药又称免疫刺激药(immunostimulants),是一类能增强机体特异性和非特异性免疫功能的药物,主要用于免疫缺陷性疾病、慢性难治性感染、肿瘤、自身免疫性疾病等。常用药物有卡介苗、左旋咪唑、胸腺素、干扰素、白细胞介素 -2 等。多种中药有效成分(主要是多糖类成分)也可明显提高机体的免疫功能。

免疫抑制药是一类主要用于治疗组织器官移植和自身免疫性疾病的药物,它们多缺乏特异性,对正常和异常的免疫反应均呈抑制作用。常用药物有肾上腺皮质激素类、细胞毒类及微生物代谢产物类。该类药物主要用于器官移植物的排斥反应和自身免疫性疾病等。本章主要介绍免疫抑制药的药物代谢动力学。

第二节　免疫抑制药

一、环　孢　素

环孢素(cyclosporin)(化学结构见图 25-1),又称环孢菌素 A(cyclosporin A,CsA)、山地明,是一种由 11 个氨基酸组成的环状多肽化合物,具有亲脂性,由多胞木霉菌和柱胞霉菌的代谢产物中提得,已能化学合成。1972 年发现本药具有强大的免疫抑制作用,1978 年首次用于临床。CsA 通过抑制与 Ca^{2+} 有关的信号传导通路,进而抑制 IL-2,封闭抗原介导的信号传导,从而抑制致敏 T 淋巴细胞的增殖和应答,因此 CsA 的主要作用在于抑制 T 细胞在排斥反应中的作用,对 B 细胞很少作用,并且不影响人类单核细胞的吞噬活性。已证明该化合物具有强大的免疫抑制效能且对骨髓毒性很低。现广泛用于器官移植手术患者,以预防和治疗同种移植排斥反应,显著提高移植脏器的存活率。最近该药在治疗与免疫系统有关的疾病方面,特别是自身免疫性疾病方面也得到了充分的评价。例如,在治疗急性葡萄膜炎、银屑病、特应性皮炎、红斑狼疮、类风湿关节炎,口服环孢素是有效的治疗手段。该药还可作为中度和严重发育不良性贫血患者的首选治疗药物,也可以使胆汁淤积性肝硬化得到改善。

由于环孢素有肝毒性、肾毒性和在器官移植中个体药物代谢动力学方面存在极大差异,剂量过高会产生肾毒性,剂量过低又不能控制排斥反应。全世界多数器官移植中心认为在 CsA 治疗中,研究其药物代谢动力学过程并进行血药浓度的监测,对预防移植器官的排斥反应和减少毒性是十分必要的。

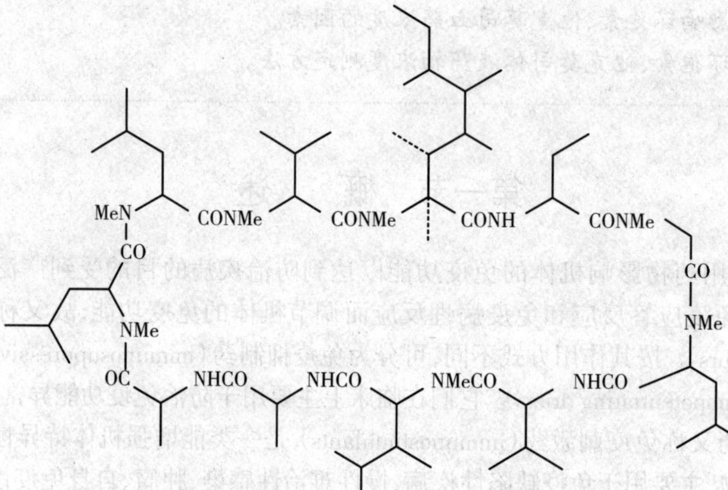

图 25-1 环孢素的化学结构

【体内过程】

1. 吸收 环孢素可口服、肌内注射和静脉注射。由于肌内注射生物利用度低,现已不用。

口服 CsA 的生物利用度个体差异很大,是需做血药浓度监测的主要原因。环孢素主要在小肠吸收,吸收缓慢而不完全,吸收 $t_{1/2}$ 为 0.6~2.3 小时,达峰时间 3.0~6.0 小时。口服 CsA 吸收不规则并受多种因素影响,如食物、移植器官类型、肠道内胆汁的量、胆汁分泌状况、肝功能状况及腹泻等都可影响吸收,使器官移植患者口服生物利用度亦存在极大差异。成年肾移植患者生物利用度为 5%~89%,平均 27.6%,肝移植患者为 8%~60%,平均为 27%,儿童肝移植术后即刻口服吸收百分率 <5%~19%,肝病患儿的生物利用度 <10%。对肝移植的患者,有胆汁引流较无胆汁引流的生物利用度降低 48.7%,成年肝移植患者关闭引流管后 AUC 增加 276%。CsA 为脂溶性化合物,其主要依靠胆汁和胆盐的吸收,因而肝病或肝移植后早期相对缺乏胆汁和胆盐,可明显降低 CsA 生物利用度。肠道疾病如腹泻、化学放射性肠炎等都可致 CsA 的吸收减少,AUC 下降。

食物可致 CsA 生物利用度改变,CsA 与食物共进可显著提高 C_{max}、C_{min} 和 AUC。CsA 可制成浓度为 100g/L 溶液口服,同时饮用饮料和牛奶可以造成 CsA 吸收的差异。有发现用葡萄柚汁稀释后用于肾移植患者,血药浓度提高 32%,表明葡萄柚汁可能抑制 CsA 在肠壁内的代谢。

有些患者口服后在达到第一个吸收峰后 5~6 小时还可以观察到第二吸收峰,且浓度较高,这可能与胆汁促进 CsA 吸收有关。此外,由胆汁排泄的硫酸结合物可在肠道被细菌降解成原形药物后再吸收。

2. 分布　CsA 的分布呈多房室模型,并易分布至细胞内。快速分布相 $t_{1/2}$ 为 0.10 小时,慢分布相 $t_{1/2}$ 为 1.1 小时。在全血中 CsA 与红细胞及血浆蛋白结合率很高,其分布与血药浓度、血细胞比容、温度及脂蛋白浓度诸因素密切相关。CsA 吸收后最初分布在血中,60%~70% 被血细胞摄取,其中红细胞占 41%~58%,粒细胞占 5%~12%,淋巴细胞占 4%~9%。其余与血浆蛋白相结合,其中高密度脂蛋白占 18%~22%,低密度脂蛋白占 11%,极低密度脂蛋白占 2.5%,其他蛋白占 2.5%~3.5%。正常志愿者中,CsA 的全血与血浆比(B∶P)约为 2.0,表明 CsA 红细胞的亲和力大于血浆蛋白。红细胞对 CsA 的摄取和结合随温度的下降而增加,且在浓度为 3~5mg/L 时达饱和。当温度从 37℃下降至 12℃时,约有 50% 的 CsA 从血浆中扩散至红细胞中与血红蛋白结合,但此过程是可逆的,37℃放置 2 小时可重新达到平衡。

CsA 的亲脂性决定了其在脂肪组织中浓度较高,如肝、胰、肺、肾上腺、脾和淋巴结中 CsA 的浓度要高于血清,在患者停药后一段时间,组织中仍可保持一定浓度。人体尸解表明,CsA 广泛分布于各种组织,在富含白细胞的器官(如胸腺、脾、淋巴结、骨髓)中以及在脂肪和含脂肪性器官(如肝、胰、肾、肾上腺、甲状腺、唾液腺、肺、皮肤)中,组织浓度均高于血浆浓度的 10 倍。部分上述器官含有较高浓度的一种特殊蛋白——亲环孢素蛋白(cycbphilin),CsA 在细胞内与该蛋白结合。亲 CsA 蛋白在 T 细胞活化初期起着一种重要的细胞生理学作用。最近研究表明,CsA 还可以使组织中亲 CsA 蛋白的量增加。

CsA 也可进入胎盘及从乳汁中分泌,妊娠期 CsA 可在羊水中被检出。新生儿出生 48 小时后周围血中可测到 CsA,母体乳汁中也可测到微量 CsA,因此,妊娠期及哺乳期妇女应谨慎使用 CsA。

3. 代谢　CsA 主要由肝脏代谢,由 CYP3A(CYP3A4 和 CYP3A5)酶系代谢,代谢过程包括单、双烃基化以及 N- 去甲基化,但母环结构不变。代谢产物及原形药进入胆汁从粪便排出。目前已发现有 30 种代谢产物,其活性最强的代谢物也仅为环孢素的 10%~20%,其代谢物的毒性很低。研究表明,CsA 是个低、中度清除的药物,其清除 $t_{1/2}$ 在不同个体中有很大差异。影响代谢的主要因素有疾病状态、年龄及合并用药等。CsA 的药物代谢动力学还受年龄影响。儿童的清除率要比成人高,因此患儿的用药剂量应高于成人。

4. 排泄　CsA 从尿排泄仅占消除的极小部分,尿排出量 <1%,96 小时尿中仅排出给药量的 6%。CsA 主要消除途径是胆道系统,胆汁中的浓度远高于周围血。用 RIA 测得 CsA 在胆汁中的浓度为 HPLC 的 18~36 倍,CsA 代谢产物的绝大部分集中在胆汁中,有 44% 的 CsA 是以代谢产物形式从胆汁中排出。

肾衰竭时,CsA 的药物代谢动力学不发生明显改变,因此在肾损害时不需要调整剂量。腹膜透析和血液透析对 CsA 的消除影响很小,4 小时血液透析仅排除给药量的 1%。血液透析不能有效改变 CsA 清除率的原因,则是由 CsA 的高脂溶性、高相对分子质量(1202)、高血浆蛋白结合率与高分布容积所决定。因此,血液透析不需要调整 CsA 剂量。

【药物代谢动力学】

1. CsA 药物代谢动力学模型及参数　CsA 的药物代谢动力学为多房室模型。多数报道,无论口服或静脉给药时均显示二室模型。但 1983 年 Follath 在肾移植肾衰竭患者中发现

CsA 静脉给药时为三室模型。参数 $t_{1/2\alpha}(0.1\pm0.03)$ 小时，$t_{1/2\beta}(1.08\pm0.25)$ 小时，$t_{1/2\gamma}(15.8\pm8.4)$ 小时。CsA 参数还因测定方法不同而异。Ptachcinski 认为 RIA 法的 $t_{1/2\beta}$ 稍长于 HPLC 法，两者 $t_{1/2\beta}$ 在正常人分别为 8.4 小时和 6.3 小时，在肾移植患者分别为 16.1 小时和 12.2 小时，在肝病患者分别为 23.9 和 20.4 小时。不论口服或静脉给药，CsA 药物代谢动力学参数个体差异均很大。口服平均 t_{max}3.1~4.3 小时，$t_{1/2\beta}$ 3.2~49.6 小时；静脉注射 $t_{1/2\beta}$2.5~53.4 小时，$V_{d,ss}$ 1.3~8.6L/kg，CL 为 (12.8 ± 5.1)ml/(min·kg)。

2. 有效血药浓度范围 CsA 谷浓度与其曲线下面积 AUC 相关性好，用谷浓度估计 AUC 和调整临床用量，可靠性较大。但关于 CsA 有效血药浓度范围的报道有很大差异，这是由于被分析体液及方法不同所造成的。在各种移植的各个不同阶段，其治疗浓度是不同的，移植早期血浓度要高于晚期。一般而言，有效治疗血药浓度用 HPLC 全血测定时为 100~300μg/L，RIA 全血为 800~1000μg/L，血清 RIA 范围为 100~500μg/L。Klintmalm 等观察到取得良好移植效果的 CsA 血浆 RIA 浓度，在手术后 1 个月内平均为 (393 ± 38)μg/L，12 个月平均 (111 ± 14)μg/L，HPLC 全血谷浓度在治疗早期为 150~300μg/L，数个月后应维持在 100μg/L。研究显示采用荧光免疫偏振法测定 CsA 血药浓度，CsA 在肾移植患者术后理想治疗窗范围为谷浓度 1 个月内 250~400μg/L，3 个月内 200~300μg/L，半年内 150~250μg/L，1 年后 50~200μg/L。术后半年以内，谷浓度最好不低于 300ng/ml，1 年以内，谷浓度最好不低于 150ng/ml。长期较高的谷浓度可使血清肌酐升高而造成慢性肾毒性。CsA 最小中毒浓度参考值为 600μg/L。

【影响血药浓度的因素】

1. 给药剂量 相同的给药剂量，给药次数不同，则影响其峰浓度。在相同剂量下按不同方案分次服用 CsA 后药物代谢动力学发生了如下变化：当每日 2 次，每次口服 CsA 胶囊 75mg，或每日 3 次，每次口服 CsA 胶囊 50mg 后，两组 CsA 的生物利用度相同，但每日 3 次组的 C_{max} 明显降低。因此，少量多次给药可使 CsA 的浓度较长时间地保持在治疗窗范围内，并降低其不良反应。

2. 时间 CsA 有明显的时间依赖性。有报道，肾移植患者术后 2~4 周 CsA 的生物利用度可从 24.2% 提高到 51.4%，且维持此水平至术后 1 年，1 年后降至 27%。另有 21 例肾移植患者，术后 3 个月，CsA 的生物利用度提高了 39%，6 个月后降至手术前水平。其原因可能是 CsA 吸收缓慢且不规则，生物利用度较低，因此尽管术后早期服用剂量较大，但血药浓度仍较低。随着用药时间延长，肠蠕动功能逐渐恢复，CsA 吸收逐渐增加，虽然剂量减少，但 CsA 的血药浓度反而逐渐上升。

3. 移植器官种类 健康人口服 CsA 的生物利用度为 5%~70%，平均为 30%。而骨髓移植患者为 20%~60%，平均为 34%。肾移植患者为 5%~89%，平均为 27.6%。肝移植患者为 8%~60%，平均为 27%。CsA 为脂溶性化合物，胆汁和胆盐可促进其吸收。而肝病或肝移植早期由于胆汁和胆盐相对缺乏，CsA 吸收减少，所以生物利用度降低。健康志愿者同时口服胆酸，CsA 的吸收可提高 25%。

4. 年龄 环孢素的代谢与年龄有关。儿科心脏移植及肾移植患者生物利用度与成人相似，但肝移植患者生物利用度比其他人群低。儿童 CsA 血液清除率比成人高，是成人的 2~4 倍，生物利用度与成人相似，$t_{1/2}$ 比成人短（成人 12 小时，儿童 8 小时），但新生儿 $t_{1/2}$ 长（19 小时）。儿童移植术后应给予较高剂量 CsA，缩短给药间隔，以获得满意疗效。儿童的吸收率低,但分布容积大,因此需要增加剂量,这可能是因脂蛋白与年龄相关所致。

5. 疾病对 CsA 药物代谢动力学的影响　健康受试者较器官移植患者,其分布容积及半衰期均略有降低。CsA 为脂溶性化合物,主要靠胆汁和胆盐吸收,在肝脏疾病时,CsA 吸收减少,生物利用度低。患者胆红素水平增加者,给药间隔时间应增加。发育不良性贫血患者,由于环孢素在血细胞中分布减少以及肠道炎症使吸收降低,都可导致药物代谢动力学改变。患高脂蛋白血症患者,组织分布降低,从而需要增加剂量。肝硬化患者较骨髓、肾、肝移植患者消除速率低,半衰期延长。肾衰竭患者由于血细胞比容和高密度脂蛋白低,可能导致血清中游离环孢素增加,提高了其药效,但使消除速率增高。

6. 合并用药　合并用药可导致 CsA 血药浓度升高或降低。与下列药物合用时可升高环孢素的血药浓度:酮康唑、红霉素、地尔硫䓬、维拉帕米、尼卡地平。酮康唑等肝药酶的抑制剂,可抑制细胞色素 P450 的活性,改变表观分布容积,改变蛋白质的结合率,从而阻断 CsA 在肝脏中的代谢,使 CsA 血药浓度提高。与下列药物合用时可降低环孢素的血药浓度:利福平、异烟肼、苯妥英钠、苯巴比妥、卡马西平。利福平和异烟肼均为 P450 酶系的微粒体酶诱导剂,可严重影响 CsA 在肝内的代谢,导致 CsA 血药浓度显著降低。实验证实,当 CsA 与利福平、异烟肼合用时,加大 CsA 的剂量,CsA 的血药浓度提高较少,但 CsA 的副作用大大增加。西咪替丁、法莫替丁(H_2受体阻断药)、哌仑西平(抗酸药)使 CsA 吸收时间延长。降低了 CsA 的给药量 / 血药浓度之比,同样剂量的 CsA 与此 3 种药合用也可获较高的血药浓度。

7. 食物　葡萄汁内的某些化合物能抑制肠道内 P- 糖蛋白的活性,增加 CsA 的 C_{max} (40%)和 AUC(35%);橘子汁不影响 CsA 的吸收。脂肪可显著增加 CsA 的吸收,使 AUC 增加 37% ,T_{max} 提前,血药浓度明显增加。

【临床案例 25-1】

某男性患者,长期应用环孢素每日 3mg/kg 治疗银屑病。由于免疫功能下降,并发肺结核,合用利福平治疗。两药合用后,CsA 血药浓度由原来的 254.00ng/ml 下降到 74.74ng/ml。

问题:

(1) 应用利福平后,CsA 血药浓度为何下降?

(2) CsA 与利福平合用后,给药方案应如何调整?

【案例分析】

CsA 主要由肝脏 P450 肝微粒体酶氧化,利福平是肝微粒体酶诱导药物,主要经肝脏代谢,因此能影响 CsA 的血药浓度,使 CsA 的肝代谢加速,血药浓度下降,因此 CsA 与利福平合用时,CsA 的剂量应适当加大,以维持有效血药浓度。而在停用利福平时,应逐步减少 CsA 的剂量,以防 CsA 血药浓度升高过快,产生毒性。

【基因多态性】编码药物代谢酶、药物转运体和药物作用靶点基因序列的差异,是导致同一药物的相同剂量在不同个体间产生不同药物反应的主要原因,即遗传因素在其中起了重要作用。CsA 主要通过小肠和肝脏药物代谢酶 CYP3A4 和 CYP3A5 代谢,同时它也是药物转运体 P- 糖蛋白的底物,而 P- 糖蛋白则是多药耐药基因(MDR1)的产物,因此其生物利用度又受到多药耐药基因 -1（multidrug r esistance-1，ABCB1，MDR1）产物 P- 糖蛋白（P-glycoprotein，P-gp）的影响。因此，不同个体间 CYP3A4、CYP3A5 和 MDR1 的基因多态性，将导致服用相同剂量的环孢素在不同个体间产生血药浓度和药物代谢动力学参数的巨大差异。在肾移植早期，研究 *CYP3A5*3* 基因多态性对 CsA 剂量的影响，发现携带 *CYP3A 5*1/*1* 基因型患者的 CsA 给药剂量中位数显现高于基因型为 *CYP3A5*1/*3* 或 *CYP3A5*3/*3* 的患者。在重症肌无力（MG）患者体内的研究也发现基因型为 *CYP3A5*3/*3* 患者的血药浓度，包括谷浓度和峰浓度都高于基因型为 *CYP3A5*1/*3* 或 *CYP3A5*1/*1* 的患者。肠道 CYP3A 酶系和 P-gp 协同则限制 CsA 口服药物的经肠吸收。也有研究表明，肾移植患者口服环孢素的清除率不同，56％是由于肝脏 CYP3A4 活性差异所致，而 17％是与不同患者 P- 糖蛋白的活性有关；不同患者 C_{max} 的差异，32％与肝脏 CYP3A4 活性有关，30％与小肠 P- 糖蛋白的活性有关。

【体液药物浓度测定】 对采用何种生物样本（血浆、血清、全血）和什么分析方法（RIA、HPLC）来检测环孢素的浓度是有争议的。由于 CsA 大部分与血细胞结合，其余与脂蛋白结合，且结合的量与温度有关，因此有人推荐用全血。尽管如此，如果在体温或室温下达到平衡时（通常是 2 小时）分离出血清，则全血和血清都可作为常规监测和药物代谢动力学研究的生物样本。取样时间通常在达稳态后用药前，以测定稳态谷浓度。

1. 荧光偏振免疫法（FPIA） 为目前临床应用最广泛的方法。通过 CsA 血药浓度的测定，使患者的用药剂量个体化。此法只特异性测定全血中 CsA 原形药（即母药）浓度，与 HPLC 法测得的结果最相近，且相关系数逼近 1。单克隆 FPIA 法自动化程度高，操作简单，测定时间快速（22 分钟内可测定 20 份样品），且灵敏（全血样品 CsA 最低检测浓度为 25ng/ml），精密（日内差异和日间差异 CV<7％）。夏东亚等用特异性荧光偏振免疫法测定 CsA 全血浓度后，提出了 CsA 在三联免疫抑制用药方案中的理想治疗窗。王峰等曾对 60 位肾移植术后患者的 108 份 CsA 血样用特异性单克隆（MAFPIA）和非特异性多克隆荧光免疫偏振分析法（PAFPIA）进行测定。结合肝脏功能及术后时间，观察药物浓度的变化。

2. 高效液相色谱法（HPLC） HPLC 是一种专一、可靠的方法，测定血中 CsA 可用 C_{18} 或 Cyano 液相柱，以环孢素 D（CsD）为内标，在 70~75℃柱温下，用不同配比的乙腈、甲醇和水组成的流动相分离，样品用乙醚提取后进一步乙烷纯化。HPLC 对原形 CsA 有特殊的专一性，全血中灵敏度可 <10ng/ml（1ml 全血）。HPLC 在 25~4000ng/ml 是线性的，可用于全血、胆汁、血浆、血清、尿液、脑脊液和乳汁中的 CsA 测定。HPLC 法的主要缺点是分析柱需要加温至 70~75℃才能得到合适的分离度，在此温度下，分析柱通常仅能维持 2~4 周。另一缺点是环孢素的 UV 测定需在波长 200~214nm 进行，内源性杂质和药物的干扰很难排除，样品的前处理相当繁杂、费时，且所需样品量较大（约 1ml），灵敏度可达 20~40ng/ml。最近报道的 HPLC 柱切换技术，仅需 0.2ml 全血，可监测到 125ng/ml，该法操作简便、迅速、专一性好。

3. 相色谱 - 质谱联用（LC-MS）技术 LC-MS 技术是最近几年才发展起来的一种新的检测全血 CsA 含量的方法，可用于临床 CsA 血药浓度监测。其主要优点是具有较高的灵敏度和特异性，不受血液样品中其他物质的干扰，可以准确定量，能满足体内低浓度环孢素的监测及药物代谢动力学研究。色谱条件:流动相为乙腈 - 甲醇 -0.01mol/L 乙酸胺水溶液（47：33：20），流速 0.5ml/min，进样量为 5μl，色谱柱为 ZORBAX SB-C_{18}（4.6mm × 12.5mm，5μm），柱温 60℃。质谱:电喷雾电离源（ESI），选择性多离子监测质荷比为 1203、带正电荷的 CsA 分子离子峰及质荷比为 1217、带正电荷的内标环孢素 D（CsD）分子离子峰。环孢素 HPLC 全色谱图和质谱图见图 25-2，图 25-3。

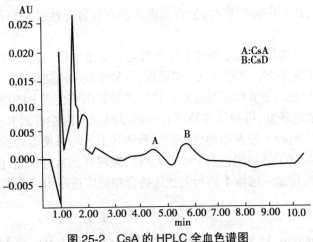

图 25-2　CsA 的 HPLC 全血色谱图

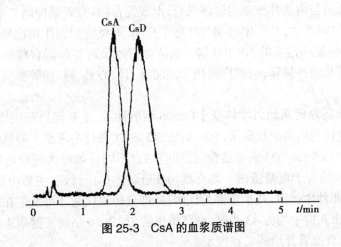

图 25-3　CsA 的血浆质谱图

【注意事项】根据环孢素的初始剂量、距离器官移植手术的时间及同时给予其他免疫抑制剂的情况调整剂量。CsA 的初始剂量在不同个体可相差很大，一些患者在移植术前即给予环孢素，而患者如果肾功能较好，则可在移植术后给药。CsA 的口服吸收与胆酸以及食物等有关，个体差异很大。

一般可根据血药浓度测定结果和肾功能状况确定环孢素的剂量。

对于移植术后早期的监测，可采用以下方案进行。即：肝移植、心脏移植术后每日测定；骨髓移植术后每周 3 次进行监测；肾移植术后的第 1 周内进行每日监测，第 2 周和第 3 周分别测定 3 次和 2 次。早期的严密监测之后，CsA 的浓度监测，可逐渐转为每 6~8 周 1 次，1 年之后每 3~6 个月测定 1 次。不管在什么时期，如果患者出现呕吐或腹泻，应马上监测 CsA 的浓度，因为药物的吸收情况随时可能发生变化。口服 CsA 的生物利用度差异较大，因此有必要在药物达到稳态前即测定血药浓度，以了解患者对 CsA 的吸收情况。

给药途径由静脉转为口服时，要严密地监测 CsA 的浓度，了解生物利用度情况。心脏移植患者,环孢素浓度高于 750μg/L 时,应联想到肾功能障碍。

虽然测定器官移植患者 CsA 浓度的临床价值有争论,但是一般认为临床出现某些变化前后,检测 CsA 浓度可对区别排斥和药物毒性提供诊断依据。通常情况下,低于治疗剂量时患者易致排斥反应;达到中毒剂量时,患者出现药物性肝肾毒性及中枢神经系统毒性,并发感染、肿瘤。

【药物代谢动力学的药物相互作用】环孢素与许多常用药物合用时均可产生药物相互作用,对其机制还了解不多。苯巴比妥、苯妥英、甲氧苄啶 - 磺胺甲噁唑、利福平、异烟肼均可使本药的清除率增加。主要原因是这些药物能诱导肝细胞色素 P450 酶活性,加速环孢素的代谢,使其血药浓度降低,可导致移植器官的排斥反应。两性霉素 B、红霉素、维拉帕米、尼卡地平、地尔硫䓬、固醇类激素药物、酮康唑、西咪替丁等均可使本药的清除率降低。其主要原因可能是它们抑制了肝细胞色素 P450 酶活性,减慢环孢素的代谢,使其血药浓度升高,可导致环孢素毒性的增加。通常本药与上述药物合用时应进行治疗药物监测。

二、他 克 莫 司

他克莫司(tacrolimus,FK506),商品名为普乐可复(Prograf),是一种大环内酯类新型强效免疫抑制剂,它通过与内源性细胞内受体结合,形成复合物,有效地抑制 T 细胞激活,抑制白细胞介素 -2(IL-2)的产生,其作用机制与环孢素相似,但免疫抑制作用比环孢素强。体外试验证实其免疫活性是环孢素的 50~100 倍。临床可有效预防各种器官移植后急性排斥反应的发生,并能逆转难治性排斥,已被广泛用于预防肝、肾、心脏、肺、胰等器官移植术后急性排斥反应的发生。

【体内过程及药物代谢动力学特征】FK506 脂溶性强,主要经胃肠道吸收,但吸收变异性大,因此口服生物利用度差异显著,5%~67%,15%~20% 较为常见。静脉给药后广泛分布于组织中,血液中约 80% 与红细胞结合,红细胞结合不同可解释大部分药物代谢动力学差异;血浆中约 99% 结合于血浆蛋白。他克莫司在肝脏中广泛代谢,主要由肝酶 CYP 同工酶 CYP3A4 代谢,从胆汁中排泄,几乎全部为代谢物。部分药物代谢亦可发生在胃肠道。据报道,血浆半衰期在健康人群平均为 43 小时,在移植患者为 12~16 小时。健康志愿者单剂量服用本药,体内过程符合血管外给药二室模型。

【影响血药浓度的因素】

1. 患者自身状况 严重的肝功能障碍可使 FK506 清除率降低,半衰期延长,血药浓度增高。消化道疾病尤其是腹泻会影响口服 FK506 的吸收。进食也可影响该药的吸收。食物种类和进餐时间可影响他克莫司的生物利用度。与禁食状态相比,食物尤其高脂食物可使其生物利用度明显降低。

2. 合并用药 FK506 经肝药酶 CYP3A4 代谢。从理论上讲,CYP3A4 的抑制剂或底物均可能通过抑制或与 FK506 互相竞争肝药酶,而降低 FK506 的代谢,使其血药浓度增高。如吡咯类抗真菌药、溴隐亭、钙通道阻滞药、西咪替丁、某些糖皮质激素、环孢素、达那唑、HIV- 蛋白酶抑制剂、大环内酯类抗药及盐酸甲氧氯普胺。西柚汁亦可抑制他克莫司代谢,故不应同时服用。而酶诱导剂如利福平、苯妥英等则可降低其药物浓度。另外,当与非甾体类抗炎药合用时,因后者可抑制前列腺素的保护作用,从而使 FK506 肾毒性增强;维拉帕米、粟精胺则可减轻其肾毒性。

【基因多态性】他克莫司血药浓度在个体间差异大主要与肝酶 CYP 超家族中 CYP3A 代谢酶和药物转运体 P- 糖蛋白（P-gp）相关。CYP3A4（肝、小肠、结肠和胰腺）与 CYP3A5（小肠和胃）参与他克莫司代谢，P-gp 主要参与他克莫司的生物跨膜转运。目前研究最多的是 *CYP3A4*1B*（392A>G），可能会影响代谢酶的活性，但对血药浓度的影响，研究结果并不一致，且此突变在中国人群中的发生频率极低（<2%）。此外 *CYP3A4*18B*（20070T>C）突变可能会提高酶活性，使其代谢底物他克莫司清除率升高，血药浓度降低。临床中发现他克莫司的给药剂量与 CYP3A5 的多态性密切相关。药物转运体 P-gp 是 *MDR1* 编码的产物，MDR1 基因多态性影响 P-gp 的活性和功能，其中数个突变对他克莫司的效应有一定影响。

【体液药物浓度测定】多种定量方法可用于分析 FK506 的全血或血浆浓度，目前用于血药浓度检测的方法主要有酶联免疫吸附分析（ELISA）和微粒子酶免疫分析（microparticle immunoassay，MEIA）。一般情况下，血中 95% 以上的免疫活性是由原形药物产生，但对于肝功能不全的患者应注意，当应用免疫分析测得的浓度异常高时，应采用专属性好的方法如 HPLC-MS^2。MEIA Ⅱ 在保证一定的准确度、精密度及灵敏度的情况下，具有操作简单、省时等优点，检测成本也较 HPLC-MS^2 低。MEIA Ⅱ 和 ELISA 的共同缺点是专属性不强，由于可能和 FK506 的代谢产物之间存在交叉免疫反应，因此，测定值要比真实值稍大些，有可能误导患者的相关免疫状态。通常 FK506 在稳定的肝移植患者中，其代谢物的总浓度为血液中原形药物的 43%，最低限为 5.5%。在 HPLC-MS^2 监测中，代谢物的浓度是 FK506 谷浓度的 7%~10%，有时较低的代谢物浓度是与肝功能不良相关的。在免疫监测中如发现异常高的 FK506 浓度，则需用更灵敏、高特异性的方法来监测。

【注意事项】FK506 药物代谢动力学的个体差异较大，治疗窗窄，应加强全血谷浓度监测，确保用药的安全有效。肝和肾移植患者的全血谷浓度与 *AUC* 值密切相关，可以准确反映药物浓度，临床使用全血血药浓度的监测来调整口服最佳用药剂量。

FK506 药物代谢动力学和常规血药浓度监测大多采用全血样本，这是由于全血浓度显著高于血浆，患者接受一个固定剂量后，血浆谷浓度比全血谷浓度变异性大，且临床上排斥反应、毒副作用与其全血谷浓度的相关性较其与血浆谷浓度明显要好。建议进行血药浓度监测的时期包括移植后的早期阶段、从另一种免疫抑制剂换成本品治疗时或进行合并给药可能导致药物相互作用时。在维持治疗阶段也应定期进行监测，监测频率依临床需要而定。移植后最初的 1~2 周，推荐初始口服剂量为一日 0.3mg/kg，全血谷浓度为 10~25ng/L，每周平均监测 3~7 次；以后逐渐减少，第 3~4 周，每周 2 次；第 5~6 周，一周 1 次，以后每两周 1 次。3 个月内血药浓度应维持在 10~20ng/L，3 个月以上为 5~15ng/L。特殊情况下，如肝功能变化、出现不良反应或合用影响 FK506 药物动力学的药物时，都应增加监测频率。

三、麦考酚酸酯

麦考酚酸酯（mycophenolate mofetil，MMF，骁悉）是青霉属真菌产生的霉酚酸（MPA）半合成物，为抗嘌呤代谢的免疫抑制剂，用于防治各类实体器官移植术后的排斥反应。本品于 1995 年通过美国 FDA 批准上市，1996 年在欧洲上市，1997 年在我国上市。本品可有效降低急性排斥反应的发生率，不良反应相对较小，长期综合药效经济学优于其他抗代谢免疫抑制剂，因而广泛应用于肾脏等器官移植中。

MMF 为前体药物，口服吸收后在血浆酯酶的作用下，迅速水解为具有免疫抑制活性的代谢产物 MPA。后者可逆性地抑制鸟嘌呤核苷酸经典合成途径中的限速酶,即次黄苷酸脱氢酶(IMPDH)阻断 T 和 B 淋巴细胞增殖,从而抑制鸟嘌呤核苷的从头合成途径,影响 DNA 的合成,通过抑制细胞生长作用而发挥强而有效的免疫抑制作用。

【体内过程】MMF 是 MPA 的 2- 乙基酯类衍生物,口服后在上消化道(主要是胃)快速而完全地吸收,然后被肝脏酯酶分解为活性代谢产物 MPA。正常人口服 MMF 后,MMF 在体内几乎测不到。从原药裂解出来后,MPA 先快速降解然后缓慢被清除。在临床有效浓度下,血浆中 MPA 大多以结合的形式存在,血浆蛋白结合率高达 97%。只有少量游离的 MPA 发挥生物学活性。在肝脏,MPA 经过葡萄糖醛酸化代谢为稳定、无药理活性的 MPA 葡萄糖醛酸苷(MPAG),MPAG 的血浆浓度约为 MPA 的 20~100 倍,90% 以上的给药剂量最终以 MPAG 的形式通过肾脏排泄,另有约 6% 经由肠道排泄,不到 1% 以 MPA 形式通过尿液排泄,几乎可以忽略,体内 MPA 给药后 72 小时基本清除。MPAG 随胆汁排泄进入肠道,肠道菌群的葡萄糖苷酶可将 MPAG 转化为 MPA,经肠道再吸收入血,形成肠肝循环。静脉注射或口服 8~12 小时后,将出现第 2 个血浆 MPA 高峰(峰值较第 1 次小),此现象即主要与肠肝循环有关。

【药物代谢动力学】MMF 口服后 1 小时达血药峰浓度。食物不影响 MMF 的吸收程度,但可降低 MPA 最大血浆浓度 40%。MMF 进入人体后,生物利用度达 94%。动物实验显示,经十二指肠给药 MMF 的生物利用度为 MPA 的 1.5 倍。静脉注射 MMF,测定其 $t_{1/2}$ 少于 2 分钟。体内约 97.5% 的 MPA 与血浆蛋白结合,以复合物的形式存在。MPA 的分布容积约是 4ml/kg。MPA 可通过肠肝循环再吸收,半衰期为 16~18 小时。口服多剂麦考酚酸酯的肾移植患者,血浆 MPA 浓度峰值发生在服药后 52 分钟至 2 小时不等,由于肠肝循环,服药后 6~12 小时内会出现第二个血浆 MPA 浓度高峰(峰值较第一个小),MPA 的平均表观半衰期($t_{1/2}$)为 16~18 小时。

【基因多态性】在肝脏,MPA 经肝脏尿苷二磷酸葡醛酸转移酶(uridine 5-diphosphate glucuronosyltransferases,UGT)催化,进一步代谢为葡糖醛酸化物(mycophenolic acid glucuronide,MPAG)排出体外。文献报道,在体外试验中 UGT1A9 的基因多态性可提高人肝胚瘤细胞系 HepG2 中报告基因的表达,并且其基因多态性与人体肝脏中的表达水平相关,可显著改变 MPA 葡糖醛酸化的反应活性。

【体液药物浓度测定】由于麦考酚酸酯口服后迅速分解,血浆浓度无法检测,目前检测的麦考酚酸酯药物浓度均是指 MPA 和 MPAG 的血浆浓度。

高效液相色谱法(HPLC)是目前已知的检测 MPA 浓度的最好方法。用于检测的紫外线波长为 215nm、254nm 及 304nm 等,血浆中 MPA 和 MPAG 检测限分别为 0.10~0.4mg/L 和 0.03~4.0mg/L。有报道酶免疫法(EMIT)也可以用于检测总 MPA 浓度,MPA 量的检测限为 0.15~0.4mg/L。EMIT 自动化程度高,因此国外实验室大多采用此法。但 EMIT 的特异性较 HPLC 差,其活性代谢产物酰基化葡糖醛酸化物(acyl glucuronide,AcMPAG,M2)干扰原药的测定,会使测定结果有 7%~35% 的正偏差。理论上 EMIT 测定值可能更好地代表体内活性药物的浓度,但在分析测定结果时,要注意分析方法带来的差异。研究报道提示 EMIT 更适用于对 MPA 的临床监测,因为其可同时测定母体药物与活性代谢产物,且操作相对简单,而 HPLC 更适用于科研,因为它能更精确地测定 MPA 与其代谢产物的浓度。

【药物代谢动力学的药物相互作用】下列药物已被证实与 MMF 有相互作用:抗酸剂(氢

氧化铝或氢氧化镁)可减少 MMF 的吸收,考来烯胺也可降低 MMF 的生物利用度。MPA 大部分与血浆蛋白结合,离体研究显示高浓度(>250mg/L)的水杨酸和呋塞米可竞争 MPA 与血浆蛋白的结合位点,但其临床意义不清楚。但环孢素与 MMF 无相互作用。

思考题

1. 环孢素及他克莫司的药物代谢动力学各有什么特点?

2. 影响环孢素血药浓度的因素有哪些? 环孢素与利福平合用时应如何调整给药方案? 为什么?

（孙慧君）

参 考 文 献

1. 曾苏．临床药物代谢动力学．北京：人民卫生出版社，2007

2. 郭涛．新编药物动力学．北京：中国科学技术出版社，2005

3. Malcolm Rowland, Thomas N. Tozer. 临床药动学．彭彬主译．长沙：湖南科学技术出版社，1999

4. 李俊．临床药理学．第4版．北京：人民卫生出版社，2008

5. 刘克辛．临床药理学．北京：清华大学出版社，2012

6. 赵晶．临床药物基因组学．北京：化学工业出版社，2008

7. Laurence L. Brunton. Goodman & Gilman's. The Pharmacological Basis of THERAPEUTICS. 11th ed. Mc Graw Hill, New York：2006：1-137

8. 魏敏吉，赵明．创新药物药代动力学研究与评价．北京：北京大学医学出版社，2008: 207-232

9. 韩国柱．中草药药代动力学．北京：中国医药科技出版杜，1999: 8-12

10. World Medical Association. World Medical Association Declaration of Helsinki: ethical principles for medical research involving human subjects. JAMA, 2013, 27 (310): 2191-2194

11. 王广基．药物代谢动力学．北京：化学工业出版社，2005

12. SFDA. 化学药物临床药代动力学研究技术指导原则．2005

13. Bernd Meibohm. 生物技术药物药代动力学与药效动力学：药物开发指导原则与应用实例．程远国，译．北京：人民军医出版社，2010

14. 欧阳冬生，帅放文，周宏灏．药用辅料对细胞色素 P450 氧化酶的作用研究进展．中国临床药理学与治疗学，2013,18 (1): 99-102

15. 周宏灏．遗传药理学．第2版．北京：科学出版社，2013

16. 刘克辛，韩国柱．临床药物代谢动力学．北京：科学出版社，2009

17. 刘建平．生物药剂学与药物动力学．北京：人民卫生出版社，2012

18. 李苊．实用临床药物动力学．成都：四川大学出版社，1997

19. 蒋学华．临床药动学．北京：高等教育出版社，2007

20. 程刚．生物药剂学．北京：中国医药科技出版社，2010

21. 刘克辛．药理学．北京：清华大学出版社，2012

22. 周怀悟，薛祉绥，吴季俭．临床药学的数学原理和方法．重庆：科技文献出版社重庆分社，1987

23. 杉山雄一，楠原洋之．分子药物动态学．东京：南山堂，2008

24. 李家泰．临床药理学．第3版．北京：人民卫生出版社，2007

25. 季一兵．药物分析技术与方法．北京：中国医药科技出版社，2007

附　录

附录 1　常用药物的临床药物代谢动力学参数

药品	英文名	剂量(mg)	剂型	c_{max} (mg/L)	t_{max} (h)	$t_{1/2\alpha}$	$t_{1/2\beta}$	V_c	V_d	V_{ss} (L/kg)	CL (ml/min)	AUC (mg·h/L)
阿替洛尔	Atenolol	50	片剂	0.251	2.7				0.79			1.86
卡维地洛	(R)-Carvedilol	20	片剂	0.025	0.9		5.3		302			0.105
阿昔洛韦	Acyclovir	2.5~5/kg	注射液			0.23	2.53	15.26		32.8		
阿苯达唑	Albedazole	200	片剂	1.43	2.9	0.7	8.5					1.43
阿芬他尼	Alfentanil	50/kg	注射剂				1.61			0.47	52	
胺碘酮	Aminodarone	400	胶囊	0.6							5.67	
氨氯地平	Amlodipine	5	片剂	0.003	1.375		42.2~55					0.04~0.21
阿莫西林	Amoxacillin	500	片剂	8.8			1.23					25
阿司匹林	Aspirin	500	片剂	54.5	1	0.25	3.31					318.8
阿托品	Atropine	1.35	注射剂			0.015	2.4			231	1223	
卡托普利	Captopril	100	片剂	1.93	0.88							8.73
卡马西平	Carbamazepine	400	片剂	5.36	4.78		39.03		1.2		0.383	321
头孢泊肟	Cefpodoxime	100	包衣片	1450	2		2.1				249	7.38
头孢他啶	Ceftazidime	2000	注射液			3.8	1.87		13.4		117	4.76
头孢他啶	Ceftazidime	2000	粉针			0.18	1.87		18.35		117.2	4.77

续表

药品	英文名	剂量(mg)	剂型	c_{max}(mg/L)	t_{max}(h)	$t_{1/2}$(h)		V(L/kg)		V_{ss}(L/kg)	CL(ml/min)	AUC(mg·h/L)
						$t_{1/2\alpha}$	$t_{1/2\beta}$	V_c	V_d			
头孢噻肟	Cefotaxime	1000	注射剂				4.79		0.87		185	105.9
头孢克肟	Cefixime	400	注射剂	4.24	3.8		3.5				38	32.04
地西泮	Diazepam	10	注射剂			0.679	46.2					
双氯芬酸	Diclofenac	100	片剂	4.485	1.2		1.33					5.86
氟氯西林	Dicloxacillin	50	注射剂			0.1	4.63	0.15	0.28	0.279	0.74	0.014
地高辛	Digocin	0.5	片剂	0.002	1.42		37.1					0.579
地尔硫䓬	Diltiazem	60	片剂	0.095	3	0.74	3.09				37.9	
布洛芬	Ibuprofen	48.86	混悬糖浆	0.45						1.82	11.501	
吲哚美辛	Indomothacin	1.5	缓释胶囊	3.7							8.3	
异烟肼	Isoniazid	4.5	片剂			3.1				14.4	22.9	
单硝酸异山梨酯	Isosorbide monitrate	0.358	片剂	0.76		5.16					2.47	
伊拉地平	Isradipine	0.013	胶囊	1.5							0.028	
酮康唑	Ketoconazole		片剂			6.7		0.574		1.21	267	
酮洛芬	Ketoprofen	10.5	片剂	2.25		3				89.3	19	
林可霉素	Lincomycin	600	注射剂	12.1	1.23		4.5					92.2
氯羟安定	Lormetazepam	2	片剂	0.015	4.86		12.62					0.358
美洛西林	Mezlocillin	4000	注射剂	216.6			1.32					275

续表

药品	英文名	剂量(mg)	剂型	c_{max}(mg/L)	t_{max}(h)	$t_{1/2}$(h)		V(L/kg)		V_{ss}(L/kg)	CL(ml/min)	AUC(mg·h/L)
						$t_{1/2\alpha}$	$t_{1/2\beta}$	V_c	V_d			
咪达唑仑	Midazolam	10	片剂	0.077 5	0.67		1.36		0.38			
咪达唑仑	Midazolam	15	注射剂				3.2	8.9		7.8	391	
吗啡	Morphine	4	注射剂				2.4		4.4		21.1	
甲硝唑	Metronidazole	20/kg	注射剂	17.7	1		18.4					
烟碱	Nicotine	15	软膏	0.008 02	7.78		4.92				1250	0.17
硝苯地平	Nifedipine	20	片剂	0.032	4.4		3.9					0.378
尼索地平	Nisoldipine	10	片剂	0.001 8	1.7		2					0.34
尼群地平	Nitrendipine	20	片剂	0.019	3.5		10.4					0.087
尼群地平	Nitrendipine	15	注射剂				6.4		680		1420	11.9
硝酸甘油	Nitroglycerin	0.03	片剂	1.0	0.05						30	
利福平	Rifampocine	600	胶囊	18.14	5.8							194.01

附录 2　常用药物的治疗浓度、中毒浓度及致死浓度

类别	药物	治疗浓度（µg/ml）	中毒浓度（µg/ml）	致死浓度（µg/ml）
镇静催眠药	苯巴比妥	15~40	40~60	80~150
	氯氮䓬	1~3	5.5	20
	地西泮	0.5~2.5	5~20	50
	甲丙氨酯	10	100	200
抗癫痫药	苯妥英钠	5~20	20	100
	扑米酮	5~12	>15	100
	乙琥胺	40~100	>100	
	卡马西平	6~10（成人） 2~6（小儿）	>15	
	丙戊酸钠	60~100	>150	
抗精神失常药	氯丙嗪	0.5	1~2	3~12
	硫利达嗪	1~1.5	10	20~80
	奋乃静		1	
	泰尔登	0.04~0.3		
解热镇痛药	对乙酰氨基酚	10~30	400	1500
	阿司匹林	20~250	200	
	吲哚美辛	0.5~3	6	
镇痛药	吗啡	0.000 1		0.05~4
	可待因	0.025		
	哌替啶	0.6~0.65	5	30
心血管系统药	地高辛	0.000 8~0.002	0.0024	0.32
	奎尼丁	3~6	10	30~50
	普鲁卡因胺	4~10	10	
	普罗帕酮	0.15~2	2	
抗痛风药	丙磺舒	100~200		
其他	乙酰唑胺	10~15		

附录3　临床药物代谢动力学相关的数据库和网站

1. CNKI 数据库,网址:www.cnki.net

2. PubMed,网址:www.ncbi.nlm.nih.gov

3. 维普期刊数据库,网址:www.cqvip.com

4. 万方数据库(数字化期刊子系统),网址:www.wanfangdata.com.cn

5. 中国食品与药品管理局(SFDA)药物研究技术指导原则,网址:http://www.cde.org.cn/page/framelimit.cbs?ResName=zdyzxz

6. 美国食品与药品管理局(FDA)药物研究指南,网址:http://www.fda.gov/cder/guidance/index.htm

7. 人用药品注册技术要求国际协调会(ICH)药物研究指南,网址:http://www.ich.org/cache/compo/276–254–1.html

8. Elsevier Science Direct On Site(SDOS),网址:www.sciencedirect.com

9. Wiley Interscience,网址:www.interscience.wiley.com

10. Springer Link,网址:www.springerlink.com

11. Pharmacokinetic and Pharmacodynamic Resources,网址:http://www.boomer.org/pkin/

12. Pharmacokinetics, Pharmaceutics, Biopharmaceutics, 网址:http://dir.pharmacy.dal.ca/kinetic.php

13. David Bourne, A First Course in Pharmacokinetics and Biopharmaceutics,网址:http://www.boomer.org/c/p1/

14. EBSCO host,网址:search.epnet.com

15. Clinical Pharmacokinetics and T.D.M Information on the Net, 网址:http://www.usal.es/~galenica/clinpkin/marco0.htm

16. Drug Interaction,网址:http://medicine.iupui.edu/flockhart/

17. Cytochrome p450 Drug Metabolism and Interactions, 网址:http://www.hospitalist.net/highligh.htm

18. Pharmacogenetics,网址:http://www.pharmgkb.org

附录4　药物代谢动力学软件简介

随着药物代谢动力学(PK)的发展,近年来国内外开发出许多 PK 软件。这些软件的功能包括:房室模型和非房室模型分析、生物利用度和生物等效性检验、PK-药效结合模型分析、群体 PK 数据分析、PK 模拟和 PK 参数的预测、治疗药物检测及给药方案设计等。这些软件在 PK 的各方面得到广泛应用,并和 PK 两者之间相互促进发展。这里简单介绍常用的 PK 软件,包括国外软件 NONMEM、WinNonLin、Simcyp 和 GastroPlus,以及国内软件 DAS。

1　NONMEM

NONMEN 程序是由美国旧金山加利福尼亚大学(University of California, San

Francisco)的 NONMEN 课题组依据非线性混合效应模型理论,用 FORTRAN 语言编写成的计算机应用软件,可对数据进行一般统计(非线性)回归类型模型的拟合,主要用于估算群体 PK 参数。NONMEM 为"Nonlinear Mixed Effects Model"的缩写,即"非线性混合效应模型"(见第十四章)。

2　WinNonLin

WinNonLin 为美国 Pharsight 公司产品,是目前国外应用最广泛的 PK 软件。其界面友好、功能齐全,并与其他软、硬件相比有很好的兼容性。WinNonLin 有专业版和企业版两个版本,专业版中包含 PK 和药效学数据分析的各种工具,企业版较专业版增加了几个数据管理方面的模块。Pharsight 公司还生产了一系列 WinNonLin 的配套软件,其中主要的有 WinNonMix(用于群体 PK 分析)和 Pharsight Trial Simulator(用于临床试验设计)。WinNonLin 的最新版本为 5.1,其主要功能如下。

2.1　计算分析功能

WinNonLin 的功能强大,基本上可以用于所有 PK、药效及非房室模型的分析,包括:①房室模型分析(Compartmental Modelling):处理各种非线性回归问题;参数估计问题;各种微分方程系统(包括微分方程和一般方程的混合系统);提供了广泛的模型库,包括药代模型、药效模型、间接响应模型、药代药效联合模型等;用户可用内置的程序语言自定义模型;使用了动态内存管理技术,可处理大型数据和复杂模型。②非房室模型分析(Noncompartmental Analysis):可由血或尿数据计算 AUC、C_{max} 等参数;可计算稳态数据的参数;可在半对数图中选择终末消除相或由程序自动选择;3 种方法计算 AUC;计算任意终点的 AUC 等。

2.2　输入输出管理功能

包括:①通过了和 EXCEL 兼容的工作表和工作簿文件来管理输入输出的数据;②数据编辑能力强大,如:可用公式和函数建立和修改数据、导入导出 ASCII 和 EXCEL 文件数据文件、分类合并数据文件、剪切和粘贴等;③使用基于模板的结果输出向导,很容易生成结果报告,这些报告将输入的数据和计算结果用不同的方式显示,并可在 WORD 或 EXCEL 中使用;④图表功能形象化地显示数据,可进行编辑修改;⑤单位定义和转换能力,包括指定输出单位、指定给药方案、在数据集内部处理剂量换算问题等;⑥可从基于 ODBC(Open Database Connectivity,开放式数据库互连)的数据库中读取或存储数据。

2.3　统计功能

包括:①描述性统计:可对输入输出的数据产生一般的概要性统计,除了常规的描述性统计量外,还包括几何均数、调和均数、对数的均数和标准差、百分数、可信区间等;另外加权的描述性统计,如均数、标准差及标准误的加权统计量。② ANOVA/GLM 模块提供更专业的统计功能:可统计分析来自交叉设计、平行设计甚至非均衡设计的数据;用户可自定义误差条件;生物等效性统计,包括 Anderson-Hauck 法、Westlake 可信限法、经典可信限法、双向单侧 t 检验等。

2.4　"工具箱"(toolbox)功能及帮助功能

"工具箱"功能提供一些便于 PK 研究的工具:①非参数重叠法(Nonparametric Superpositon),用来预测多剂量用药后达到稳态的血药浓度;②半房室模型法(Semicompartmental Modeling),用来估算给定时间和血浆浓度的效应地点浓度;③交叉试验设计(Crossover Design)等;④ Winnonlin 提供了广泛的在线帮助(Online Help)和教程(Tutorials)。

3 Simcyp

Simcyp 取意于"simulation of cytochrome P450s",初期主要用于应用体外代谢数据预测体内清除率和代谢性药物相互作用,随后又增加了药物吸收和分布等生理 PK 模型。Simcyp 的原理是结合生理学、药物遗传学、病理学和 PK 等知识建立数学模型,并应用化合物的理化性质及体外试验数据,模拟药物在虚拟群体(Virtual Population)中的吸收、分布、代谢和排泄(ADME)过程。其主要特点为能够预测药动学方面各重要参数及由生理性、遗传性和病理性等因素导致的个体差异。Simcyp 可以在新药开发过程中对化合物进行高通量筛选,并能对临床试验的设计进行指导作用,从而达到提高药物研发的效率和安全性、降低药物研发成本的目的。Simcyp 的最新版本为 7.0,其主要功能如下。

3.1 预测药物的吸收、分布、代谢和排泄过程

① 应用药物的理化性质(如溶解度、通透性等),预测药物的吸收率和吸收速度;结合生理模型用来模拟生理因素(如胃排空、经肠时间等)和剂型对药物吸收的影响。②通过药物的脂溶性、血浆蛋白结合率等数据预测药物的分布容积;结合生理模型用来模拟药物在体内各组织的浓度随时间变化的过程。③应用体外代谢数据及代谢模型,预测药物在人体内的代谢(主要是肝脏代谢和肠壁代谢)。④模拟肾排泄和胆汁排泄。

3.2 模拟药物代谢动力学方面的个体差异和种族差异

通过模拟遗传、生理、病理和饮食等因素,预测药动学方面的个体差异和种族差异。①胃排空时间、经肠时间和胃肠道 pH 等因素的差异会导致药物吸收方面的个体差异;②体内各组织的大小、组织成分、组织血流速率和血浆蛋白浓度值等因素的差异会导致药物分布方面的个体差异;③体内酶的组成、含量和多态性等因素的差异会导致药物代谢方面的个体差异;④肾功能、血浆结合率、尿液 pH 等因素的差异会导致药物排泄方面的个体差异。

3.3 预测代谢性药物相互作用

应用体外相互作用的相关数据预测代谢性药物相互作用,包括可逆性抑制(Reversible Inhibition)、不可逆性抑制(Irreversible Inhibition)和诱导作用(Induction),以及以上这些作用机制的结合。Simcyp 还可以模拟多种抑制剂(Inhibitor)和(或)诱导剂(Inducer)与底物(Substrate)之间的相互作用。

3.4 模拟疾病对药动学方面的影响

应用生理模型,模拟疾病对生理的作用(如肝功能不全、肾功能不全),从而产生对药动学方面的影响。Simcyp 提供了糖尿病、心脏病等疾病模型,用户也可以自定义疾病模型。

3.5 预测特殊人群的 PK 特性

通过模拟年龄和生理之间的关系,如各器官的血流量、血浆蛋白浓度、P450 酶的含量等随年龄变化,可以预测特殊人群(如老年人、儿童等)的 PK 特性。Simcyp 的 Paediatrics 模块提供了从新生儿到青少年的生理参数,用户可以预测该年龄段的 PK 特性。

4 GastroPlus 软件

GastroPlus 是由美国 Simulations Plus 公司研发的基于机制性生理模型的药代动力学、药效动力学(PBPK/PD)模拟软件,目前在 FDA 和几乎所有的全球顶尖制药公司中得到广泛应用,被誉为同类软件中的"黄金标准"。

GastroPlus 的优点如下:

(1) 采用 FDA 推荐的机制性模型,模型的准确性经过企业界和学术界十几年的验证。

(2) 采用 11 039 份人的生理学数据库搭建模型,考虑了药物在体内的复杂机制(肠肝转运和代谢、胆汁排泄、肾排泄等),能够准确预测难以获得的模型参数,可以轻松构建模型进行学术研究和项目决策。

(3) 建立 PBPK/PD 模型,可以预测给药方案和剂型变化后血浆或靶组织的药效学或毒性变化,用于优选临床候选化合物、解释药效或毒性、制订临床试验方案和确定最终的剂型。

(4) 可用虚拟人群模拟预测化合物在不同人群中的 PK/PD 行为。

5　DAS

DAS 统计软件,全称为 Drug And Statistics(药物与统计),最新版本为 2.0.1 版。DAS 的开发是在 NDST 软件(New Drug Statistic Treatment,新药统计处理程序)的基础上发展起来的,基于 Windows 运行的专业统计软件包。DAS 沿袭了 NDST 的 3 项基本设计思想,即:①针对新药申报资料的特点;②不懂计算机的用户也能使用;③不精通医药统计的用户也能使用。在开发过程中紧扣"以人为本"原则,独创的"仿例输入"和"一键完成"的功能大大方便了用户的使用,确保 DAS 易用性。

DAS 的功能和特色:

(1) 统计功能强大,模块覆盖面广:DAS 涉及的统计功能包括药学统计、定量药理、临床药理、多因素分析、群体分析、生物统计、回归与相关等 7 大模块,DAS 系统涉及的统计子模块量超过 150 个。

(2) 结果针对性强,输出直接报审:DAS 针对新药申报资料的特点,可完成与临床前药学、药理及临床新药研究关系密切的各种统计计算。计算结果直接存为电子表格,打印出合乎申报要求的书面报告,以便插入申报材料进行报审。

(3) 设计以人为本,操作友好易用:每一模块均有演算实例,提供数据录入样板,原始数据的录入采用填表式的录入方式,数据录入完毕后只需按"计算"按钮即可完成该模块的全部统计。运算过程加入人性化的提示和交互功能。DAS 运行过程中,根据新药数据性质,自动判断数据类型是否符合逻辑、是否存在应舍弃的数据、是否偏态、方差是否齐性等,自动选择合适的统计方法。对于可用多种方法统计的资料,同时给出其他方法的结果,并附以简明的评议和方法推荐。每个统计子模块均自带"在线帮助"功能,便于初次使用的用户迅速入门。

(4) 程序通用性强,运行快速稳定:DAS 采用的计算方法是当前国内外普遍应用的规范方法。绝大部分运算模块提供编程的参考文献。DAS 采用流行的 VB6(Visual Basic 6.0)语言编制,全部采用模块化结构,模块调用采用多级菜单方式。计算迅速,性能可靠。全面兼容 Microsoft Excel 数据和操作。数据输入采用填表式录入,对录入的数据可方便地进行修改、插入、删除、增加、存盘、调用、检索、排序等操作。

除了以上这些代表性软件外,其他一些 PK 软件也得到广泛应用,附表 4-1 列出了国外常用药物代谢动力学软件及网址。优秀的 PK 软件除了要求具备功能强大、性能稳定、界面友好、操作简单、兼容性好等特点外,还必须具有完善的数据描述和统计功能,并能使用图表功能形象化地显示数据。随着计算机技术和数学方法的快速发展,PK 软件需要不断进行更新和完善。最后需要强调的是,用户应当重视对 PK 和数据分析的基本概念的掌握,因为盲目使用 PK 软件往往会导致错误的结论。

附表 4-1　国外常用 PK 软件及网址

软件名称	网址
ADAPT Ⅱ	http://bmsr.usc.edu/Software/Adapt/adptmenu.html
Cloe PK	http://www.cyprotex.com
Gastroplus	http://www.simulationsplus.com
GraphPad Prism	http://www.graphpad.com
Kinetica	http://www.thermo.com
NONMEM	http://www.globomaxservice.com
Pharsight Trial Simulator	http://www.pharsight.com
PK-Sim	http://www.bayertechnology.com
SAAM Ⅱ	http://depts.washington.edu/saam2/
Simcyp	http://www.simcyp.com
WinNonLin	http://www.pharsight.com
WinNonMix	http://www.pharsight.com

（孟　强）

中英文对照索引

452